整形外科学 Update

運動器の疾患と外傷

編集 **平澤泰介** 京都府立医科大学名誉教授
明治国際医療大学教授

金芳堂

Orthopaedic Surgery Update

Edited by
Yasusuke Hirasawa, M.D., Ph.D.

Emeritus Professor
Kyoto Prefectural University of Medicine

Kinpodo, Kyoto
Printed and Bound in Japan

執筆者一覧
(執筆順)

平澤 泰介	京都府立医科大学名誉教授 明治国際医療大学教授
時岡 孝夫	元明海大学名誉教授
時岡 孝寛	時岡歯科医院院長
糸井 恵	明治国際医療大学教授
北條 達也	同志社大学教授
平澤 英幸	インディアナ大学
伊藤 譲	了徳寺大学准教授
松本 和久	明治国際医療大学准教授
青井 渉	京都府立大学大学院助教
吉川 敏一	京都府立医科大学大学院教授
高橋 謙治	日本医科大学准教授
中村 洋	日本医科大学准教授
丹羽 滋郎	愛知医科大学名誉教授
高柳 富士丸	愛知医科大学准教授
長谷 斉	京都府立医科大学大学院教授(学内)
白土 修	福島県立医科大学教授(会津医療センター)
赤居 正美	国立障害者リハビリテーションセンター病院長
佐々木 裕介	和歌山県立医科大学助教
田島 文博	和歌山県立医科大学教授

序

　「運動器」という名称は最近よく使用されるようになった言葉で，身体を動かし，支持するために必要な器官の総称であり，体幹すなわち脊椎，そして上下肢を含むものである．構成する組織は，骨，関節，筋，腱，靭帯，末梢神経，血管などであり，脳や内臓を除くほとんどの器官が含まれる．運動器の疾患や外傷は整形外科医が中心となって治療にあたっているが，視診，問診，触診に加えて理学診断を行い，必要に応じて X 線，MRI，CT などの最新の診断技術を駆使して，その原因をつきとめる努力がなされる．さらに治療にあたっては，人間の自然治癒力を引き出すように考慮しつつ方針を決め，薬剤の処方，装具の使用，そしてリハビリテーションを併用する．手術療法は最終手段として用いるが，内視鏡などの使用によって，身体への影響を最小限にとどめるよう心がけている．この分野は高度な治療を行う必要性が高くなっており，大病院では脊椎外来，肩・股・膝などの関節外来，リウマチ外来，小児整形外科外来，手の外科外来，腫瘍外来など種々の形で専門化が推進されている．

　その各専門分野において，工学部との連携や産業界の協力による手術技術の向上に加えて，種々の生体材料や合金を用いて硬組織の置換術が行われ，破壊・損傷の高度な関節を人工関節で置き換えたりするようになった．さらに拡大鏡の使用によって，神経や血管の修復が行われるようになり，切断された指などの再接着も可能となった．また，コンピュータ技術の支援によりロボットによる手術も開発されてきている．分子生物学や遺伝子科学の進歩によって遺伝子導入による疾患へのアプローチも行われ，一方，再生医療の応用などによって疾患の治療へ向けて大きな夢がふくらんできている．

　さて，社会に目を向けると，高齢化が進んでいる．世界総人口に含める 65 歳以上の人口割合は，1995 年には 7％に過ぎなかったが，2025 年には 10％を超えるといわれている．日本の高齢化率は 23.1％（2010 年 9 月）といわれており今後，さらに急速な人口の高齢化が進むことが予測されている．このように長くなった寿命を「心身に障害のない期間」として，健康で自立して暮らすことができること，すなわち「健康な長寿」（健康寿命）を実現していくことが，高齢者と社会にとって真に豊かな長寿社会の達成のために重要となってきた．わが国における有訴率の第 1 位，第 2 位，第 3 位は腰痛，肩こり，関節痛であることでも，運動器疾患が日常生活に支障を与えていることが容易にわかる．このように運動器の疾患は世界で最も多い疾患であり，身体障害の最も多い原因であり，さらに高齢者の人口の増加によって関節疾患，骨粗鬆症，関節リウマチ，腰痛など多くの運動器障害を有する患者数が増え，そのために各国は莫大な費用を負担しなければならなくなってきた．そこで 1998 年，スウェーデンのルンド大学のリドグレン教授の提案で 2000 年から「運動器の 10 年」という世界的プロジェクトが開始されたのであるが，もうすでにこの運動も終りとなり，その

成果を問われるときとなった．

　以上のように高齢化社会の到来とともに，青少年を中心としてスポーツの隆盛もみられるようになり，運動器の疾患や外傷に対するアプローチも大きく注目されるようになった．単に寿命を延ばすだけでなく，生き生きと，活発な人生をサポートするためには運動器について十分な認識をもって治療にあたらなければ，その目標に近づけない．

　現代の社会に大きく期待が寄せられている運動器の疾患や外傷へのアプローチをクローズアップしてみた．

　なお，時岡孝夫先生は編著者平澤の40年来の共同研究者であり，以前から研究の集大成を完成させようと計画してきたが，先生は一昨年急逝されてしまった．手書きの解剖図は体調不良の中で画きつづけて下さったものであるが，志なかばで亡くなられてしまった．同僚であった中島敏明先生や天野　修先生の御協力もあったと考えられるが，御子息の協力もあり，何とか完成することができた．先生と二人で作った解剖所見のカラー写真も沢山手元にあり，このまま消えてしまうのは惜しく思われ，貴重な資料なので手書きの図の横に追加させていただいた．

　最初は時岡先生との解剖の仕事をまとめる予定であったが，時岡先生が亡くなり，また金芳堂社長から「平澤先生の仕事の集大成にしては」という提案があり，内容を吟味することとなった．使用させていただいた画像は今回の分担執筆者のみならず，小生の現役時代の京都府立医科大学のスタッフの協力によるものが多く，ことに久保俊一先生，長谷　斉先生，日下義章先生，楠崎克之先生，野口昌彦先生，高井信朗先生をはじめ，現在も御活躍中の諸先生達のご協力に深く感謝する次第である．

　本書で新しい企画の一つである「運動と抗老化（アンチエイジング）」は，現在の高齢化社会において "successful aging" を得るために大切なテーマだと考えて以前から研究をつづけてきたものである．健康な状態で年をとっていくために適度の，かつ適切な運動についてこれから研究され，応用される時期にきたと思うので1つのテーマとして提案させていただいた．これで内容的にも update なものになったと思う．御協力いただいた諸先生に心から感謝する．

　最後に多くのわがままを受け入れて完成にこぎつけて下さった金芳堂　市井輝和社長および黒澤　健氏に深甚の謝意を表する．

2010年10月

平澤　泰介

目 次

I部　運動器の機能解剖
(時岡孝夫, 平澤泰介, 時岡孝寛)

四肢体幹の筋における機能解剖学 …………… 2
- A. 肩甲帯, 肩関節, 上腕 …………………… 4
- B. 脊柱, 胸郭, 腹部 ………………………… 10
- C. 肘関節, 前腕, 手関節・手 …………… 13
- D. 骨盤, 股関節, 大腿, 下腿 …………… 22
- E. 足関節, 足部 …………………………… 30

II部　運動器の疾患と外傷
(平澤泰介, 糸井 恵, 北條達也, 平澤英幸, 伊藤 讓)

1章　関節の疾患
1. 変形性関節症 …………………………… 36
   - a. 変形性股関節症 …………………… 36
   - b. 膝関節 ……………………………… 38
   - Step Up　膝の変形 ………………… 39
2. 関節リウマチ …………………………… 40
3. 痛風 ……………………………………… 44
4. 五十肩（肩関節周囲炎） ……………… 45
5. 肩腱板損傷 ……………………………… 46
6. 石灰沈着性腱板炎（石灰性腱炎）…… 48
   - Step Up　Bennet lesion（肩関節窩後下方障害）48
   - Step Up　肩峰下インピンジメント症候群 … 48
7. de Quervain 病 ………………………… 49
8. Dupuytren 拘縮 ………………………… 50
   - Step Up　屈筋腱腱鞘炎：ばね指 … 50
   - Step Up　舟状骨の動脈供給 ……… 50
9. Heberden 結節 ………………………… 51
10. 大腿骨頭壊死症 ……………………… 52
    - a. 特発性大腿骨頭壊死症 ………… 52
    - b. 症候性大腿骨頭壊死症 ………… 53
11. 外反母趾 ……………………………… 54

2章　体幹と脊椎の疾患
1. 肩こり …………………………………… 55
2. 胸郭出口症候群 ………………………… 56
3. 頚椎椎間板ヘルニア …………………… 58
4. 頚椎後縦靱帯骨化症 …………………… 59
   - Step Up　生活習慣病と metabolic syndrome … 59
5. 変形性頚椎症 …………………………… 60
   - Step Up　いわゆる"頚肩腕症候群" … 61
6. 急性腰痛症：いわゆる"ぎっくり腰"… 62
   - Step Up　脊椎すべり症の分類 …… 62
7. 変形性腰椎症 …………………………… 63
   - Step Up　中心性頚髄損傷 ………… 63
   - Step Up　脊髄空洞症 ……………… 63
8. 腰椎椎間板ヘルニア …………………… 64
9. 腰部脊柱管狭窄症 ……………………… 66
10. 強直性脊椎炎 ………………………… 67
    - Step Up　主な脊椎後方除圧術 …… 68
    - Step Up　主な頚部脊柱管拡大術 … 68
    - Step Up　主な脊椎固定術 ………… 68
    - Step Up　脊髄動静脈奇形 ………… 69
    - Step Up　前脊髄動静脈症候群 …… 69

3章　小児の疾患
1. 先天性筋性斜頚 ………………………… 70
2. 発育性股関節形成不全（先天性股関節脱臼）… 71
3. 脊柱側弯症 ……………………………… 74
4. Perthes 病 ……………………………… 76
   - Step Up　閉鎖神経の走行 ………… 77
5. 大腿骨頭すべり症 ……………………… 78
6. 単純性股関節炎 ………………………… 80
7. いわゆる成長痛 ………………………… 81
   - Step Up　大腿骨骨頭への動脈 …… 81
8. 離断性骨軟骨炎 ………………………… 82
   - Step Up　種々の骨端症 …………… 83
9. 内反足 …………………………………… 84

4章　感染症

1. 化膿性関節炎 …………………………………… 85
2. 骨髄炎 …………………………………………… 86
    a. 急性化膿性骨髄炎 ………………………… 86
    Step Up　小児急性骨髄炎 ………………… 86
    b. 慢性化膿性骨髄炎 ………………………… 87
3. 化膿性脊椎炎 …………………………………… 88
4. 結核性骨関節炎 ………………………………… 89
    Step Up　股関節結核 ……………………… 89
5. 結核性脊椎炎 …………………………………… 90

5章　外傷：骨折と脱臼

1. 骨折・脱臼・開放骨折の初期治療 …………… 92
2. 頸部捻挫（外傷性頸部症候群） ……………… 93
    Step Up　Chance 骨折 ……………………… 93
3. 脊椎骨折 ………………………………………… 94
    a. 頸椎の骨折 ………………………………… 94
    Step Up　環軸椎脱臼（歯突起骨折合併）の1例 … 95
    Step Up　交通事故による肋骨骨折の1例 … 95
    b. 脊髄損傷 …………………………………… 97
4. 鎖骨骨折 ………………………………………… 99
5. 肩関節脱臼 ……………………………………… 100
6. 肩鎖関節脱臼 …………………………………… 102
7. 肘関節脱臼 ……………………………………… 103
8. 小児の外傷 ……………………………………… 104
    a. 上腕骨顆上骨折 …………………………… 104
    Step Up　肘関節の内，外反変形 ………… 105
    b. 上腕骨外側顆骨折 ………………………… 106
    Step Up　小児骨折の主な特徴 …………… 106
    c. 肘内障 ……………………………………… 107
    Step Up　plastic deformation …………… 107
    Step Up　小児の骨折 ……………………… 108
    Step Up　Monteggia 骨折 ………………… 108
9. 三角線維軟骨複合体の損傷 …………………… 109
10. 中手骨骨折 ……………………………………… 110
    a. 中手骨頚部骨折 …………………………… 110
    b. 中手骨骨幹部骨折 ………………………… 110
    c. Bennett（ベネット）骨折（母指CM関節脱臼骨折）
        ………………………………………………… 111
11. 舟状骨骨折 ……………………………………… 112
12. 指の切断 ………………………………………… 113
13. 手の屈筋腱損傷 ………………………………… 114
    Step Up　各種の腱縫合法 ………………… 115
14. 高齢者の骨折 …………………………………… 116
    a. 胸・腰椎圧迫骨折 ………………………… 116
    b. 上腕骨近位端骨折 ………………………… 117
    c. 橈骨遠位端骨折（Colles 骨折） ………… 118
    Step Up　尺骨突き上げ症候群 …………… 119
    Step Up　Smith 骨折 ……………………… 119
    d. 大腿骨頚部骨折 …………………………… 120
    Step Up　内，外反股変形 ………………… 121
    Step Up　椎体圧迫骨折に対する整復法 … 121
    Step Up　主な骨盤骨折 …………………… 121
    Step Up　locomotive syndrome（運動器症候群）と運動器不安定症 …………………………… 122
    Step Up　大腿骨骨折の種々の手術療法 … 123
15. ガス壊疽 ………………………………………… 124
16. 破傷風 …………………………………………… 124
    Step Up　疲労骨折 ………………………… 125
    Step Up　脆弱性骨折 ……………………… 125
    Step Up　圧挫症候群 ……………………… 125
17. 外傷性股関節脱臼 ……………………………… 126
    Step Up　スポーツと上肢の疲労骨折 …… 127
    Step Up　スポーツと肋骨疲労骨折 ……… 127
    Step Up　創外固定法 ……………………… 128
    Step Up　足舟状骨脱臼骨折 ……………… 128
    Step Up　DCP法におけるself-compressionのメカニズム ……………………………………… 129
    Step Up　距骨頚部骨折の一例 …………… 129
    Step Up　膝蓋骨骨折と引きよせ締結法 … 129
    Step Up　脛骨顆部骨折に対するbuttress plateによる整復固定法 …………………………… 129
    Step Up　上肢の装具　その1 …………… 130

6章　スポーツ外傷と障害

A. 成長期のスポーツ外傷

1. 投球肩（関節）障害 …………………………… 131
2. 野球肘 …………………………………………… 132
3. 成長期脊椎分離症（腰椎分離症） …………… 134
4. Osgood-Schlatter 病 …………………………… 135

B. 成人期のスポーツ障害

1. 前十字靱帯損傷 …………………………… 136
2. 半月板損傷 ………………………………… 138
   - Step Up　足底筋（腱）膜炎 ……………… 139
3. 足関節捻挫 ………………………………… 140
4. 筋・腱（付着部）損傷 …………………… 142
   a. 肉ばなれ（筋挫傷） ………………… 142
   b. 上腕二頭筋長頭腱断裂 ……………… 144
   c. 上腕骨外側上顆炎（テニス肘） …… 144
   - Step Up　上腕二頭筋長頭腱炎 …………… 145
   - Step Up　第1腰椎破裂骨折，両下肢不全麻痺 … 146
   - Step Up　肩上方関節唇損傷（SRAP lesion） … 146
   - Step Up　種々の投球肩障害 ……………… 146
   - Step Up　左肩 SLAP lesion（type Ⅱ）…… 146
   - Step Up　上肢の装具　その2 …………… 147
   d. 槌（つち）指（突き指）……………… 148
   - Step Up　母指 MCP 関節ロッキングの 3DCT 所見 …………………………………… 149
   - Step Up　月状骨内ガングリオン ………… 149
   e. コンパートメント症候群 …………… 150
   f. アキレス腱断裂 ……………………… 152
   - Step Up　扁平足 …………………………… 153
   - Step Up　アキレス腱炎 …………………… 154
   - Step Up　アキレス腱付着部炎 …………… 154
   - Step Up　下肢の装具 ……………………… 155

7章　四肢のしびれと疼痛

A. 上肢の神経損傷と絞扼性神経障害
末梢神経の損傷と障害 ……………………… 156
- Step Up　縫合部における軸索再生所見 … 156
1. 腕神経叢損傷 ……………………………… 158
   - Step Up　神経損傷の病態分類 …………… 159
2. 腋窩神経麻痺 ……………………………… 160
   - Step Up　副神経麻痺 ……………………… 161
   - Step Up　長胸神経麻痺 …………………… 161
3. 橈骨神経麻痺 ……………………………… 162
   - Step Up　肩甲上神経麻痺 ………………… 163
4. 正中神経麻痺 ……………………………… 164
   - Step Up　Tinel 徴候 ……………………… 164
   a. 円回内筋症候群 ……………………… 165
   b. 前骨間神経麻痺 ……………………… 166
   c. 手根管症候群 ………………………… 167

- Step Up　神経縫合部における中枢側からの軸索再生所見 ……………………………… 168
- Step Up　神経縫合術 ……………………… 168
5. 尺骨神経麻痺 ……………………………… 169
   a. 肘部管症候群 ………………………… 169
   b. Guyon 管症候群 ……………………… 171
   - Step Up　上腕骨外側顆骨折後の外反変形による遅発性尺骨神経麻痺例 ……………… 171

B. 下肢の神経損傷と絞扼性神経障害
下肢の神経損傷と絞扼性神経障害 ………… 172
- Step Up　大腿神経麻痺 …………………… 172
1. 外側大腿皮神経と感覚異常性大腿痛 …… 173
2. 坐骨神経と梨状筋症候群 ………………… 174
   - Step Up　神経自家移植術例 ……………… 174
3. 伏在神経と Hunter 管症候群 …………… 175
4. 総腓骨神経絞扼障害 ……………………… 176
5. 脛骨神経と足根管症候群 ………………… 177
   - Step Up　血管縫合法 ……………………… 178
   - Step Up　神経縫合術 ……………………… 178
   - Step Up　神経自家移植術 ………………… 178
   - Step Up　右母指挫滅による欠損に対しての母指への趾移植術 …………………… 178
6. 総底側趾神経と Morton 病 ……………… 179

C. 複合性局所疼痛症候群
複合性局所疼痛症候群 ……………………… 180
- Step Up　神経剥離術 ……………………… 181
   A. 上肢の絞扼性神経障害 ……………… 182
   B. 下肢の絞扼性神経障害 ……………… 183

8章　腫瘍，骨系統疾患

A. 軟部腫瘍
1. 軟部良性腫瘍 ……………………………… 184
2. 軟部悪性腫瘍 ……………………………… 186

B. 骨腫瘍
1. 原発性良性骨腫瘍 ………………………… 188
2. 骨腫瘍類似疾患 …………………………… 190
   - Step Up　色素性絨毛結節性滑膜炎 ……… 191
3. 原発性悪性骨腫瘍 ………………………… 192
4. 転移性骨腫瘍 ……………………………… 194
5. 脊椎腫瘍 …………………………………… 194

C. 脊髄腫瘍

脊髄腫瘍……………………………………195

D. 骨系統疾患，脊髄疾患，筋疾患，他
1. 先天性骨系統疾患……………………196
2. 内分泌異常による骨疾患……………199
3. いわゆる代謝性骨疾患………………200
4. 系統的脊髄変性疾患…………………202
5. 系統的筋疾患…………………………202
   〔付録〕関節可動域表示ならびに測定法………204
   Ⅱ章　文献………………………………210

Ⅲ部　運動器のリハビリテーション

1章　運動器リハビリテーション
（平澤泰介，松本和久）214

2章　運動器リハビリテーションの新しい流れ
226

1. 運動器のアンチエイジング（抗老化）へのアプローチ………………………（平澤泰介）226
2. 食と運動による加齢性筋減弱症の防止
   ………………………（青井　渉，吉川敏一）230
3. 関節軟骨の老化と変形性関節症
   ………………………（高橋謙治，中村　洋）234
4. 関節に対するストレッチングからみたアンチエイジングの可能性……（丹羽滋郎，高柳富士丸）239
5. 頚椎症の運動療法からみたアンチエイジング
   ………………………………………（長谷　斉）246
6. 慢性腰痛に対する運動療法………（白土　修）253
7. 変形性膝関節症と運動……………（赤居正美）259
8. 障害者の運動と抗老化
   ………………………（佐々木裕介，田島文博）263

索引……………………………………………271

Part I
運動器の機能解剖

四肢体幹の筋における機能解剖学

運動器の外傷と疾患に対処するためには，脊柱や関節の構造およびそれらを動かす筋肉，そしてそれらを支配する神経系の機能解剖を熟知していなければならない．以下，運動器の機能解剖を中心にまとめる．

1. 起始・停止 上肢下肢の筋肉では，一つの関節を挟んで体幹に近い骨から起始することによって固定側とし，遠い骨に停止し運動端といわれる．しかし鉄棒の懸垂のように手すなわち遠位端が固定され，体幹が運動するという全く反対の事も行われる．

2. 筋の収縮 筋の働きは収縮することはできるが，しかし自らが伸展することはできない．一度収縮した筋が伸展するためには拮抗筋などの反対方向に働く筋か，あるいは重力などによって他動的に行われる．重要なことは，一つの関節を動かす時には数種の筋群（協力筋）が協力して働いていると，同時に拮抗筋によって速さなど動きが調整されていることである．しかも全ての筋肉は中枢神経からの運動神経の指示により収縮し，その結果は刻々と感覚神経によってフィードバックされることよって，さまざまな繊細な運動が可能となる．

①これらのことは，ある筋肉の筋力強化を行うときにその筋の近位の関節を固定し，そして遠位側の関節運動をすることが必要となる．

②中枢神経からの支配神経はほぼ筋群すなわち協力筋によって同一であるが，拮抗筋は全く異なる．例えばスポーツを行うときに収縮筋と伸展筋の両者に同時に収縮信号が来ないように準備体操が必要であろう．中枢神経障害者の可動域訓練時など一方の収縮運動を行うとき，前もって脳に向かって明確に感覚的な指示を送る必要がある．故に疾患によっては反対側の伸展側あるいは屈側を触り収縮から開放することを感覚的に指示する必要があろう．

3. 筋線維 骨格筋線維は一つ一つの筋細胞が癒合した合胞体で数百の核をもつこともある．しかし筋の収縮の源となる筋原線維は長く筋線維の全長にわたる．この筋原線維は収縮源であるミオシンとアクチンが Ca^{2+} の仲介により収縮が起こる．筋萎縮したり，あるいは鍛錬により筋肉が肥大するときは筋線維の数が減少したり増加するのではなく，この筋原線維の数が増減するためである．

①筋力トレーニングにより筋原線維の数が増加するために筋線維が太くなり筋束が肥大する．

②筋を肥大させるためには等尺性収縮といって動かない壁を押すなど，筋は短縮させずに，すなわち筋肉の長さは一定のまま張力のみを発生する運動である．この状態は手足を動かさないで"力コブ"つくるときの運動で，例として重量挙げ選手やボディビルダーがある．

③一方，等張性収縮という一定の張力を筋肉に発生させながら筋の長さを短くする運動である．マラソン選手はこれに相当し，筋肉隆々とした選手は少ない．トレーニング時に張力を発生させるために，その人に合ったある量の抵抗を与えながら筋の収縮が必要である．

4. 錐体路系の働き 筋をコントロールしているのは大脳皮質運動中枢（主として中心前回）からの命令で錐体路を通過してくる支配神経で行われている．この錐体路は皮質運動中枢を出発点とし，脊髄前角に達する経路である．途中，錐体路は大脳の内包（この部位は脳出血で障害を受け易い）を通過，延髄の錐体交叉で殆どは反対側に向かい，脊髄側索を漸次脊髄前角に線維を与えながら下行する．一部の交叉しなかった線維は前索を下り，灰白質中の白前交連で反対側の前角に行くが，ごく一部はそのまま同側の前角にも行くといわれている．脳神経では多くの運動神経は反対側と同時に同側をも支配することが多い．さらに脊髄の前角細胞から神経線維が出て，収束発散を繰り返して神経叢をつくった後，一つの名称をもつ神経となり，筋肉を支配している．

5. 大脳皮質について Penfield Wら（1950）によって大脳皮質運動中枢における全身各部位の運動野の局在性が見つけ出され決定されている．同時に知覚野も行われている．それによると，足の母趾は性器とともに大脳縦裂の最下端で最も検知

しがたいところの中心前回にある．しかし，昔，我々が四足歩行であったことや，手の母指が広範囲であることから考えても，彼らの挿入図において足の母趾の範囲はやや狭すぎると考えられる．老人の歩行時の転倒予防のために，最初意識的に足の母趾に力を加え，脳へのフィードバック量と範囲の増加を計れると興味深いデータが得られるかもしれない．

6. 運動単位について

一本の神経にも多くの神経細胞の神経線維を含むために，一つの筋の支配神経でも筋全体を収縮するのではなく，部分的な収縮に差が認められる．そして関節の動かす方向によって協力筋とともに一つの運動を行う．このように一つの筋肉に向かって支配神経が枝分かれして支配するのではなく，同一名称筋内でも筋束グループによって前角細胞からの神経線維が異なるためにこの差ができる．すなわち，一つの α 運動ニューロンとその支配下にある錐外筋線維は筋収縮時の機能単位であり，これを運動単位という．

例えば，三角筋の支配神経は腋窩神経（C5，C6＋C4）であるが，本筋の全筋線維の収縮では肩関節において上腕を外転するが，本筋の前方部のみでは屈曲し，後方部のみでは伸展し，さらに最前端の線維は内旋を最後端では外旋を加えている．これらの運動は全て腋窩神経によっての支配であるが，腋窩神経全体が1本として分かれて働くのではなく，運動単位の筋束への分布する神経枝がそれぞれ独立した働きをもつことを意味している．

7. 深部感覚

このような一つの筋のうち，運動単位によって働きが異なっているので，その収縮とその度合いを感知し，直ちに脳へフィードバックし調整する必要がある．この感知器が筋紡錘と腱紡錘による深部感覚であり，脳に達する上行路は交叉することなく脊髄の同側を上行して小脳に達する．小脳内で一部線維が交叉して反対側にも行く．ここには内耳の平衡覚なども入り，総合的な反射経路を形成し，中脳の赤核でのシナプス形成するものもあれば，ここではしないものもある．これらの神経線維は感覚系として視床で必ずシナプスを形成して，大脳皮質中枢の感覚野（中心後回）に達し，運動野にもフィードバックされる．しかも，これらシナプスの場所では下記の錐体外路系の下行路となる．

8. 錐体外路系の働き

意識下にある錐体路以外に，色々な下行路，すなわち意識下以外の運動経路がある．この錐体外路は一般の意識下にある運動を無意識のうちに調整調和した動きにしている．したがって健康で正常な動きの時には錐体外路系は目立たないが，意識下の運動皮質中枢の障害などで錐体路が障害されると錐体外路系の運動が強調され，目立つ運動となる．この錐体外路に関係する分野は大脳皮質・視床・線条体・視床下核・視蓋・黒質・赤核・内側縦束核・小脳・網様体・オリーブ核・前庭神経核などから脊髄前角を結ぶ神経回路である．

9. 運動中枢の障害時の筋組織への影響

このように四肢の骨格の横紋筋は脊髄前角細胞の神経線維によって支配され制御されている．大脳皮質運動中枢が障害を受け，すなわち中枢性障害をきたし，脊髄前角細胞には異常がないような運動障害のとき，この前角細胞支配下の筋肉の萎縮は少ないのでできるだけ早くからリハビリテーションを行う必要があるといわれている．しかしこの前角細胞に障害があるときには萎縮はさけられないという．

10. 筋肉と関節との関係

上肢と下肢における筋群の分類は動かす関節の種類によるよりは，筋肉が存在する部位，運動の方向によって筋群が分類され，その筋群に隣接する末梢側の関節を主として動かす．しかし筋肉の種類によっては，目的の関節よりもさらに近位にある関節の骨から起始するために二つの関節に働き，ここに二関節筋という考え方が生じる．四肢には二関節筋が多くみられるが，手根や足根から指関節に向かって三つ以上の多関節筋とも考えられるものが多くみられる．

上肢と下肢はヒトの四足歩行から二足歩行への変化で最も影響を受けたものである．上肢と下肢は前方から90°体軸に沿った方向に下がり，特に下肢においては全体重の重心軸が2本に分かれ両側の股関節の骨頭部を通過，脛骨から距骨・踵骨に達する．なお頭部重量の中心軸は第二頚椎の歯突起の中心を通過している．したがって頭部の回転軸ともなっている．

A 肩甲帯, 肩関節, 上腕

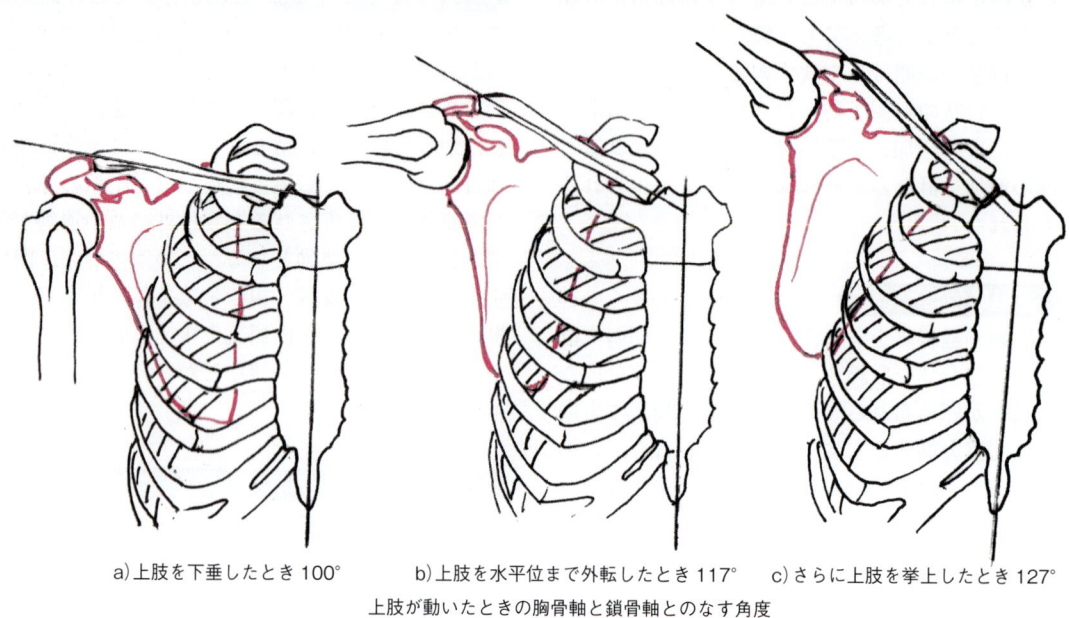

a) 上肢を下垂したとき 100°　　b) 上肢を水平位まで外転したとき 117°　　c) さらに上肢を挙上したとき 127°

上肢が動いたときの胸骨軸と鎖骨軸とのなす角度

図1　上肢を挙げたときの肩甲骨と鎖骨の関係

上肢を動かすと胸鎖関節を中心として肩関節が動いている．したがって肩甲骨は位置を変えるが，鎖骨の胸骨端は動かないで回転するのみであるが，肩峰端は肩甲骨とともに自由に動いている．

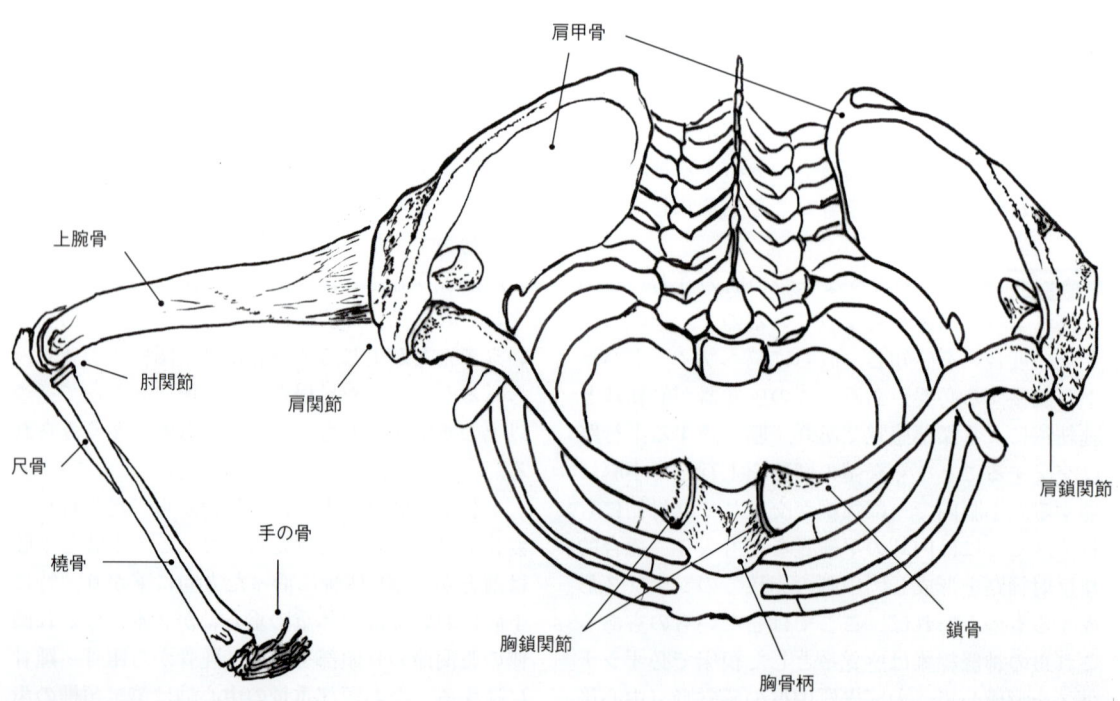

図2　胸郭と右側上肢との関係

◎肩甲骨と鎖骨は最低位置で動いていないが，上肢骨のみを水平位置まで上昇させている
◎前腕は屈曲し，やや回内している

A 肩甲帯，肩関節，上腕 5

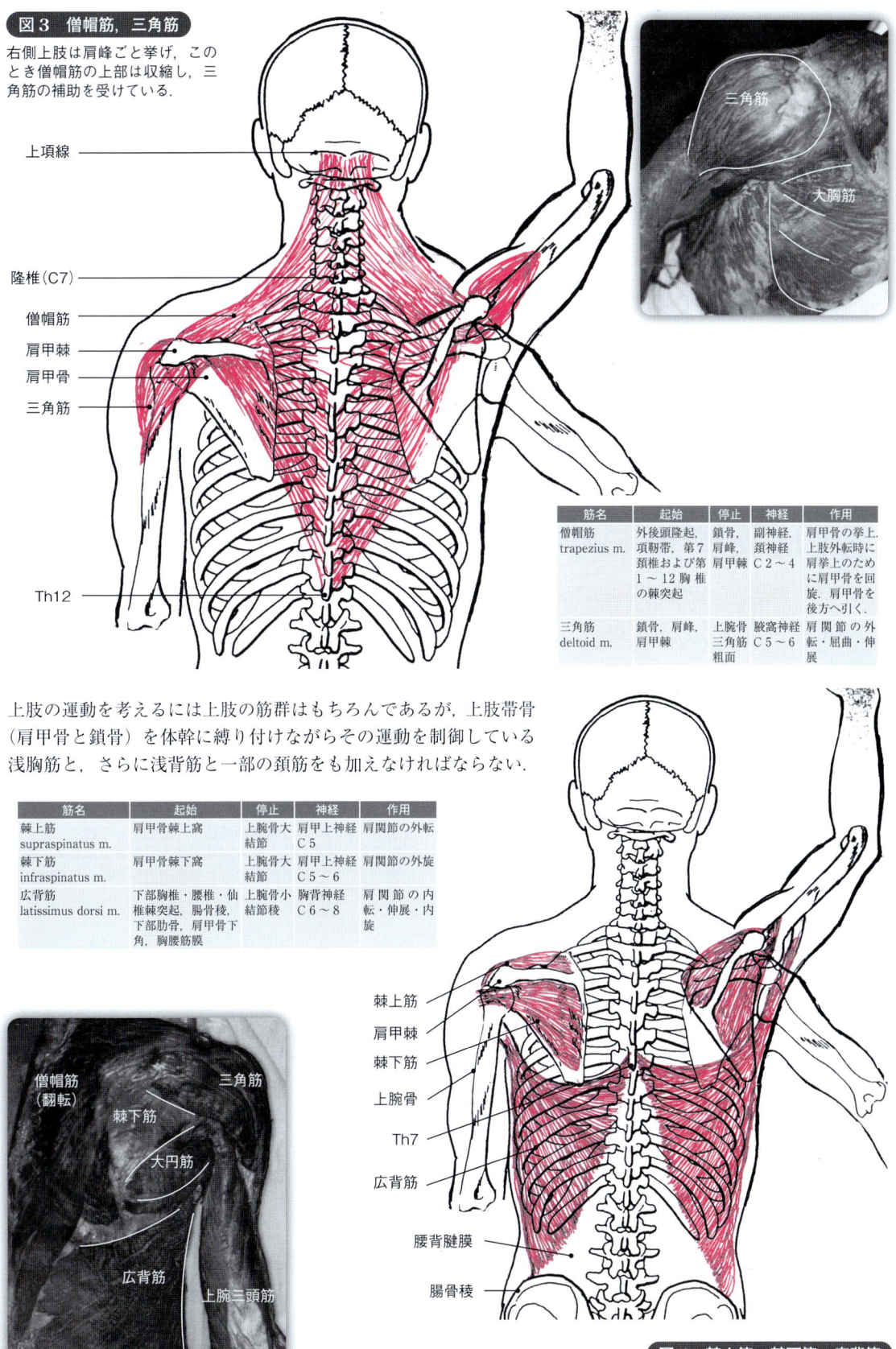

図3 僧帽筋，三角筋
右側上肢は肩峰ごと挙げ，このとき僧帽筋の上部は収縮し，三角筋の補助を受けている．

筋名	起始	停止	神経	作用
僧帽筋 trapezius m.	外後頭隆起，項靱帯，第7頸椎および第1～12胸椎の棘突起	鎖骨，肩峰，肩甲棘	副神経，頸神経C2～4	肩甲骨の挙上，上肢外転時に肩挙上のために肩甲骨を回旋，肩甲骨を後方へ引く．
三角筋 deltoid m.	鎖骨，肩峰，肩甲棘	上腕骨三角筋粗面	腋窩神経C5～6	肩関節の外転・屈曲・伸展

上肢の運動を考えるには上肢の筋群はもちろんであるが，上肢帯骨（肩甲骨と鎖骨）を体幹に縛り付けながらその運動を制御している浅胸筋と，さらに浅背筋と一部の頸筋をも加えなければならない．

筋名	起始	停止	神経	作用
棘上筋 supraspinatus m.	肩甲骨棘上窩	上腕骨大結節	肩甲上神経C5	肩関節の外転
棘下筋 infraspinatus m.	肩甲骨棘下窩	上腕骨大結節	肩甲上神経C5～6	肩関節の外旋
広背筋 latissimus dorsi m.	下部胸椎・腰椎・仙椎棘突起，腸骨稜，下部肋骨，肩甲骨下角，胸腰筋膜	上腕骨小結節稜	胸背神経C6～8	肩関節の内転・伸展・内旋

図4 棘上筋，棘下筋，広背筋

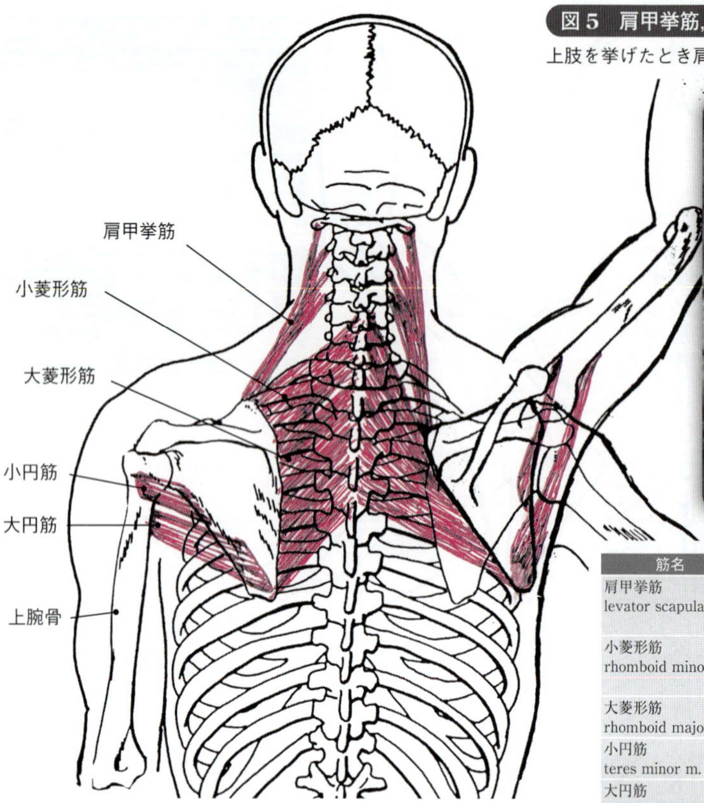

図5 肩甲挙筋，小菱形筋，大菱形筋，小円筋，大円筋

上肢を挙げたとき肩甲骨の上角が下がり，下角は外側に振る．

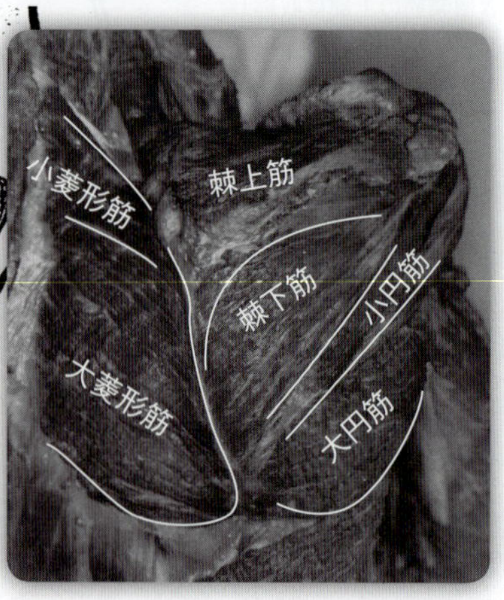

筋名	起始	停止	神経	作用
肩甲挙筋 levator scapulae m.	第1～4頸椎の横突起結節	肩甲骨上角，内側縁	肩甲背神経，頸神経 C2～5	肩甲骨の挙上頸部の回旋
小菱形筋 rhomboid minor m.	第6～7頸椎の棘突起，項靭帯下部	肩甲骨内側縁	肩甲背神経 C(4), 5, (6)	肩甲骨内転（伸展）
大菱形筋 rhomboid major m.	第1～4胸椎の棘突起	肩甲骨内側縁	肩甲背神経 C(4), 5, (6)	肩甲骨内転（伸展）
小円筋 teres minor m.	肩甲骨外側縁	上腕骨大結節	腋窩神経 C5	肩関節の外旋
大円筋 teres major m.	肩甲骨下角	上腕骨小結節稜	肩甲下神経 C5～7	肩関節の内転・伸展・内旋

浅背筋は椎骨と肩甲骨や上腕骨とを結ぶ僧帽筋，広背筋，菱形筋，肩甲挙筋があり，椎骨すなわち体幹から起こり上肢帯骨に停止する．ここで僧帽筋と同一神経支配の頸部の筋である胸鎖乳突筋も関係している．

図6 胸鎖乳突筋，大胸筋

上肢を動かすときは胸鎖関節を中心軸にして動く．人工呼吸運動をするとき，逆に上肢を挙上すれば胸郭を挙げ吸気運動を行う．自発運動の深呼吸運動のときは，もちろんである．

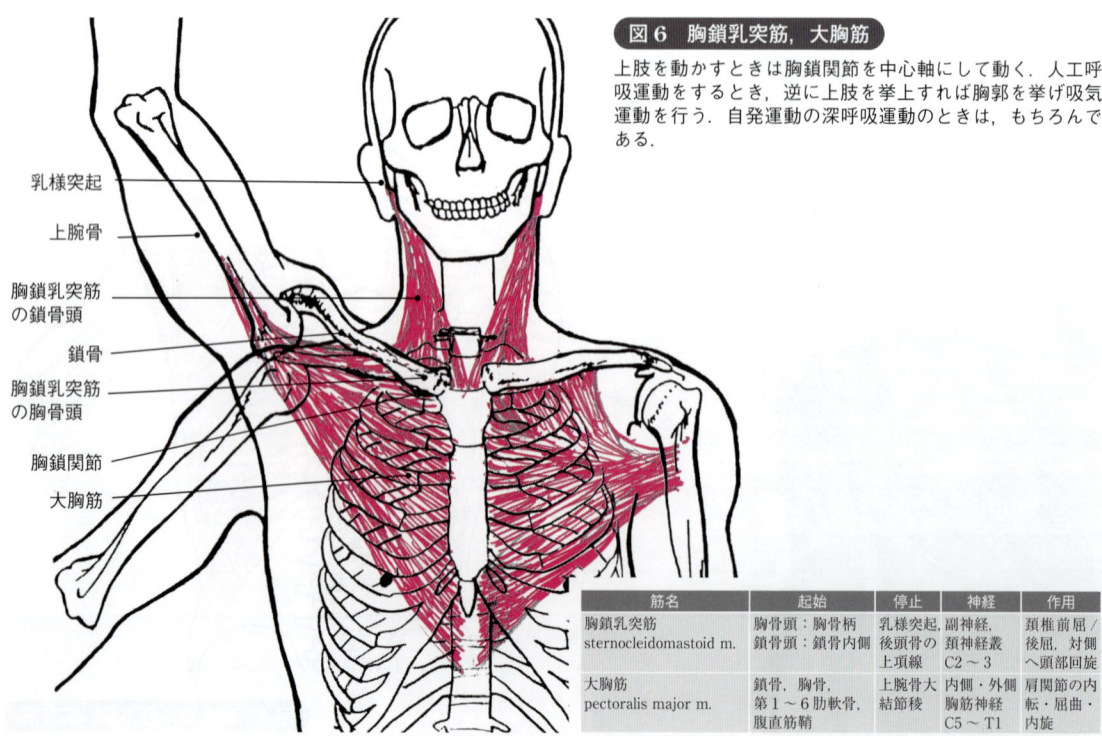

筋名	起始	停止	神経	作用
胸鎖乳突筋 sternocleidomastoid m.	胸骨頭：胸骨柄 鎖骨頭：鎖骨内側	乳様突起，後頭骨の上項線	副神経，頸神経叢 C2～3	頸椎前屈／後屈，対側へ頭部回旋
大胸筋 pectoralis major m.	鎖骨，胸骨，第1～6肋軟骨，腹直筋鞘	上腕骨大結節稜	内側・外側胸筋神経 C5～T1	肩関節の内転・屈曲・内旋

A 肩甲帯，肩関節，上腕　7

図7　鎖骨下筋，小胸筋
小胸筋の停止は肩甲骨の烏口突起.

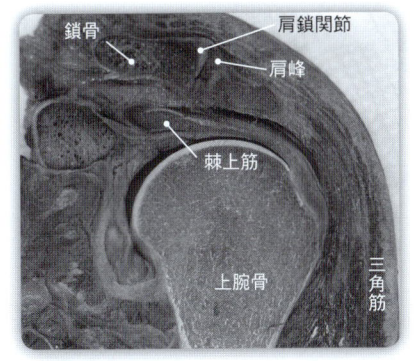

筋名	起始	停止	神経	作用
鎖骨下筋 subclavius m.	第1肋骨とその軟骨部	鎖骨の下面	鎖骨下筋神経 C5〜6	鎖骨の胸骨への引きつけ，胸鎖関節の安定保持
小胸筋 pectoralis minor m.	第3〜5肋骨	肩甲骨烏口突起	内側・外側胸筋神経 C7〜T1	肩甲骨を前下方に引く．強制吸気で第3〜5肋骨を挙上する．

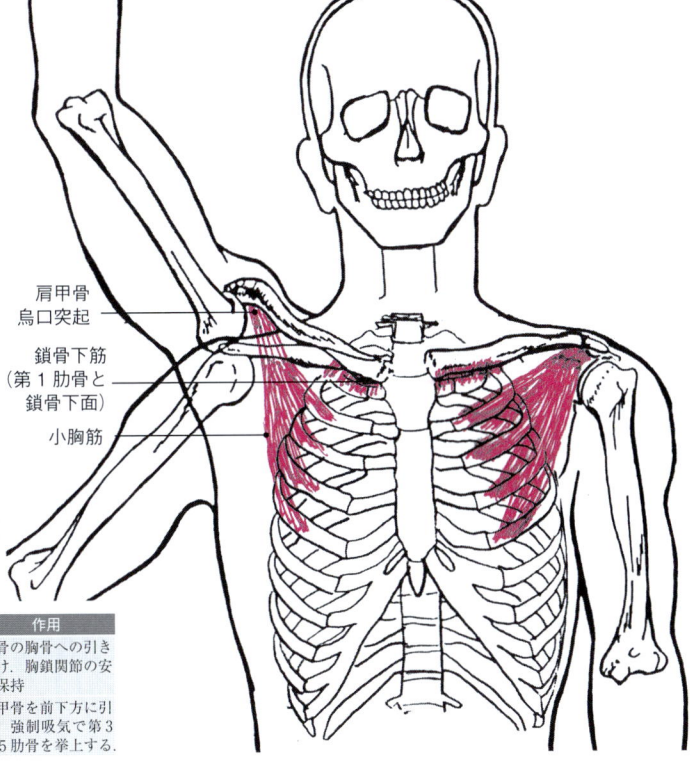

図8　三角筋，前鋸筋
前鋸筋は肋骨外面から起こり，肩甲骨と肋骨の間を通り肩甲骨内側縁に停止する．

上肢帯の筋としては，外側には三角筋，後側には棘上筋・棘下筋・小円筋・大円筋があり，前側には肩甲下筋がある．

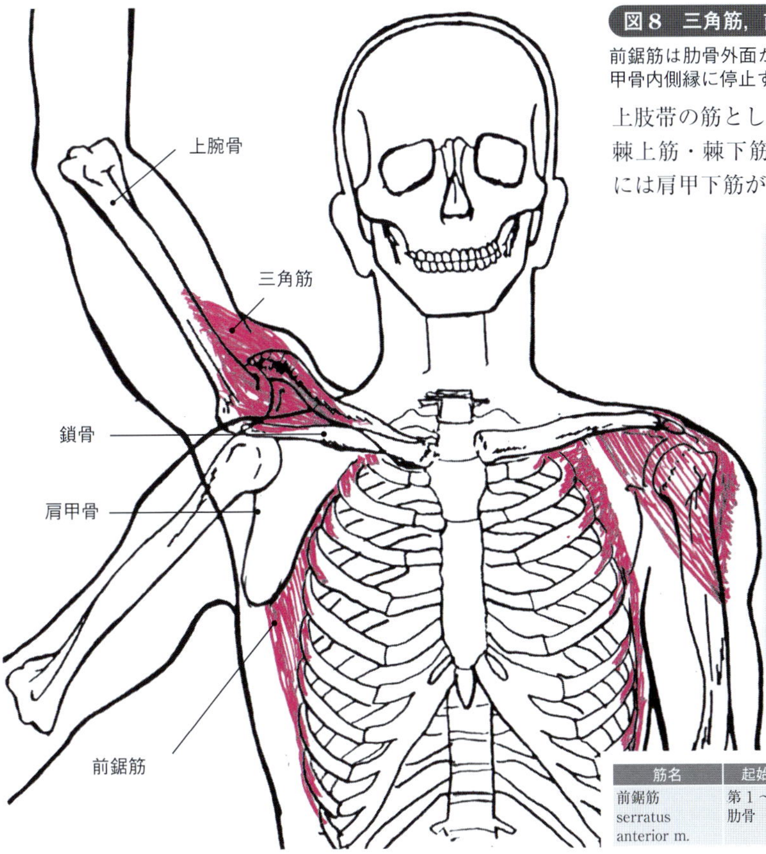

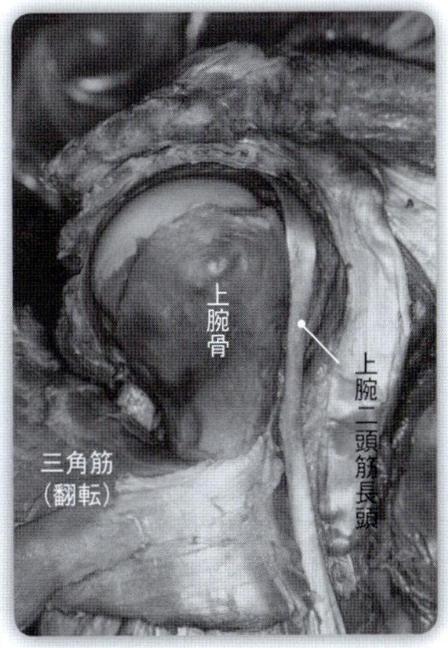

筋名	起始	停止	神経	作用
前鋸筋 serratus anterior m.	第1〜9肋骨	肩甲骨内側縁	長胸神経 C5〜7	肩甲骨を前方へ引く．上肢外転時に肩挙上のために肩甲骨を回旋する．

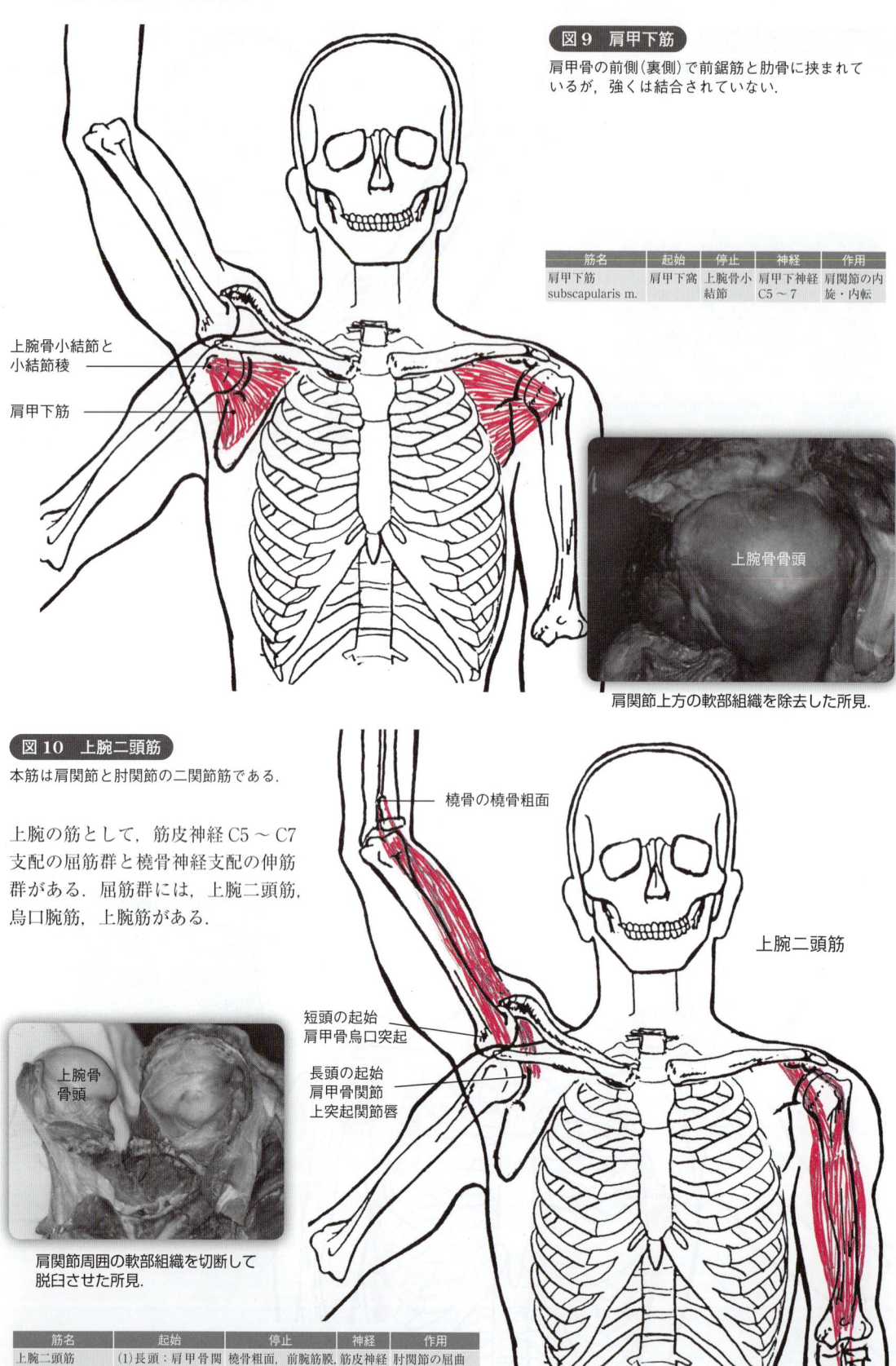

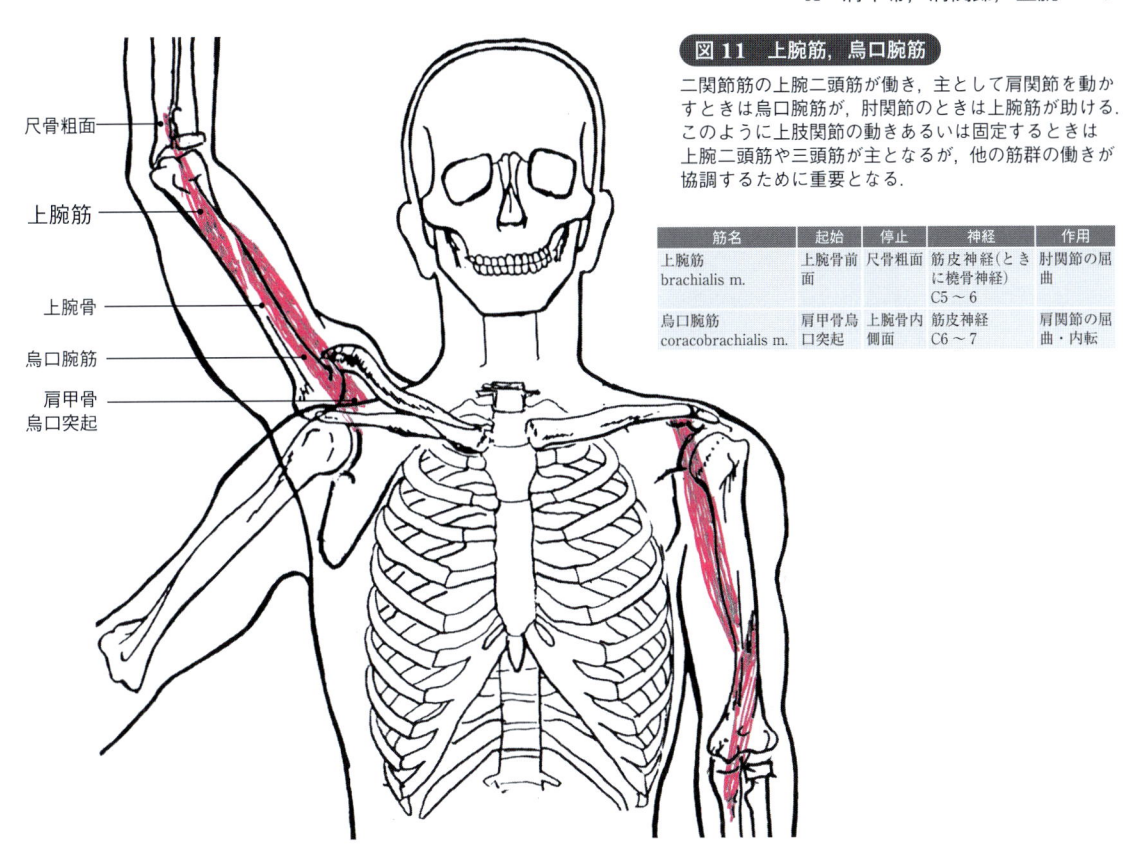

A 肩甲帯, 肩関節, 上腕　9

図11　上腕筋, 烏口腕筋

二関節筋の上腕二頭筋が働き, 主として肩関節を動かすときは烏口腕筋が, 肘関節のときは上腕筋が助ける. このように上肢関節の動きあるいは固定するときは上腕二頭筋や三頭筋が主となるが, 他の筋群の働きが協調するために重要となる.

筋名	起始	停止	神経	作用
上腕筋 brachialis m.	上腕骨前面	尺骨粗面	筋皮神経(ときに橈骨神経) C5〜6	肘関節の屈曲
烏口腕筋 coracobrachialis m.	肩甲骨烏口突起	上腕骨内側面	筋皮神経 C6〜7	肩関節の屈曲・内転

- 尺骨粗面
- 上腕筋
- 上腕骨
- 烏口腕筋
- 肩甲骨烏口突起

図12　上腕三頭筋, 肘筋

上腕三頭筋の長頭のみが二関節筋である.

筋名	起始	停止	神経	作用
上腕三頭筋 triceps brachii m.	(1)長頭：肩甲骨関節下結節 (2)外側頭：上腕骨後面 (3)内側頭：上腕骨後面(橈骨神経溝より下方)	肘頭	橈骨神経 C6〜8	肘関節の伸展 肩関節の内転・伸展(長頭)
肘筋 anconeus m.	上腕骨外側上顆後面	肘頭, 尺骨後面	橈骨神経 C7〜8	肘関節の伸展

伸筋群としては, 上腕三頭筋と肘筋がある.

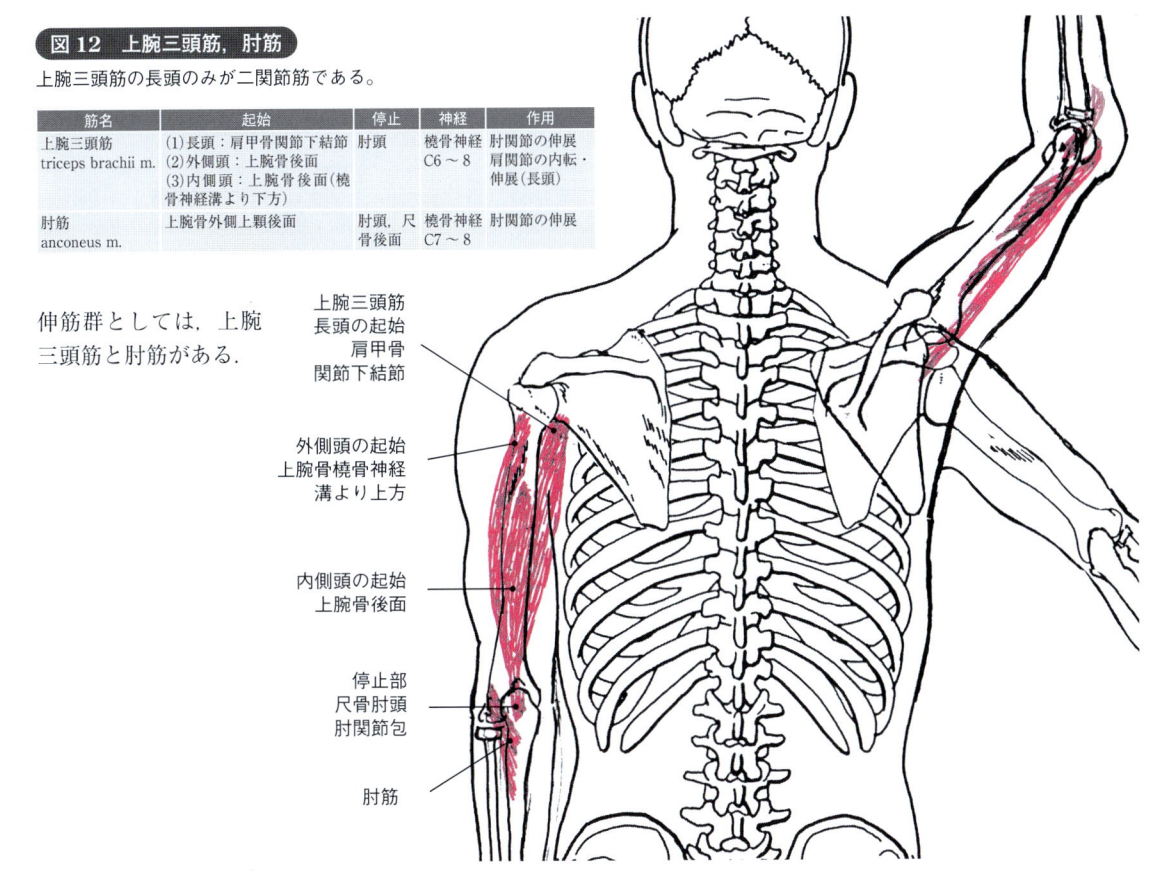

- 上腕三頭筋長頭の起始 肩甲骨関節下結節
- 外側頭の起始 上腕骨橈骨神経溝より上方
- 内側頭の起始 上腕骨後面
- 停止部 尺骨肘頭 肘関節包
- 肘筋

B 脊柱, 胸郭, 腹部

図13 脊柱起立筋：腸肋筋・最長筋・棘筋の総称（神経支配：脊髄神経後枝）

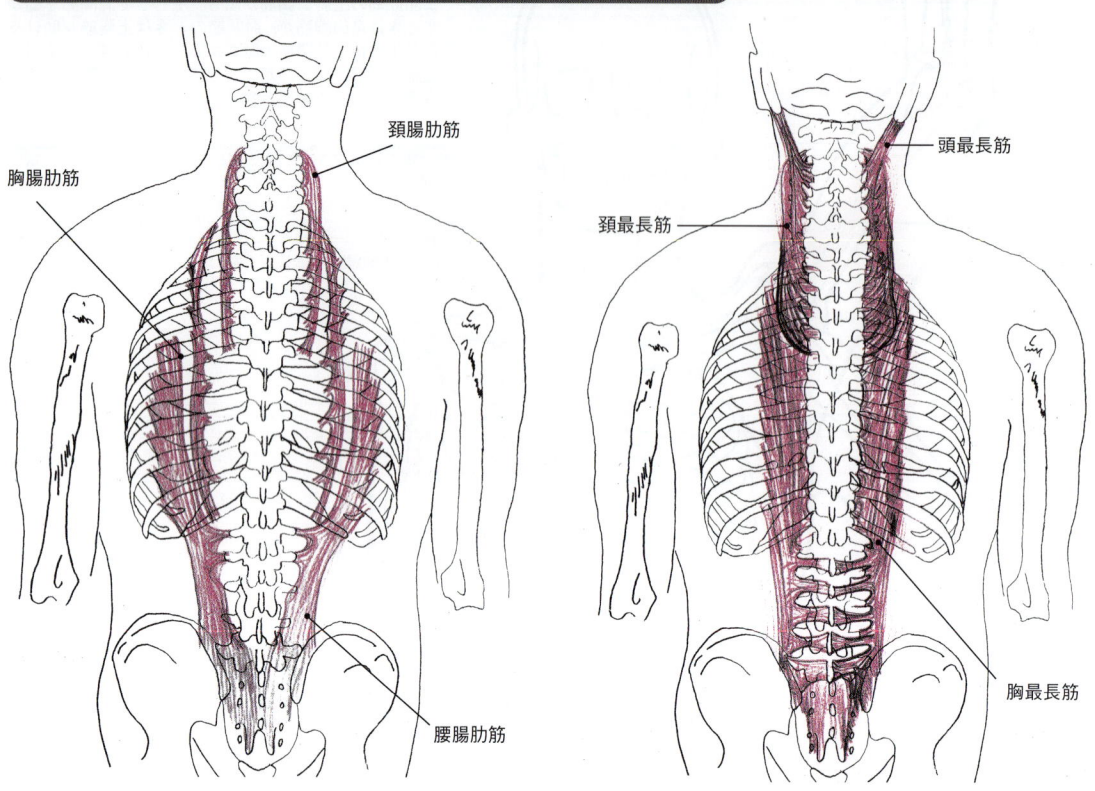

図14 横突棘筋：半棘筋・多裂筋・回旋筋の総称（神経支配：脊髄神経後枝）

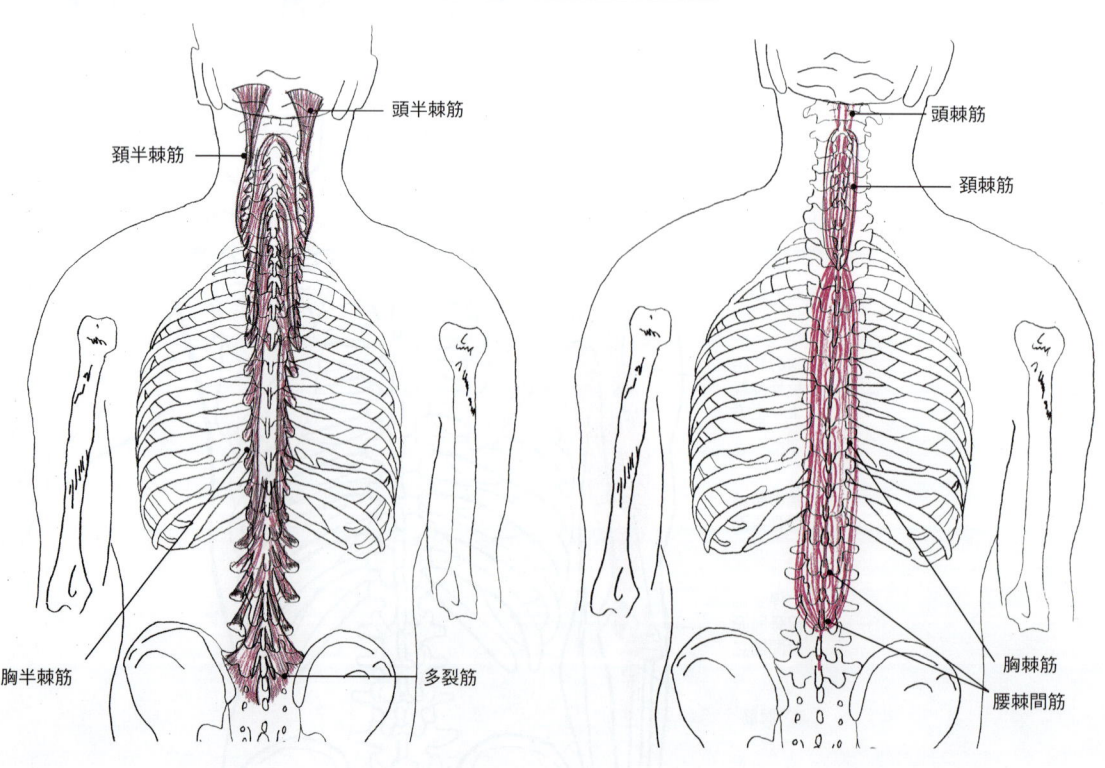

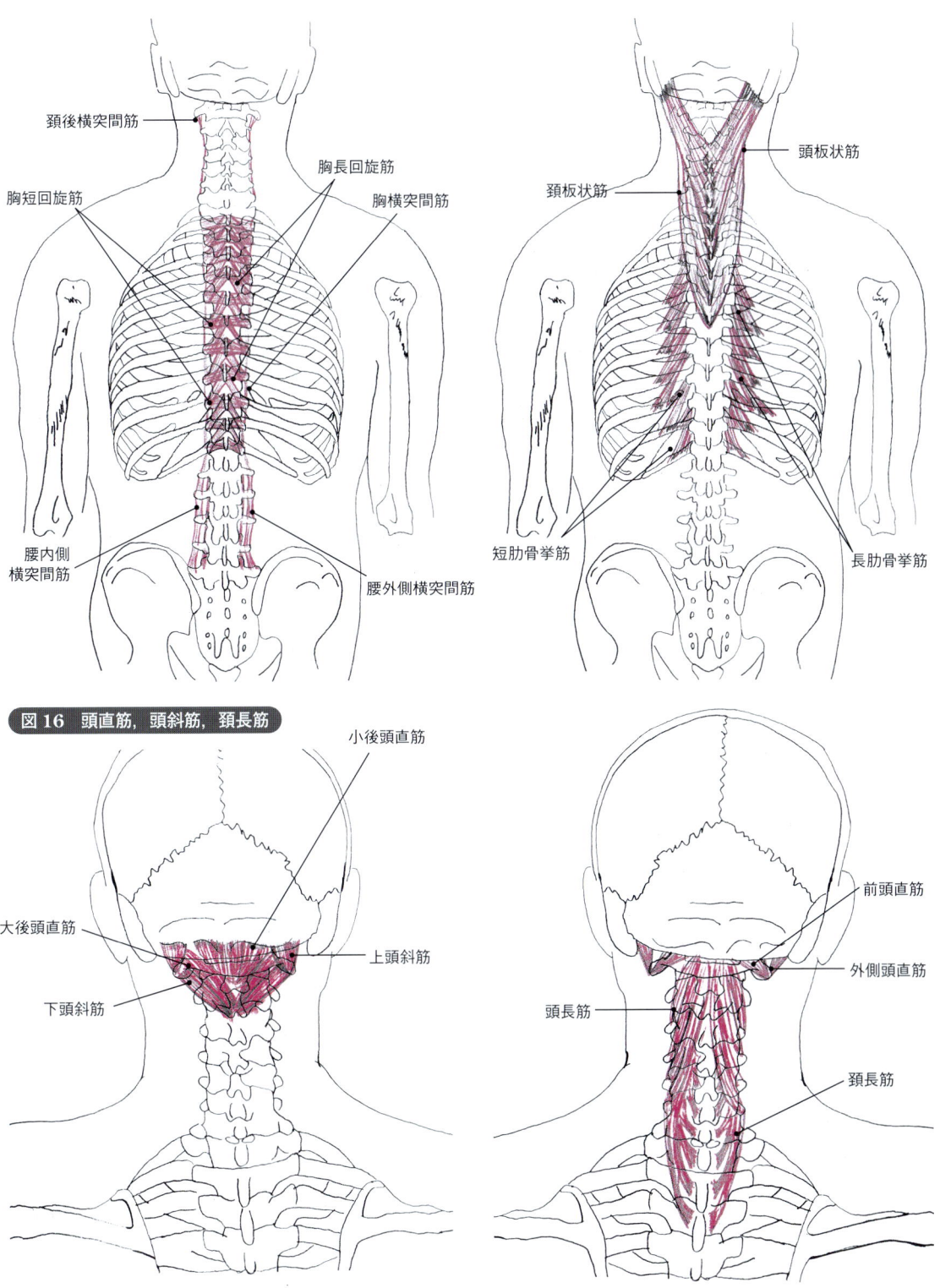

図15 脊柱回旋筋：頚・胸・腰回旋筋の総称（神経支配：脊髄神経後枝）

図16 頭直筋，頭斜筋，頚長筋

体幹背部の筋には①鎖骨・肩甲骨・上腕骨などに働いて上肢の運動を行う浅背筋（前述），②肋骨に付着して呼吸運動を支える筋（上・下後鋸筋），③脊柱に付着して脊柱起立や側屈の作用を行う筋，④椎体と横突起・棘突起に付着して脊柱の回旋を行う筋（横突棘筋：半棘筋・多裂筋・回旋筋）などに分けられる．

図17 外腹斜筋，腹直筋

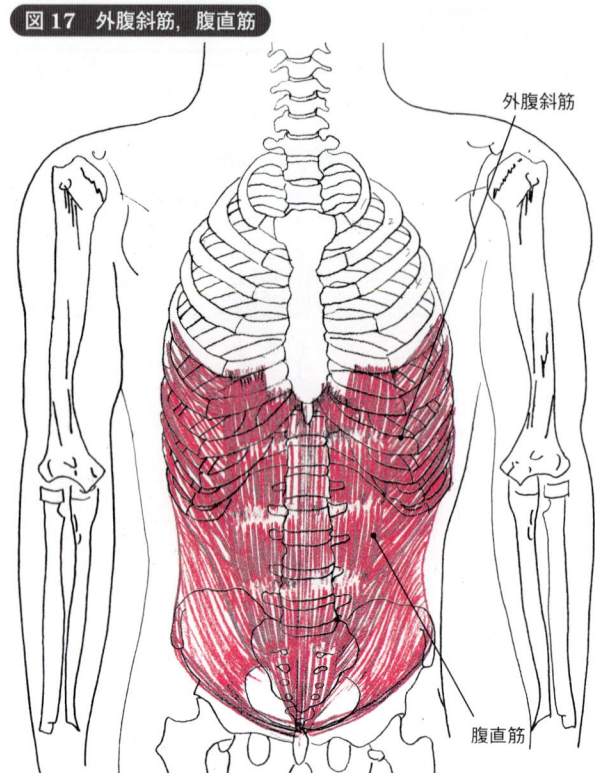

外腹斜筋

腹直筋

腹部の筋は，前腹筋，側腹筋，後腹筋に分けられる．腹壁の筋の機能は，背筋，殿筋また横隔膜との協調運動で脊柱の安定化，脊柱への負荷の軽減する働きを担っている．また呼吸運動を補助する役割にも関与している．腹壁の筋を良好な状態で保つことは，脊柱の疾患の予防と治療に重要な影響を及ぼす（神経支配：主に肋間神経）．

図18 内腹斜筋，腹横筋

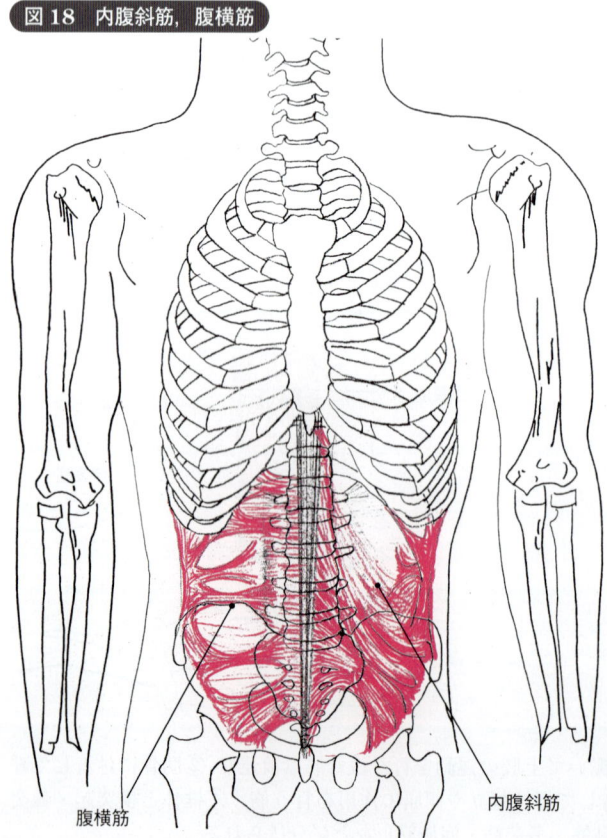

腹横筋

内腹斜筋

前・側腹筋は，脊柱の屈曲，側屈，回旋の動きに関与している．また腹部の内臓を保護し，排便，排尿また分娩時の腹部締め付けにも大きく関与している．

C 肘関節, 前腕, 手関節・手

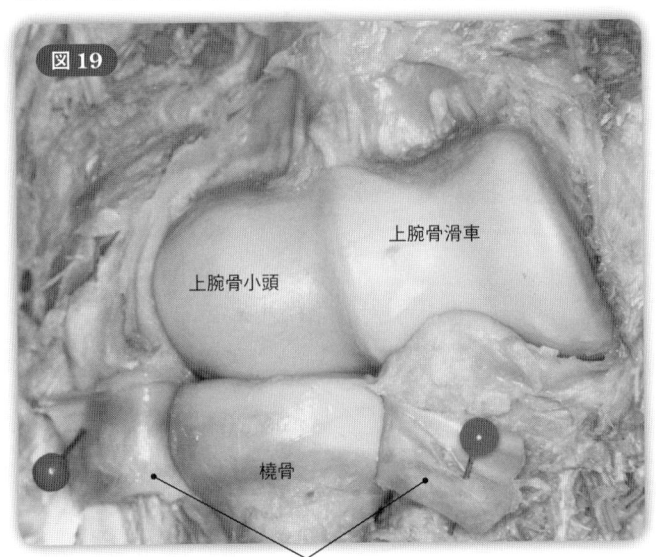

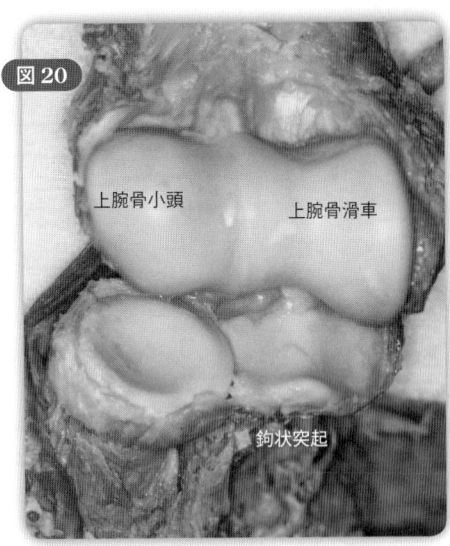

橈骨輪状靱帯（切り開いたところ）

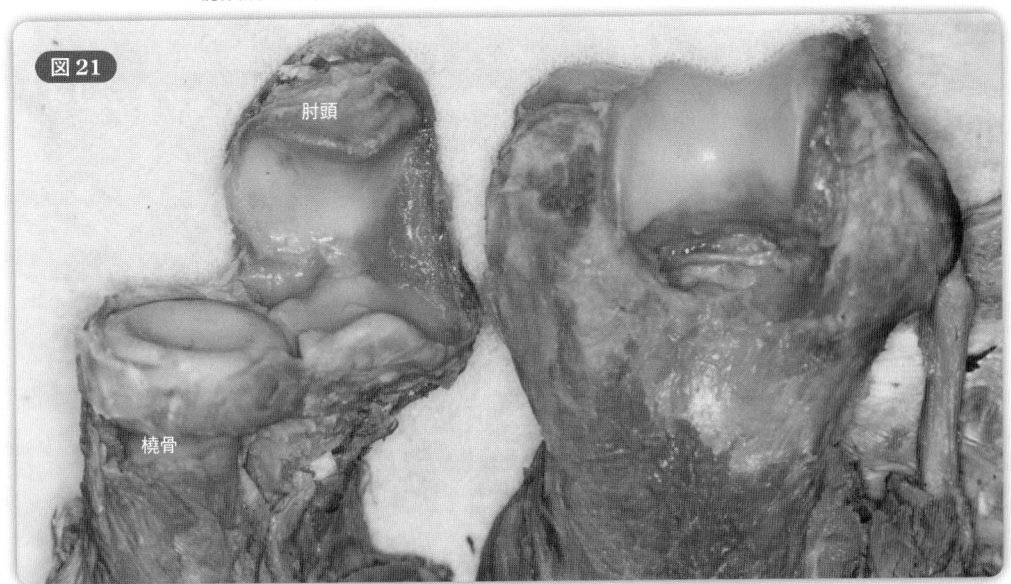

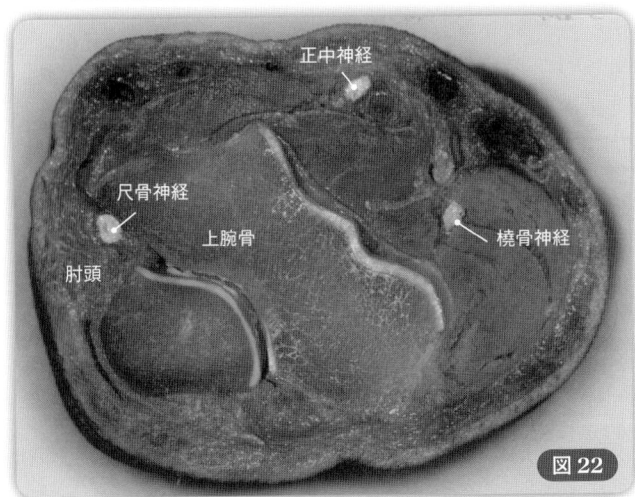

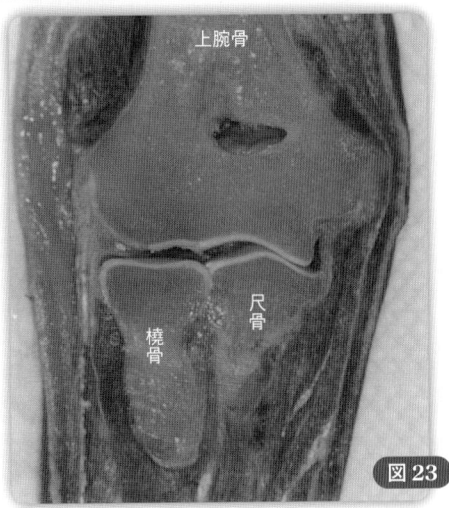

I部　運動器の機能解剖

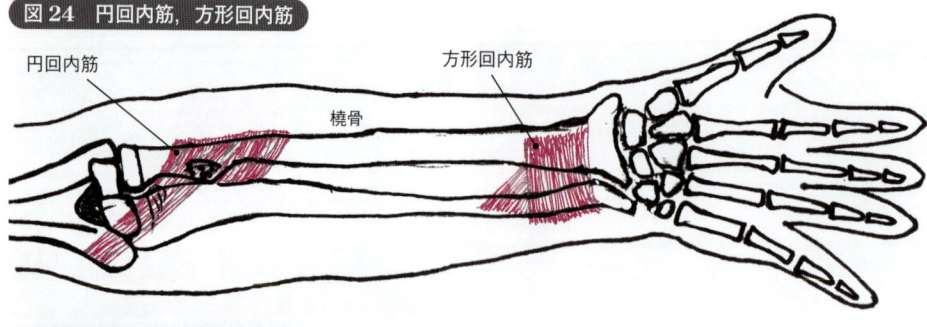

図24　円回内筋, 方形回内筋

これら前腕の屈筋や伸筋は肘関節・手根関節・手関節・中手関節・指関節など多くの関節に働きかけるので多関節筋ともいえる. この場合一つの筋だけではなく, 多くの筋群が協力している.

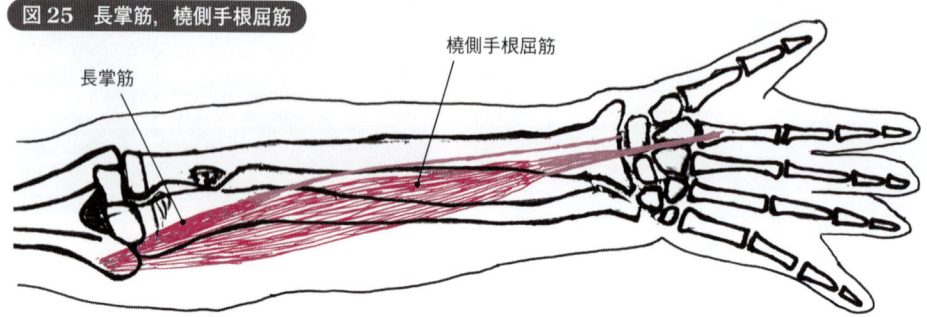

図25　長掌筋, 橈側手根屈筋

筋名	起始	停止	神経	作用
円回内筋 pronator teres m.	(1)上腕頭：上腕骨内側上顆 (2)尺骨頭：尺骨鉤状突起	橈骨外側面	正中神経(ときに筋皮神経) C6〜7	肘関節の屈曲 前腕の回内
方形回内筋 pronator quadratus m.	尺骨前面の遠位部	橈骨前面の遠位部	正中神経(前[前腕]骨間神経) C6〜T1	前腕の回内
長掌筋 palmaris longus m.	上腕骨内側上顆	屈筋支帯, 手掌腱膜	正中神経 C7〜T1	手関節の掌屈 手掌腱膜を緊張させる.
橈側手根屈筋 flexor carpi radialis m.	上腕骨内側上顆	第2・3中手骨底の掌側面	正中神経 C6〜7	手関節の掌屈・橈屈 前腕の回内

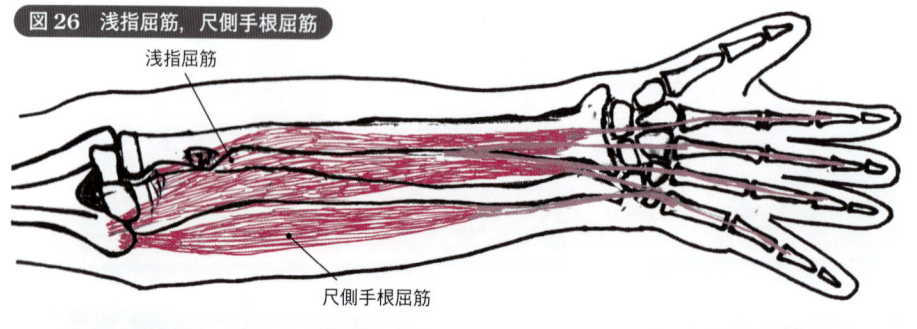

図26　浅指屈筋, 尺側手根屈筋

前腕の屈筋

前腕の屈筋は浅層と深層の筋に分かれる. 浅層には円回内筋, 橈側手根屈筋, 長掌筋, 尺側手根屈筋, 浅指屈筋があり, 深層には深指屈筋, 長母指屈筋, 方形回内筋がある.

図27　深指屈筋

筋名	起始	停止	神経	作用
浅指屈筋 flexor digitorum superficialis m.	(1)上腕尺骨頭：上腕骨内側上顆, 尺骨鉤状突起 (2)橈骨頭：橈骨前側面	第2〜5指中節骨底の掌側面	正中神経 C7〜T1	第2〜5指のPIP屈曲
深指屈筋 flexor digitorum profundus m.	尺骨軸, 尺骨鉤状突起前腕骨間膜	第2〜5指末節骨底の掌側面	正中神経(前[前腕]骨間神経), 尺骨神経 C7〜T1	第2〜5指のDIP屈曲
尺側手根屈筋 flexor carpi ulnaris m.	(1)上腕頭：上腕骨内側上顆 (2)尺骨頭：肘頭, 尺骨後側面	豆状骨, 有鉤骨鉤, 第5中手骨底	尺骨神経 C(7), 8, T1	手関節の掌屈・尺屈

C 肘関節，前腕，手関節・手

図28
橈骨手根関節腔を背側から開削しやや屈曲したところ

図29

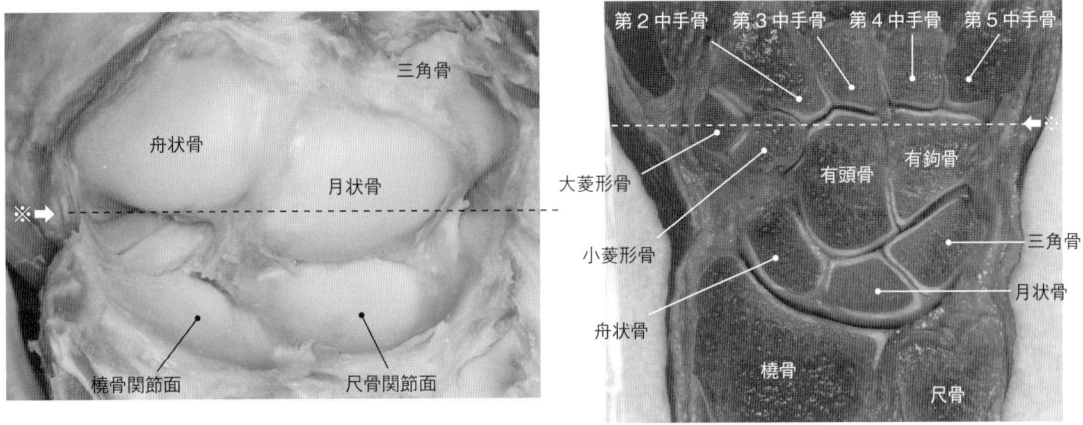

図30
図28（※）レベルの横断所見

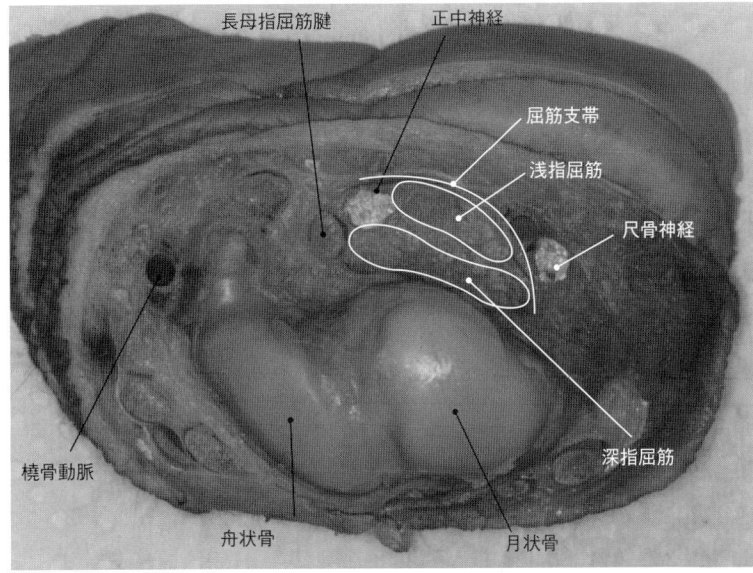

図31
図29（※）レベルの横断所見

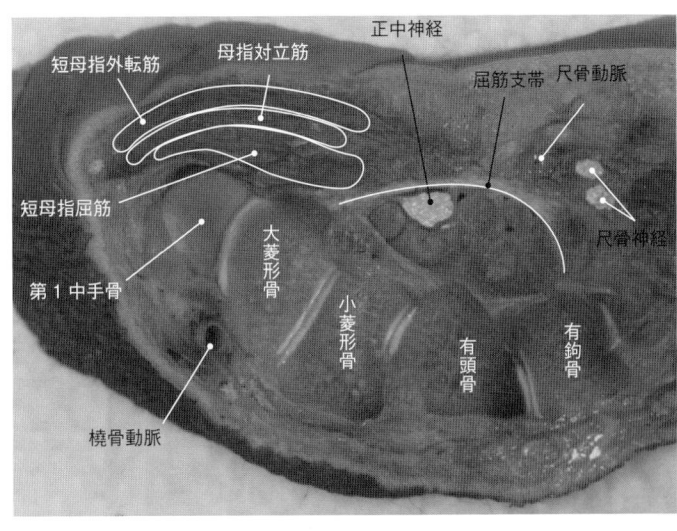

中手骨底付近での横断面

16　I部　運動器の機能解剖

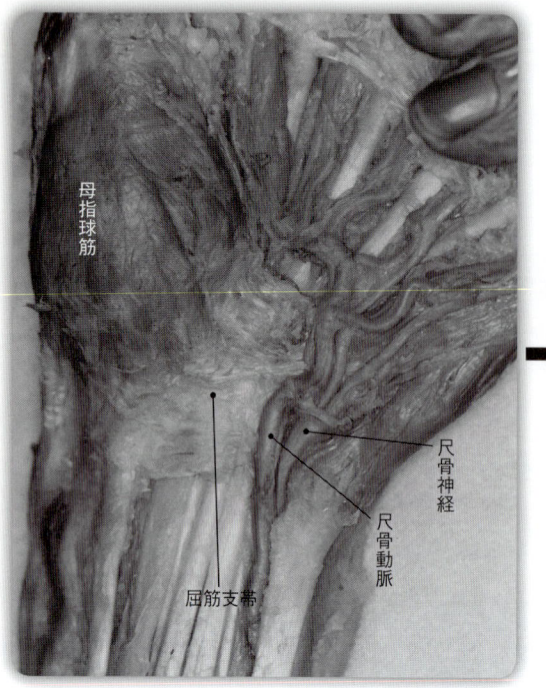

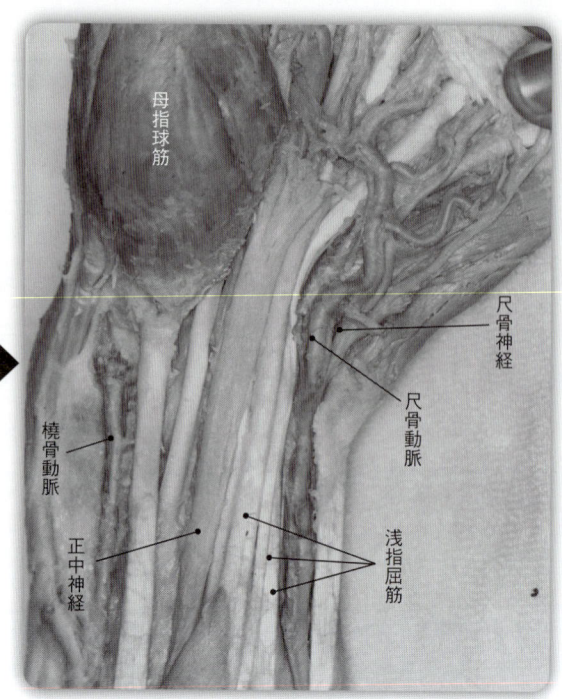

（屈筋支帯を切除したところ）

図32　長母指屈筋　　　　　　　図33　小指伸筋，総指伸筋

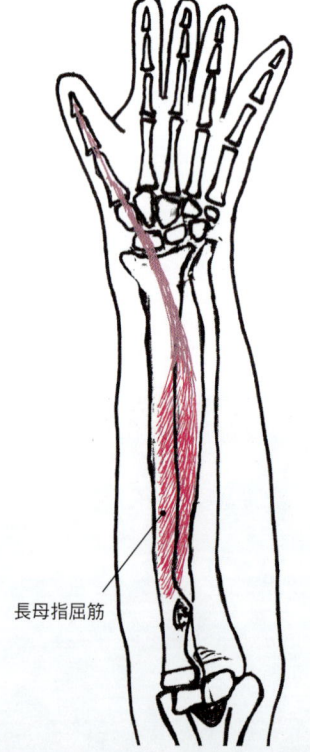

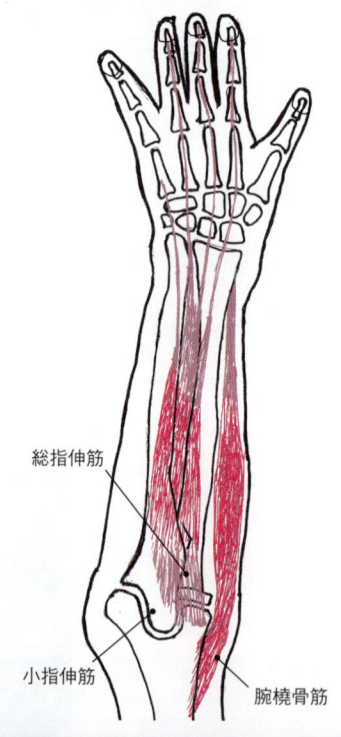

筋名	起始	停止	神経	作用
長母指屈筋 flexor pollicis longus m.	橈骨前面， 上腕骨内側上顆， 尺骨鉤状突起	母指末 節骨底	正中神経 C6〜7，(8)	母指の屈曲

筋名	起始	停止	神経	作用
小指伸筋 extensor digiti minimi m.	上腕骨 外側上顆	小指の指背腱 膜	橈骨神経(深枝) C(6)，7〜8	小指の伸展
［総］指伸筋 extensor digitorum m.	上腕骨 外側上顆	示〜小指の指 背腱膜を通し て末節骨底	橈骨神経(深枝) C(5)，6〜8	示〜小指の伸展 手関節の背屈
腕橈骨筋 brachioradialis m.	上腕骨外側縁， 外側上腕筋間中隔	橈骨茎状突起	橈骨神経 C(5)，6，7，(8)	肘関節の屈曲 前腕の回内・回外

C 肘関節，前腕，手関節・手　17

図34　長橈側手根伸筋，短橈側手根伸筋，長母指伸筋

長母指伸筋
長橈側手根伸筋
短橈側手根伸筋

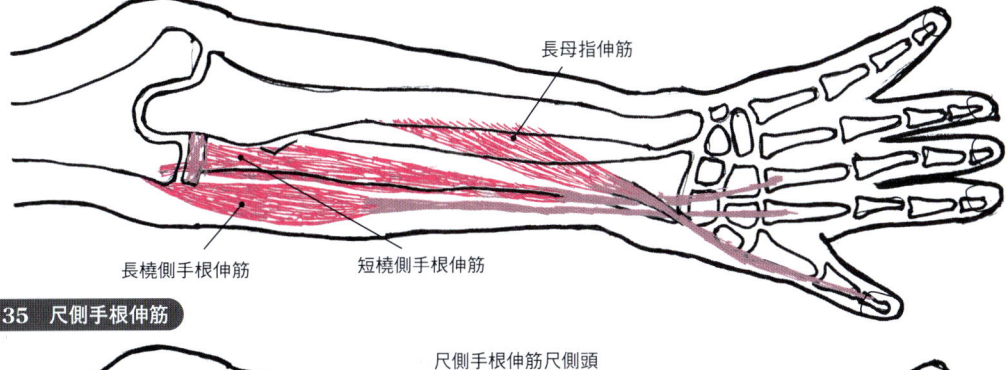

図35　尺側手根伸筋

尺側手根伸筋尺側頭
尺側手根伸筋橈骨頭

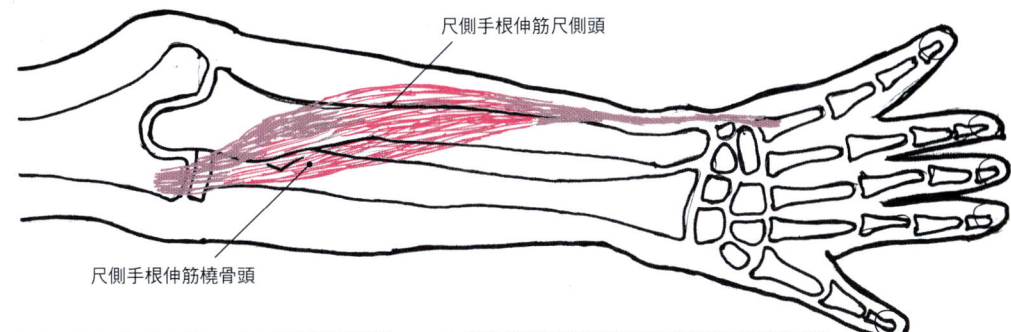

筋名	起始	停止	神経	作用
長橈側手根伸筋 extensor carpi radialis longus m.	上腕骨外側上顆	第2中手骨底の背側面	橈骨神経 C(5), 6〜7, (8)	手関節の背屈・橈屈
短橈側手根伸筋 extensor carpi radialis brevis m.	上腕骨外側上顆	第2・3中手骨底の背側面	橈骨神経（あるいはその深枝） C(5), 6〜7, (8)	手関節の背屈・橈屈
長母指伸筋 extensor pollicis longus m.	尺骨，前腕骨間膜後側面	母指末節骨底の背側面	橈骨神経（後骨間神経） C6〜7, (8)	母指の伸展・内転
尺側手根伸筋 extensor carpi ulnaris m.	(1)上腕頭：上腕骨外側上顆 (2)尺骨頭：尺骨後側面	第5中手骨底の背側面	橈骨神経（深枝） C6〜7	手関節の背屈・尺屈

図36　回外筋，長母指外転筋，示指伸筋，短母指伸筋

長母指外転筋
示指伸筋
回外筋
短母指伸筋

筋名	起始	停止	神経	作用
回外筋 supinator m.	上腕骨外側上顆，肘関節の靱帯	橈骨前面の近位部	橈骨神経（深枝） C(5), 6〜7, (8)	前腕の回外
長母指外転筋 abductor pollicis longus m.	橈骨・尺骨の後側面	第1中手骨の橈側，大菱形骨	橈骨神経（後骨間神経） C(6), 7, (8)	母指の外転
示指伸筋 extensor indicis m.	尺骨，前腕骨間膜後側面	示指の指背腱膜	橈骨神経（後骨間神経） C6〜8	示指の伸展
短母指伸筋 extensor pollicis brevis m.	橈骨後側面，前腕骨間膜	母指基節骨底の背側面	橈骨神経（後骨間神経） C6〜7, (8)	母指の伸展

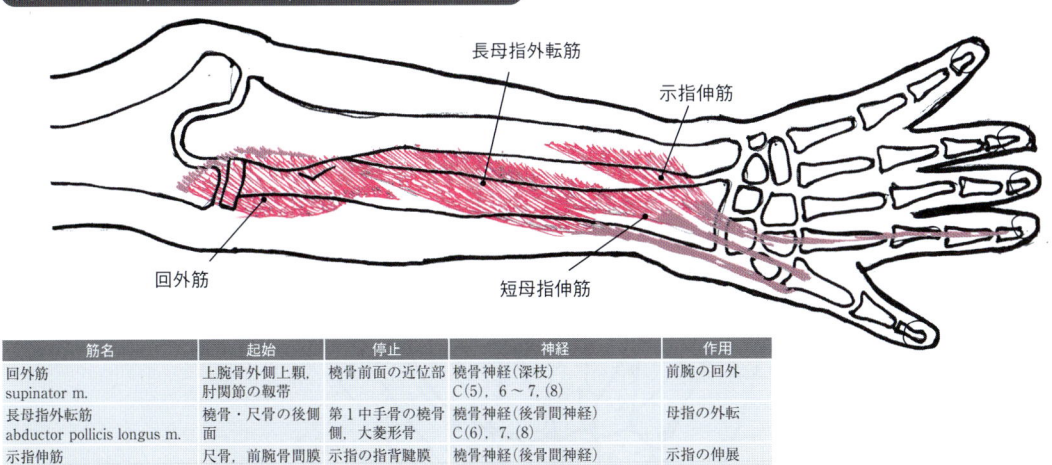

手を目的の位置にもってくるには，肩関節でほぼ所定の位置へ，そして肘関節でさらに所定位置の近くへ，手根関節，中手関節と指関節と末梢の関節へ行くほど細かく正確な運動を行っている．

前腕の伸筋としては浅層に腕橈骨筋，長橈側手根伸筋，短橈側手根伸筋，総指伸筋，小指伸筋，尺側手根伸筋があり，深層に回外筋，長母指外転筋，短母指伸筋，長母指伸筋，示指伸筋がある．これらは全て橈骨神経支配C6〜C8である．

図37　左手掌側面

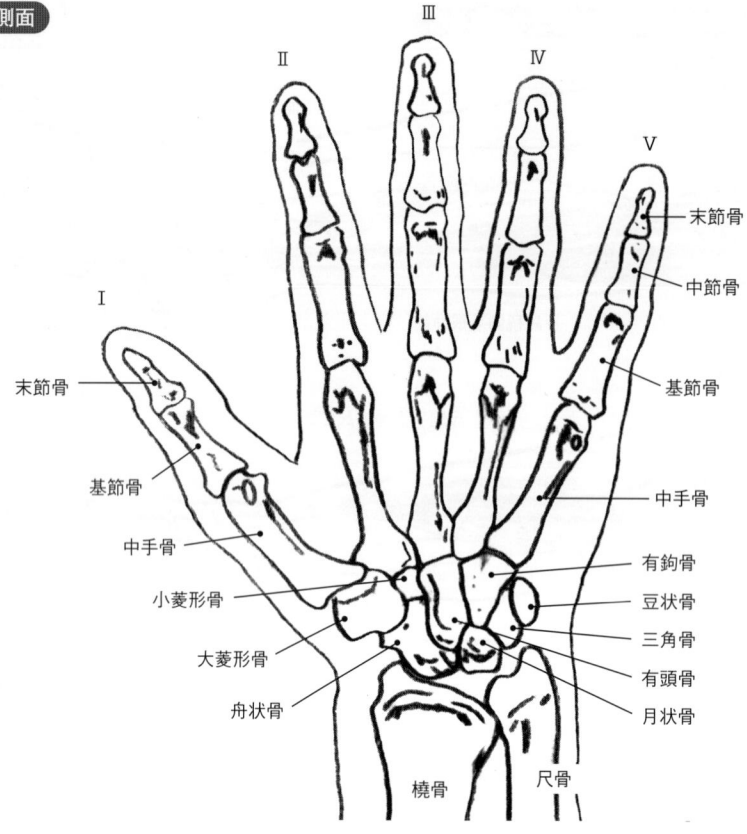

図38　左手背側面

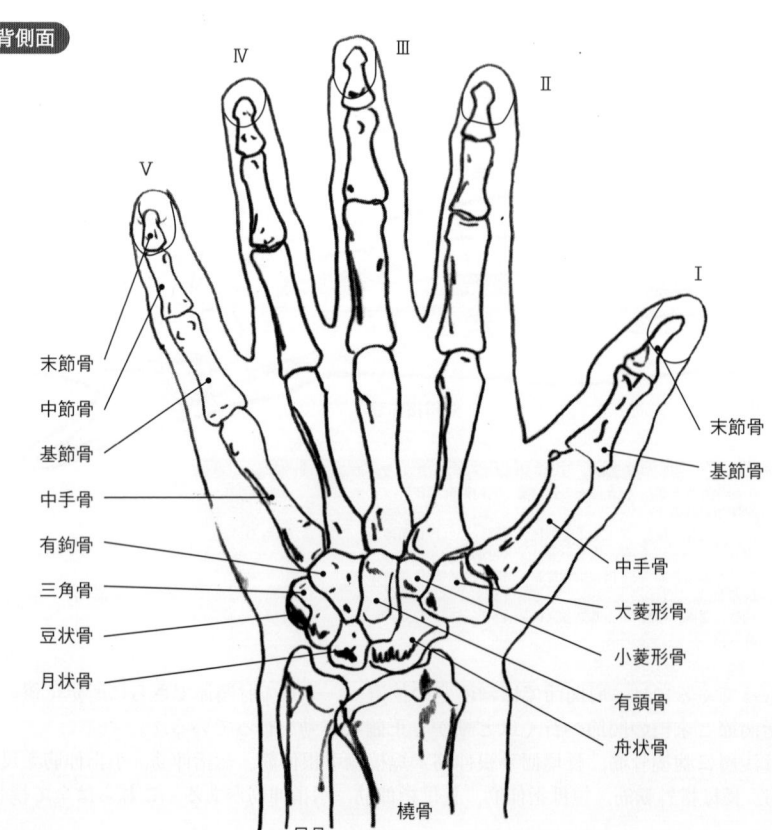

C 肘関節，前腕，手関節・手

図39 母指球筋と小指球筋

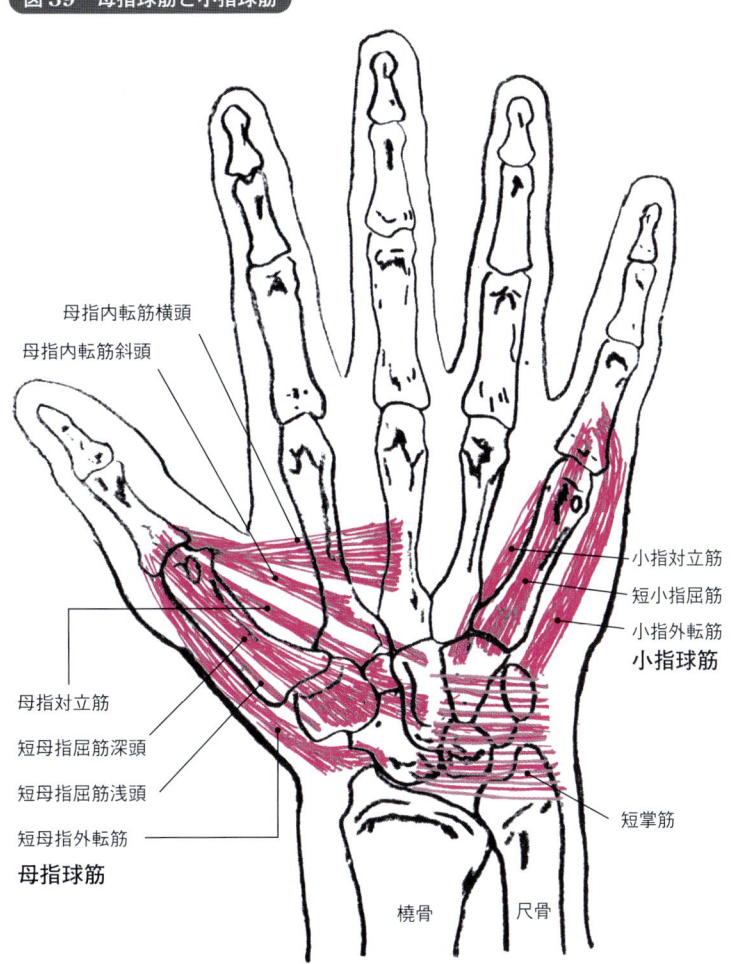

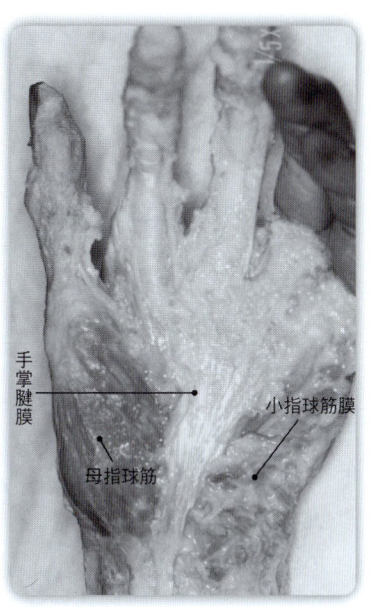

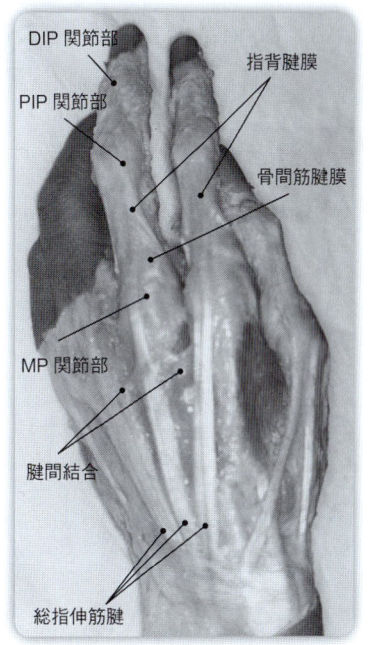

手の筋（内在筋）には母指球筋，小指球筋，中手筋（虫様筋・骨間筋）の筋群がある．ヒトと高等霊長類の一部において，手は母指対立筋をもち残りの4指すなわち示指から小指までと母指を対立することができる．すなわち物体を掴むとき，例えば鉄棒を掴むとき母指と他の指を輪状に安定よく把握でき，箸を使う，ピンチを行うなどの巧緻運動に重要である．

筋名	起始	停止	神経	作用
短母指外転筋 abductor pollicis brevis m.	舟状骨結節，大菱形骨，屈筋支帯	母指基節骨底の橈骨側	正中神経 C6〜7	母指の外転
短母指屈筋 flexor pollicis brevis m.	大菱形骨結節，屈筋支帯	母指基節骨底	正中神経（浅頭），尺骨神経（深頭） C6〜7	母指の屈曲
母指対立筋 opponens pollicis m.	大菱形骨結節，屈筋支帯	第1中手骨の橈骨側	正中神経 C6〜7	母指の屈曲・対立
母指内転筋 adductor pollicis m.	斜頭：有頭骨，小菱形骨，第2中手骨．横頭：第3中手骨	母指基節骨底の尺骨側	尺骨神経 C8〜T1	母指の内転・対立
短掌筋 palmaris brevis m.	手掌腱膜	手掌尺側縁の皮膚	尺骨神経（浅枝） C(7), 8, T1	手掌の窪みを深める
小指外転筋 abductor digiti minimi m.	豆状骨，尺側手根屈筋腱	小指の基節骨底の尺骨側，指背腱膜	尺骨神経 C8〜T1	小指の外転
短小指屈筋 flexor digiti minimi brevis m.	有鉤骨鉤，屈筋支帯	小指基節骨底の尺骨側	尺骨神経 C(7), 8, (T1)	小指の屈曲
小指対立筋 opponens digiti minimi m.	有鉤骨鉤，屈筋支帯	第5中手骨の前側面	尺骨神経 C(7), 8, (T1)	第5中手骨の外転・屈曲回旋（小指を手掌方向へ寄せる）

I部　運動器の機能解剖

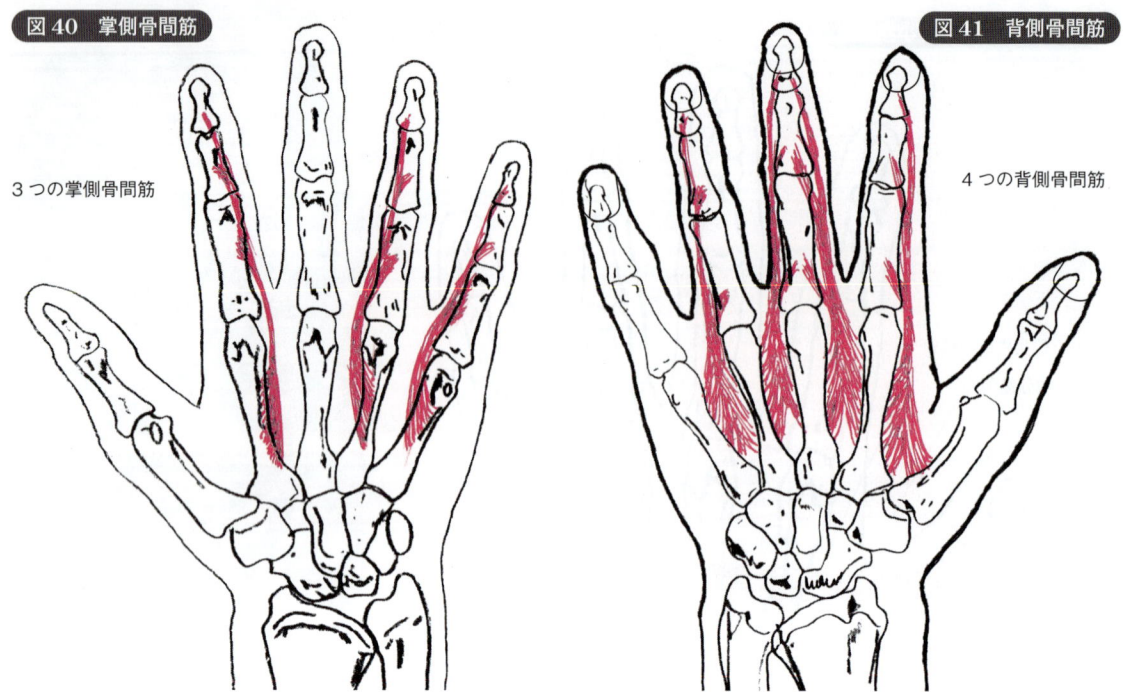

図40　掌側骨間筋
3つの掌側骨間筋

図41　背側骨間筋
4つの背側骨間筋

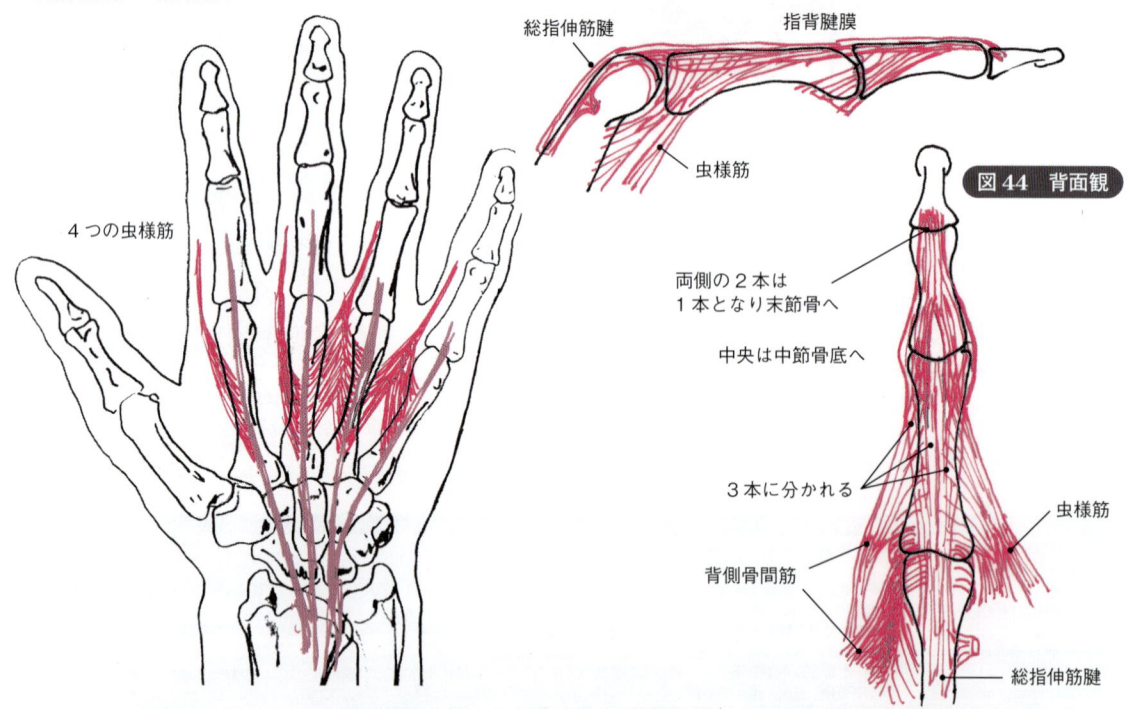

図42　虫様筋
深指屈筋腱から指背腱膜へ．
4つの虫様筋

図43　指背腱膜と虫様筋（側面観）
分担解剖(1)から改変模写
総指伸筋腱　指背腱膜
虫様筋

図44　背面観
両側の2本は
1本となり末節骨へ
中央は中節骨底へ
3本に分かれる
虫様筋
背側骨間筋
総指伸筋腱

筋名	起始	停止	神経	作用
掌側骨間筋(3筋) palmar interossei m.	第2・4・5中手骨側面	示・環・小指の指背腱膜	尺骨神経（橈骨側の一部は正中神経を受けることがある）C8〜T1	中指を中軸に示・環・小指を寄せて閉じる．示指のMP内転・屈曲 環・小指のMP外転・屈曲，IP伸展
背側骨間筋(4筋) dorsal interossei m.	各2頭をもって，第1〜5中手骨の対向側から起こる．	示・中・環指の指背腱膜	尺骨神経（橈骨側の一部は正中神経を受けることがある）C8〜T1	中指を中軸に示・環指を開く．示指のMP外転・屈曲 中指のMP内転・外転・屈曲，IP伸展
虫様筋(4筋) lumbricales m.	深指屈筋腱	示〜小指の指背腱膜	正中神経，尺骨神経 C8〜T1	示〜小指のMP屈曲，IP伸展

図45 浅指屈筋腱

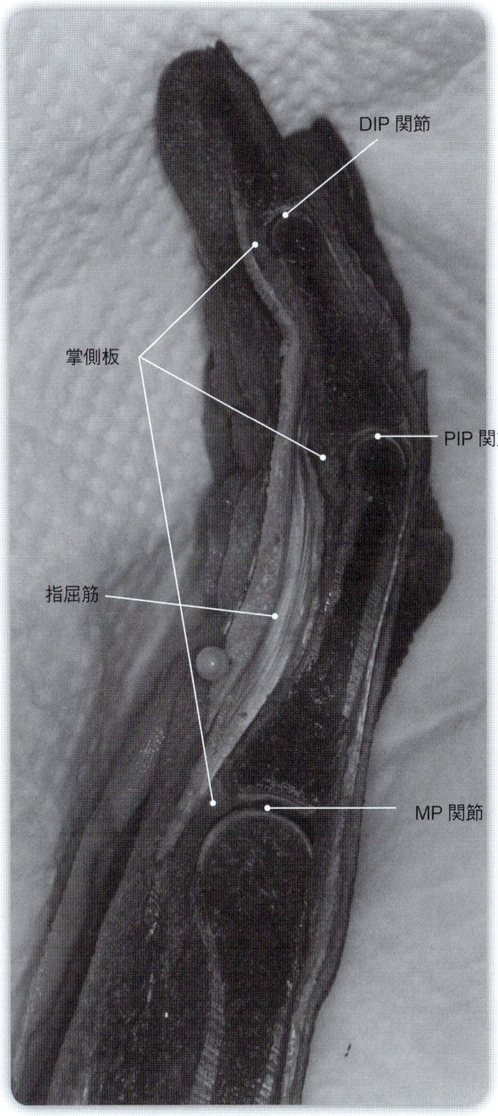

- DIP 関節
- 掌側板
- PIP 関節
- 指屈筋
- MP 関節

図46 虫様筋

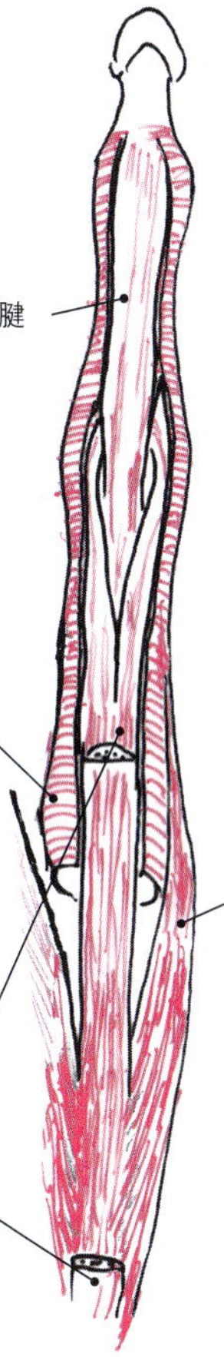

- 深指屈筋腱
- 鞘状靱帯は中央で切断開窄
- 虫様筋
- 浅指屈筋腱は切断されている

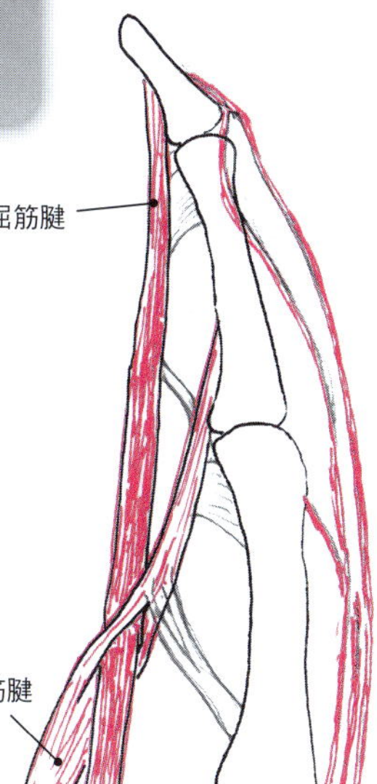

- 深指屈筋腱
- 浅指屈筋腱

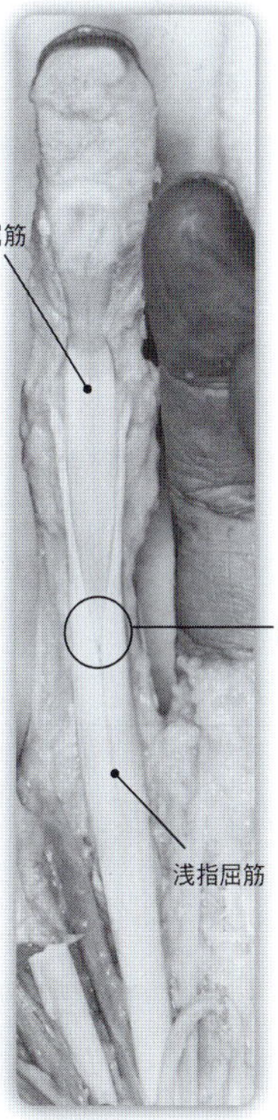

- 深指屈筋
- 腱交叉
- 浅指屈筋

D 骨盤, 股関節, 大腿, 下腿

図47 小腰筋, 大腰筋, 腸骨筋など

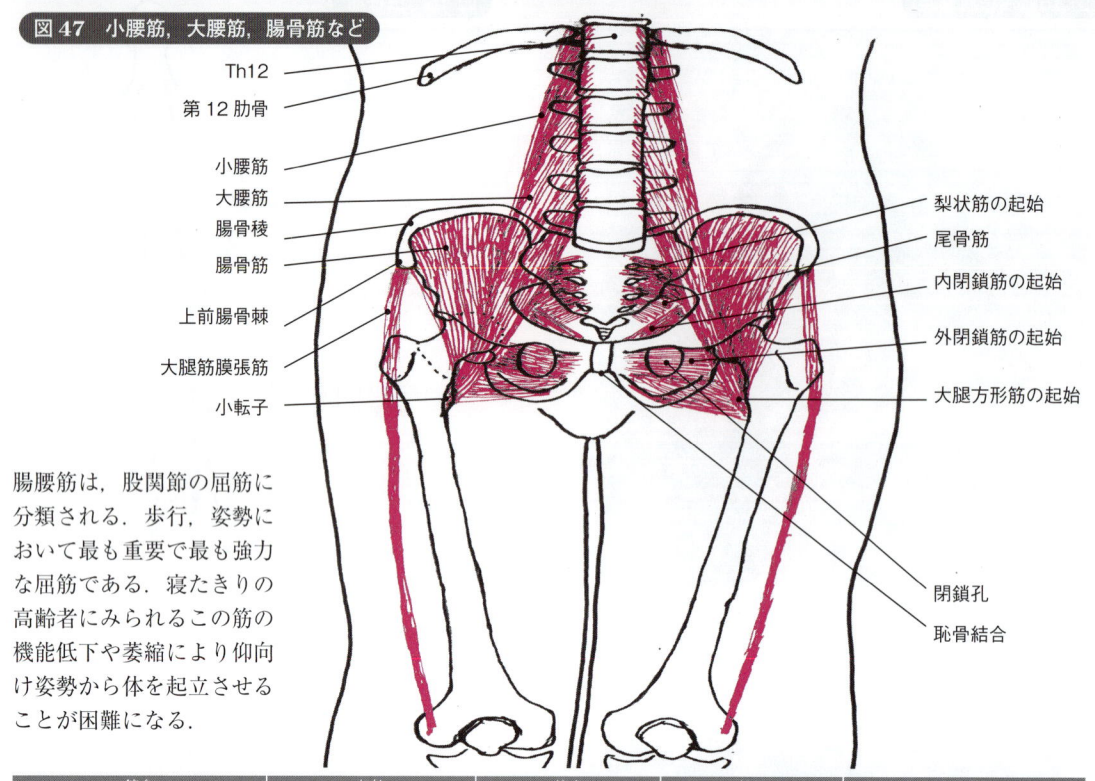

腸腰筋は, 股関節の屈筋に分類される. 歩行, 姿勢において最も重要で最も強力な屈筋である. 寝たきりの高齢者にみられるこの筋の機能低下や萎縮により仰向け姿勢から体を起立させることが困難になる.

筋名		起始	停止	神経	作用
小腰筋	psoas minor m.	第12胸椎体および第1腰椎体	寛骨弓状稜, 腸腰筋膜	腰神経叢　L1	大腰筋の補助
大腰筋	psoas major m.	腰椎体および肋骨突起	大腿骨小転子	腰神経叢　L2～3	股関節の屈曲／外旋, 体幹の屈曲
腸骨筋	iliacs m.	腸骨窩, 仙骨翼	大腿骨小転子	大腿神経　L2～4	股関節の屈曲／外旋
大腿筋膜張筋	tensor fascia latae m.	腸骨稜	腸脛靱帯を経て脛骨外側顆	上殿神経　L4～5	股関節の屈曲・外転 膝関節の伸展／屈曲・外旋
梨状筋	piriformis m.	腸骨, 第2～4仙骨前面	大腿骨大転子	仙骨神経叢　L(4,5), S1	股関節の外旋・外転・伸展
内閉鎖筋	obturator internus m.	(恥骨, 坐骨), 閉鎖膜内面	大腿骨転子窩	仙骨神経叢　L4～S2	股関節の外旋・内転・外転
外閉鎖筋	obturator externus m.	(恥骨, 坐骨), 閉鎖膜外面	大腿骨転子窩	閉鎖神経　L3～4	股関節の外旋・内転
大腿方形筋	quadratus femoris m.	坐骨結節	大腿骨転子間稜	仙骨神経叢　L4～S1	股関節の外旋・内転

図48 小殿筋, 梨状筋, 双子筋

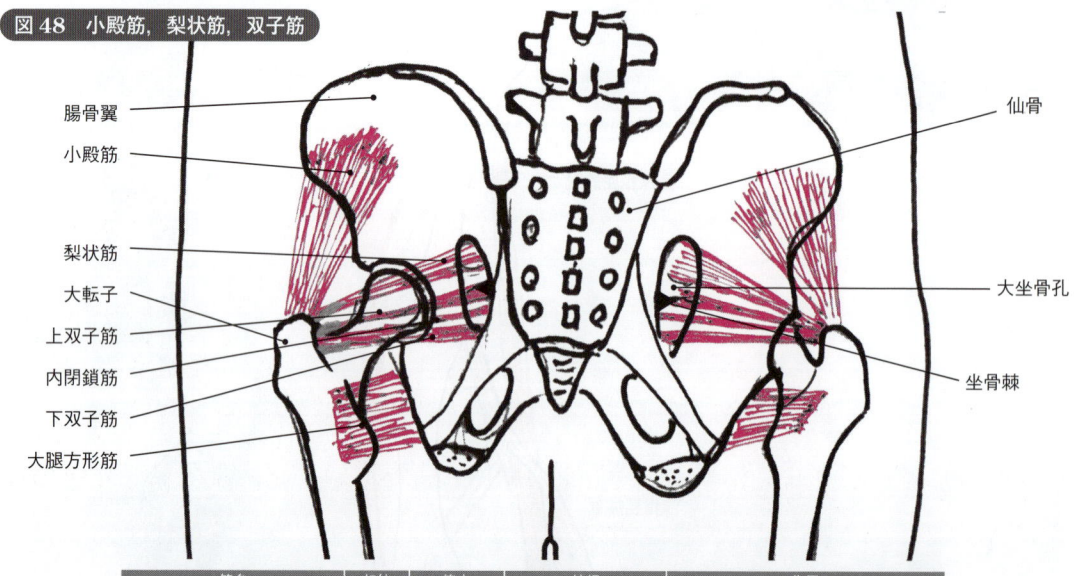

筋名		起始	停止	神経	作用
小殿筋	gluteus minimus m.	腸骨後面	大腿骨大転子	上殿神経　L4～S1	股関節の外転・内旋／外旋・屈曲／伸展
上双子筋	superior gemellus m.	坐骨棘	内閉鎖筋の腱	仙骨神経叢　L4～S2	股関節の外旋・内転／外転
下双子筋	inferior gemellus m.	坐骨結節	内閉鎖筋の腱	仙骨神経叢　L4～S2	股関節の外旋・内転／外転

D 骨盤，股関節，大腿，下腿

図49 大殿筋

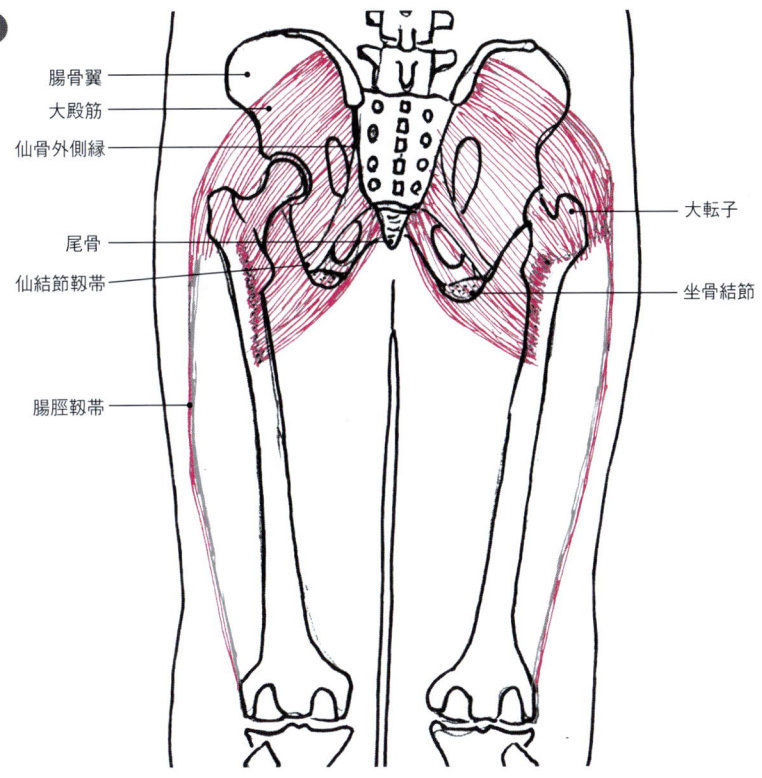

筋名	起始	停止	神経	作用
大殿筋 gluteus maximus m.	腸骨・仙骨・尾骨の後面，仙結節靱帯	腸脛靱帯，大腿骨大転子	下殿神経　L(4), 5, S1, (2)	股関節の伸展・外旋・外転

図50 中殿筋，大内転筋など

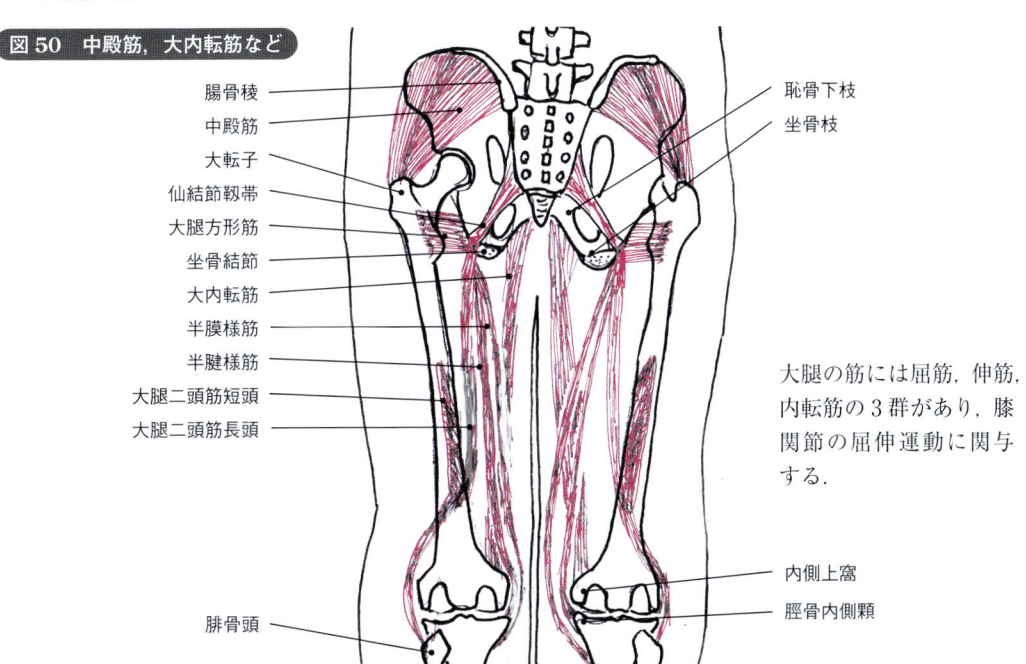

大腿の筋には屈筋，伸筋，内転筋の3群があり，膝関節の屈伸運動に関与する．

筋名	起始	停止	神経	作用
中殿筋 gluteus medius m.	腸骨後面	大腿骨大転子	上殿神経　L4〜S1	股関節の外転・内旋／外旋・屈曲／伸展
大内転筋 adductor magnus m.	深層：恥骨下枝，坐骨枝 表層：坐骨結節	深層：大腿骨後面（粗線） 表層：内転筋結節	深層：閉鎖神経 表層：脛骨神経 L3〜4	深層：股関節の内転 表層：股関節の伸展
半腱様筋 semitendinosus m.	坐骨結節	脛骨上部内側面（鵞足）	坐骨（脛骨）神経 L(4), 5, S1, (2)	股関節の伸展・内旋 膝関節の屈曲・内旋
半膜様筋 semimembranosus m.	坐骨結節	脛骨内側顆，斜膝窩靱帯	坐骨：脛骨神経　L4〜S1	股関節の伸展・内旋　膝関節の屈曲・内旋
大腿二頭筋 biceps femoris m.	長頭：坐骨結節 短頭：大腿骨粗線	腓骨頭，脛骨外側顆	長頭：脛骨神経　L5〜S2 短頭：総腓骨神経　L5〜S1	股関節の伸展・外旋 膝関節の屈曲・外旋

図51 縫工筋，長内転筋，薄筋

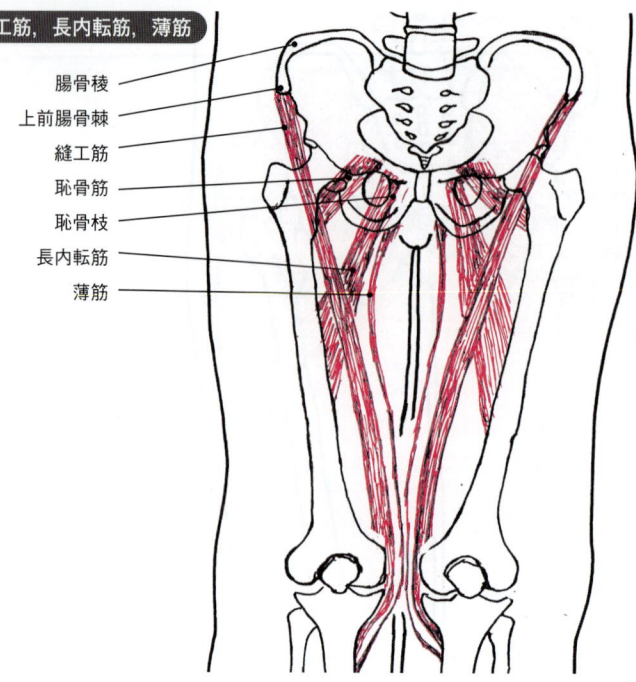

筋名	起始	停止	神経	作用
縫工筋 sartorius m.	上前腸骨棘	脛骨上部内側面（鵞足）	大腿神経 L2～3	股関節の屈曲・外転・外旋 膝関節の屈曲・内旋
長内転筋 adductor longus m.	恥骨体	大腿骨後面	閉鎖神経 L2～4	股関節の内転・屈曲
薄筋 gracilis m.	恥骨体，恥骨下枝	脛骨上部内側面（鵞足）	閉鎖神経 L2～4	股関節の内転・屈曲／伸展 膝関節の屈曲・内旋

図52 短内転筋，膝関節筋

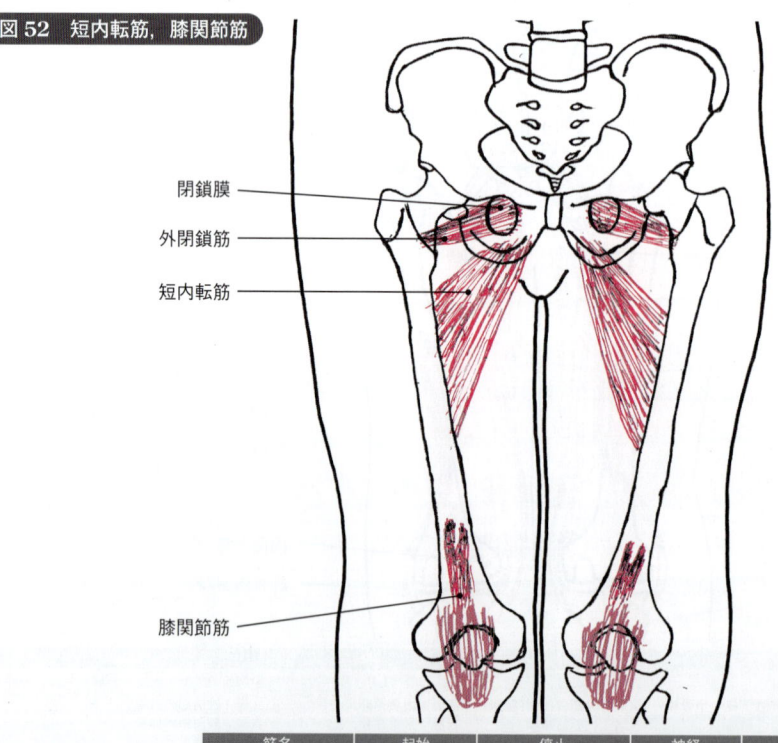

筋名	起始	停止	神経	作用
短内転筋 adductor brevis m.	恥骨体，恥骨下枝	大腿骨後面（粗線）上部	閉鎖神経 L2～4	股関節の内転・屈曲／外旋
膝関節筋 articularis genus m.	大腿骨前面	膝関節包	大腿神経 L3～4	膝関節包の緊張

D 骨盤，股関節，大腿，下腿　25

図53　膝関節周辺の皮膚に分布する神経

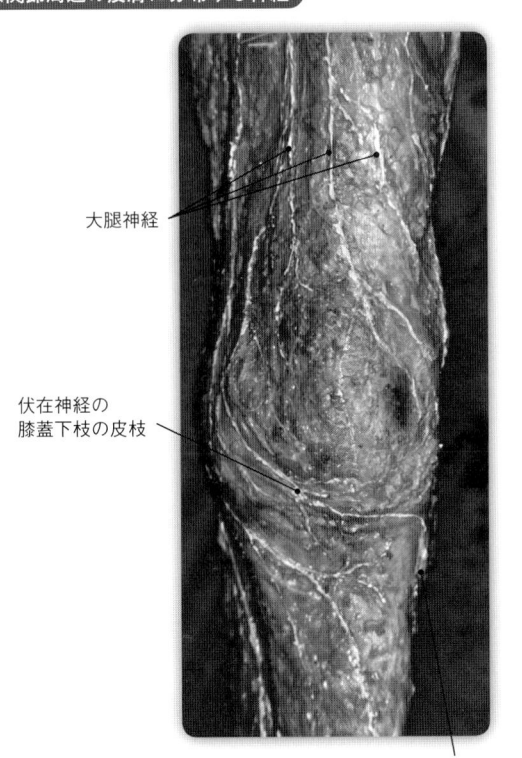

大腿神経

伏在神経の
膝蓋下枝の皮枝

外側腓腹神経

図54　男性左側股関節の前頭断面

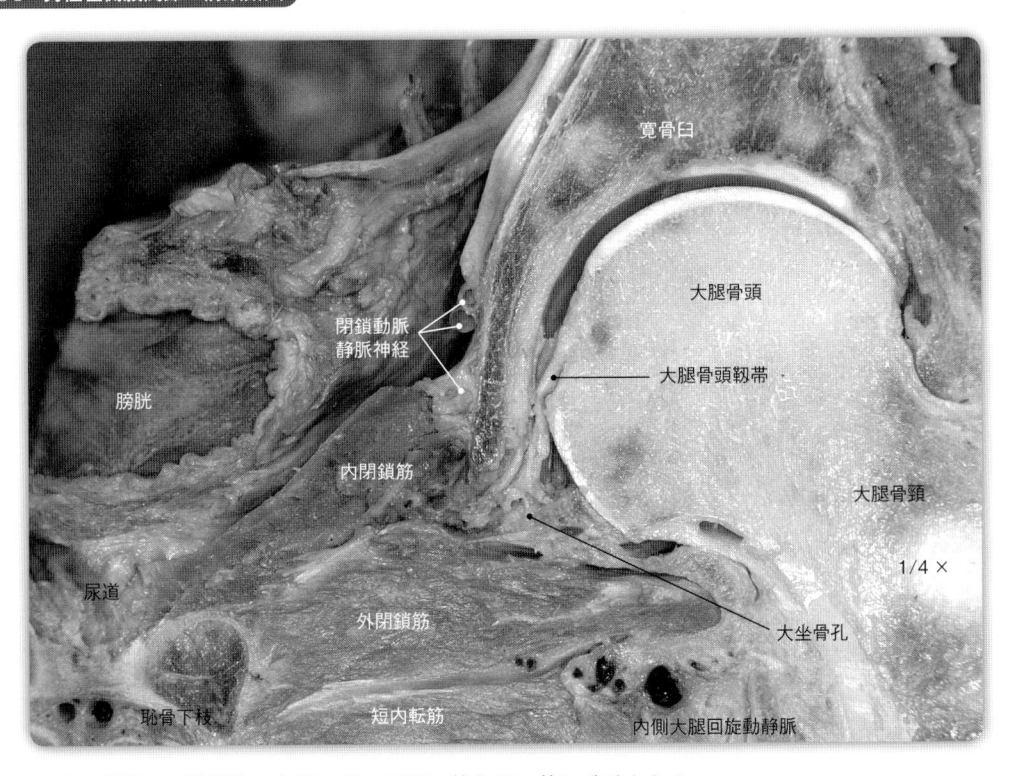

寛骨臼

閉鎖動脈
静脈神経

大腿骨頭

大腿骨頭靱帯

膀胱

内閉鎖筋

大腿骨頭

1/4×

尿道

外閉鎖筋

大坐骨孔

恥骨下枝　短内転筋　内側大腿回旋動静脈

下肢の筋群は下肢帯筋，大腿の筋，下腿の筋と足の筋に分けられる．
下肢帯筋は寛骨筋または骨盤筋ともいい，寛骨を挟み，前後に内寛骨筋と外寛骨筋とがあり，股関節の運動に関与する．

図55 大腿四頭筋

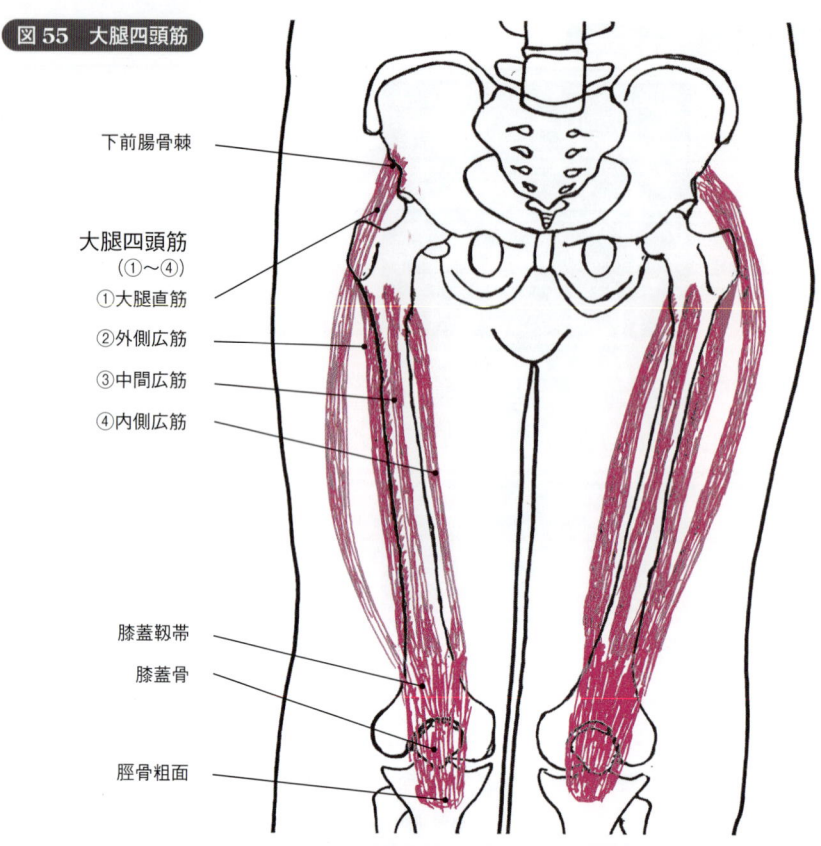

- 下前腸骨棘
- 大腿四頭筋 (①〜④)
  - ①大腿直筋
  - ②外側広筋
  - ③中間広筋
  - ④内側広筋
- 膝蓋靱帯
- 膝蓋骨
- 脛骨粗面

筋名		起始	停止	神経	作用
大腿直筋	rectus femoris m.	下前腸骨棘，寛骨臼上縁	膝蓋骨底，および両側縁，脛骨粗面	大腿神経　L2〜4	股関節の屈曲・膝関節の伸展
外側広筋	vastus lateralis m.	大腿骨大転子，大腿骨外側面	膝蓋骨底，および両側縁，脛骨粗面	大腿神経　L3〜4	膝関節の伸展
中間広筋	vastus intermedius m.	大腿骨前面・外側面	膝蓋骨底，および両側縁，脛骨粗面	大腿神経　L2〜4	膝関節の伸展
内側広筋	vastus medialis m.	大腿骨内側面	膝蓋骨底，および両側縁，脛骨粗面	大腿神経　L2〜3	膝関節の伸展

図56 大腿神経の小関節枝

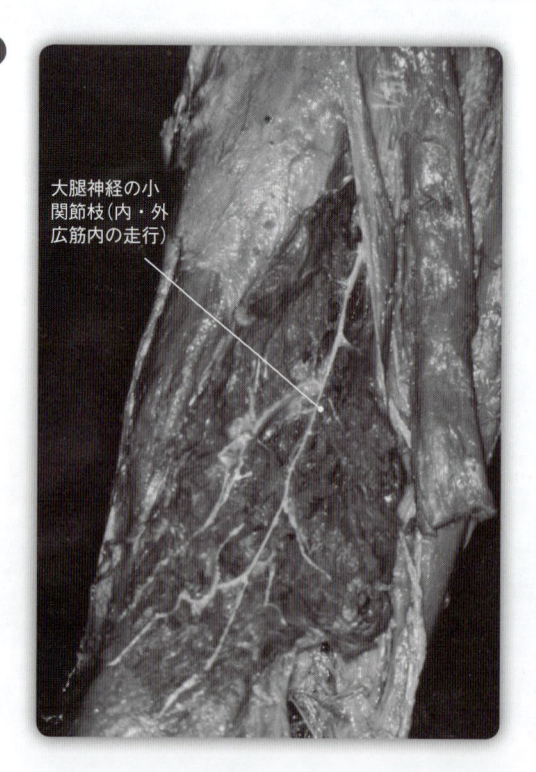

大腿神経の小関節枝（内・外広筋内の走行）

図57　膝関節後方

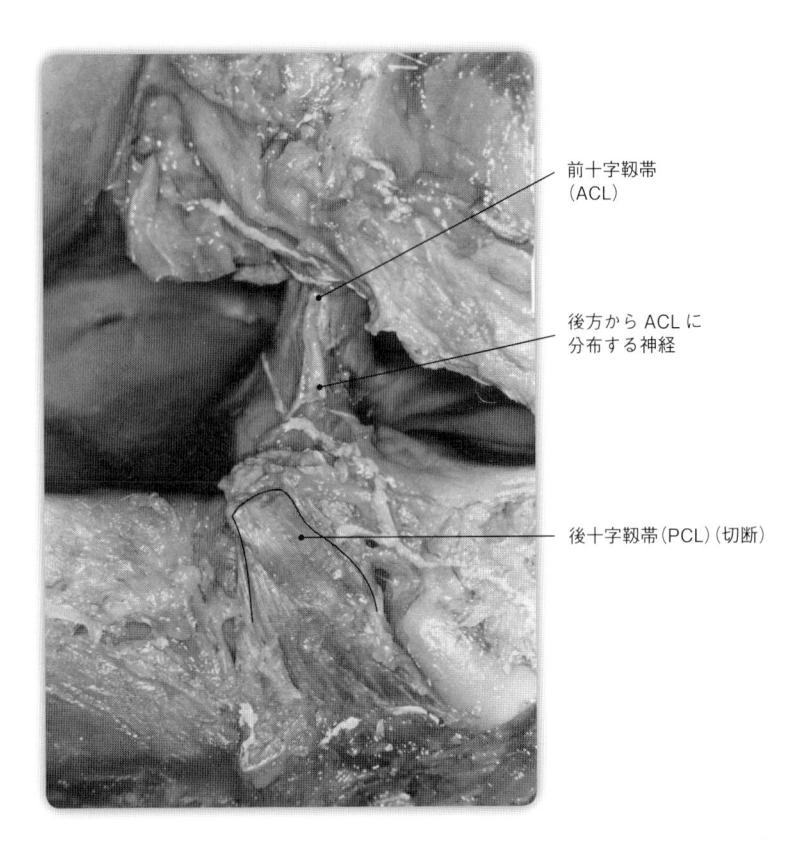

前十字靱帯（ACL）

後方からACLに分布する神経

後十字靱帯（PCL）（切断）

図58　関節包から半月板付着部に分布する神経

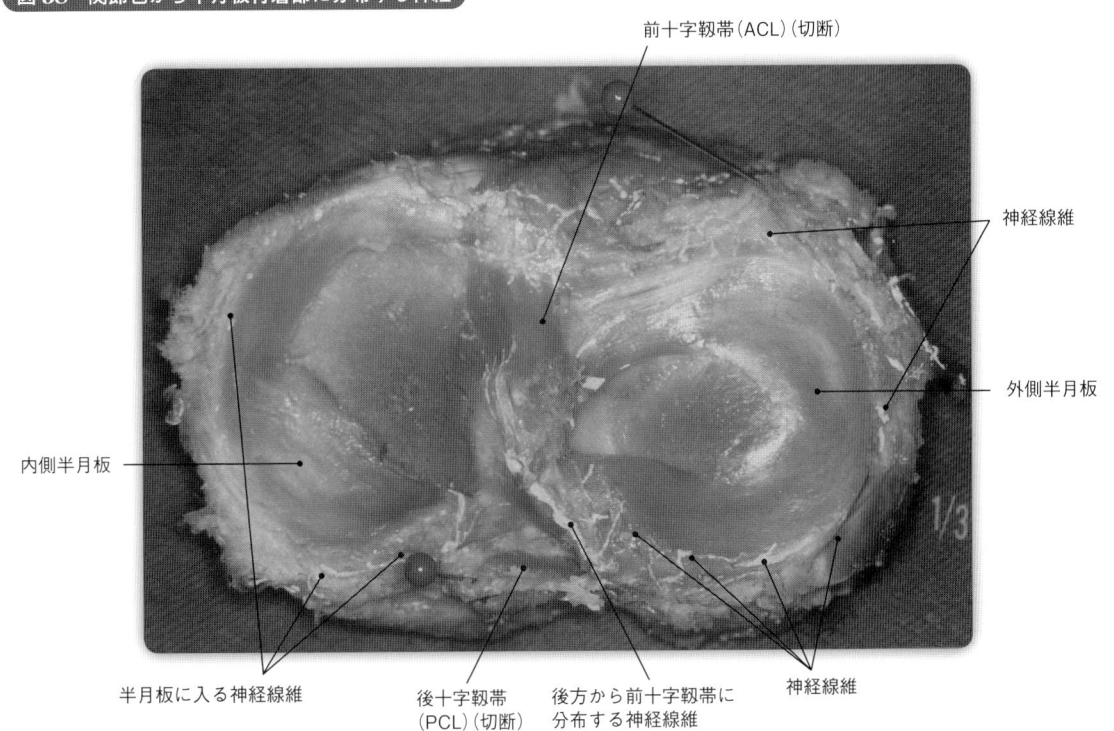

前十字靱帯（ACL）（切断）

神経線維

外側半月板

内側半月板

半月板に入る神経線維　　後十字靱帯（PCL）（切断）　　後方から前十字靱帯に分布する神経線維　　神経線維

28　I部　運動器の機能解剖

図59　前脛骨筋，長母趾伸筋
（下腿伸側）

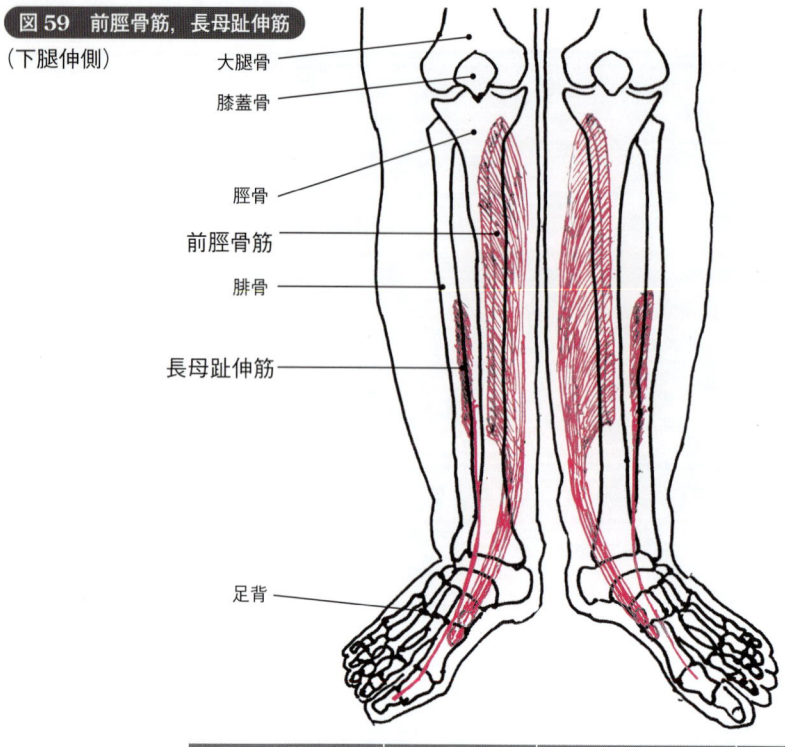

大腿骨
膝蓋骨
脛骨
前脛骨筋
腓骨
長母趾伸筋
足背

筋名	起始	停止	神経	作用
前脛骨筋 tibialis anterior m.	脛骨外側顆，外側面，下腿骨間膜	内側楔状骨，第1中足骨底	深腓骨神経 L4～S1	足の背屈・内がえし
長母趾伸筋 extensor hallucis longus m.	腓骨前面，下腿骨間膜	母趾末節骨底	深腓骨神経 L4～S1	母趾の背屈 足の背屈・内がえし

図60　長趾伸筋，腓骨筋
（下腿伸側）

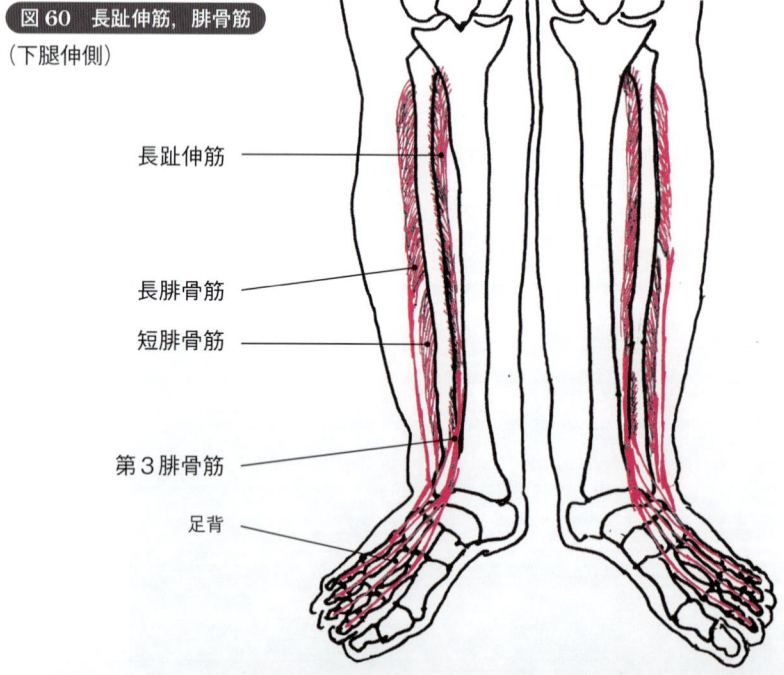

長趾伸筋
長腓骨筋
短腓骨筋
第3腓骨筋
足背

下腿の筋は伸筋群，腓骨筋群，屈筋群に分けられる．

筋名	起始	停止	神経	作用
長趾伸筋 extensor digitorum longus m.	腓骨前面，脛骨外側顆，下腿骨間膜	第2～5趾の指背腱膜	深腓骨神経 L4～S1	第2～5趾の背屈 足の背屈・外がえし
長腓骨筋 peroneus longus m.	脛骨外側顆，腓骨頭，腓骨外側面	内側楔状骨，第1中足骨底	浅腓骨神経 L5～S1	足の底屈・外がえし
短腓骨筋 peroneus brevis m.	腓骨外側面	第5中足骨粗面	浅腓骨神経 L5～S1	足の底屈・外がえし
第3腓骨筋 peroneus tertius m.	腓骨前面，下腿骨間膜	第5中足骨底	深腓骨神経 L4～S1	足の背屈・外がえし

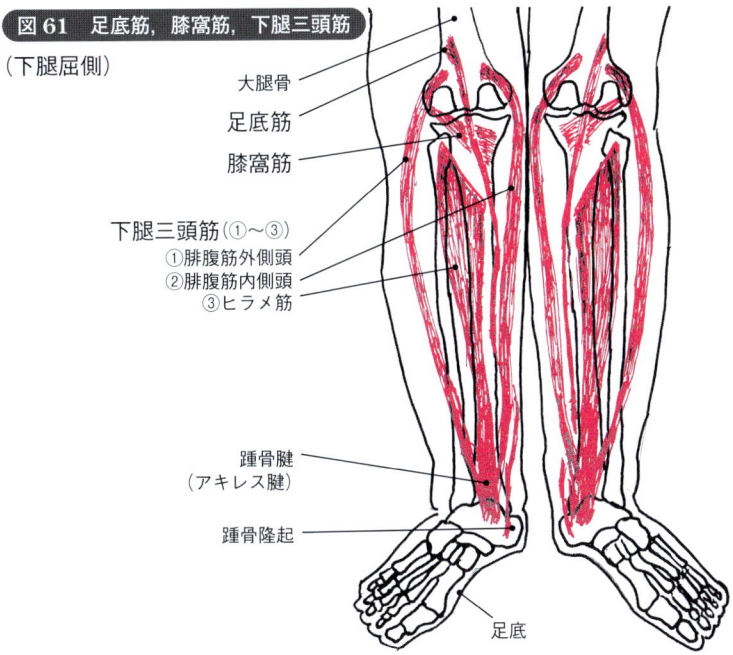

図61 足底筋, 膝窩筋, 下腿三頭筋
(下腿屈側)

大腿骨
足底筋
膝窩筋
下腿三頭筋(①〜③)
　①腓腹筋外側頭
　②腓腹筋内側頭
　③ヒラメ筋

踵骨腱
(アキレス腱)
踵骨隆起
足底

筋名	起始	停止	神経	作用
足底筋 plantaris m.	大腿骨膝窩部	アキレス腱あるいは踵骨背側面	脛骨神経 L4〜S1	膝関節の屈曲　足の底屈
膝窩筋 popliteus m.	大腿骨外側上顆	脛骨上部後面	脛骨神経 L4〜S1	膝関節の屈曲・内旋
腓腹筋 gastrocnemius m.	内側頭：大腿骨の膝窩部, 大腿骨内側上顆, 膝関節包　外側頭：大腿骨外側上顆, 関節包	ヒラメ筋腱と合してアキレス腱となり, 踵骨隆起につく.	脛骨神経 L(4), 5〜S1, (2)	膝関節の屈曲　足の底屈
ヒラメ筋 soleus m.	腓骨頭, 腓骨内側窩	腓腹筋腱と合してアキレス腱となり, 踵骨隆起につく.	脛骨神経 L(4), 5〜S1, (2)	足の底屈

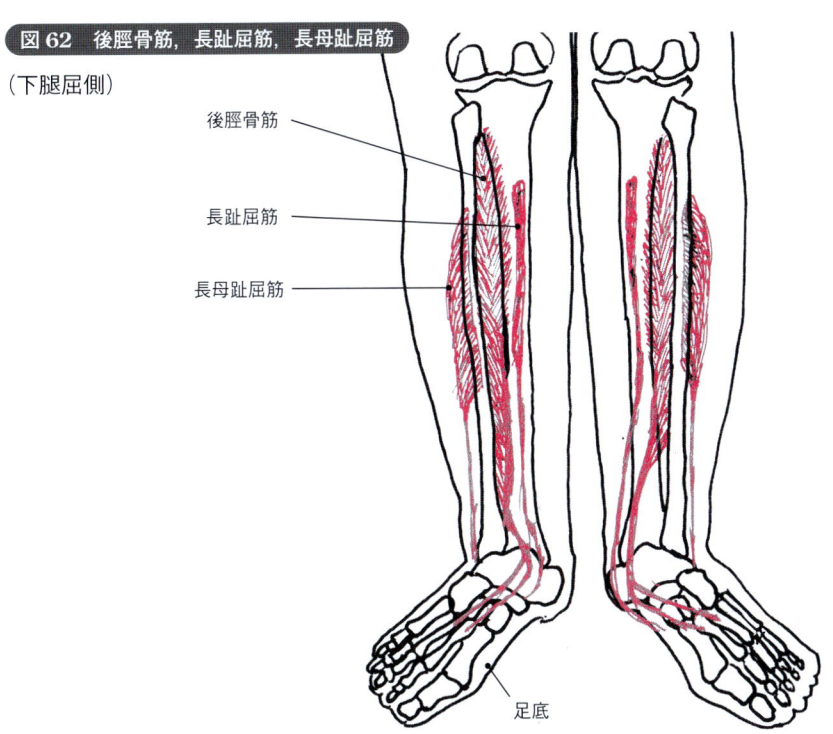

図62 後脛骨筋, 長趾屈筋, 長母趾屈筋
(下腿屈側)

後脛骨筋
長趾屈筋
長母趾屈筋

足底

筋名	起始	停止	神経	作用
後脛骨筋 tibialis posterior m.	脛骨, 腓骨, 下腿骨間膜	第2〜4中足骨底, 舟状骨, 楔状骨, 立方骨	脛骨神経 L5〜S1, (2)	足の底屈・内がえし
長趾屈筋 flexor digitorum longus m.	脛骨後面	第2〜5趾末節骨底	脛骨神経 L5〜S2	第2〜5足趾の底屈　足の底屈・内がえし
長母趾屈筋 flexor hallucis longus m.	腓骨後面	母趾末節骨底	脛骨神経 L5〜S2	母趾の底屈　足の底屈・内がえし

E 足関節, 足部

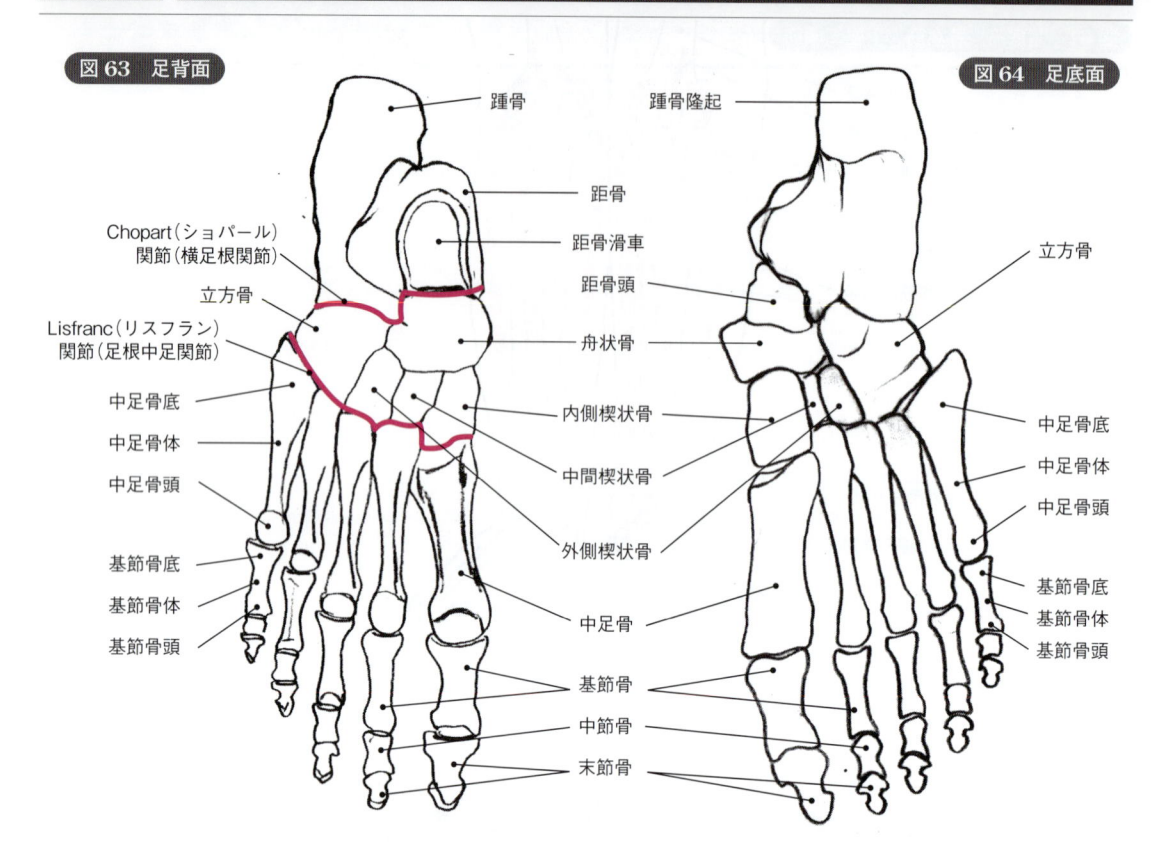

図63 足背面

- 踵骨
- 距骨
- Chopart（ショパール）関節（横足根関節）
- 距骨滑車
- 立方骨
- 距骨頭
- Lisfranc（リスフラン）関節（足根中足関節）
- 舟状骨
- 中足骨底
- 内側楔状骨
- 中足骨体
- 中間楔状骨
- 中足骨頭
- 外側楔状骨
- 基節骨底
- 中足骨
- 基節骨体
- 基節骨
- 基節骨頭
- 中節骨
- 末節骨

図64 足底面

- 踵骨隆起
- 立方骨
- 中足骨底
- 中足骨体
- 中足骨頭
- 基節骨底
- 基節骨体
- 基節骨頭

図65 右側足背切断面

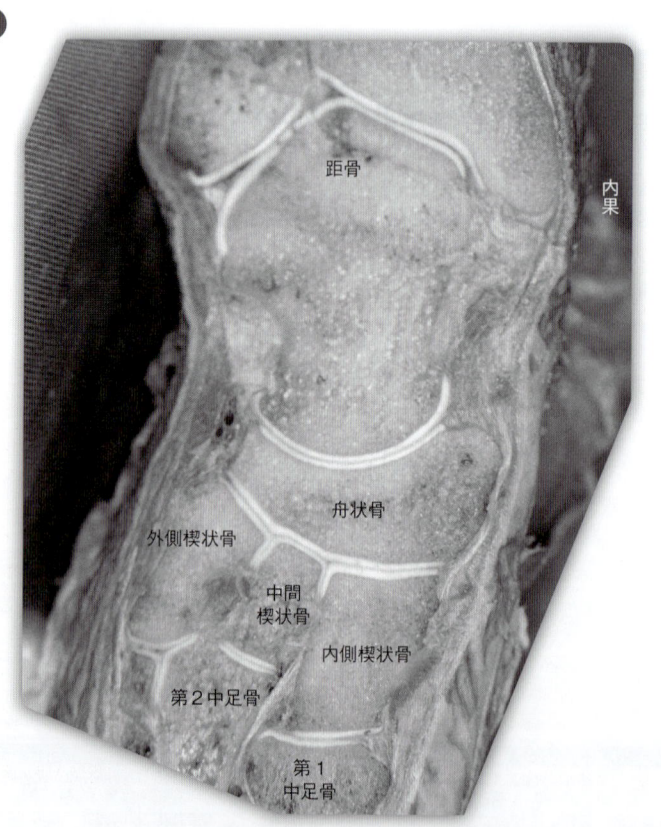

- 距骨
- 内果
- 舟状骨
- 外側楔状骨
- 中間楔状骨
- 内側楔状骨
- 第2中足骨
- 第1中足骨

図 66　左側縦断面

内果と外果を結ぶ線で縦断，後方観

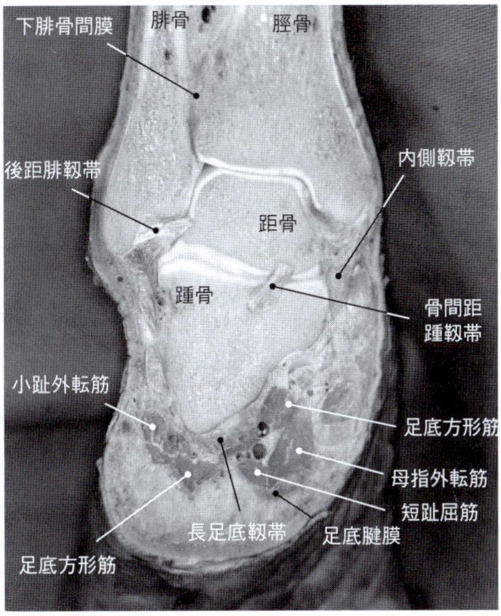
下腓骨間膜
腓骨
脛骨
後距腓靱帯
内側靱帯
距骨
踵骨
骨間距
踵靱帯
小趾外転筋
足底方形筋
母指外転筋
短趾屈筋
長足底靱帯
足底腱膜
足底方形筋

図 67　足背観

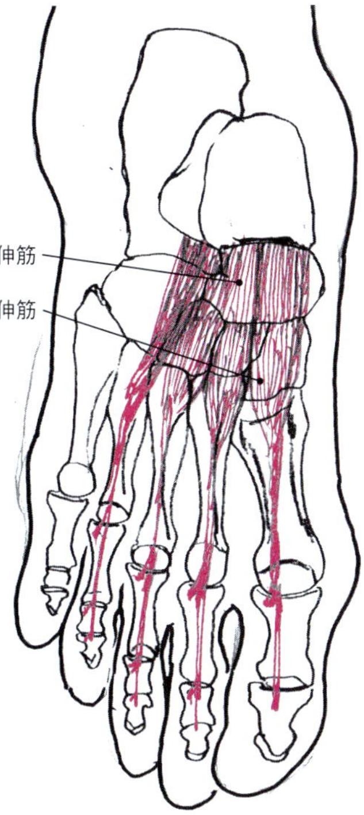
短趾伸筋
短母趾伸筋

図 68　足背観

長趾伸筋腱と
短趾伸筋腱との関係

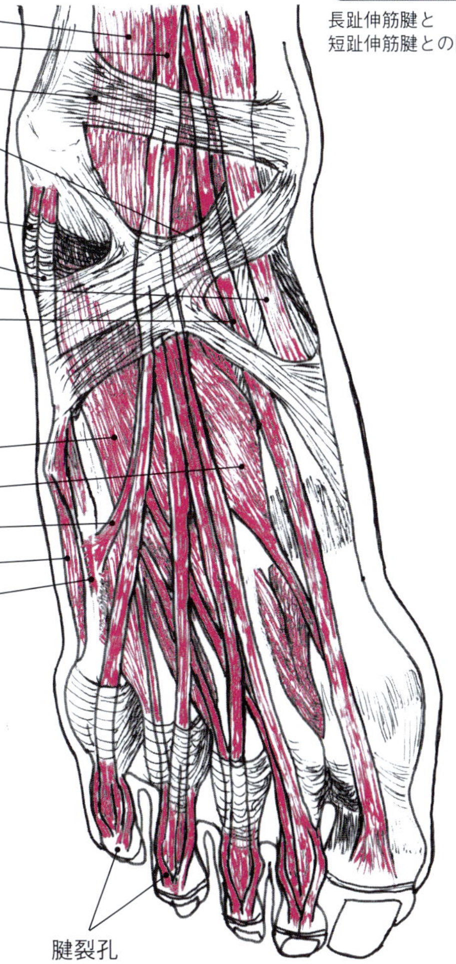
長趾伸筋
長趾伸筋腱
上伸筋支帯
下伸筋支帯
長腓骨筋
短腓骨筋
前脛骨筋
長母趾伸筋
短趾伸筋
短母趾伸筋
第３腓骨筋
小趾外転筋
小趾対立筋
腱裂孔

母趾球筋には母趾外転筋，短母趾屈筋，母趾内転筋があるが，手と違うところは母趾対立筋がない．

筋名	起始	停止	神経	作用
短趾伸筋 extensor digitorum brevis m.	踵骨背側面	第２～５趾末節骨，指背腱膜	深腓骨神経　L4～S1	第２～５趾の背屈
短母趾伸筋 extensor hallucis brevis m.	踵骨背側面	母趾末節骨	深腓骨神経　L4～S1	母趾の背屈
小趾外転筋 abductor digiti minimi m.	踵骨，足底腱膜	第５趾基節骨底外側面	外側足底神経　S1～2	小趾の底屈・外転

図69 右側足底観

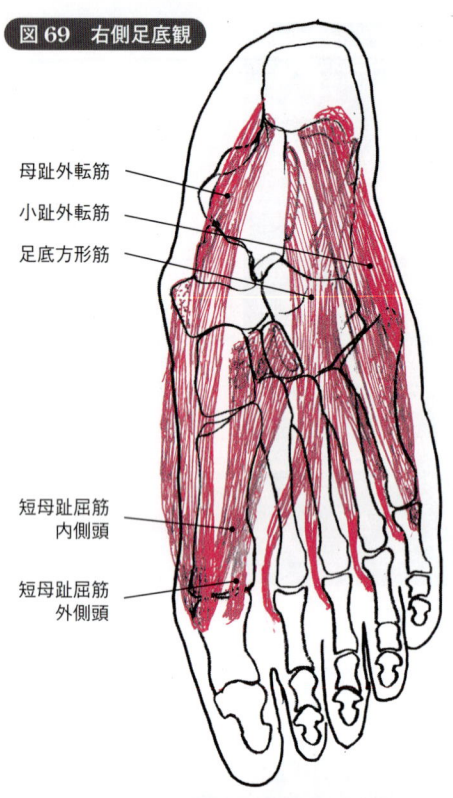

- 母趾外転筋
- 小趾外転筋
- 足底方形筋
- 短母趾屈筋内側頭
- 短母趾屈筋外側頭

図70 右側足底観

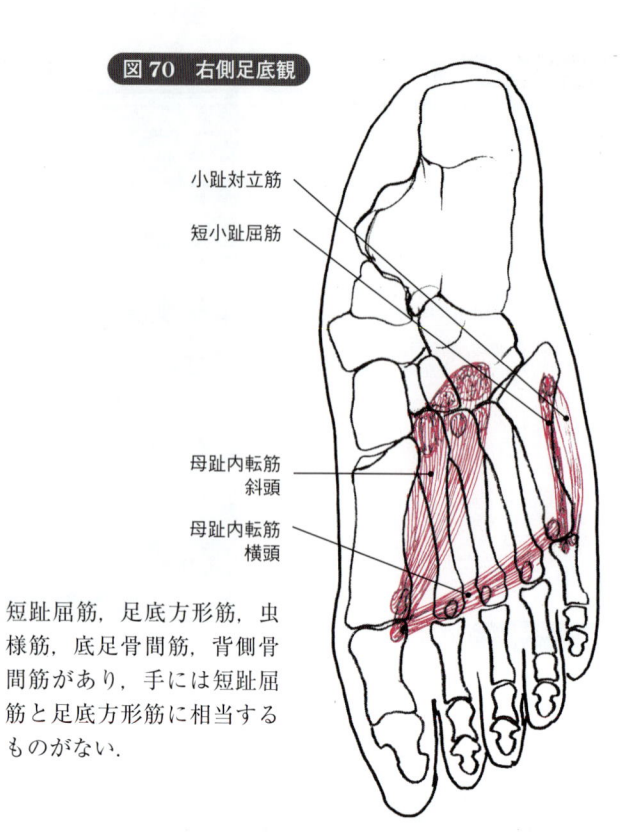

- 小趾対立筋
- 短小趾屈筋
- 母趾内転筋斜頭
- 母趾内転筋横頭

短趾屈筋，足底方形筋，虫様筋，底足骨間筋，背側骨間筋があり，手には短趾屈筋と足底方形筋に相当するものがない．

筋名	起始	停止	神経	作用
母趾外転筋 abductor hallucis m.	踵骨隆起内側突起，足底腱膜	母趾基節骨底内側	内側足底神経 外側足底神経 L5〜S1	母趾の外転・底屈
足底方形筋 quadratus plantae m.	踵骨，足底腱膜	長趾屈筋腱	外側足底神経 S1〜2	第2〜5趾の底屈（長指屈筋の働きを助ける）
短母趾屈筋 flexor hallucis brevis m.	立方骨，外側楔状骨，長足底靱帯	母趾基節骨底	内側足底神経 L5〜S1 外側足底神経 S1〜2	母趾の底屈
短小趾屈筋 flexor digiti minimi brevis m.	第5中足骨底，長足底靱帯	小趾基節骨底	外側足底神経 S1〜2	第5趾の底屈
母趾内転筋 adductor hallucis m.	斜頭：第2〜4中足骨，外側楔状骨，立方骨 横頭：第2〜5中足指節関節の関節包	母趾基節骨底外側面	外側足底神経 S1〜2	母趾の底屈・内転

図71 右側足底

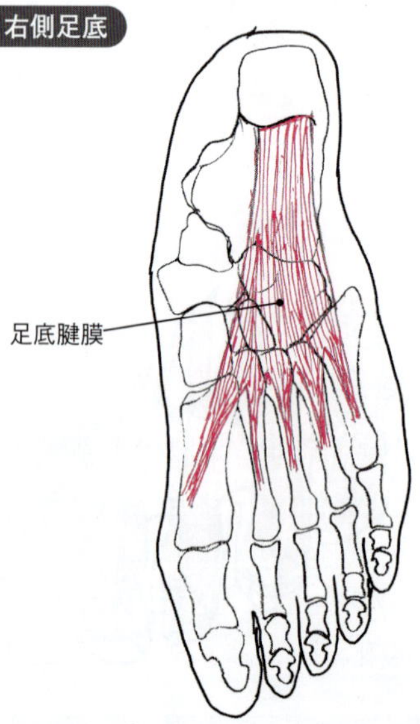

- 足底腱膜

図72 右側足底

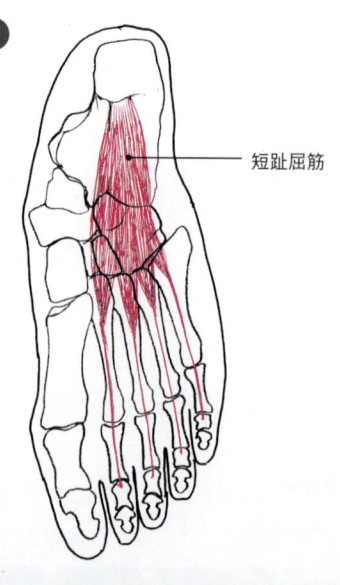

- 短趾屈筋

筋名	起始	停止	神経	作用
短趾屈筋 flexor digitorum brevis m.	踵骨隆起，足底腱膜	第2〜5趾中節骨	内側足底神経 L5〜S1	第2〜5趾の底屈

E 足関節，足部

図73 右側足底観

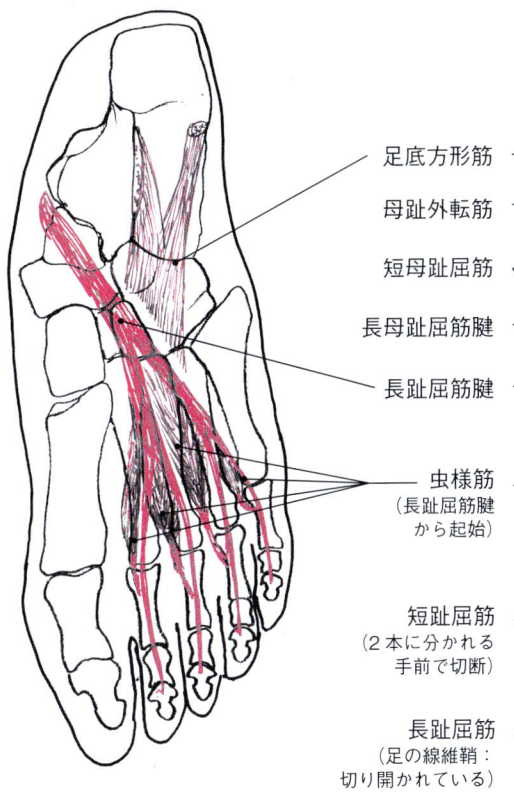

図74 右側足底観
長趾伸筋と短趾伸筋（一部を残し切断除去）の関係

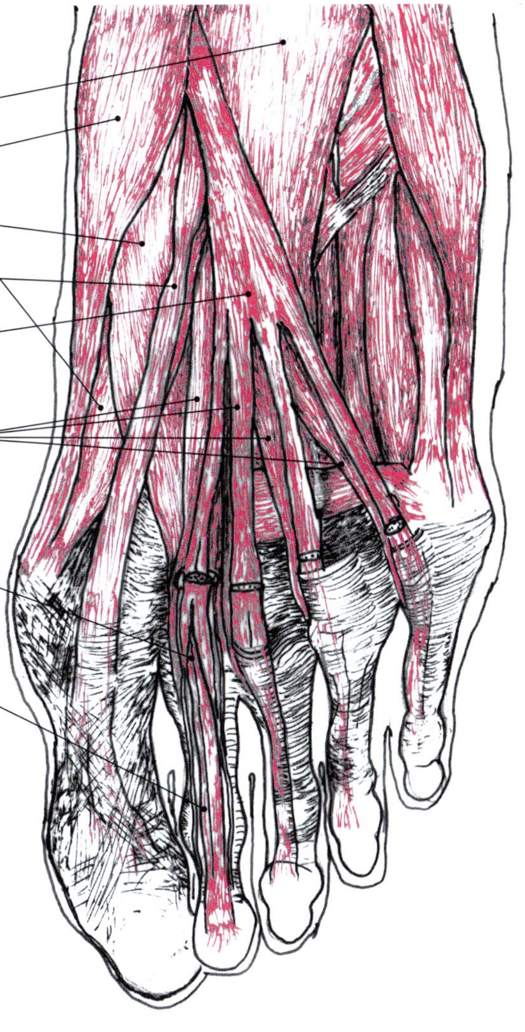

- 足底方形筋
- 母趾外転筋
- 短母趾屈筋
- 長母趾屈筋腱
- 長趾屈筋腱
- 虫様筋（長趾屈筋腱から起始）
- 短趾屈筋（2本に分かれる手前で切断）
- 長趾屈筋（足の線維鞘：切り開かれている）

Rauber/Kopsh "Anatomie des Menschen" から

図75 右側足背観

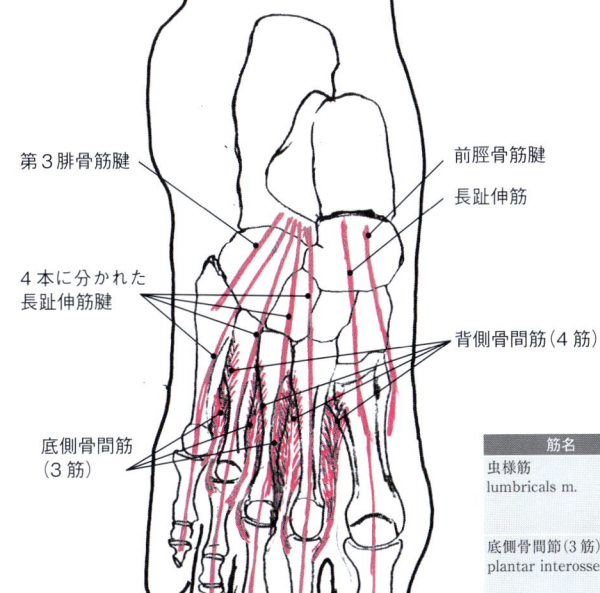

- 第3腓骨筋腱
- 前脛骨筋腱
- 長趾伸筋
- 4本に分かれた長趾伸筋腱
- 背側骨間筋（4筋）
- 底側骨間筋（3筋）

筋名	起始	停止	神経	作用
虫様筋 lumbricals m.	長趾屈筋腱	第2～5趾基節骨底，指背腱膜	内側足底神経 L5～S1 外側足底神経 S1～2	第2～5趾MTPの底屈，IPの背屈
底側骨間筋（3筋）plantar interossei m.	第3～5中足骨内側	第3～5趾基節骨底内側面，趾背腱膜	外側足底神経 S1～2	第2趾を中軸に他の趾を内転（近づける）MTPを底屈
背側骨間筋（4筋）dorsal interossei m.	各二頭をもって，第1～5中足骨の対向側から起こる．	第2～4趾基節骨底，趾背腱膜	外側足底神経 S1～2	第2趾を中軸に他の趾を外転（はなす）MTPを底屈

図76

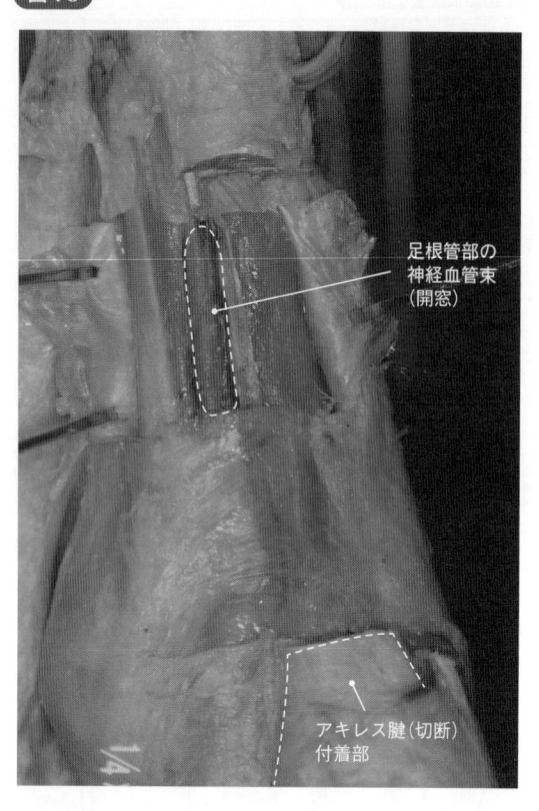

足根管部の
神経血管束
（開窓）

アキレス腱（切断）
付着部

図77

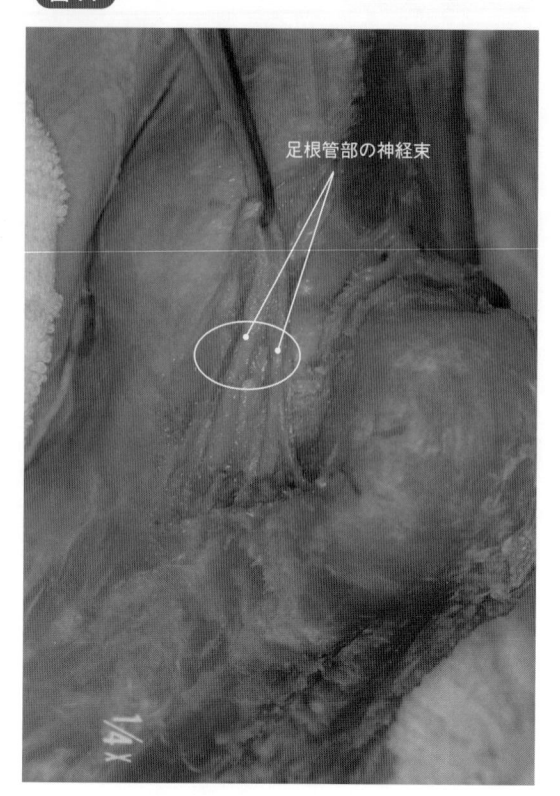

足根管部の神経束

図78
脛骨神経を遠位に追跡

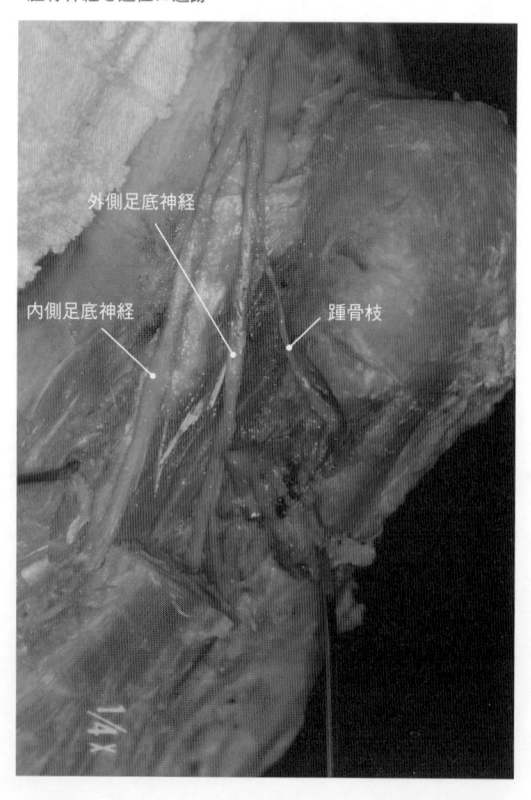

外側足底神経
内側足底神経
踵骨枝

■文献
1) Corning HK : Lehrbuch der Topographischen Anatomie. 1923.
2) 平澤泰介：新図説臨床整形外科講座 V & VI. メジカルビュー社，1995.
3) 中村隆一，齋藤　宏，長崎　浩：基礎運動学 第6版. 医歯薬出版，2003.
4) Kahle・Leonhardt・Platzer 著，越智淳三 訳：解剖学アトラス．文光堂，1988.
5) Rauber/ Kopsh : Anatomie des Menschen, Lehrbuch und Atlas. B I. B. Tillmann und G. Tondury. Thieme, 1987.
6) 佐野　豊：神経解剖学：65-70，南山堂，1974.
7) 時岡孝夫，天野　修，中島敏明：運動器の機能解剖，リハビリテーション医療．pp57-61, 金芳堂, 2007.
8) von Lanz T, Wachsmuth W : Praktische Anatomie. Springer, Berlin, 1972.

Part II
運動器の疾患と外傷

1章 関節の疾患 disease of joint

1 変形性関節症 osteoarthritis（OA）

a．変形性股関節症

1．病態

①中高年者の愁訴で腰背痛とならんで最も多いものが変形性関節症である．関節軟骨の変性を基盤とし，種々の症状を発現する非炎症性の疾患で，関節痛のなかで，変形性関節症によるものは頻度が高い．関節軟骨の磨耗と変性を基盤とする慢性，進行性の退行変性疾患である．変形性股関節症は変形性関節症の中では膝関節に次いで多い．

②一次性（特発性）変形性股関節症と二次性（続発性）変形性股関節症に分けられる．一次性は，主に高齢者に発症し，原因疾患は明らかでないものである．③二次性変形性股関節症は，原因疾患として，ⓐ発育性股関節形成不全，ⓑペルテス（Perthes）病，ⓒ大腿骨頭壊死，ⓓ大腿骨頭すべり症，ⓔ外傷（大腿骨頚部骨折，外傷性股関節脱臼骨折，寛骨臼に及ぶ骨盤骨折），ⓕ炎症性疾患（化膿性股関節炎，股関節結核），ⓖ関節リウマチ，ⓗシャルコー（Charcot）関節，ⓘ内分泌・代謝性疾患（末端肥大症，副甲状腺機能亢進症，痛風，偽痛風）などがあげられる．わが国では，二次性の先天性股関節脱臼や臼蓋形成不全によるものが80％以上で一次性のものは約15％を占める．

2．症状と経過

①初発症状は，股関節部の易疲労性や運動により増悪する大腿部や殿部の疼痛で，運動により増強し，安静により軽快する．進行するにつれ股関節部（鼠径部）の疼痛を訴えるようになり，安静時痛も生じる．歩行時は疼痛を回避するため跛行を呈する．②進行すると，大腿四頭筋萎縮，大殿筋や外転筋群が萎縮し，特に中殿筋の筋力低下によるTrendelenburg徴候・跛行がみられる．また，股関節の屈曲・外旋・内転拘縮が生じる．③その他，Scarpa三角部の圧痛があり，股関節脱臼に起因するものでは脚長差を認めるものもある（屈曲・内転拘縮が強い例では見かけの下肢短縮が加わり著しく短縮してみえる）．

3．検査と診断

1）徒手検査

① Patrickテスト（図1）

ベッド上で股関節を屈曲，外転，外旋させて足関節部を反対側の膝の上にのせる．陽性例では，患側の膝関節がベッドにつかず，股関節部の疼痛を訴える．

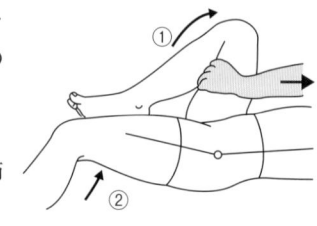

図1 Patrickテスト

② Thomasテスト（図2）

図2 Thomasテスト

股関節屈曲拘縮の検査．屈曲拘縮が存在する場合には，健側の膝関節と股関節を屈曲させていく（腰椎の前弯をとる）と，患側の股関節が屈曲し，膝関節が持ち上がる．すなわち，健側の股関節を十分に屈曲させて骨盤の前傾をとった上で，患側の拘縮角度を調べる方法である．

2）X線所見

正面像，側面像を撮影する．注目する点としては，関節裂隙，大腿骨頭部の扁平化，大腿骨頭部と臼蓋部の骨硬化像，囊胞や骨棘および臼蓋形成不全の有無があげられる．股関節症の病期は，前股関節症，初期，進行期，末期の4期に分けられている．

3）CT所見

骨囊胞の部位と大きさの確認に有用で，また3D-CTでは関節の形態や臼蓋縁の骨棘の観察に有用である（図3）．

4）MRI所見

大腿骨頭壊死症との鑑別に有用である．

4．鑑別診断

関節リウマチ，大腿骨頭壊死症，化膿性関節炎，結核性関節炎などの原因疾患との鑑別をする．

5．治療

1）保存療法

①股関節部への負荷の軽減（減量，生活様式の変更，杖の使用など）を主として日常生活指導を

1章 関節の疾患 37

行う．②プールでの水中歩行や水泳なども推奨される．並行して，股関節周囲筋の筋力強化運動や関節可動域訓練などの運動療法，鎮痛や局所の循環改善を目的とした物理療法，消炎鎮痛を目的とした薬物療法（湿布，NSAIDs）などを行う．③脚長差がある例では補高靴も処方する．

2）手術療法

①保存療法で改善されない例は手術療法を選択する．X線像による病期や年齢，社会的背景，患者の希望をふまえて適応と術式を考慮する．②前股関節症と初期では，症状がある場合には棚形成術や寛骨臼回転骨切り術などが行われる．③進行期では，寛骨臼骨切り術やChiari（キアリ）骨盤骨切り術が，④末期では，人工股関節置換術の適応である（図4，5）．

6．予防

高齢，女性，肥満，遺伝的素因などが，発生因子として考えられるが，体重のコントロールが予防の基本となる．

7．ポイント

股関節手術の術後では，杖の使用や生活環境の改良などによって，股関節への負担を少なくする工夫が必要である．

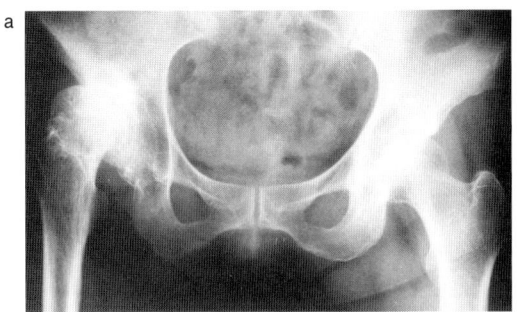

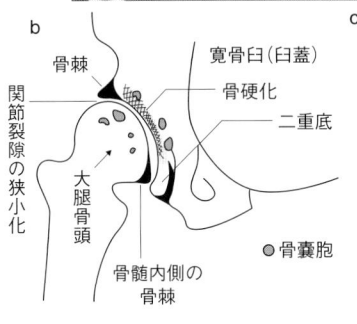

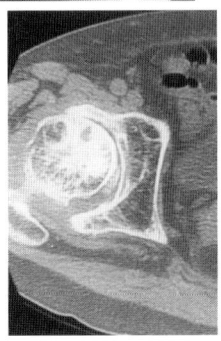

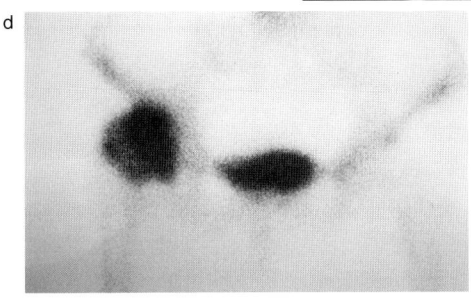

図3　右変形性股関節症
a　単純X線像：右股関節部の関節裂隙の消失，骨硬化像，骨棘形成及び骨頭変形所見．b　シェーマ．c　CT像：右股関節の骨棘形成．骨頭変形が明瞭に観察できる．d　骨シンチグラム：右股関節にRIの異常集積像．

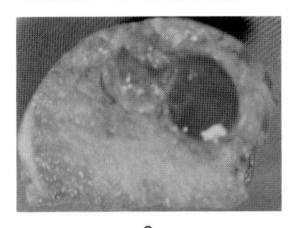

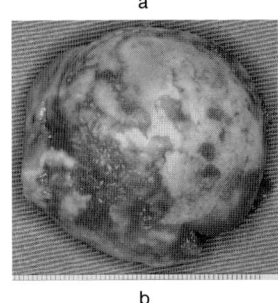

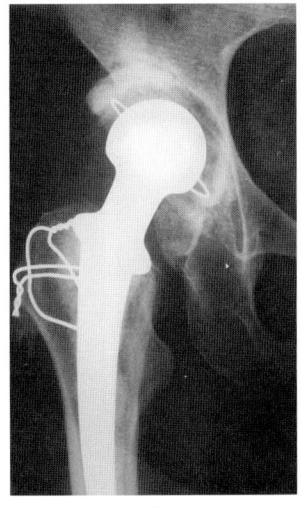

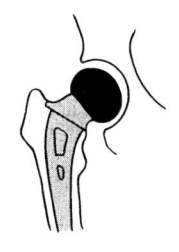

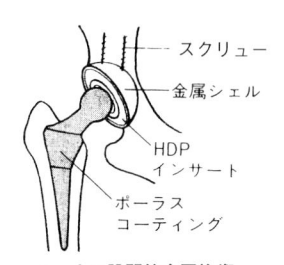

図4　70歳女性　変形性股関節症の骨頭摘出所見(a, b)
a　荷重部の関節軟骨の消失と大きな骨嚢胞の形成．
b　関節軟骨の磨耗と軟骨下骨組織の露出所見．
c　人工股関節全置換術(セメント型)の術後X線所見．

a　人工骨頭置換術
b　人工股関節全置換術（セメントレス型）
c　人工股関節全置換術（セメント型）

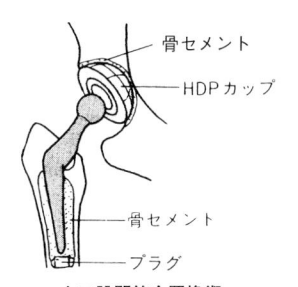

図5　種々の人工材料による置換術

b. 膝関節

1. 病態
①変形性膝関節症は最も多い変形性関節症である．②内側の軟骨病変の頻度が最も高い．60歳以上の女性で，特に肥満を認める人に多くみられる．③変形性膝関節症は，加齢による退行変性に機械的影響が加わって生じる一次性（特発性）（明らかな原因が認められない）と，関節疾患や外傷に続発する二次性（続発性）（明らかな原因が認められる）に分けられる．

2. 症状と経過
①歩きはじめや立ち上がりなどの動作開始時の疼痛，膝関節裂隙部の疼痛・圧痛を認める．②初期には関節可動域制限は軽度で，正座が出来ないなど屈曲制限を訴える．次第に進行して水腫が出現し始めると完全伸展が制限され屈曲拘縮が生じ，大腿四頭筋の萎縮を認めるようになる．階段昇降時の膝の疼痛や不安定感を訴え，やがて歩行困難が生じる．③関節液が貯留している場合には，膝蓋跳動がみられる．膝関節の変形は内反膝が多い．

3. 検査と診断
①血液所見に異常はないが，鑑別診断として高尿酸血症（痛風），血沈亢進や RA 因子陽性（関節リウマチ），白血球増多（感染症），血清アルカリフォスファターゼ値上昇（骨転移），梅毒反応陽性（Charcot 関節）などを除外しておく．②関節液は，淡黄色透明，粘稠性であり，ヒアルロン酸の濃度と分子量の低下がある．

1）X 線所見
①正面，側面，60°膝蓋骨軸射，立位正面を撮影する．関節裂隙狭小化，骨棘形成，骨硬化像，骨囊胞，関節面の不整などを確認する（図6）．②大腿脛骨角（FTA；femorotibial angle）は，内反型の変形性膝関節症では立位で 180°以上となる（日本人成人：男性 178°，女性 176°）．

2）MRI
変形性膝関節症にともなう軟骨の変性や消失，半月板や靱帯の変性，水腫が診断できる．また，骨壊死との鑑別に有用である．

4. 鑑別診断
1) 非感染性炎症性疾患（関節リウマチ），感染性炎症性疾患（化膿性関節炎）
2) 大腿骨顆部骨壊死症
3) 結晶誘発性関節症（石灰沈着性関節症，痛風）
4) Charcot 関節

5. 治療
1）保存療法
①疼痛が強い時期は安静とし，正座を避ける．歩行に際しては杖を使用し，緩やかな歩行を心かける．また減量を図る．②大腿四頭筋の筋力増強訓練を行い，温熱療法や可動域訓練を並行して行う．③疼痛のコントロールには消炎鎮痛薬 NSAIDs の内服や外用，ヒアルロン酸製剤の関節内注入などを行う．④日本人では内反型変形性膝関節症（O 脚）が多く，病変が進行すれば，膝の

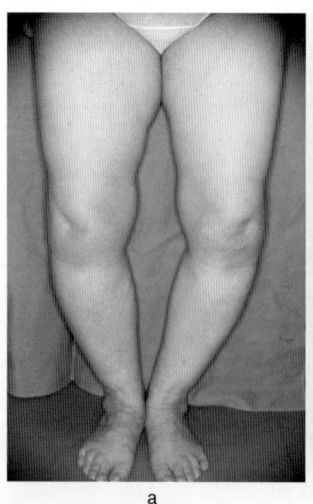

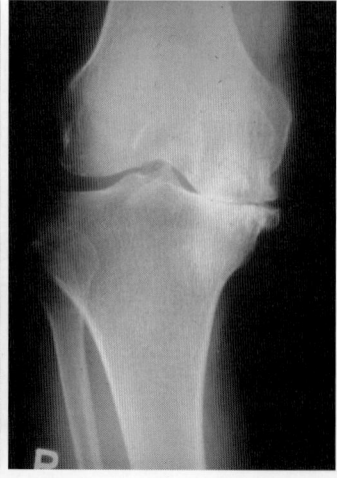

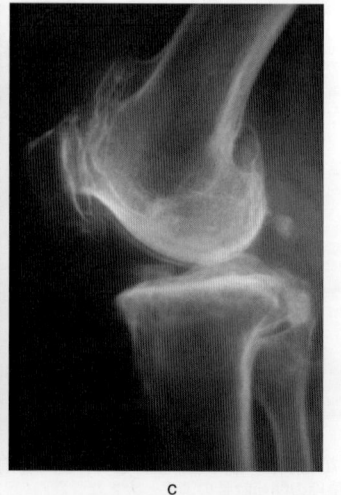

図6 変形性膝関節症
a 内反膝（O 脚変形），b 内側関節裂隙の狭小化（単純 X 線像，右正面像），c 骨硬化像と骨棘形成（側面像）

屈曲，内反変形が増強する．変形の少ない初期で，内側関節裂隙の疼痛や圧痛の軽度の例では，荷重線を内側大腿脛骨関節面から外側に移動させる目的で，外側の高い楔型足底挿板を着用させるのは有効である．膝関節に不安定性のある例には膝関節サポーターが有効な場合がある．⑤膝関節の安定化をはかるため，大腿四頭筋を強化する．仰臥位で膝関節を充分に伸展したまま下肢全体を重力に抗して挙上させる運動を行う．（膝の屈伸運動は疼痛を増強させることがあるので慎重に行う）また側臥位で，膝を伸展させたまま股関節外転運動を行う．(p.213 リハビリテーションの項参照)

2）手術療法

若年者の内反変形例に対し脛骨高位骨切り術を行うこともある．保存療法に抵抗を示す例，疼痛が強く，関節軟骨の変性による関節の変形が著しい場合に人工膝関節置換術を行う．材質やデザインの改良により人工関節の長期成績が向上して，骨切り術（図7）の適応は減少した．

Step Up　膝の変形

a．内反膝（genu varum）（O脚）
b．外反膝（genu valgum）（X脚）
c．反張膝（genu recurvatum）

6．ポイント

減量と大腿四頭筋の筋力増強により症状が軽減することを十分に説明，指導することが大切である．

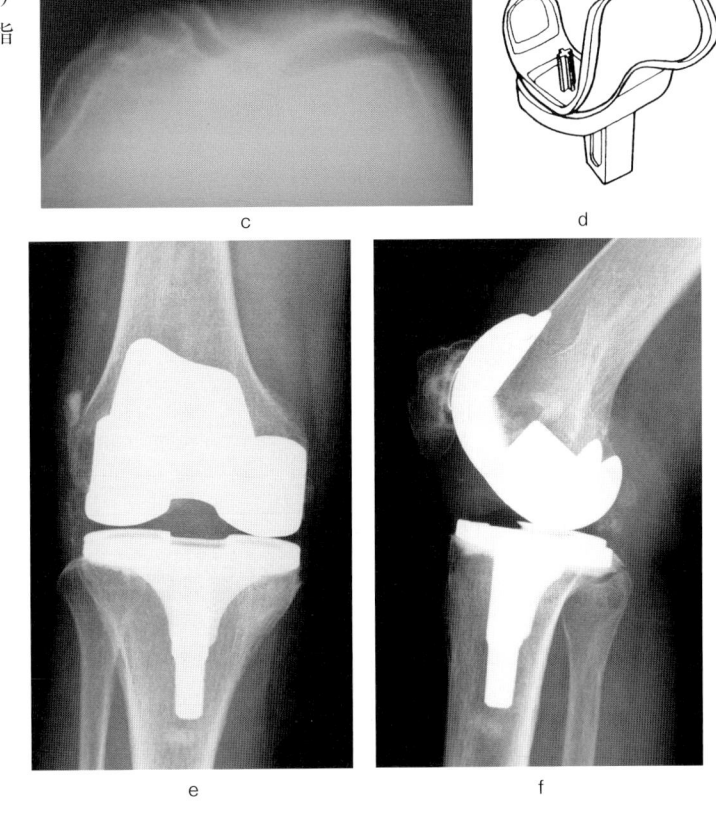

図7　手術療法
a　高位脛骨骨切り術，b　ドーム状高位脛骨骨切り術，c　膝蓋大腿関節症（軸射像），d　人工膝関節 total condylar knee prosthesis，e，f　人工膝関節置換術後X線所見，正面像(e)，側面像(f)．

2 関節リウマチ rheumatoid arthritis (RA)

1. 病態

関節リウマチは，多発性関節炎を主徴とする原因不明の進行性炎症性疾患である．自己免疫疾患とされてきたが遺伝的因子（ことにHLA-DR4）に環境因子（ウイルス感染など）が加わって発症すると考えられている．滑膜の炎症から始まり，徐々にパンヌスを形成して軟骨，骨を破壊し，関節の変形をきたす．日本で約70万人（有病率約0.5％）が罹患し，男女比は約1：4と女性に多い．発病は20～50代が多いが，最近は高齢発症も増加している．

2. 診断

RAの診断基準として"アメリカリウマチ学会（ACR）の1987年改訂分類基準"が用いられてきた．

以下の7項目中4項目以上満たすものを関節リウマチと診断.

①朝のこわばり（1時間以上）
②3つ以上の関節の腫脹
③手関節またはMCP（指節中手間）またはPIP（近位指節間）関節の腫脹
④対称性関節腫脹
⑤皮下結節（リウマトイド結節）
⑥リウマチ因子陽性
⑦手指あるいは手関節のX線像変化
（1から4は6週間以上認められること）

このたび2009年10月にアメリカリウマチ学会（ACR）と欧州リウマチ学会（EULAR）が共同で新基準を発表した．1987年ACR基準から22年ぶりの全面改定で，RAの"早期診断"を可能にし早期から薬物療法を開始し，関節破壊の阻止を目的としている．新基準は一つ以上の腫脹関節と骨びらんを認める場合，もしくは，①腫脹・疼痛関節痛，②血清学的検査異常の有無，③滑膜炎持続期間，④急性炎症蛋白増加の有無の4群12項目の一覧表から該当する項目のスコアを合計し，6点以上なら"RA確定（definite RA）"と診断する簡潔なものである．この診断基準は早期RAの診断には，きわめて有用であるが，今後，日本での検証が大切と考えられる．

画像診断

X線所見では，はじめは骨萎縮のみで，炎症が続くと骨びらん（虫食い状に欠損）が起こり，さらに進行すると関節の隙間が狭くなり（関節軟骨の消失），骨同士が融合する（骨強直）などの所見が見られる．MRIでは，X線像に変化が現れる以前から関節の滑膜炎，骨の変化あるいは骨びらんが確認できる．

また定期的な胸部X線検査および単純CT検査は，肺炎や結核などの感染症の有無，および間質性肺炎や薬の副作用をみるためにも大切である．

表1 ACR/EULAR, RA分類／診断基準2009

関節病変	
中・大関節に1つ以下の腫脹または疼痛関節あり	0点
中・大関節に2～10個の腫脹または疼痛関節あり	1点
小関節に1～3個の腫脹または疼痛関節あり	2点
小関節に4～10個の腫脹または疼痛関節あり	3点
少なくとも1つ以上の小関節領域に10個を越える腫脹または疼痛関節あり	5点
血清学的因子	
RF，ACPAともに陰性	0点
RF，ACPAの少なくとも1つが陽性で低力価	2点
RF，ACPAの少なくとも1つが陽性で高力価	3点

滑膜炎持続期間	
＜6週	0点
≧6週	1点
炎症マーカー	
CRP，ESRともに正常	0点
CRP，ESRのいずれかが異常	1点

スコアの合計6点以上＝RA確定例

中・大関節：肩関節，肘関節，股関節，膝関節，足関節
小関節　　：MCP関節，PIP関節，第2～第5 MTP関節，第1IP関節，手関節
血清学的因子：陰性＝正常上限値以下，　陽性・低力価＝正常上限値の1～3倍まで，　陽性・高力価＝正常上限値の3倍より大
滑膜炎持続時間：評価実施時に存在する滑膜炎に関して，患者自身の報告に基づく滑膜炎症状（疼痛，腫脹，圧痛）の持続時間
炎症マーカー：正常／異常の基準値は各施設で採用しているものに準ずる

3. 治療

治療は基礎療法，薬物療法，手術療法，リハビリテーションが重要といわれてきたが，最近最も注目されているのが，薬物療法である．RAの原因はまだ解明されていないが，現在では有効な薬物治療によってRAの進行を抑えることが可能になってきた．以前はピラミッド療法とよばれ，抗炎症薬を第一選択に，次に弱い抗リウマチ薬から徐々に強い抗リウマチ薬を投与したが，現在では効果的な抗リウマチ薬の，診断後3カ月以内導入を推奨している．

1) 薬物療法

治療薬は大きく次の四つに分けられる．
① 抗炎症薬

炎症を抑え，痛みを和らげる作用を持つ薬．

非ステロイド性抗炎症薬（non-steroidal anti-inflammatory drugs：NSAIDs）には多くの種類がある．以前は，RA治療の第一選択薬であったが，関節破壊の進行を抑制する効果は認められず，現在は関節の痛みの程度により対症的に用いる．
② 副腎皮質ホルモン（ステロイド剤）

特に炎症が強いとき少量のステロイド剤の内服を追加する．強力な抗炎症効果が期待できるが，副作用（易感染性，ステロイド骨粗鬆症など）があり，慎重に使用する必要がある．
③ 抗リウマチ薬（disease modifying anti-rheumatic drugs：DMARDs）

RAの免疫異常を是正して活動性をコントロールするリウマチ治療に欠かせない薬で，早期から使用を開始することが推奨されている．なかでもメトトレキサート（MTX）は，DMARDsのアンカードラッグとして積極的な使用が推奨されている．少量の内服で，強い抗リウマチ作用があり，効果発現が早く，持続率が高い．副作用として，急性間質性肺炎，骨髄障害やそれに付随する感染症に注意を要する．
④ 生物学的製剤（biologics）

生物学的製剤とは，"生体内に存在する物質"という意味である．RAの関節破壊には炎症が関係し，この炎症に重要な役割をするサイトカインを選択的に抑制することを目的に開発された．サイトカイン阻害療法の最大の利点は関節破壊抑制効果にある．サイトカインの中でも，RAの病態形成過程で中心的な役割をになう腫瘍壊死因子（tumor necrotizing factor：TNF）を標的にしたTNF阻害療法が導入され，日本でもインフリキシマブ，エタネルセプト，アダリムマブの3種類が認可されている．他にインターロイキン6阻害薬（トシリズマブ），T細胞の働きを抑えるオランシアが認可されている．

治療効果

これらの薬剤の効果を客観的にみるため，RAの関節炎の評価法として，ランズバリー指数にかわり，現在は，ACR（American College of Rheumatology）score，DAS28（disease activity）scoreなどが使用されている．

2) 手術療法

RAが進行し，関節の変形によるADL（日常生活動作）制限が強い場合には手術療法が行われる．代表的な手術療法として次の二つがある．
① 滑膜切除術：炎症を起こしている関節の滑膜を取り除く手術で，おもに早期に行われる．手指，肘，膝関節などが多く，軟骨や骨の侵食を防ぎ，変形を防止する．biologicsの登場で頻度が低下している．
② 人工関節置換術：関節破壊が進行した場合に，人工の関節に取り替える手術である．膝関節，股関節に多く行われている．疼痛を除去し，支持性ができるため，歩行ができるようになる利点がある．技術，材質ともに進歩してきたため，最近では比較的若い症例でも行うことが可能になった．肘，肩，手指，足趾などの人工関節も開発されている．このほか，変形のために不安定になった関節を固定する関節固定術や，脊椎の手術なども行われる．

4. 予後

発症早期からの生物学的製剤使用により，関節の破壊が抑制され，近年RAの手術は減少傾向にある．以前は，日常生活面からみると，発症10年で，5％が臥床患者，80％が何らかの障害を有し，15％が健常人同様の生活を営んでいるといわれてきた．しかし，最近の治療法の急速な進歩により，この比率は大きく改善されていくと考えられる．

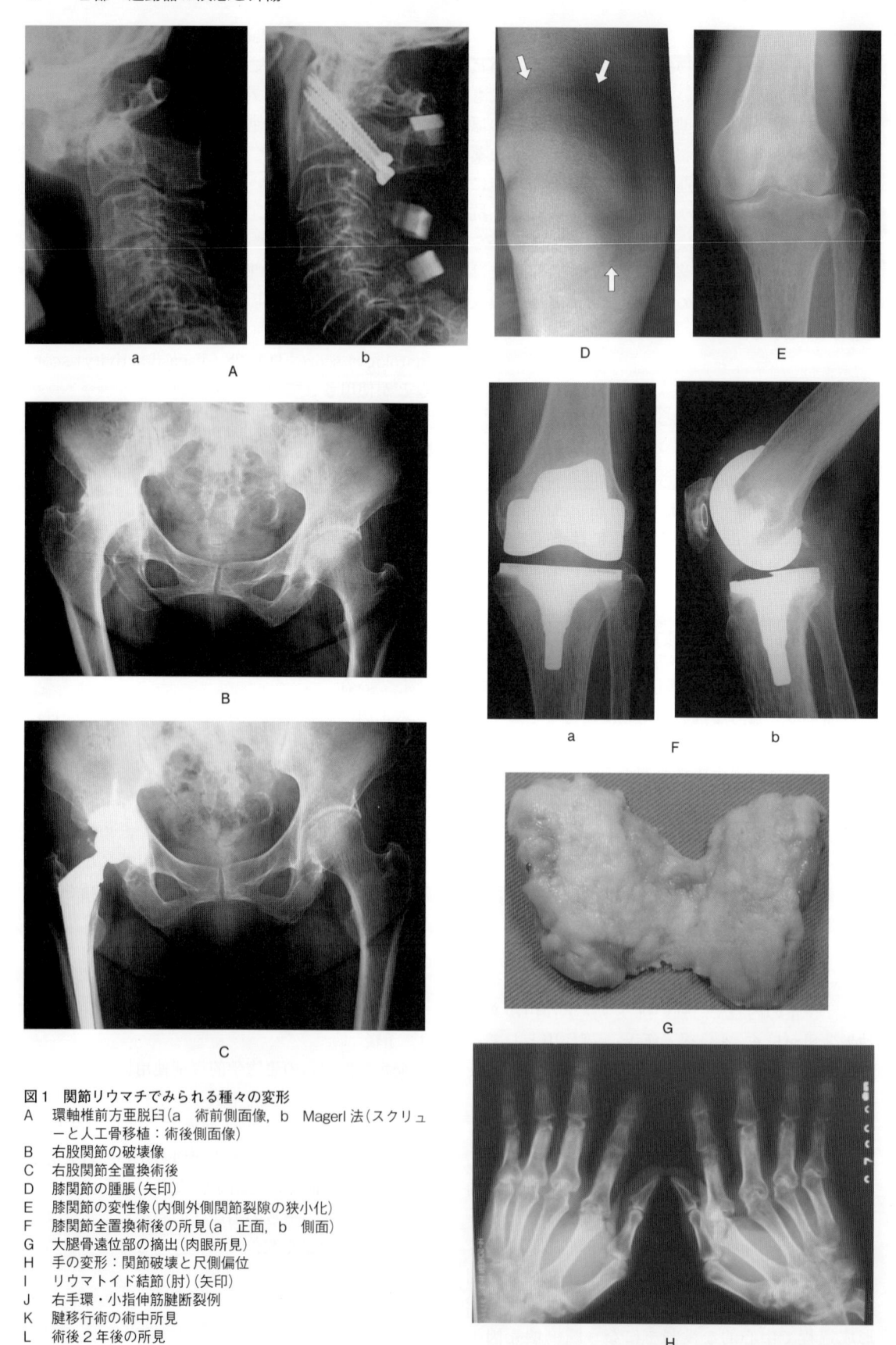

図1 関節リウマチでみられる種々の変形
A 環軸椎前方亜脱臼(a 術前側面像，b Magerl法(スクリューと人工骨移植：術後側面像))
B 右股関節の破壊像
C 右股関節全置換術後
D 膝関節の腫脹(矢印)
E 膝関節の変性像(内側外側関節裂隙の狭小化)
F 膝関節全置換術後の所見(a 正面，b 側面)
G 大腿骨遠位部の摘出(肉眼所見)
H 手の変形：関節破壊と尺側偏位
I リウマトイド結節(肘)(矢印)
J 右手環・小指伸筋腱断裂例
K 腱移行術の術中所見
L 術後2年後の所見

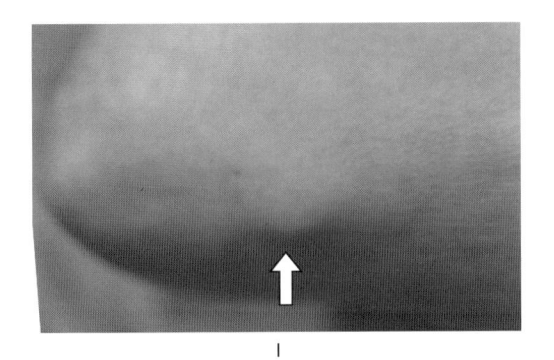

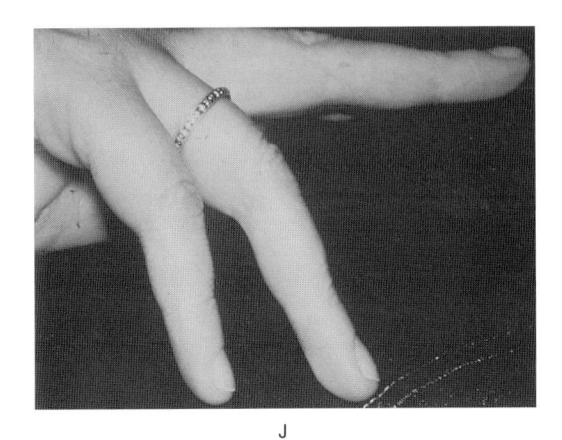

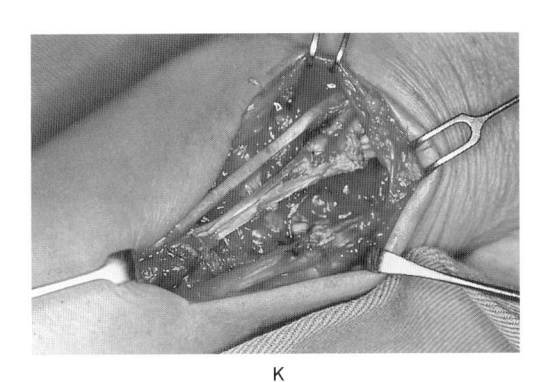

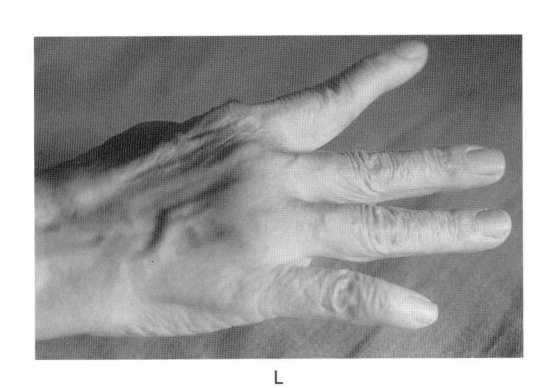

関節リウマチのリハビリテーション

種々の病態においてADLからQOLの向上を目的とするリハビリテーションアプローチは重要である.

患者の積極的な姿勢に加えて専門医の指導の下に行うコメディカルスタッフによるチームワークは効果的である.

A 理学療法

①温熱療法：パラフィン浴，ホットパック，局所渦流浴が代表的であり，その温熱効果は主に疼痛閾値の上昇による疼痛緩和，筋の弛緩，局所血流量の増加，コラーゲン線維の伸張性の増加などが考えられる.

②可動域（ROM）訓練：関節拘縮の発生を防ぎ，ROMを維持し，改善することを目的とする．自動運動が基本で，自動介助運動へと進めて疼痛の強くない範囲で最大限に動かすようにする．ROM制限のある関節には穏やかな牽引や伸張を加え，徐々に動かすことも有効である.

③筋力維持・増強訓練：等尺性運動訓練を中心に，また自動運動を主として行い，抵抗運動は慎重に行う.

④水治療法：温水プールの活用によって，水の浮力による関節への負担の軽減，水の抵抗の利用，温熱効果の利用などによって全身の循環や代謝の活発化が加わり，ROMや筋力の改善にも有効である.

B 作業療法
食事，整容，排泄，入浴などの動作を，ときに自助具を利用して指導し，ADLの向上をはかる．バリアフリーの住宅の設計など，在宅リハも進める.

C 装具療法
装具は罹患関節の安静，変形の矯正と予防，部分的な免荷などの目的に用い，軽く着脱が容易で装着感が良く，外観の良いものを工夫して作成する.

D
近い将来，早期診断や早期治療が可能となり，EBMに基づくリハビリテーションのみならず，障害を予防するリハビリテーション医療も確立すると考える.

3 痛風 gouty arthritis

1. 病態

①洋風の食事の過食，常習飲酒，運動不足により高脂血症，肥満，高血症などとともに高尿酸血症，痛風が生活習慣病（metabolic syndrome）（p.59参照）の一つのターゲットとなっている．②発症には遺伝因子も関与しているが，尿酸の生成排泄異常による高尿酸血症が大きな危険因子と考えられる．尿酸-1-ナトリウム結晶が組織内に沈着し，急性の単関節炎発作，痛風結節や尿管結石の形成，腎障害，虚血性心疾患などとともに関節破壊へ進展する多臓器を対象に多彩な臨床像を呈する疾患である．

2. 症状

①痛風の典型像として，母趾MTP関節が侵されることが多い．中年以後の男性に多く，関節周囲の尿酸の蓄積が関節内に波及して，尿酸の結晶の刺激で急性関節炎を生じるものである．
②このような急性痛風性関節炎は関節部の不快感の前兆につづいて夜間に突然の疼痛が生じ，腫脹，発赤が現われ歩行困難に至る．多くは24時間以内にピークに達し，激痛は数日で軽快する．
③痛風結節が手指や足趾，耳介などに生じる．これは尿酸塩の沈着を主体とした肉芽組織と考えられる．④腎障害や心血管障害を併発することがあるので注意を要する．

3. 診断

①血清尿酸値の上昇を認め，関節液から尿酸結晶を証明する．X線所見として，進行すると侵食（浸蝕）像を認める．
②特徴的な急性の単関節炎に加えて高尿酸血症の存在を確認する．
③関節リウマチ，蜂窩織炎，偽痛風，外反母趾などを鑑別する．

4. 治療

食餌調節，尿酸生成阻害薬，尿酸排泄薬などを投与する．重炭酸ナトリウムなどにて尿をアルカリ性に保ち，十分に水分摂取させて尿路結石の発生を予防することが大切である．発作発症時は安静，冷湿布，消炎鎮痛薬投与などが行われる．

5. ポイント

①メタボリックシンドロームが主体となって発生することが多いので，薬のみに頼ることなく，野菜を中心とした食生活の指導，運動不足の解消，常習飲酒に対する対応など，日常生活の習慣を改善するように指導する．
②十分な水分摂取を含めて，尿路結石・腎結石の発生予防に関する患者教育も行う．

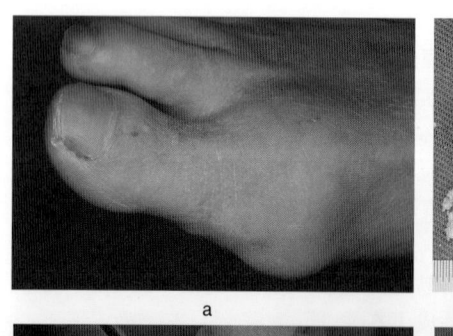

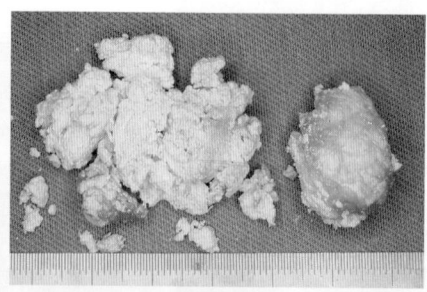

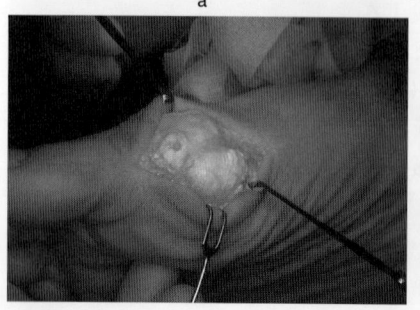

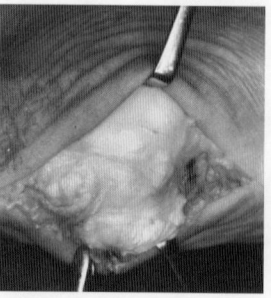

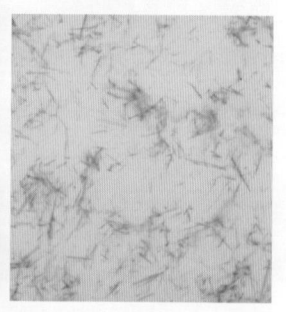

図1
a 痛風による母趾MTP関節部の腫脹（50歳男）．b 尿酸結晶の摘出所見．c, d 手術所見．
e 針状の尿酸結晶（偏光顕微鏡で負の複屈折性を呈す）

4 五十肩（肩関節周囲炎）periarthritis of the shoulder

1. 病態
①五十肩は，40歳以降に多くみられ，外傷などの原因が無く肩関節痛で発症し，同時にあるいは引き続いて肩関節の可動域制限を生じるが，多くは疼痛，可動域（ROM）制限ともにほとんどもとの状態に戻る．肩関節周囲炎，凍結肩（frozen shoulder），癒着性関節包炎と呼ばれることもある．

②原因としては，肩峰下滑動機構あるいは上腕二頭筋長頭腱滑動機構の破綻が考えられており，腱板の加齢による変性も関与する．滑液包炎や腱板炎を含む腱板疎部周辺の炎症により腱板疎部の癒着や肥厚，さらに関節包の癒着，肥厚へと進行した病態もある．

③腱板断裂や石灰沈着性腱炎など病態が明確なものは本症から除外する．

2. 症状と経過
①五十肩の典型例は，凍結進行期，凍結期，解凍期の3期を経て1年程度で治癒に至る．②肩関節部の自発痛で初発し，凍結進行期は，運動時痛により可動域が制限され，安静時痛（夜間痛）が生じて拘縮が進行する．可動域制限は，初期は特に外旋が制限され，やがて挙上，内旋が制限されていく．凍結期には拘縮が完成し，肩関節の可動域制限はあらゆる方向で制限され内旋，外旋で著明で，結帯・結髪動作が制限されるが，安静時痛は改善する．③肩関節の他動運動では，可動域制限とともに疼痛を訴える．解凍期には拘縮が徐々に改善し，可動域制限が回復する．

3. 検査と診断
①中年以降の年齢で，発症の誘因が明確でないこと，肩関節痛に引き続いて肩関節可動域制限が生じた場合には，五十肩が強く疑われる．

②疼痛は主に肩関節前方で，圧痛は大結節あるいは結節間溝に認めることが多いが，明らかな圧痛がない例もある．

③単純X線像では骨萎縮以外に異常所見が認められない．以上の所見に加え，MRIで腱板断裂が認められず，関節包とくに腋窩陥凹の縮小が認められれば診断が確定する．

4. 治療
①疼痛が主体の時期には疼痛をきたす動作はできるだけ避けて，痛みに対して神経質にならないように配慮する．消炎鎮痛薬の投与や外用薬，局麻薬とヒアルロン酸やステロイド剤の混合液の関節内，肩峰下滑液包内への注入が行われる．②疼痛の軽減をはかりながら運動療法を開始する．また，拘縮が主体の時期も，拘縮を改善するための可動域改善訓練が重要である．あわせて物理療法を併用する．また，自宅での運動療法が重要で，棒や健側上肢による介助運動を指導する（図1，2）．

③肩関節挙上・回旋運動：仰臥位で療法士が手伝って（あるいは自分で健側の手で患側を支援しながら）肩の挙上運動ことに回旋運動を行い，疼痛の出ない関節運動範囲内で（これが大切）動かし，自分の腕の重さを利用して無痛の運動範囲を徐々に広げていくようにして少しずつ無理なく可動域を広げていく（図1）．

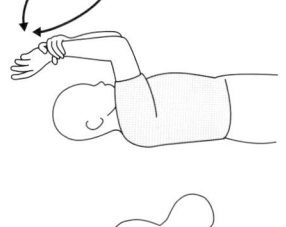

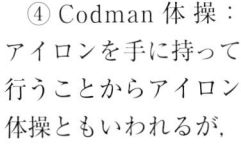

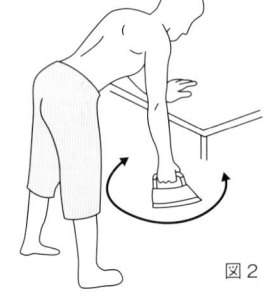

④Codman体操：アイロンを手に持って行うことからアイロン体操ともいわれるが，その際は強く握らない様に指導する（図2）．

図1

図2

5. ポイント
就寝時ことに朝方に，肩が冷えることも1つの原因と考えられ，大きなバスタオルで両肩を被って保温に配慮する．疼痛軽減後，運動療法による拘縮の改善が重要で，その際，正しい運動方法を指導することが大切である．

5 肩腱板損傷 rotator cuff tear

1. 病態

①肩の腱板は，外転に働く棘上筋，外旋に働く棘下筋と小円筋，そして内旋に働く肩甲下筋の腱で構成される．②最も損傷を受けやすい腱は棘上筋腱で，肩関節外転時に肩峰，烏口肩峰靱帯と上腕骨に挟まれるため，圧迫，磨耗しやすい．棘上筋の上腕骨付着部は critical zone とも呼ばれ，血行が乏しいことから，加齢による退行変性により断裂の危険性が高まる．

③転落や転倒による肩甲部の打撲，重量物の挙上などで生じるが，高齢者では変性が基盤にあり，受傷機転が明確でないことも多い．50歳代までは転倒，転落などの外傷による断裂が多いのに対し，60歳以上になると腱板の変性を基盤とした完全断裂が多くなる．

④若年者に生じることは比較的少なく，明確な外傷に起因する．10～30歳代で，スポーツ外傷として生じるものは関節面の不全断裂が多い．

⑤損傷様式としては，完全断裂と不全断裂に分けられ，不全断裂には関節面断裂，腱内断裂，関節包面断裂がある．

2. 症状

①自覚症状としては，運動時痛と夜間痛が特徴的であり，肩部のだるさや安静時痛を訴える場合もある．また，肩関節の挙上障害を訴える例があるが，すべての例で挙上不能となるわけではない．

②症状は，ⓐ損傷した腱板に固有の症状，ⓑ腱板損傷に合併する肩峰下滑液包炎による症状に分けられる．ⓐでは，棘上筋の大結節付着部の圧痛を認め，同部の陥凹や肩関節運動時の軋音を聴取することがある．また，外転力の低下を認め，特に完全断裂では著明となる．ⓑでは，夜間痛や肩関節外転60°～120°で生じる疼痛（有痛弧症状；painful arc sign）（図1），肩峰を下方に押しながら他動的に上肢を挙上すると疼痛が生じる（impingement sign）（図2）などがみられる．

3. 検査と診断

明確な外傷に起因するものは，肩部の疼痛や運動時痛，圧痛，外旋筋力の低下，肩甲上腕関節リズムの乱れなどがみられ，比較的診断は容易である．受傷機転が明確でない場合や小外傷の場合は，画像診断を含めて精査が必要である．

1) 徒手検査

図1 有痛弧 (painful arc) 徴候
肩関節外転60°～120°で疼痛が生じ，それ以上では疼痛が消失する．

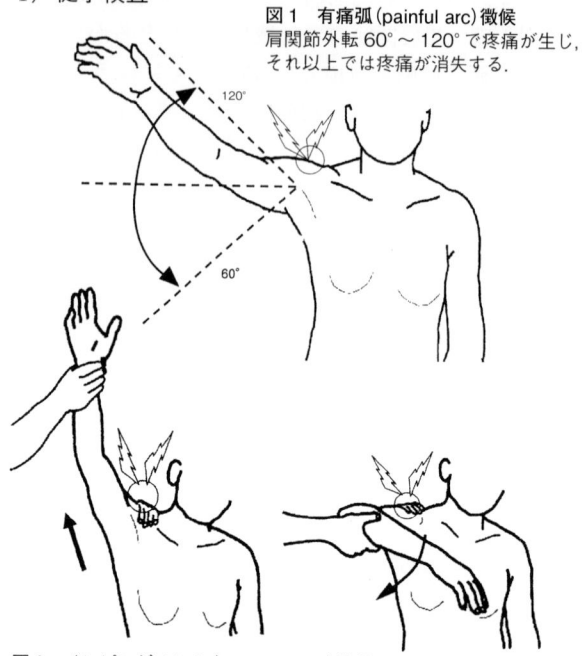

図2 インピンジメント (impingement) 徴候
（左）Neer's impingement sign：肩関節をやや外転させ挙上させる．
（右）Hawkins's impingement sign：肩関節内旋位で屈曲させる．

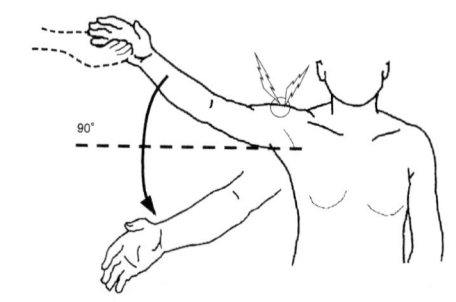

図3 腕落下 (drop arm, Codman) テスト
患者の肩関節を他動的に外転し，90°を少し超えたところで保持していた手を離す．肩関節の疼痛が出現し，患側上肢を支えられなければ陽性とする．

2) 単純X線

正面像で肩峰骨頭間距離を測定する．7mm未満の場合は断裂していることが多い．

3) MRI

断裂の部位，大きさを明確に診断できる．

4) 肩関節造影

造影剤の断裂部ないし肩峰下滑液包への漏出が認められる．肩関節造影は肩関節の肢位を自由に

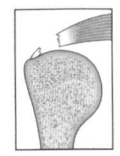

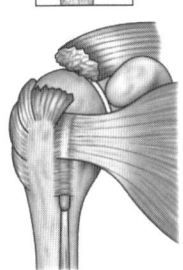

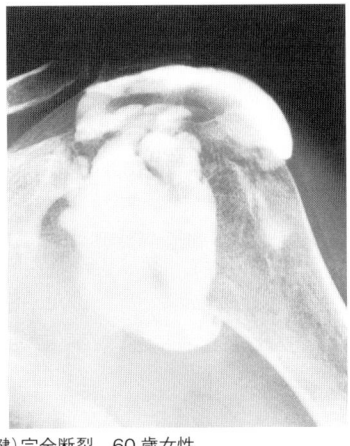

図4 左腱板(棘上筋腱)完全断裂,60歳女性
腱肩板完全断裂により肩峰下滑膜包が関節造影術(右)で描出されている(a, b).

変えて撮像できることが利点としてあげられる.
5) 超音波診断

4. 鑑別診断

肩関節周囲炎,大結節骨折,関節リウマチなど.

5. 合併症

高齢者の肩関節前方脱臼,上腕二頭筋長頭腱断裂に腱板断裂が合併することがあり,注意を要する.

6. 治療

①患者の年齢や職業,活動性などに応じて治療方法が選択される.

②若年者や活動性の高い患者,スポーツ外傷などによる急性の腱板断裂,保存療法で改善が得られない例は手術療法の適応が考慮される.

③高齢者にみられる変性断裂は保存療法を選択することが多い.

④保存療法では,初期はアイシングを行い,炎症を抑える.炎症がおさまれば温熱療法に切りかえ,徐々に可動域訓練を開始する.

⑤不全断裂例では肩関節拘縮を伴う例があり診断や治療が困難な場合がある.拘縮の改善を優先するが,疼痛が強く,日常生活や仕事に支障がある例には手術療法の適応となることがある.手術は,直視下に断裂した腱板を大結節に縫着するマックローリン法が一般的であるが,近年では関節鏡視下腱板修復術が普及してきている.

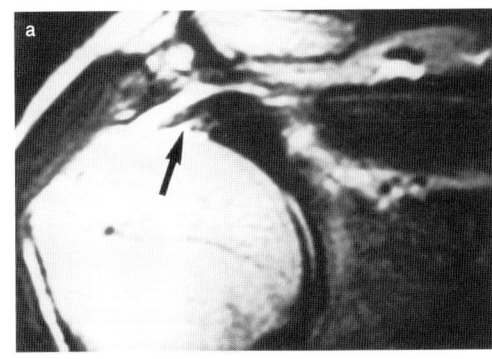

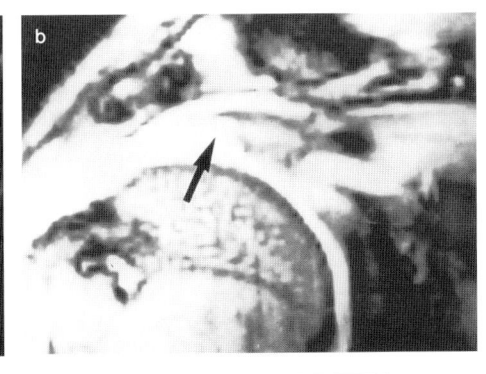

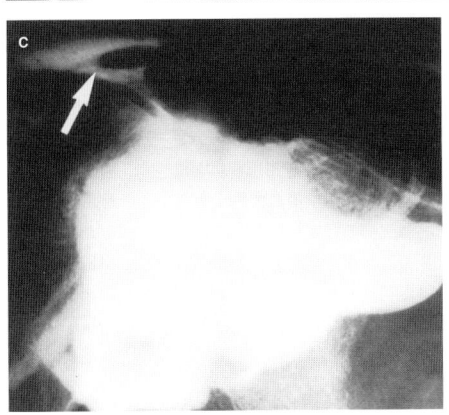

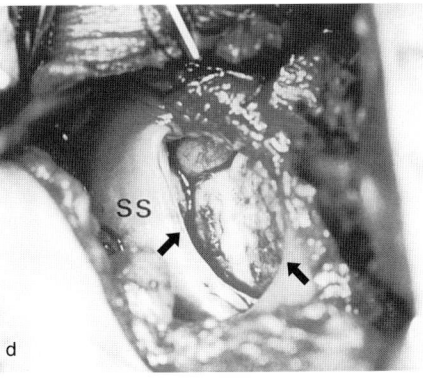

図5 右棘上筋腱完全断裂,55歳男性.
a T2強調画像
   腱板断裂端(矢印)
b T2強調画像
   腱板断裂端(矢印)
c 関節造影像(外旋位で腱板断裂端(矢印)を認める)
d 術中所見
   棘上筋腱完全断裂(矢印)(SS:棘上筋腱)

6 石灰沈着性腱板炎
（石灰性腱炎）calcific tendinitis

1. 病態
腱板とくに棘上筋腱の大結節付着部にハイドロオキシアパタイト（燐酸カルシウム結晶）の沈着を生じる疾患の総称で，多くは結晶誘発性肩峰下滑液包炎による疼痛発作で発症する．

2. 症状
①肩関節痛のためすべての自動運動は制限され，他動的にも著しく関節可動域は制限される．
②急性期では血液検査所見でも軽度の白血球増多や血沈，CRPの亢進が認められる．

3. 診断
X線像で腱板内あるいは肩峰下滑液包内に石灰沈着像を確認する．（図1）．

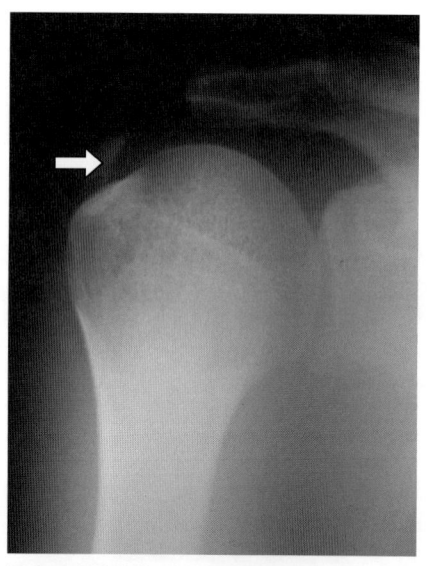

図1　石灰沈着(矢印)性肩峰下滑液包炎

4. 治療
①急性期では肩峰下滑液包の穿刺により白色のチョーク様の貯留液を吸引することがある．この際ステロイド注射を併用することにより，疼痛は劇的に改善する．また非ステロイド性消炎鎮痛薬を併用する必要がある．
②慢性的にインピンジメントの症状が持続し，保存的治療に抵抗する場合には石灰沈着の穿刺吸引法を行うことで症状の改善が期待できる．

Step Up　Bennett lesion（肩関節窩後下方障害）

プロ野球投手の投球障害肩の一因としてBennettが報告した．関節窩後下縁の骨棘形成が，ときに関節包や骨頭とimpingementを生じたり，腋窩神経障害，あるいは骨棘の骨折や付着部の障害などをきたすことをいう．

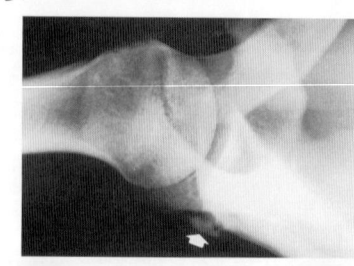

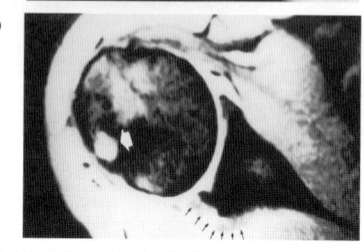

a　16歳男性．関節窩後下縁に骨片(矢印)を認める：単純X線軸写像．
b　骨頭後方軟骨直下に小円形陰影（大矢印），後方関節唇周囲に軟部組織の増生（小矢印）を認める：T2*強調画像（STAGE法，400/17，30°）．1％リドカイン10ml関節内注入後の画像．

Step Up　肩峰下インピンジメント症候群 (subacromial impingement syndrome)

①インピンジメントとは"衝突"の意味であり，肩の腱板および肩峰下包が，肩関節の動きの中で烏口肩峰アーチに繰り返し衝突して発症するものをいう．棘上筋腱が同上アーチの直下に上腕骨頭または大結節に衝突する場合が多く，肩をよく使うスポーツマンに多発する．②上肢を肩の高さより上で使用したときの運動痛が特徴であり，ひっかかり感，こわばり，夜間痛などが生じる．有痛弧徴候，インピンジメント徴候が陽性となる．③対応としては疼痛を誘発する動作をひかえる指導が行われる．難症例には関節鏡視下の手術が適応となる．

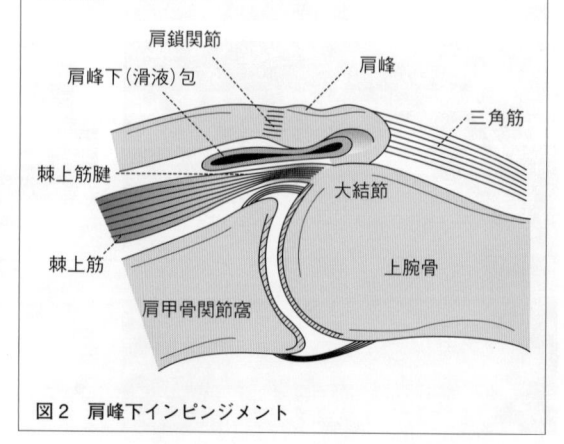

図2　肩峰下インピンジメント

7 de Quervain 病 ドゥケルバン病

1. 病因

①de Quervain 病は，手の伸筋腱鞘第1区画と，その中を走行している長母指外転筋腱（以下 APL 腱）と短母指伸筋（以下 EPB 腱）との不適合により生じる狭窄性腱鞘炎（stenosing tenosynovitis）である．この狭窄性腱鞘炎とは，腱鞘炎の一種で，靱帯性腱鞘の肥厚と腱鞘管腔の狭小化のため腱の滑動が障害されたものを示す．②de Quervain 病の発症原因には，更年期，周産期の女性に好発することから，ホルモン環境の変化も一部に関連しているとされる．③最有力要因は，機械的ストレスの反復である．この機械的ストレスを生じやすく難治性となる第1区画の形態的特徴が報告される．また，EPB 腱が第1区画内で隔壁で分離され APL 腱から独立した腱鞘内にあり，炎症が同部に限局して存在するという報告が多い．④スポーツ障害として de Quervain 病を発症する場合には，テニスやゴルフのプレーによるものが多いとされる（図1）．

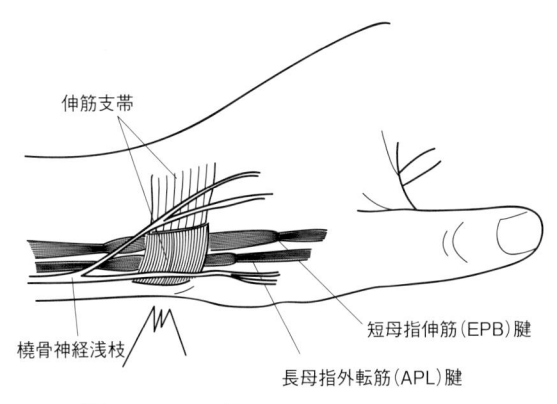

図1 腱鞘と APL・EPB 腱

2. 症状

①橈骨茎状突起部に圧痛があり，靱帯肥厚による硬結を触知できることもある．また，疼痛により母指機能障害を呈する．②疼痛を再現する徒手検査法には，母指を内側に入れて他指で握り込ませ，検者が患者の手関節を尺屈させる方法があり診断的価値を有する（図2，3）．図のテストにより APL 腱と EPB 腱の腱鞘区画内での滑動状態を検索することができる．

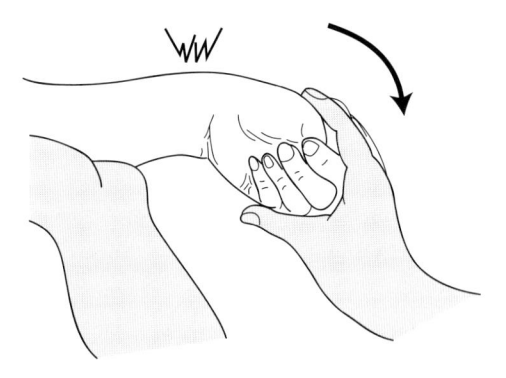

図2 Eichhoff（アイヒホッフ）テスト
患者に母指を握り込ませ，検者が手関節を尺屈させる．この際，橈骨茎状突起部に疼痛が誘発される．さらに手関節を尺屈したまま患者の母指を伸展させると疼痛は消失する．疼痛誘発精度が鋭敏であることから十分愛護的に行う．

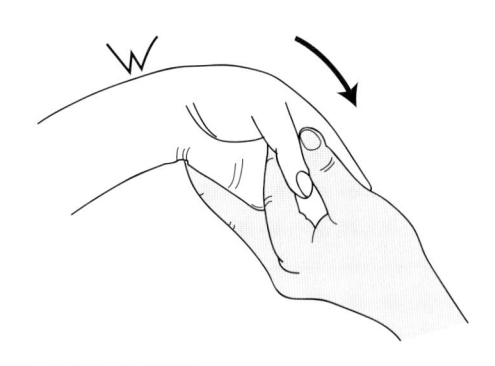

図3 Finkelstein テスト
検者が患者の母指を握り，尺屈させ橈骨茎状突起部に疼痛を誘発する方法である．

3. 治療

①急性期には局所を安静にし，炎症の鎮静をはかる．消炎鎮痛薬の投与，局所麻酔薬・副腎皮質ステロイド剤の局所注入も施行される．②難治性に移行したもの，あるいは疼痛により日常生活に著しく支障をきたす場合には腱鞘切開手術が適応となる．

8 Dupuytren（デュプイトラン）拘縮 Dupuytren contracture

1. 病態
①手の手掌腱膜の線維腫症と考えられるが、原因は不明である。手掌腱膜の縦走線維および指掌深筋膜の肥厚が生じて、屈曲拘縮が進行するもので、皮下に索状物と硬結を触れる。②中年以降の男性の環指・小指に多く、屈曲拘縮による指の伸展障害をきたす。ときに両側に発生する。③白人に多発し、遺伝的素因、手にくり返される小外傷、糖尿病などと関係するといわれる。

2. 症状
①手掌に無痛性（ときに有痛性）の索状の硬結を触れる。② MCP 関節、次いで PIP 関節の屈曲拘縮に気づき、洗顔の際の指のひっかかり感や手袋がはめにくいなどの不便さを感じる。

3. 診断
①手掌ことに MCP 関節付近に索状皮下硬結を触知する。②環指や小指の MCP・PIP 関節の屈曲拘縮を認める。ときに足底腱膜にも同様の索状硬膜を触れる。③進行すると手掌をテーブルにおくと屈曲拘縮のある指が浮く（table top テスト陽性）。

4. 治療
日常生活動作に支障をきたす場合には罹患した腱膜の切除を行う。

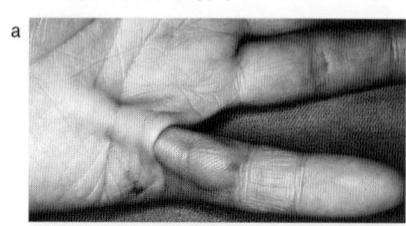

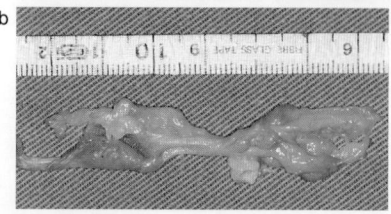

図1 70歳男性. 小指に発生した Dupuytren 拘縮(a). 摘出した索状皮下硬結(b).

Step Up　屈筋腱腱鞘炎：ばね指（成人例）(snapping finger, trigger finger)

①手 MCP 関節掌側屈筋腱において、腱と腱鞘の不適合や狭小化が生じ、腱の滑動が障害され弾発現象を起こすものである。②弾発現象のメカニズムは、腱鞘炎により腱鞘が肥厚、その内部が狭窄し屈筋腱の膨大部が通過する際に引っかかって生じるとされる。③腱の不適合の多くは、機械的ストレスの反復により腱鞘炎、腱炎を起こすことによる。スポーツ障害として、成人のばね指を発症しやすい競技には、テニスやゴルフが挙げられ、いずれも硬いラケットやクラブに対する強いグリップ動作をともなう。
④指別の発症頻度は、多いものから母指、中指、環指、小指の順である。なかでも母指の発症が圧倒的に多い。
⑤定型的症状は、靱帯肥厚による硬結と圧痛、指屈伸時の弾発現象である。症状は幅広く、こわばりや弾発現象、指屈伸時の雑音を感じるのみの軽症から、伸展あるいは屈曲位に固定され、手指を運動させようとすると激烈な疼痛を呈する重症なものまで様々である。
⑥局所の安静、温浴と運動療法の併用により症状が寛解する場合もある。腱鞘内への副腎皮質ステロイド剤の注入を反復しても症状が緩解しない難治性のものや、疼痛により日常生活に支障をきたす場合には腱鞘切開術の適応となる。

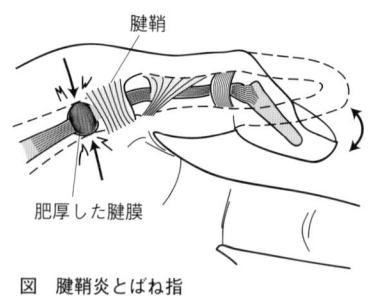

図 腱鞘炎とばね指

Step Up　舟状骨の動脈供給

舟状骨は、解剖学的形態と位置関係から手根骨のなかでも、ことに骨折しやすい。
①舟状骨の血液供給は主に背側隆起から流入する橈骨動脈の分枝による。さらに、橈骨側の結節部から流入する血管は、主に遠位部を栄養している。②舟状骨腰部骨折の例では骨折の癒合が遅れたり、近位骨片が壊死に陥ることがある。

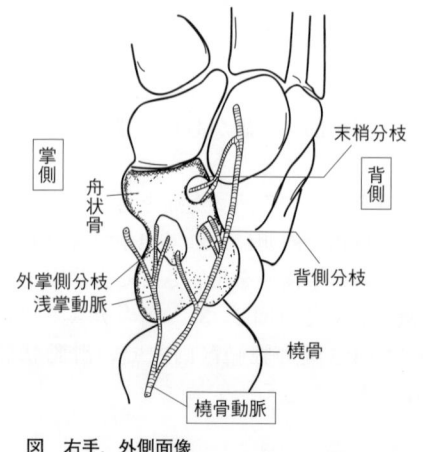

図　右手. 外側面像

9 Heberden（ヘバーデン）結節 Heberden nodes

1. 病態

①遠位指節（DIP）関節の変形性関節症で，DIP 関節の変形，肥大が生じる．関節軟骨の変性と，これに由来する反応性骨増殖を主病変とする．閉経後（50歳以降）の女性に多く発症し，両側性，多発性がほとんどである（図1）．

②発症誘因は，手指の過度の使用，遺伝的要因が関与するという報告があるが，十分に明らかになっていない．

③近位指節（PIP）関節に生じた変形性関節症はブシャール Bouchard 結節と呼ばれる．この場合，MCP，PIP 関節を侵す関節リウマチと鑑別する．

2. 症状と経過

①初発症状は，関節部の腫脹，発赤と疼痛である．疼痛の程度は，変形のみで疼痛のない場合や，激しい疼痛を伴うものもある．②進行するとともに，屈曲変形が生じ，屈曲拘縮が生じて DIP 関節の可動性が障害される．屈曲拘縮が生じると疼痛が軽減することが多いが，頑固な疼痛（運動時痛）が持続する例もある．粘液嚢腫を伴う場合もある．

3. 検査と診断

年齢と DIP 関節の屈曲変形や結節状の変化，運動時の疼痛，関節液貯留や骨増殖による腫脹，特有の X 線像（関節裂隙の狭小化，軟骨下骨硬化，関節辺縁の骨形成）などにより判断する（図2）．

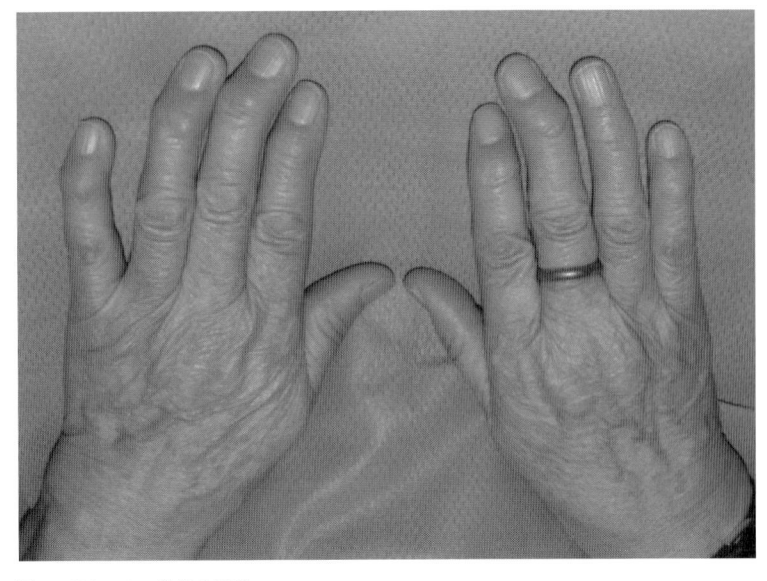

図1　Heberden 結節の外観

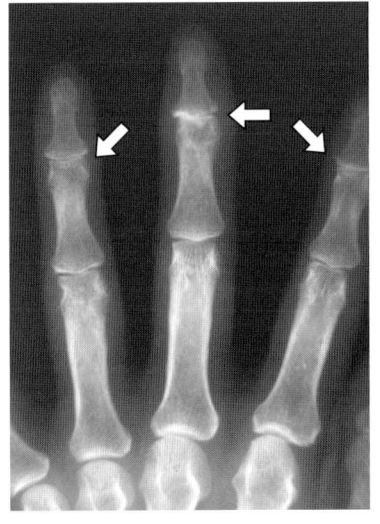

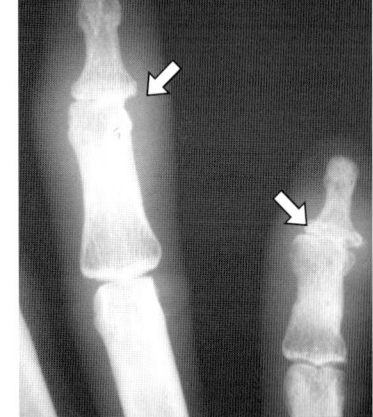

図2　Heberden 結節（矢印），X 線所見

4. 治療

①保存療法が原則で，腫脹や変形が遺残しても，数カ月経過すれば疼痛が軽減する例が多い．疼痛が強い場合には消炎鎮痛薬（内服薬，湿布など）が処方される．

②疼痛が頑固で変形が高度の例で，ピンチ動作に支障が大きい場合には，関節固定術が適応される．

10 大腿骨頭壊死症 avascular necrosis of the femoral head（ANF）

大腿骨頭の一部が血流障害のために壊死してしまう病態をいう．大腿骨頭壊死症は，(a) 原因が明らかでない特発性大腿骨頭壊死症と (b) 原因が明らかな症候性大腿骨頭壊死症に分けられる（表1）．

表1　大腿骨頭壊死症の分類

(a) 特発性（広義）	(b) 症候性
1. ステロイド性 2. アルコール性 3. 特発性（狭義）	1. 外傷性 　1）大腿骨頚部（内側）骨折 　2）外傷性股関節脱臼 2. 塞栓性 　1）減圧病 　2）Gaucher（ゴーシェ）病 　3）鎌状赤血球症 3. 放射線照射後 4. 手術後（医原性）

a. 特発性大腿骨頭壊死症（idiopathic osteonecrosis of the femoral head）

1. 病態

非外傷性で大腿骨頭が無菌性，阻血性に壊死が生じ，壊死部が体重負荷により陥凹，圧潰しその表面の関節軟骨が軟骨下骨梁の一部をつけて剥離し（図1），二次性の股関節症に至る．

アルコールの多飲やステロイド投与は危険因子であるが，発生機序は明らかではない．アルコール性やステロイド性は広義の特発性大腿骨頭壊死症として扱う．

青・壮年期に好発し，男性に多い（女性の2〜3倍）．アルコール性は40歳代，男性に，ステロイド性（特に systemic lupus erythematosis; SLE 患者）は20歳代，やや女性に多い．

約50％が両側性で，そのほとんどで，片側に発生しても1年以内に両側性となる．また，約10％の患者で多発性の発症（上腕骨頭や大腿骨遠位端など）がみられる．

2. 症状と経過

①初発症状は股関節痛であることが多く，突然生じる強い疼痛が特徴的である．腰痛や坐骨神経痛様の症状がみられることもある．歩行時や股関節の内旋，外転で疼痛が増強する．

②壊死のみでは症状はみられず，関節面が圧潰すると症状が出現する．

3. 検査と診断

a）X線所見（表2）

①骨頭の前上方に病変が発生することが多い．前後・側面の2方向に加え，股関節90度屈曲・45度外転位像を撮影する．初期のX線所見としては，骨新生による帯状硬化（band）像，軽度の関節面不整像，線維性組織の弛緩による透過陰影像が認められる．②圧潰が進行しても関節裂隙は比較的長期間残存する．末期では，骨頭の変形が著明となり，関節裂隙の狭小化，臼蓋側関節面の変化などが認められる．

b）MRI

症状やX線所見が認められないごく初期に，本症が強く疑われる例に対して非常に有用である．

1）骨シンチグラム

早期診断と多発性骨壊死の発見に有用である．cold in hot 像（図2）は本症に特徴的である．

2）診断

特発性大腿骨頭壊死症の診断基準（表2）に基づいて行う．

4. 治療

①保存療法の適応は少ない．壊死範囲が骨頭の荷重部（外上方部）でない場合やごくわずかの範囲であれば保存的に経過観察を行うことが多い．

②荷重部に壊死が存在する例や壊死範囲が広い場合は，保存療法で壊死の進行を阻止することは困難であるため手術療法の適応となる．壊死の部

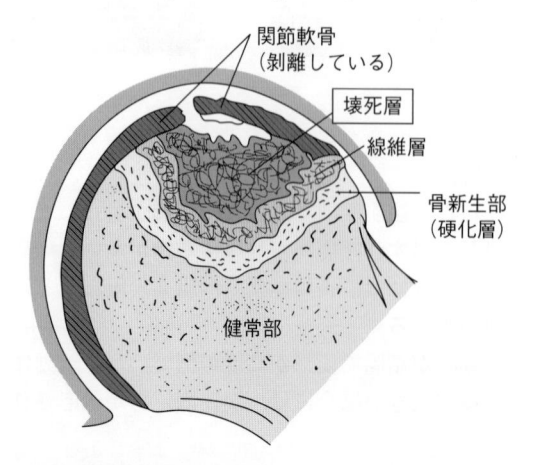

図1　大腿骨頭壊死症の層構造

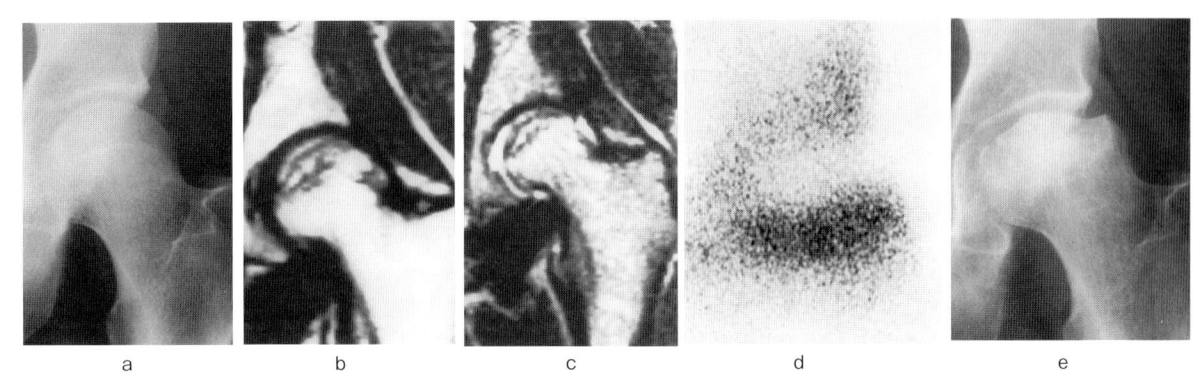

図2 大腿骨頭壊死症. 26歳男性. a 腎移植後10週の単純X線像では異常を認めない. b 移植後6カ月. T1強調像, band像とまだら像. c T2強調像. d 骨シンチグラム：cold in hot像. e 腎移植後16カ月経過した所見, band像に一致して圧潰の進行あり.

表2 特発性大腿骨頭壊死症の診断基準

X線所見	1. 骨頭圧潰あるいは骨頭軟骨下骨折線像（crest sign） 2. 骨頭内の帯状硬化像の形成 ※股関節単純X線正面像および側面像（股関節90°屈曲, 45°外転位, 骨盤正面位）で判断する. stage IVを除いて関節裂隙の狭小化がないこと, 臼蓋には異常所見がないことを要する.
検査所見	3. 骨シンチグラム：骨頭のcold in hot像 4. MRI：骨頭内帯状低信号域（band pattern：T1強調画像のいずれかの断面で, 骨組織の正常信号域を分界する像） 5. 骨生検標本での骨壊死像（連続した切片標本内に骨および骨髄組織の壊死が存在し, 健常域との界面に線維性組織や添加骨形成などの修復反応を認める像）
判定	上記項目のうち, 2つ以上を満たせば確定診断とする. ※一般的にはX線所見とMRIで診断されている.
除外診断	腫瘍および腫瘍類似疾患, 骨端異形成症は診断基準を満たすことがあるが, 除外する. なお, 外傷（大腿骨頸部骨折, 外傷性股関節脱臼）, 大腿骨頭すべり症, 骨盤部放射線照射, 減圧症などに合併する大腿骨頭壊死症, および小児に発症するペルテス病は除外する.

位, 範囲に応じて荷重面を変更するための骨切り術（内反, 外反, 回転骨切り術など）が行われる. 病期が進行した例に対しては人工骨頭置換術, 人工関節置換術が行われる.

b. 症候性大腿骨頭壊死症（asymptomatic osteonecrosis of the femoral head）

1. 病態

a) 外傷性大腿骨頭壊死症

大腿骨頸部骨折後に生じるものが多い. 骨折による血流遮断が原因である. その他, 外傷性股関節脱臼後にも生じる. 脱臼後24時間以内に整復されなければ高率に骨頭壊死が生じる.

b) 塞栓性（減圧性）大腿骨頭壊死症

1）減圧病としては潜水夫などにみられる潜函病があり, 高圧下で生体組織内に溶解していた窒素が急速な減圧により気泡が形成され塞栓が生じて血流が途絶し, 壊死が生じる.

2）Gaucher病では, リゾソーム酵素の1つであるグルコセレブロシダーゼが欠損しGaucher細胞の骨髄内増殖により血管が圧迫され血流が途絶し, 壊死が生じる.

3）鎌状赤血球症は, 鎌状赤血球が血管内で閉塞して血流が途絶し, 壊死が生じる.

c) 放射線照射後大腿骨頭壊死症

骨盤内悪性腫瘍や子宮癌などに対する放射線治療後に生じる.

d) 手術後（医原性）大腿骨頭壊死症

大腿骨頭の手術（大腿骨頭すべり症や大腿骨頭腫瘍など）の際に血管が損傷されて生じる.

2. 検査と診断

症状, X線像は特発性のものと同様で, 上記原因疾患がある場合に大腿骨頭壊死発症を疑い, X線やMRIなどにより経過観察が必要である.

3. 治療

特発性と同様.

12 外反母趾 hallux valgus

①靴を長時間着用するようになって増加してきた疾患と考えられている．②母趾が中足趾（MTP）関節で外方へ偏位したものである．③先天素因や家族内発生をみるものもあり，外反扁平足，母趾過長発育，ハイヒールや先の狭い靴やきついストッキングの着用などが誘因とされている．女性に多い．

1. 症状

①母趾がMTP関節で外反して亜脱臼位となり，第1中足骨は内反する．前足部は開張足を呈す．母趾外転筋は足底に転位して外転能力を失う（図1a）．②内側に突出した中足骨頭は靴で圧迫されて粘液包炎（bunion）を生じ，この部に疼痛や圧痛を認める．MTP関節部における疼痛や圧痛，有痛性の胼胝を認めることもある．③前足部支持機構の障害を合併し，前中足部痛を生じることもある．

2. 診断

①履き物の着用により中足骨が内反し，基節骨以下が先細りの閉鎖部分で，外反位に強制されていないかを調べる．②中年期以降の体重増加や筋力低下の有無も参考になる．③荷重時の足部X線所見が有用である．外反母趾角（hallux valgus angle，HVA，正常15°まで）および第1・2中足角（図のM1/2角，正常9°まで）の増大を認める（図1b）．

3. 治療

①患者の希望が整容面であるか，機能面であるか見極めて治療法を選択する．②可及的に保存療法を行い，足底板による開張足に対する横アーチの保持，母趾と第2趾間へのspreaderの挿入，夜間の矯正保持装具の使用などを行う．③手術療法としては中足骨の矯正骨切り術がよく行われる（図2）．手術的に矯正しても不適切な靴を履き続ければ再発することを説明する．

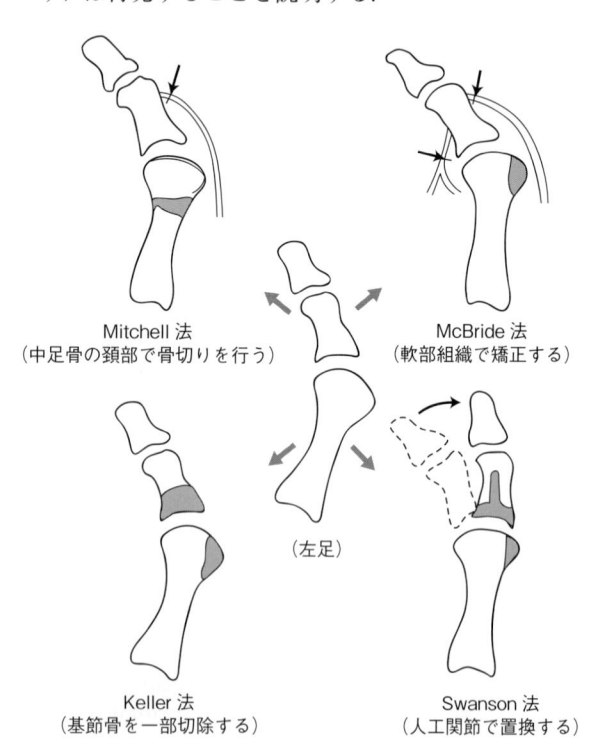

図2　代表的な手術法
→印で切離後に縫縮あるいは腱移行術を行う部位を示す．
■切除部位．

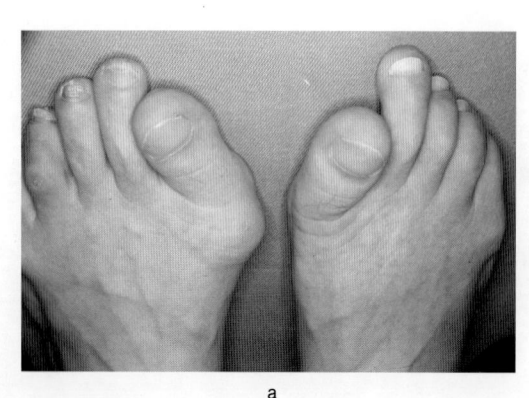

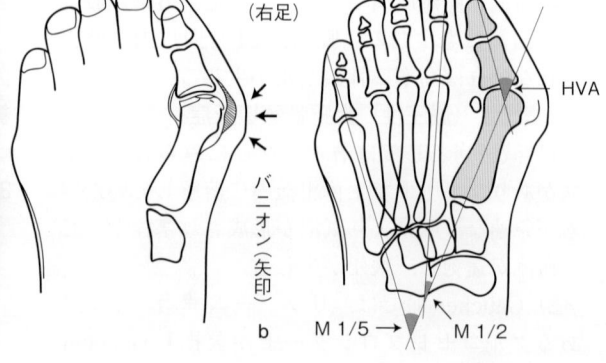

Mitchell法（中足骨の頚部で骨切りを行う）
McBride法（軟部組織で矯正する）
Keller法（基節骨を一部切除する）
Swanson法（人工関節で置換する）
（左足）

図1　外反母趾(a, b)

2章 体幹と脊椎の疾患 disease of trunk & spine

1 肩こり non-specific chronic neck pain

1. 病態

①"肩こり"は俗称で，診断名ではなく，症状名として認識されている．後頚部，肩背部に生じる不快感で，後頭部から肩および肩甲背部にかけての筋の緊張感を中心とする不快感などの愁訴をいう．僧帽筋を中心としたうっ血による生活習慣病ともいえ，厚生労働省の国民生活基礎調査では，男性では15～74歳で腰痛に次ぐ2位，女性では15～64歳では1位と有訴率は極めて高い．

②原因としては，4kg以上の頭部に加えて，両上肢を支えている頚から肩甲帯の筋肉は常に負荷が加わっており，筋肉疲労による不快感や疼痛が生じる．①筋疲労（同一姿勢での作業，とくにパーソナルコンピューターの長時間使用や長時間の自動車運転などにより起こる），②肩周囲疾患の疼痛による筋の異常な緊張，③頚部の疾患（神経根症や椎間関節症），④胸部・心疾患，⑤眼精疲労，⑥高血圧，⑦心理的要因（特に神経質な人）などがある．

2. 症状と経過

1）自覚症状

肩こりを訴える部位（図1）は原因疾患により異なる．

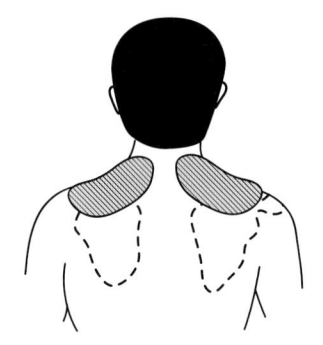

図1 肩こりの部位（髙岸ら，2008）

2）他覚所見

姿勢異常や肩の形態異常（なで肩，ねこ背）を認めることがある．

筋緊張：肩周囲筋（主に僧帽筋，さらには菱形筋，広背筋，大円筋など）に認める．

圧痛：こり感を訴える筋に認めるが，神経に関連するものは鎖骨上窩や四辺形間隙に認められる．

3. 検査と診断

上記症状に加え，肩関節疾患（インピンジメント徴候など）や肩関節可動域制限の有無を調べる．

4. 鑑別診断および合併症

以下のものが考えられる．

①頚部神経根症，頚部椎間関節症，頭頚部腫瘍．②肩関節疾患：インピンジメント症候群，腱板断裂，肩関節拘縮．③胸郭出口症候群（特有な疼痛誘発テストが陽性となる）．④CRPS type I（上肢のRSD）．⑤胸部・心疾患：胸膜炎・肺結核，肺癌，狭心症，心筋梗塞（左肩へ放散する痛み）⑥消化器疾患：胆石症，胆嚢炎．⑦眼精疲労．⑧高血圧，貧血．⑨更年期障害．⑩心身症．

5. 治療

姿勢を含めた日常生活の指導は大切である．鑑別診断により上記疾患が否定されれば，非ステロイド性消炎鎮痛薬，外用剤，圧痛点への局所麻酔の注入などが行われる．筋緊張緩和を目的とした物理療法（温熱療法や電気療法），運動療法（ストレッチングを含む）を行う．上記疾患に起因する場合は，原因疾患の治療とともに肩こりに対して対症療法を行う．鍼治療が有効な場合もある．肩挙上訓練（肩すくめ運動や両腕挙上体操）などの運動療法（p.250 運動器リハビリテーション）はエビデンスが高い．

6. 予防

姿勢異常が認められる場合は姿勢矯正の指導を行い，不良姿勢とならないようにする．また，日常生活や仕事での長時間の同一姿勢をとらないよう指導し，肩周囲の運動習慣を身につけるよう指導する．

7. ポイント

患者の疾患への理解が大切であるため，可能な限り原因を特定し十分に患者に説明し，治療には患者自身の努力が必要であることを説明する．また，原因疾患が特定できない場合は適宜専門医へ紹介する．

2 胸郭出口症候群 thoracic outlet syndrome (TOS)

①頚椎から出て，手の方へと下っていく太い腕神経叢と鎖骨下動脈は狭い組織間隙を通る．まず，前斜角筋と中斜角筋との間（ⓐ）を通り，鎖骨と第1肋骨の間（ⓑ），さらに小胸筋の下（ⓒ）を通って上腕部に至る．ⓐでは前斜角筋症候群，ⓑでは肋鎖症候群，ⓒでは過外転症候群が生じる．②この狭い部位では上位神経・血管束の圧迫や絞扼が生じやすいためである．ことに首が長く，なで肩の女性，パソコンでキーを打ち続ける仕事の人に起こりやすい．神経や血管の圧迫症状があり，誘発テストで確認されれば胸郭出口症候群と診断される（図1）．

1. 病態
発生要因は大きく先天性要因と後天性要因に分けられる．
1）先天性要因
骨性因子としては頚肋，第1肋骨先天異常，軟部組織因子としては異常索状物，最小斜角筋などがあげられる．外傷など後天性要因が加わった場合に，発症の危険因子となる可能性がある．
2）後天性要因
①外傷に起因すると考えられるTOSでは，筋損傷や骨折によって解剖学的な構造が変化して腕神経叢が圧迫される場合と直接神経が牽引されて損傷を起こす場合が考えられている．②外傷が関与しないTOSでは，炎症，腫瘍，解剖学的異常によるもの（圧迫型），なで肩や円背などの不良姿勢によるもの（牽引型），その他原因不明のものがある．

2. 症状
TOSは，主に以下の4つの症候群を総括した名称である．症状は，上肢のしびれ，痛み，だるさ，項部痛，頭痛などで，その他多彩な自覚症状がみられる．また，これらに肩こり，肩甲部痛が合併することが多い．

3. 診断
A 症候群の所見
①斜角筋症候群（scalenus syndrome）：若いなで肩の女性に多い．上肢帯支持筋の発育不全や頚肋，斜角筋付着部異常や筋過緊張など斜角筋三角部での狭窄によって生じる．
診断：ⓐ鎖骨上窩の前・中斜角筋部の圧痛（Morleyテスト），神経・血管束圧迫症状陽性．ⓑRoosテスト（後述），Adsonテスト陽性．ⓒ鎖骨下動脈撮影，DSA（digital subtraction angiography）での狭窄像の証明．

②頚肋症候群（cervical rib syndrome）：第7頚椎以降の横突起が肋骨状に長く突出した先天異常を頚肋という．頚肋から線維性索状物が起始し，胸郭出口を横切って神経・血管の圧迫症状が生じることが多い．
診断：ⓐ頚肋先端部の圧痛，神経圧迫症状（尺骨神経領域の感覚異常，母指球，小指球の筋萎縮）および血管圧迫症状（手指の冷汗，チアノーゼ，上肢腫脹，橈骨動脈触知不良）の混合症状をきたす．ⓑRoosテスト陽性．Adsonテスト陽性．ⓒ頚椎X線所見で頚肋の存在．ただし，頚肋が認められても必ず発症するとはかぎらない．ⓓ血管造影術で狭窄像の証明．

③肋鎖症候群（costoclavicular syndrome）：胸を張り，肩を後下方に下げる姿勢（気をつけ姿勢，attentionテスト）によって肋鎖間隙が狭くなり，神経血管束を圧迫するもので，なで肩の女性，ことに上肢帯支持筋の発育不良の人に多い．
診断：神経の血管圧迫症状があり，Wrightテスト，attentionテスト，肋鎖圧迫テスト陽性．

④過外転症候群（hyperabduction syndrome）：上肢の挙上過外転によって小胸筋の烏口突起付着部が過緊張し，この部で神経・血管束を圧迫する．
診断：ⓐ上肢挙上を繰り返し行う塗装業，左官，電気工などに多い．ⓑ小胸筋の烏口突起付着部の圧痛．ⓒWrightテストなどが陽性．

B 徒手検査の実際
1）末梢神経症状
Morleyテスト：鎖骨上窩部で斜角筋三角部を圧迫し，腕神経叢の過敏性の状態を調べる．肩，腕，手指にかけての疼痛，しびれ，だるさなどが再現されれば陽性とする．

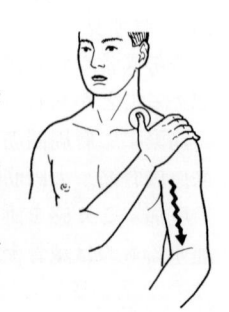

左右比較すること．

2）血管症状

① Wright テスト（過外転テスト）：両肩関節を外転・外旋90度，肘90度屈曲位とし，橈骨動脈の拍動が減弱すれば肋鎖間隙や小胸筋部での圧迫を考慮する．

② Adson テスト：橈骨動脈の拍動を触知しつつ，患者は頚椎伸展位で頭部を疼痛側に回旋する．拍動の減弱または消失があれば前斜角筋あるいは頚肋による鎖骨下動脈の圧迫を疑う．

③ Eden テスト（肋鎖圧迫テスト）：坐位で気をつけ姿勢をとり，両上肢を後下方へ引いた姿勢をとる．橈骨動脈の拍動の減弱をみると肋鎖間隙での圧迫を考える．

④ attention テスト：気をつけ姿勢をとり，できるだけ肩を下げる．患側の橈骨動脈の拍動が減弱すると肋鎖間隙での圧迫を考える．

3）神経・血管混合症状

Roos テスト（3分間挙上負荷テスト）：両上肢の肩関節90度外転，外旋位を保持した状態で，手指の屈伸を3分間続けるように指示する．陽性例では，患側上肢の痛み，しびれ感，だるさが誘発され，指の屈伸を3分間継続できない．陽性例では上肢が蒼白となることがある．左右を比較する．

4. 治療
1）保存療法

心理的要因が影響し，症状が憎悪することもあるため，心身ともにストレスを排除し，徐々に肩の挙上筋を中心とした運動療法を進めていく．

①日常生活指導として不良姿勢の改善，重たい荷物（リュック，ショルダーバックを含む）を持たないなどの指導をする．②運動療法は有効なことが多く，頚肩部のストレッチングや肩すくめ運動などで上肢帯の支持筋（僧帽筋，肩甲挙筋，大・小菱形筋など）の筋力強化を行う．

2）手術療法

症状は一過性のことも多く，3～6カ月の保存療法により寛解する例が多い．従って，保存療法に抵抗性でかつ高度の症状を伴うときには，頚肋に対しては頚肋摘出術，前斜角筋症候群に対しては第1肋骨切除術あるいは前斜角筋切離術，肋鎖症候群に対しては第1肋骨切除術，過外転症候群に対しては小胸筋切離術などを行う（図2）．

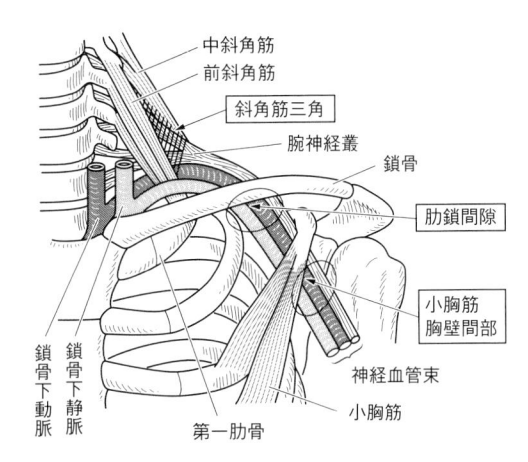

図1 胸郭出口症候群の症状発生部位

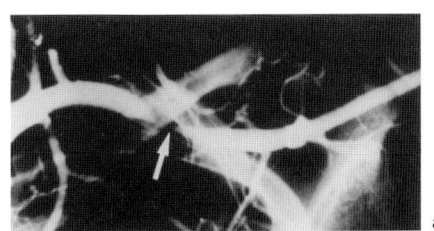

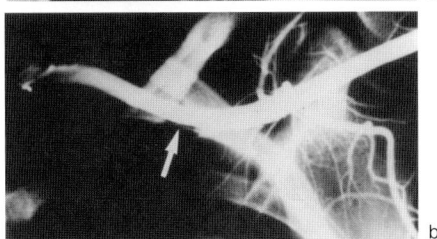

図2 斜角筋症候群の血管造影所見（右上肢挙上時）
a 術前における右鎖骨下動脈の狭窄（矢印）．
b 術後．狭窄は消失（矢印）している．

3 頚椎椎間板ヘルニア cervical disc herniation

1. 病態

①椎間板の退行変性によって線維輪に亀裂・断裂が生じ，髄核が脱出することによって発症することが多い．後側方に脱出することが多く，神経根を圧迫して肩から上肢へと放散痛が生じる．②30歳〜50歳の男性に多く，第5/6頚椎間，ついで第6/7頚椎間に頻度が高い．③後側方に脱出すると神経根が圧迫され，神経根症（radiculopathy）が生じ，後方正中に脱出すると脊髄が圧迫されて脊髄症（myelopathy）が生じる．

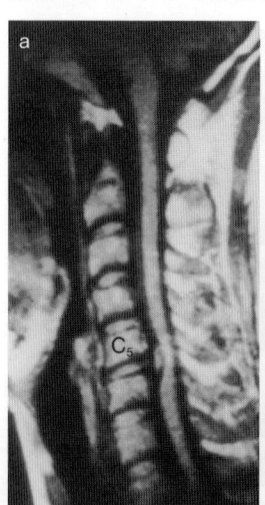

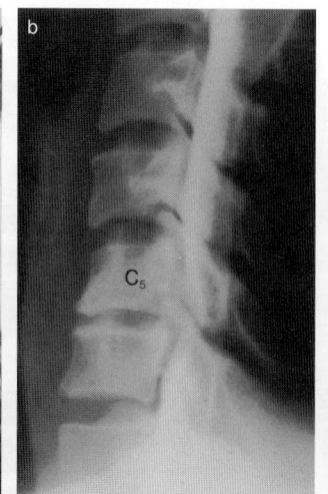

表1 障害高位と主な神経症状

障害椎間板	障害神経根	筋力低下	知覚障害	反射低下・消失
C4〜5	C5	三角筋 上腕二頭筋	上腕外側	二頭筋腱反射
C5〜6	C6	上腕二頭筋 手根伸筋	前腕外(橈)側 母指・示指	腕橈骨筋腱反射
C6〜7	C7	上腕三頭筋 手根屈筋	中指	三頭筋腱反射
C7〜T1	C8	指屈筋	前腕内(尺)側	—
T1〜T2	T1	骨間筋	上腕内側	—

2. 症状

①後頭部・頚部から肩甲背部への放散痛・しびれ感や頚椎運動制限を認める．②神経根症へと進むと，肩甲帯部の疼痛に加えて，上肢への放散痛やしびれ感を訴える．脱力や筋萎縮へと進む．③脊髄症に進展すると，感覚障害としては手指や手掌，さらに体幹や下肢へと広がるしびれ感が現れる．また手指巧緻運動障害が現われ，書字・ボタン掛け・はしの扱いが困難となる．さらに下肢の痙性麻痺による歩行障害や膀胱直腸障害が生じることもある．

3. 診断

①疼痛，運動制限，感覚障害などの頚椎症状を把握する．②放散痛，感覚障害の領域，脱力や筋萎縮の分布などで神経根症の有無や程度を調べる．③手指巧緻運動障害や歩行障害などを調べて脊髄症の併発などの有無を検索する．深部腱反射の検索とともに，患者に苦痛を与えないように慎重に椎間孔圧迫テスト（Spurling, Jacksonテスト）や神経根伸張テスト（Eatonテスト）などを行う．④筋原性変化と神経原性変化の鑑別，神経障害の評価，高位診断などのために筋電図検査を行う．⑤X線所見：初期では生理学的前弯の消失，次第に椎間腔の狭小化，骨棘形成など．⑥MRI所見：椎間板膨隆像と神経根・脊髄圧迫像がみられる．⑦脊髄造影所見：椎間高位に一致した圧排像などを呈す．⑧椎間板造影所見：後方膨隆像や椎間板変性像を示す（図1）．

4. 治療

①頚椎カラーによる局所の安静，温熱療法，薬物療法を行う．頚部の後屈を避けるように指導する．②頚椎牽引を行う．③症状の改善がみられなければ，椎間板の摘出による神経の除圧と椎間の固定を考慮する（頚椎前方固定術）．

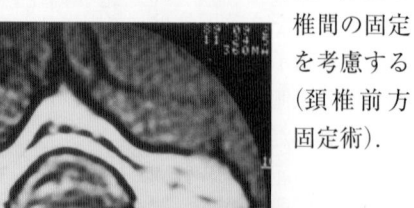

図1 頚椎椎間板ヘルニア（C5/C6）遊離型
a MRI T1強調矢状断像． b 脊髄造影像（側面）． c 脊髄造影後CT像．

4 頚椎後縦靱帯骨化症

ossification of posterior longitudinal ligament (OPLL) in the cervical spine

1. 病態

①脊椎椎体を連結し，脊柱管の前壁をなす後縦靱帯の肥厚・骨化により，脊髄を徐々に圧迫して脊髄症状をきたす疾患である．日本や東南アジアでの発生頻度が高く欧米では少ない．まだ男女比は2対1で男性に多い．糖尿病に合併することが多い．発症には遺伝的因子の関与が考えられている．

②骨化の形態は，頚椎側面X線像により連続型，分節型，混合型，その他型に分類される（図1）．

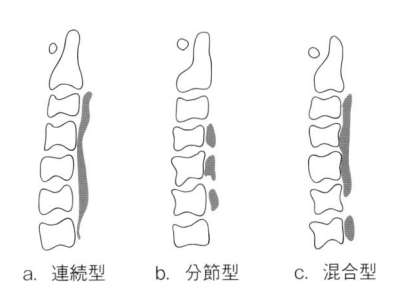

a. 連続型　b. 分節型　c. 混合型

図1　頚椎後縦靱帯骨化症のX線分類

2. 症状と経過

初発症状は頚部痛，肩こり，上肢のしびれ感や疼痛などが多い．進行すると脊髄症の麻痺症状として，下肢のしびれ感，疼痛，知覚鈍麻，上下肢の腱反射異常や病的反射が出現し，痙性麻痺を呈する．麻痺が高度になれば膀胱直腸障害も出現する（図2）．

3. 検査と診断

骨化巣が大きく明瞭であれば単純X線側面像で確認できるが，CT像は骨化巣の横断面の形状と大きさや脊柱管内の占拠状態を確認できるため有用である．MRIは骨化巣による脊髄の圧迫の程度を確認するのに有用である．靱帯骨化の厚みが脊柱管前後型の40％を超えると脊髄麻痺の出現度が高くなるといわれている．しかし限局型や脊柱管が比較的広い個体では，麻痺を生じないこともある．

4. 鑑別診断

頚椎症，脊髄腫瘍，脊髄変性疾患など

5. 治療

1）保存療法

軽症例において，外傷を契機に脊髄症が出現することがあるため，日常生活での転倒や頚部外傷の防止に留意し不良姿勢をとらないよう指導する．装具療法としては，頚椎カラーを処方する．

2）手術療法

脊髄麻痺の進行例で，手指の巧緻運動が著しく障害された例，痙性歩行を呈した例，膀胱直腸障害が出現した例などに適応される．骨化巣による圧迫から頚髄を開放・除圧する目的で行われる．

6. ポイント

安易な頚椎牽引や頚部へのマッサージは脊髄症を惹起することがあるため行ってはならず，医師の指示下に行う．

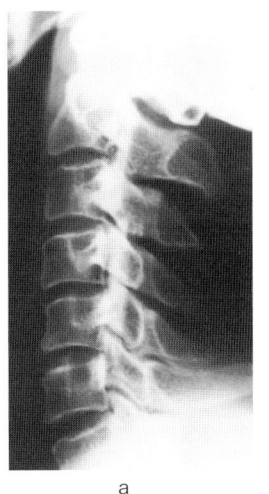

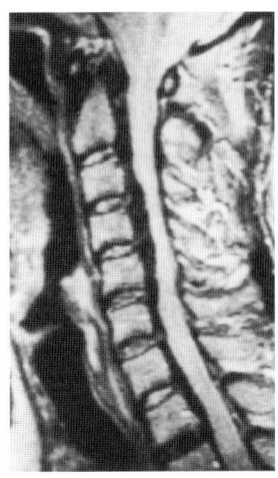

図2　頚椎後縦靱帯骨化症，50歳男性．
a　単純X線像（側面）：C2〜C6に後縦靱帯の骨化像．
b　T2強調矢状断像

Step Up　生活習慣病とmetabolic syndrome

メタボリックシンドローム（内臓脂肪症候群）の診断基準：
① ウエスト周囲径（必須項目）男性85cm以上，女性90cm以上
② 以下のうち2項目が該当
・血液中の中性脂肪が150mg/dl以上か，HDL（善玉）コレステロールが40mg/dl未満
・血圧が高め（上・130mmHg以上，下・85mmHg以上）
・空腹時の血糖値が高め（110mg/dl以上）

5 変形性頚椎症 cervical spondylosis

近年，高齢化社会となり比較的頻度の高い疾患として注目されている．

1. 病態

加齢に伴う頚椎椎間板の変性，骨棘形成や弯曲異常などによりさまざまな臨床症状を呈する．40歳代以降の男性に多い．罹患頚椎としては，下位3椎間（C5～C6ついでC6～C7，C4～C5）に生じることが多い．

2. 症状と経過

神経根の圧迫（神経根症；radiculopathy），脊髄の圧迫（脊髄症；myelopathy）および両者の合併（radiculomyelopathy）による症状がみられる．初期は，後頭・頚部から肩甲・背部の凝り，不快感，疼痛や頚椎運動制限を認める．ことに頚を強く後屈するとこれらの症状が増強し，上肢から手にかけての放散痛を生じる．症状が進行すると神経根や脊髄の圧迫症状が出現する．

1）神経根症状

後根刺激症状として，肩甲骨周辺の疼痛，上肢へ放散する疼痛，前腕や手指のしびれ感や知覚障害などがみられ，前根刺激症状として，上肢の脱力，筋萎縮，筋の線維性攣縮などを認める．その他，腱反射異常，自律神経症状（手掌の発汗異常）などがみられる．両側に出現することはまれである．

2）脊髄症状

痙性型と筋萎縮型に分けられる．

痙性型では，手指や手掌全体に及ぶ四肢末梢に優位なしびれ感や感覚低下，書字，更衣，食事動作時の上肢の巧緻運動障害，階段下降時に手すりを必要，走れない，ジャンプできないなどの痙性麻痺，痙性歩行，進行例では排尿不全，頻尿など膀胱直腸障害がみられる．

筋萎縮型では，上肢の筋萎縮が特徴的で，下肢症状がみられない．明確な知覚障害はなく，深部腱反射も異常がみられないことが多い．筋萎縮は，近位型では三角筋や上腕二頭筋に，遠位型では前腕や手の固有筋にみられる．

3. 検査と診断

神経学的所見，デルマトーム（皮膚髄節支配図），徒手筋力検査（MMT），深部腱反射で高位を推定し，画像検査とあわせて診断する．画像検査では神経学的所見との一致が重要である．

1）神経根症：神経障害高位に一致して上肢の脱力，筋萎縮，知覚障害，腱反射が減弱する．

2）脊髄症：下肢腱反射亢進，体幹より下肢に及ぶ知覚・運動障害，排尿障害など長索路症状が出現する．また，①Hoffmann反射，②Wartenberg反射，③Babinski反射，など手指の病的反射が陽性となり，手指巧緻運動障害，手袋状の上肢の痺れや知覚障害などがみられる．

3）X線所見

①正面像，側面像，斜位像，最大前・後屈側面像の撮影を行う．椎間板狭小，椎体辺縁の骨棘形成，椎間孔狭小化，脊柱管の前後径の狭小化

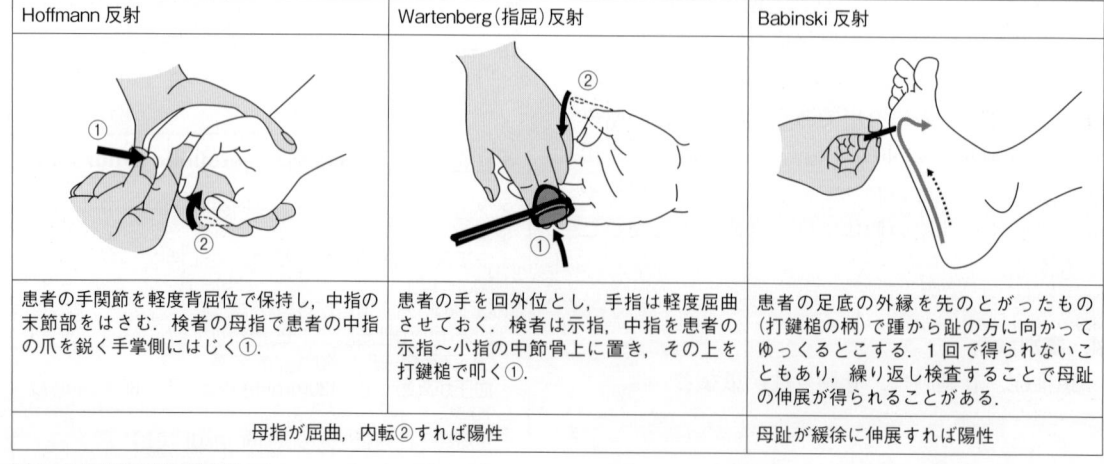

Hoffmann反射	Wartenberg（指屈）反射	Babinski反射
患者の手関節を軽度背屈位で保持し，中指の末節部をはさむ．検者の母指で患者の中指の爪を鋭く手掌側にはじく①．	患者の手を回外位とし，手指は軽度屈曲させておく．検者は示指，中指を患者の示指～小指の中節骨上に置き，その上を打鍵槌で叩く①．	患者の足底の外縁を先のとがったもの（打鍵槌の柄）で踵から趾の方に向かってゆっくるとする．1回で得られないこともあり，繰り返し検査することで母趾の伸展が得られることがある．
母指が屈曲，内転②すれば陽性		母趾が緩徐に伸展すれば陽性

図1 主な病的反射の検出法

(12mm以下を絶対的狭窄, 13mm以下を相対的狭窄とする), すべりや弯曲異常を検索する. ②これらは神経学的所見と一致するか否かを判断する. X線所見と症状とは必ずしも並行しない. 脊柱管の太さには個人差があるので, 脊柱管が本来狭い体質の人には脊髄の圧迫症状が出やすい.

4) MRI所見

脊髄の圧迫の程度を評価する.

4. 治療

第一選択は保存療法であるが, 症状の重症度に即した治療法が選択される.

1) 神経根症

①自然治癒する例が多いため保存療法が優先され, 頸椎カラーによる頸部の安静, 温熱療法や牽引療法を行う. 6〜8週間の保存療法で軽快することが多い. 薬物療法では, 経口NSAIDs（非ステロイド性抗炎症薬）と筋弛緩薬が併用され, 経口が基本であるが, 即効性を要する例では坐薬が用いられる. 鍼治療も効果がある. ②神経根症で保存療法が適応できないものは, 肩の挙上困難なC5神経根症, 手の内在筋の筋力低下による巧緻運動障害がみられるC8神経根症で, その他, 保存療法で対応できない例には手術療法を考慮する.

2) 脊髄症

多くの場合, 保存療法で改善しない. 痙性歩行などがみられる例は, 手術療法の適応となることが多く, 頸椎前方固定術, 頸椎椎弓切除術, 頸椎椎弓形成術などが行われる.

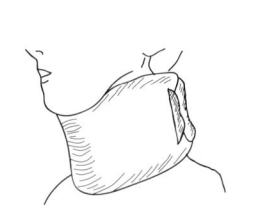

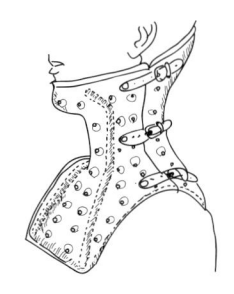

a ソフトカラー　　b プラスティックカラー

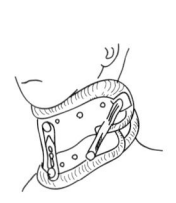

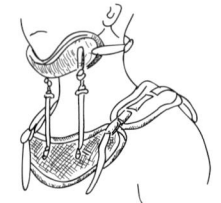

c Height-adjustable collar

図3　頸椎カラーの型各種

Step Up　いわゆる"頸肩腕症候群"

頸部, 肩周囲そして上肢にかけて, こり感, 不快感, 疼痛, 脱力感などの"不定愁訴"を訴える場合をいう. 頸椎や肩関節の疾患, さらには神経や脈管の疾患が認められないもので, 他覚的所見が乏しく, 自律神経障害の関与も考えられる. コンピュータやタイプなど上肢作業者などの産業病として考えられる例は「頸肩腕障害」ともいう. 作業姿勢や作業継続時間, 作業机と作業者との距離, 休み時間の工夫などの改善が対策の1つで, 肩挙上筋の強化訓練などの活用も大切である.

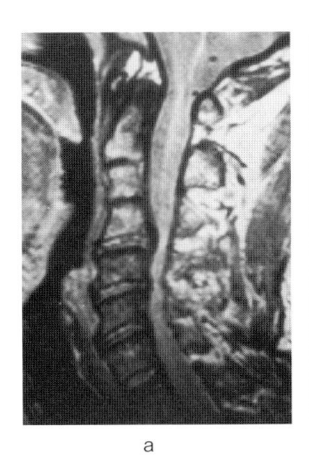

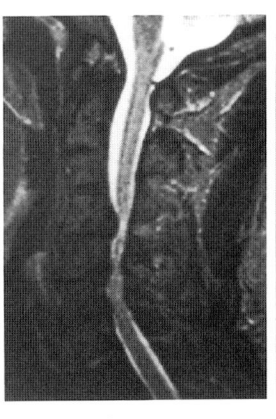

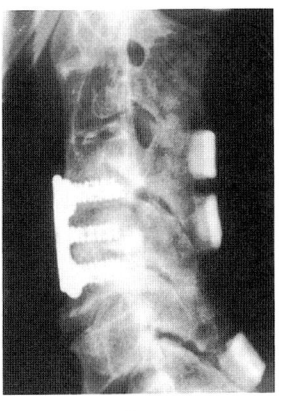

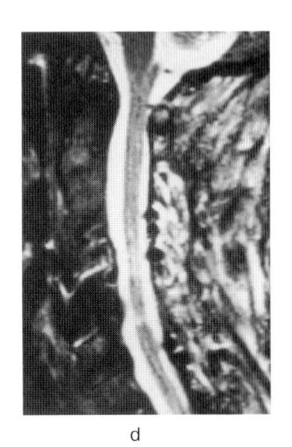

図2　頸椎症性脊髄症
a　MRI(プロトン強調矢状断像). b　MRI(T2強調像). c　術後X線像(チタンプレート使用前方固定術＋セラミック使用脊柱管拡大術).
d　MRI(T2強調像)術後1年6カ月, 脊髄が十分に描出されている.

6 急性腰痛症：いわゆる"ぎっくり腰"
acute low back pain

1. 病態
　急性に発症する腰椎の強い運動制限をともなう腰痛の総称．前かがみで不用意に物を持ち上げた際に発生することが多い．その他，床に落ちたものを拾おうとした，椅子に腰掛け前屈して靴下をはこうとした，前かがみ姿勢から体を起こそうとした際などの日常生活動作で発症する．ドイツでは Hexenschuß（魔女の一撃）という．発生機転は，大きく分けて椎間関節に原因があるとする説と椎間板に原因があるとする説がある．

2. 症状と経過
　1）急性に発症する腰痛：一側の下部腰椎部の疼痛を訴える例が多い．側屈をさせることで疼痛の左右差が明確になる．腰椎前屈，後屈ともに運動時痛がみられる例が多い．
　2）腰椎の後屈運動が制限されることが多い．

3. 検査と診断
　1）下肢伸展挙上（SLR, p.65 参照）テストにより腰痛を訴える例が多い．
　SLR テストの手技により骨盤が後方回転するために生じる疼痛で，一側の疼痛を訴える例が多い．腰椎椎間板ヘルニアでは放散痛がみられる．(p.64，腰椎椎間板ヘルニアの項参照)
　2）椎間関節に異常のある例では仰臥位での両下肢の伸展自動挙上が不能のことが多い．
　3）大腿部の関連痛と思われる疼痛を訴える例がある．
　大腿神経伸展（FNS, p.65 参照）テストや膝蓋腱反射で鑑別する．

4. 鑑別診断
　患者が急性の腰痛を"ぎっくり"と腰がロック（locked）したと表現しているのか，単なる腰痛が"急にきた"と感じているのか愁訴が一定しないことが多いのでその病態は不明なことが多い．一般に①椎間関節内への滑膜の嵌入（椎間関節の亜脱臼という説もある）によるものや，②椎間板ヘルニアであることが多い．③高齢の女性の場合には脊椎骨粗鬆症のため圧迫骨折の場合もある．その他④椎体後方の靱帯損傷や⑤皮下の浅い部位の筋・筋膜性腰痛なども考えられる．慎重な鑑別診断の上，特定の病名診断をつけることが治療を行う上で大切である．

5. 治療
　腰痛一般に対する治療法として①腰筋部の局所注射やブロック療法，②腰部温熱・電気療法，③消炎鎮痛薬（湿布薬，投薬），④コルセット装着などがあげられる．⑤腰痛が軽快したら腰痛（予防）体操（p.254 参照）を行う．

Step Up　脊椎すべり症(a)の分類(b)：Meyerding の grading（程度）分類

a. 高度のすべり症は視診でも明瞭（矢印）である．
b. 第5腰椎（V）の仙椎上でのすべり度を4度に分ける．
(Meyerding HW. Spondylolisthesis. Surg Gynecol Obstet 1932; 54: 374)

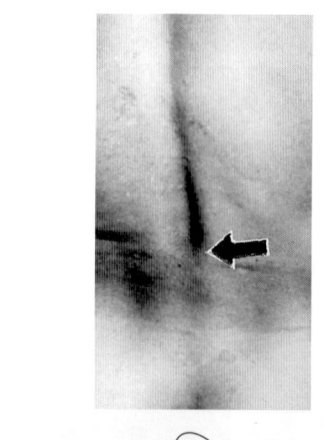

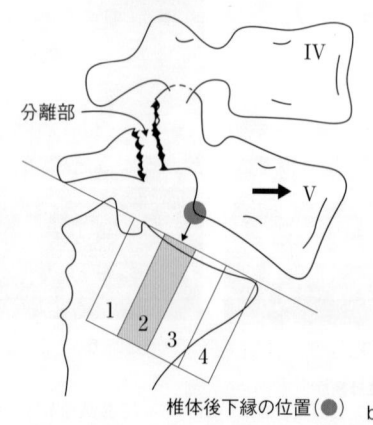

7 変形性腰椎症 lumbar spondylosis

1. 病態
50歳以降の中高年に多く，比較的高頻度にみられる．脊椎，特に椎間板の退行性変化を基盤とする疾患であるが，X線所見が認められても無症状の例もある．馬尾症状や神経根症状を呈するものは腰部脊柱管狭窄症として区別する（p.66，腰部脊柱管狭窄症の項参照）．

2. 症状と経過
体動初期（起床時や動作開始時など）の腰痛や軽度の運動制限がみられる．動作や歩行，あるいは安静により軽快する．脊椎の可動性が減少し，特に体幹の後屈制限がみられ，後屈時の疼痛を伴う．坐骨神経痛様の下肢痛がみられることもある．

3. 検査と診断
X線所見
椎体の隅角部からの骨棘形成（ときに上下骨棘の架橋形成），椎間腔の狭小化などが認められる．

4. 治療
①保存療法を主体とし，疼痛が強い場合は安静を図り，温熱療法，軟性コルセット装着，消炎鎮痛薬が投与される（図1）．②疼痛が鎮静すれば，適度な運動を勧め，決して無理な運動をしないように指導する．起床時や動作開始時もゆっくりと体を動かすように指示し，日常生活の中で，同じ姿勢を長時間とらず，腰部のストレッチングを行うよう指導する．③腰痛の軽減した時点での腰痛（予防）体操は，日常生活活動や作業時の姿勢を改善する上で大切である．

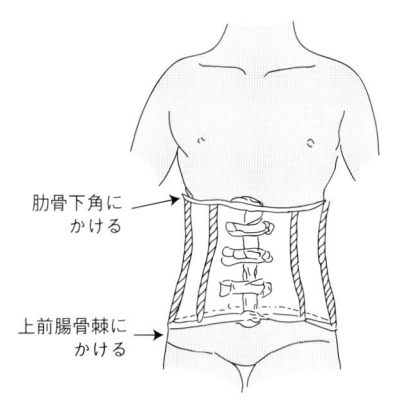

図1 軟性コルセット
骨粗鬆症，腰痛症，脊椎手術後などに用いられる．

④保存療法に抵抗を示し，日常生活に支障がある例に対しては手術療法（椎間固定術など）が適応されることがある．

Step Up　中心性頸髄損傷 central cervical cord injury

脊髄の灰白質と白質内側部の損傷で，頸髄でみられることが多い．高齢者でささいな転倒や前額部打撲によって頸椎の過伸展損傷で生じることが注目されており，MRI診断によって確認される．X線上で骨傷が明らかに認められない脊髄損傷である．最近スライディングキャッチを得意とする野球選手にみられ，話題を呼んだ．受傷直後に下肢障害と膀胱直腸障害がみられるが，下肢から回復が始まり，自排尿も可能となる．手指の巧緻運動障害と強いしびれ感が残る．頸椎椎間板ヘルニアや脊柱管狭窄症などの鑑別を要する．

Step Up　脊髄空洞症 (syringomyelia)

MRIの普及によって，脊髄実質内に水分を満たしたいわゆる空洞が生じる病像が注目されるようになった．
①脊髄空洞症は大きく交通性と非交通性の2つに分類され，交通性空洞症は主に先天性のもので，他の先天異常を合併することが多く，Arnold-Chiari奇形，脊髄・髄膜ヘルニア，脊髄正中離開などを伴う．空洞は第四脳室あるいは脊髄中心管と交通し，空洞内の液体は髄液と同じ成分である．一方，非交通性は主に後天性のものであり，空洞と脊髄中心管との間に交通がなく，脊髄損傷後，癒着性くも膜炎，脊髄腫瘍などに合併してよくみられる．
②本疾患の診断にはMRIがとくに有効である．特徴的な臨床症状としては，上肢を中心としたしびれ，疼痛などの表在感覚障害，上肢の遠位優位の脱力・筋萎縮が生じる．進行すれば下肢痙性麻痺を呈する．
③Chiari奇形を伴う空洞症ではいわゆるビーズ状ないしソーセージ状の形態を示し，横断像においては，空洞の形状は各レベルによって様々である．ときに延髄にまで及ぶ場合もある．
④癒着性くも膜炎や脊髄損傷に続発する空洞症では脳髄高位に多く，くも膜癒着の強い部位で径も大きくなりやすい．
⑤脊髄損傷に続発する空洞症において，空洞の発生は損傷の程度に関与するものと考えられ，損傷の程度が強いほど空洞形成が起こりやすい．空洞形成の特徴として損傷高位に関係なく，空洞は損傷高位の頭尾側に広範囲にみられ，延髄にまで進展する例もある．
⑥脊髄腫瘍に空洞症を合併するものの多くは髄内腫瘍である．

8 腰椎椎間板ヘルニア lumbar disc herniation

椎間板は上下の椎体の間でクッション（ショックアブソーバー）として働く．ここには力学的負荷が強く働き，加齢を中心とした退行変性が若年者の頃から発生すると考えられる．

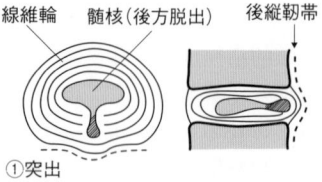

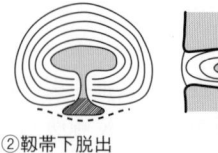

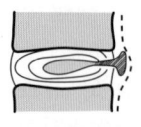

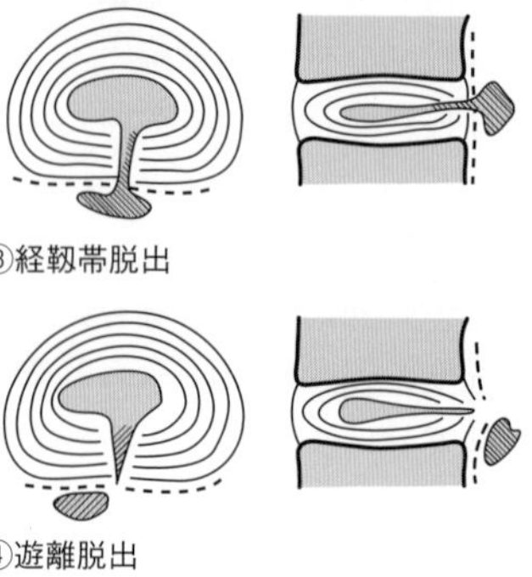

図2 椎間板ヘルニアの形態

1. 病態

①椎間板は中心部のゲル状の髄核とその周囲の軟骨性の線維輪から構成される（図2）．退行性変性やスポーツなどでの力学的負荷により後方線維輪の一部に断裂を生じ，髄核や線維輪が突出あるいは脱出した状態で，神経根や馬尾が機械的，化学的に刺激されて腰・下肢痛を生じる疾患である．下肢症状は片側性であることが多い．

②20～40歳の青壮年期で活動性の高い男性に多い．60歳以上になると発生頻度は低下し，全ヘルニア症例の2～6％とされる．

③罹患椎間としては，L4/5間，ついでL5/S1，L3/4間椎間板に多い．高齢者ではL3/4間以上の上・中位腰椎における発生頻度が高い傾向にある．

④腰椎椎間板ヘルニアでは，ヘルニア脱出高位より1つ下位の椎間孔から出る神経根が圧迫されることが多い（図3）．

⑤ヘルニアの形態としては，①ヘルニア腫瘤が後縦靱帯下にとどまる突出型（protrusion），②靱帯下脱出型（subligamentous extrusion），③後縦靱帯が穿破する経靱帯脱出型（transligamentous extrusion）と④遊離脱出型（sequestration）に分けられる（図2）．

⑥青年期では，ヘルニア腫瘤は髄核が主成分（一部に断裂した線維輪を含むことがある）であるが，高齢になれば線維輪だけでなく，線維輪と椎体との連結部である軟骨終板の断裂部を含むことも多く（変性による狭窄症とは異なる病態），通常大きな腫瘤が一塊となって脱出する．

2. 症状と経過

①青壮年期ではスポーツや外傷を契機とすることが多く，スポーツや重量物の挙上などにより急性に発症したものは，初期は腰痛が高度であるが1～数日で腰痛が消失すると，症状の主体は圧迫された神経支配領域に応じた放散痛と下肢痛となる．下肢痛は咳やくしゃみで増悪する．

②若年者も腰痛と下肢痛が基本的な症状であるが，成人と比較して腰痛と殿部痛が前面に出る例が多く，体幹運動制限（とくに前屈）が強く，逃避性側弯もみられることが多い．下肢伸展挙上straight leg raising（SLR）テストが有用である．

③高齢者では，比較的急激に誘因なく発症し，

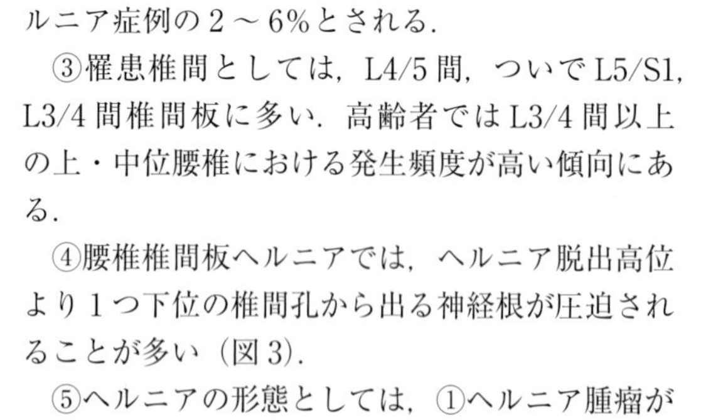

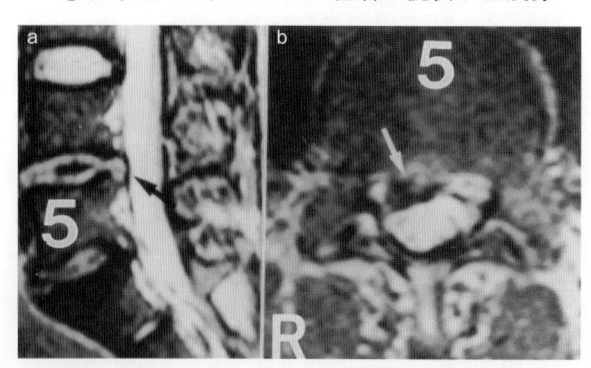

図1 L4/5椎間板ヘルニア脱出型，33歳男性
MRI（T2強調画像）．(a)(b)L4/5の右側に椎間板の脱出像（矢印）

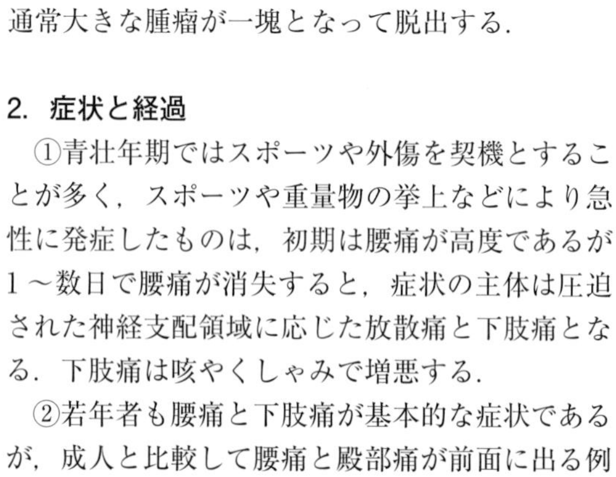

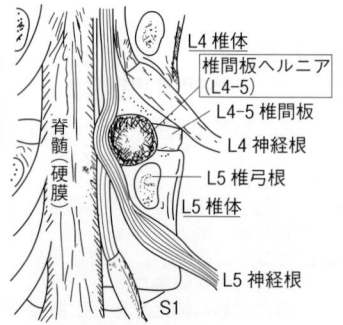

図3 L4-5椎間板ヘルニアの位置とL5神経根圧迫の関係

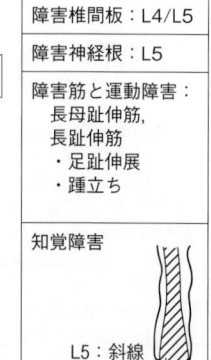

障害椎間板：L4/L5
障害神経根：L5
障害筋と運動障害：
長母趾伸筋，
長趾伸筋
・足趾伸展
・踵立ち

知覚障害
L5：斜線

過去に腰痛・坐骨神経痛の既往を有する例が多い．腰痛は通常軽度で，下肢痛は高度で立位や歩行により症状の増悪をみる．SLR テストは陰性のこともあるが，上殿神経の圧痛は高頻度に認められる．筋力低下，知覚障害の頻度は高くその程度も強い例が多い．激しい疼痛の消退とともに急速に麻痺を来して下垂足を呈する場合もある．

3. 検査と診断

個々の筋力テストを行うが，まず踵（かかと）歩行 heel gait（前脛骨筋と足部伸筋；L5 神経根）と爪先歩行 toe gait（下腿三頭筋；S1 神経根）が可能であるかを調べる．

1) 徒手検査

```
SLR（straight leg raising）テスト
```
下肢を伸展した状態で挙上し，疼痛のために下肢の挙上が制限されれば陽性

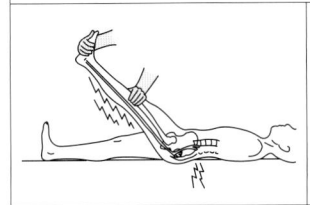

(L4), L5, S1 神経根の（坐骨神経）の刺激で陽性となる．

```
FNS（femoral nerve stretch）テスト
```
患者の骨盤を固定し，患肢の股関節を伸展させる．

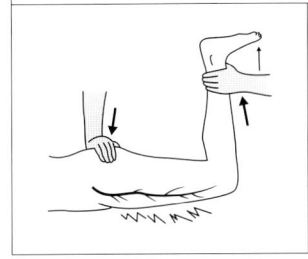

L2, L3, L4 神経根（大腿神経）の刺激で陽性となる．
大腿前面に放散痛：L3 神経根の障害
下腿内側に放散痛：L4 神経根の障害

2) 高位診断
3) 画像診断

X 線像では，急性期では特記すべき所見はないが，慢性期では罹患部の椎間板狭小化がみられることが多い．MRI にて診断する．

脊髄造影では，脊柱管の圧迫像，神経根像の消失を確認する．MRI の普及により使用頻度は減少している．

4. 鑑別診断

1) 腰部脊柱管狭窄：変形性脊椎症，脊椎分離症，脊椎すべり症，変性脊椎すべり症など
2) 脊椎の破壊性病変：脊椎炎，転移性脊椎腫瘍，まれに原発性腫瘍
3) 骨盤部疾患：変形性股関節症，骨盤輪不安定症，骨盤腫瘍など

※腰部脊柱管狭窄症に椎間板ヘルニアが合併していることが稀ではない．高齢者の椎間板ヘルニアでは SLR テストが必ずしも陽性を呈さない．MRI が鑑別に有用である．

5. 治療

ヘルニア腫瘤が自然吸収される例もあるため，保存療法が原則（2〜3カ月間）である．神経症状の改善しない例，患者が痛みに耐えられない例や社会的な理由で猶予がない例などは手術療法の適応となる（手術に至るのは約10％）．ただし，排尿障害がみられる例は可及的早期に手術が行われる．

Ⅰ）保存療法：
 1) 日常生活指導
 2) 安静：急性期に疼痛に対して安静を指示するが軽快次第日常生活にもどるよう努力する．
 3) 持続牽引療法
 4) コルセット
 5) ブロック療法
 6) 薬物療法：内服薬，神経根ブロック療法，硬膜外ブロック療法
 7) 体操療法：腰痛が軽快してきたら，脊柱の支持性を高めるため腰背筋や腹筋の強化運動を続ける．

Ⅱ）手術療法：顕微鏡下もしくは内視鏡下髄核摘出術が一般的である．経皮的髄核摘出術，レーザー椎間板蒸散法なども症例に応じて行われる．

6. ポイント

症状の改善には時間を要することを患者に十分に説明する．治療法（保存療法，手術療法）にかかわらず，症状が改善しても椎間板の変性があるため，前屈での作業や重量物の挙上をさける．肥満予防など日常生活指導を行う．

9 腰部脊柱管狭窄症 lumbar spinal canal stenosis

1. 病態

①高齢化社会で注目される疾患で，高齢の男性の診察にあたってとくに忘れてはならないものである．この腰部脊柱管狭窄症は，腰椎の退行性変化によって骨性あるいは靱帯の肥厚などにより腰部脊柱管が狭小化し，馬尾や神経根が圧迫され，腰・下肢痛，下肢しびれ，間欠跛行，排尿障害などの臨床症状が発現するものである．50歳以上の男性に多く，好発部位はL4/5高位が多い．

②病因別の分類（国際分類）（表1）．後天性の変形性狭窄の頻度が最も高く，なかでも腰椎変性すべり症との合併例が多い．病型分類では，①神経根型（主に片側の下肢痛，しびれ），②馬尾型（両下肢のしびれと脱力感，排尿障害，疼痛なし），③混合型（神経根型と馬尾型の混合したもの）に分けられる．

表1 腰部脊柱管狭窄症の国際分類（病因別の分類）

1. 先天性（発育性）脊柱管狭窄 　軟骨形成不全症(achondroplasia)が代表的
2. 後天性脊柱管狭窄 　1）変性性狭窄 　　①変形性脊椎症による狭窄（この原因が最も多く，男性；多椎間罹患が多い） 　　②腰椎変性すべり性（女性，L4-5椎間に多い） 　2）混合性：先天性，退行変性，椎間板ヘルニアのうち2つ以上が合併したもの 　3）分離すべり性狭窄 　4）医原性狭窄 　　椎弓切除後や椎体固定術後などに生じたもの 　5）外傷性狭窄：椎体の骨折・脱臼後 　6）その他の狭窄：Paget（パジェット）病，後縦靱帯骨化症など

2. 症状と経過

1）自覚症状

①腰痛（経過の長い鈍い腰痛），馬尾性間欠跛行（歩行により出現し，腰部前屈位安静により軽快する），下肢しびれ感，坐骨神経痛を訴え，下垂足や排尿障害などの麻痺症状もみられる．②間欠跛行は本症に特徴的で約70％にみられる．閉塞性動脈硬化症などの末梢動脈疾患との鑑別を要する．

2）他覚所見

①アキレス腱反射が低下あるいは消失する例が多い．SLRテストあるいはラセーグ（Lasègue）徴候は陰性である．知覚障害は足背のL5，S1領域に認められる．

②筋萎縮は下腿や殿筋にみられ，足関節の筋力低下を認める．

③足背動脈および大腿動脈の拍動は正常である．

④閉塞性動脈硬化症では間欠跛行は腰椎の姿勢と無関係であり，足背動脈の拍動の有無は大切な鑑別所見の一つとなる．

⑤本症に peripheral artery disease (PAD) を合併することが6〜7％にみられる．

⑥本症では前屈で症状は改善し，腰椎椎間板ヘルニアでは前屈で症状悪化をみる．

3. 検査と診断

①X線所見：椎弓の肥厚・硬化像，椎間関節の硬化像と骨棘形成，椎間の狭小化，椎弓根間距離の短縮，椎間孔の狭小化など

②MRI所見：多椎間高位にわたる狭窄像，馬尾圧排像など．狭窄の程度を確認する．

③脊髄造影およびCT-myelogram所見：狭窄の状態を動的に確認する．

④癌転移や炎症を除外するため必要に応じてCRPなどの血液検査を行う．

4. 治療

①保存療法として日常生活指導，装具療法，理学療法，薬物療法，神経ブロック療法などと組み合わせて処方する．

②手術療法として狭窄部位の除圧（広範囲椎弓切除術，椎弓形成など）を目的に行う．最近は鏡視下後方除圧術などの低侵襲手術が積極的に行われている．脊椎不安定性がある例では，脊椎固定術を併用する．

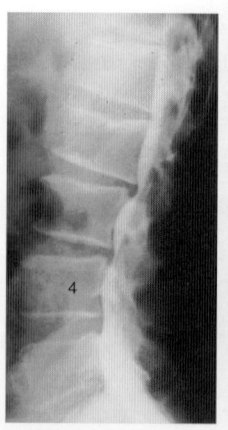

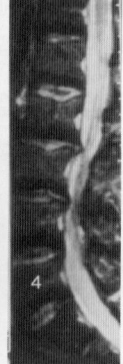

図1 腰部脊柱管狭窄症，52歳男性
a 脊髄造影像（側面）．
b MRI（腰椎矢状断像）．L2/3，L3/4高位にて前方，後方からの圧排を受け硬膜管の狭小を認める．

10 強直性脊椎炎 ankylosing spondylitis（AS）

1. 病態
①仙腸関節痛，腰背痛などから始まり，次第に進行して，脊柱全体が強直し，さらに体幹に近い股関節そして膝関節なども強直していく疾患である．

②欧米人に多く，日本人には少ない．HLA-B27は補助診断として有用である．脊椎炎は仙腸関節から上行性に進行し最終的には脊椎全体から強直に至るのが特徴的である．

③15〜30歳で発症し，男性が90％を占める．仙腸関節をはじめ，すべての脊椎関節，四肢の大関節の強直を起こす疾患で，原因不明である．病変の主役は付着部炎（enthesitis）と考えられる．

2. 症状
①脊柱の強直，大関節の伸展位強直などによって徐々に日常生活動作が困難となる．腰背部に自発痛を認め，仙腸関節に圧痛および介達痛を認める．

②腰椎前弯の減少，脊柱運動制限，胸郭運動制限を認める．身体各関節の運動制限，股関節，肩関節も侵されることがある．

3. 診断
①高度の赤沈値亢進が認められる．CRPテスト陽性．

②HLA-B27の陽性が特徴的である．リウマチ因子，RAテストは通常陰性．

③ ^{99m}TcDPscanによる仙腸関節，椎間関節部のuptakeの亢進．

④X線所見

ⓐ仙腸関節は初期は不鮮明となり，裂隙拡大を認める．次第に関節裂隙狭小化を認め，末期には骨性強直をきたす．ⓑ脊椎の変化はやや遅れて起こり，椎間板外側線維輪の骨化，周辺靱帯の骨化形成が脊柱上下にすすんで，竹様脊柱（bamboo spine）を呈す．ⓒ骨粗鬆症，椎間関節や棘間靱帯の骨化などの所見も認める．

4. 合併症
潰瘍性大腸炎，虹彩炎，クローン病を合併することが多い．

5. 治療
①残存機能温存のため機能訓練，②非ステロイド性抗炎症薬（NSAIDs）を用いるが，長期投与になるので注意を要する．

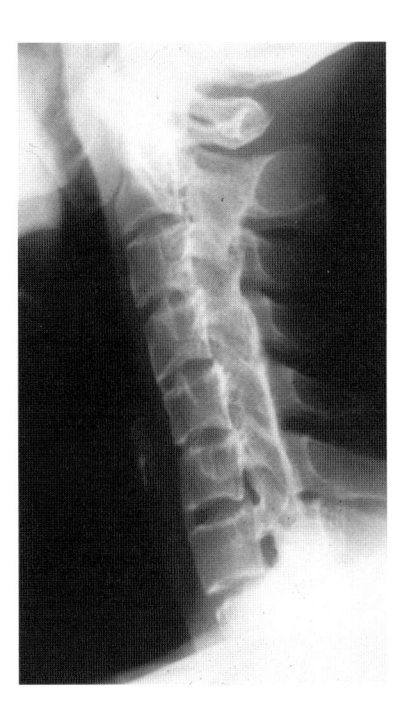

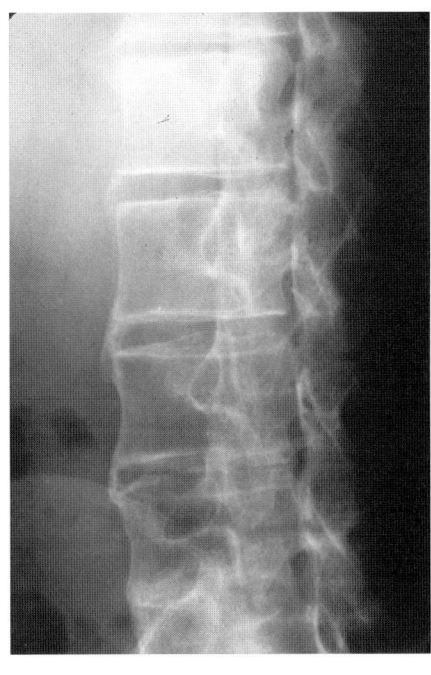

図1　**強直性脊椎炎**
強直性脊椎炎による竹様脊柱（仙腸関節から頚椎に及ぶ）

Step Up 主な脊椎後方除圧術

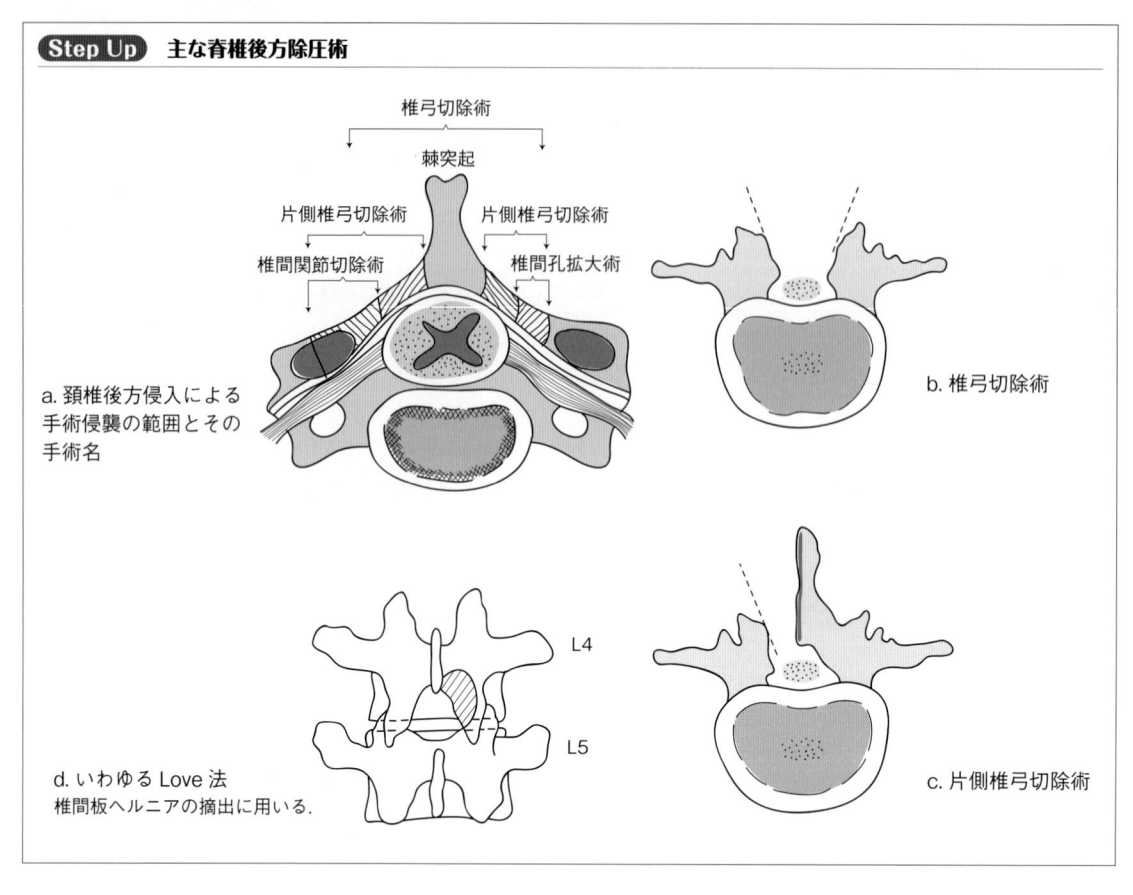

a. 頚椎後方侵入による手術侵襲の範囲とその手術名
(椎弓切除術／棘突起／片側椎弓切除術／椎間関節切除術／椎間孔拡大術)

b. 椎弓切除術

c. 片側椎弓切除術

d. いわゆる Love 法
椎間板ヘルニアの摘出に用いる．

Step Up 主な頚部脊柱管拡大術

骨移植

黒川法（棘突起縦割法）

観音開き式

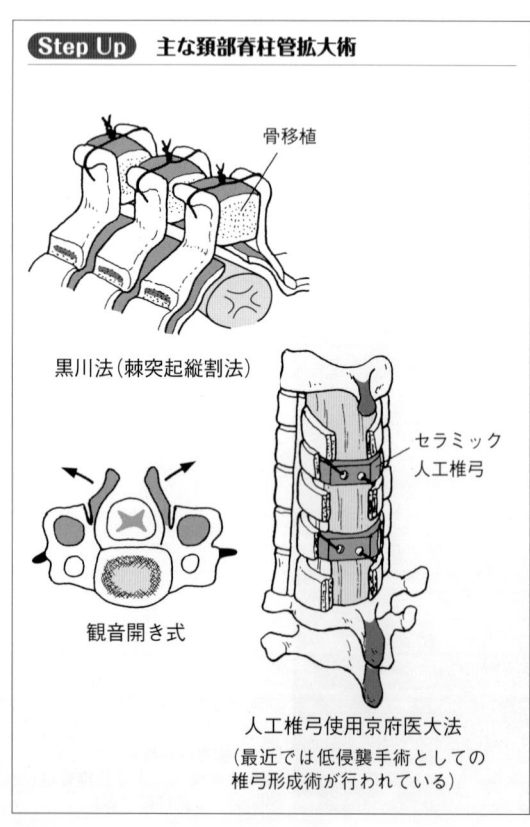

セラミック人工椎弓

人工椎弓使用京府医大法
（最近では低侵襲手術としての椎弓形成術が行われている）

Step Up 主な脊椎固定術

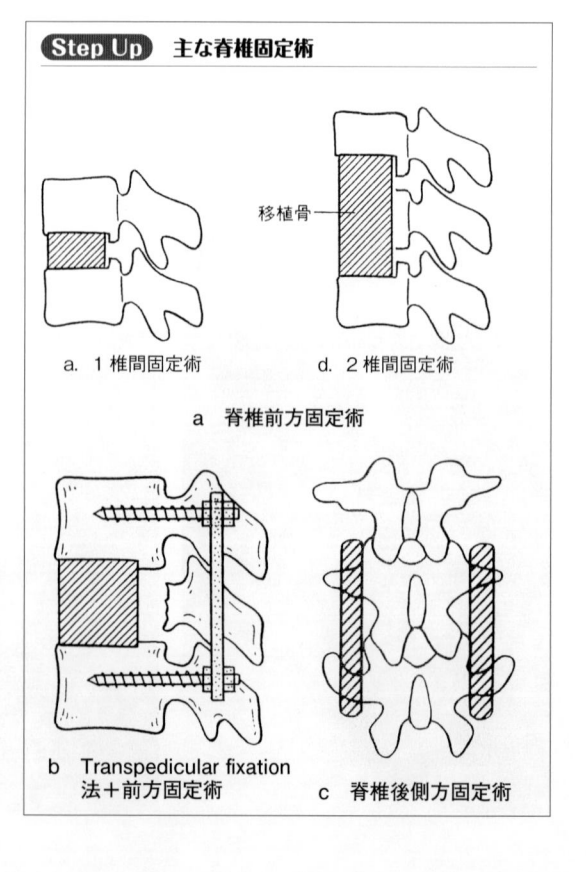

a. 1 椎間固定術

d. 2 椎間固定術
移植骨

a 脊椎前方固定術

b Transpedicular fixation 法＋前方固定術

c 脊椎後側方固定術

Step Up 脊髄動静脈奇形
arteriovenous malformation of the spinal cord(AVM)

稀な疾患で，下部胸椎から胸腰椎レベルでの脊髄動静脈の先天異常である．

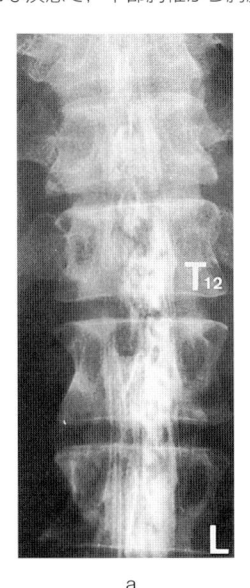

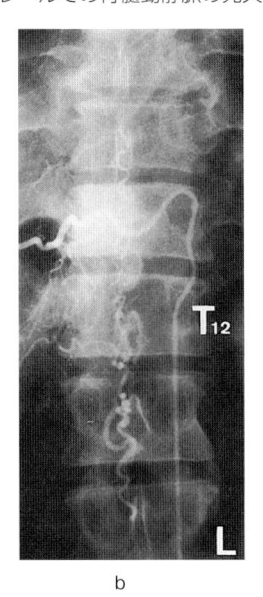

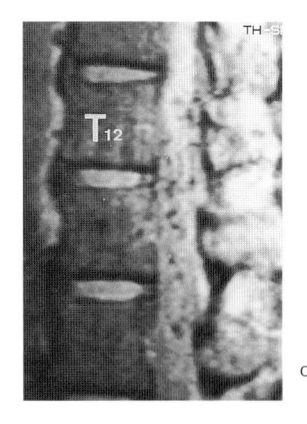

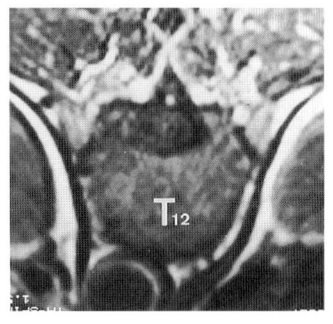

図2 47歳，男性．胸髄動静脈奇形(T10-L2)．両下肢の脱力と感覚障害，膀胱直腸障害を訴える．
a 脊髄造影像：T10からL2にわたり特徴的な"worm like appearance"を呈している．
b 選択的脊髄動脈造影像（右T11肋間動脈）：不規則に蛇行した異常血管がT10～L2高位の脊髄に一致して造影されている．
c MRI(T2強調矢状断像)：動静脈奇形部は低信号像として認める．
d MRI(T1強調横断像)：低信号像が髄内，髄外に認める．

Step Up 前脊髄動静脈症候群
anterior spinal artery syndrome

大前根動脈(Adamkiewicz動脈)の血流障害による閉塞によって生じる場合が最も多く，下肢対麻痺が生じ，温度覚・痛覚が脱失する．触覚は一部保たれ，深部感覚は障害されない．膀胱直腸障害を認める．

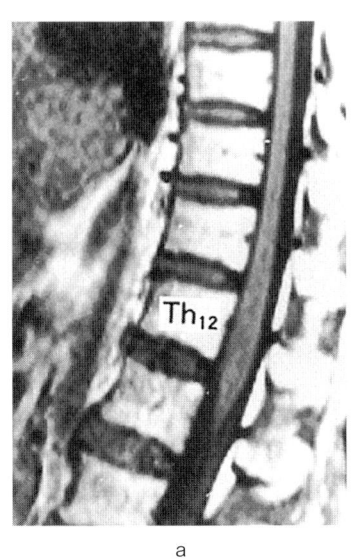

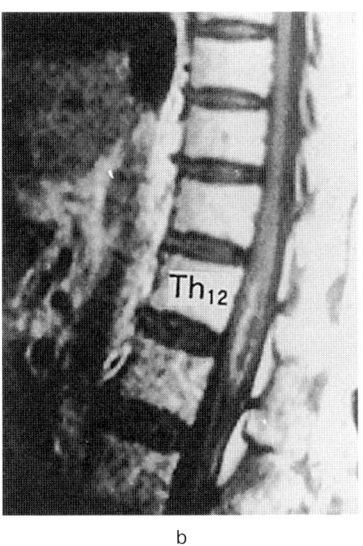

図3
a T1強調矢状断像：脊髄の腫大を認める．
b T1強調矢状断像（ガドリニウム強調像）：梗塞部は辺縁が高信号に造影され中心は強調されていない．

3章 小児の疾患 disease of children

1 先天性筋性斜頚 muscular torticollis

斜頚の中でも乳児に発生する筋性斜頚は最も多いが，近年減少してきている．

1. 病態

斜頚は以下のように分類される．

先天性斜頚	1）筋性斜頚	最も多い．成因は，分娩時（特に難産時）に胸鎖乳突筋が過伸展されて生じるとする説など諸説がある．
	2）骨性斜頚	頚椎および上位胸椎を中心とする骨性先天異常（癒合椎，楔状椎など）に伴って生じる．
後天性斜頚	1）神経性斜頚	末梢あるいは中枢神経障害や心因性要因によって生じる．
	2）炎症性斜頚（弛緩性および痙性麻痺性）	小児の深頚部のリンパ節炎や咽頭炎などによって生じる．
	3）瘢痕性斜頚 4）眼性または耳性斜頚 5）習慣性斜頚 6）その他	

①先天性筋性斜頚は，生後1週間前後に，胸鎖乳突筋の分岐部に小腫瘤が生じ，これが2～3週後に最大となり，1カ月を経過すると徐々に軟化縮小し，徐々に瘢痕化して胸鎖乳突筋に拘縮が生じる．腫瘤は血腫や炎症によるものではなく反応性肉芽腫と考えられる．②近年は産科学の進歩と少子化の影響で発生頻度は減少している．

2. 症状と経過

①一側の胸鎖乳突筋に拘縮が生じた場合，特有の斜頚位（頭部が患側へ屈曲，顔面は健側へ回旋）を呈する．

3. 検査と診断

①生後5日～3週間で，腫瘤が顕著となった際に発見されることが多い．顔面を患側方向へ回旋すると胸鎖乳突筋が緊張する．

4. 鑑別診断

①骨性異常の有無を確認する．

5. 治療

①約90％の例が6カ月から1年で自然治癒する．腫瘤は生後6カ月前後で触れなくなることが多い．

②徒手矯正やマッサージは行わない．治療は，親に対し，授乳時あるいは臥床時は傾斜枕や砂嚢を使用して，また，だっこ時にも頭部を矯正位に保持するように指導する．乳児は臥床時に光の入る窓をみる傾向にあるので，寝かせる位置にも配慮する．少なくとも1カ月に1回は経過観察を行う．

③手術療法は，1歳6カ月を経過しても斜頚位で回旋制限が残存した例で，将来の頭部顔面変形（顔面非対称や頭蓋の変形）予防の観点から行われる．手術法としては腱様に短縮した胸鎖乳突筋の起始部および停止部の切離が行われる（図1）．

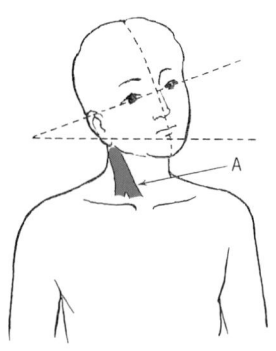

a．手術前（右：患側）
A：胸鎖乳突筋

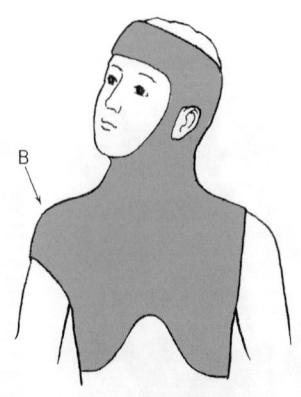

b．術後矯正位ギプス固定
B：患側の肩の部分は長くする

図1 先天性筋性斜頚に対するギプス固定

2　発育性股関節形成不全（先天性股関節脱臼）
developmental dysplasia of the hip

1. 病態
　周産期および出生後の発育過程で大腿骨頭が関節包内で脱臼した状態．従来，先天性股関節脱臼と呼ばれていた．

　出生前・後の股関節脱臼，亜脱臼や将来脱臼を来す可能性を有する臼蓋形成不全，新生児股関節不安定症，亜脱臼を含めた脱臼準備状態にあるすべての股関節が含まれる．

　以前は乳幼児の代表的な股関節疾患であったが，出生1,000例に対し1～3例の割合の発生が認められ，これは以前に比較して約1/10に減少している．1975年より行われた先股脱全国発生予防運動による成果といえ，本症に対して予防が重要であることを示す．

　男女比は1：5～9で女子に多く，初産児に多い．

　発生要因としては，

　①遺伝的要因
　同一家系内発生，近親結婚例，他の先天異常の合併（先天異常性脱臼；難治性）

　②機械的影響
　子宮内での胎児の異常位ことに単殿位（赤ちゃんのお尻が下で，お尻だけ母の骨盤に突っ込んで両足を上に伸ばしV字型の姿勢で膝を伸ばしている）の強制など．（複殿位：体育座り）

　③関節弛緩の影響
　母胎の関節弛緩ホルモン分泌亢進，結合織弛緩症

　④環境因子
　股関節の肢位，だっこの仕方，オムツのあて方（下肢伸展にオムツ）など

　が考えられている．

2. 症状と経過
　骨頭は骨盤に対して後方（後外側）に脱臼する．脱臼股の寛骨臼は浅く，臼蓋が急峻になり（臼蓋形成不全），処女歩行後（体重負荷後）に，骨頭は寛骨臼（原臼蓋）より後上方に移動し，偽寛骨臼が形成される．偽寛骨臼は骨頭と腸骨間の関節包の軟骨仮生により生じた線維軟骨で覆われる．股関節脱臼が持続すれば，関節包は骨頭の外上方移動にともなって伸展し，その前方で腸腰筋と交差する部位で狭窄して砂時計様となり，骨頭靱帯は伸展・肥厚し，関節唇は寛骨臼側（内側）に折れ曲がる．これらは整復障害因子となる．他の整復障害因子としては，腸腰筋の短縮・緊張，内転筋の短縮・緊張などがあり，整復障害因子が多い例あるいはその程度が強い例では，最終的に手術的整復を要する．

1）新生児期
　新生児を自然に寝かせると，正常の股関節の肢位は屈曲・外転・外旋位となるが，脱臼股では，片側脱臼の場合は左右の肢位が非対称となる．脱臼側は開排が制限される（図1）．

2）乳幼児期
　視診では，大腿内側皮膚溝の非対称，下肢の短縮が認められ，触診により関節腔の空虚が確認でき，脱臼側の開排制限が認められる．

3. 検査と診断
1）臨床所見

時　期	所　見
新生児期	Ortolaniテスト陽性，Barlowテスト陽性，telescoping徴候陽性
乳児期	①大腿内側皮膚溝の非対称 ②下肢の短縮（Allis徴候陽性） ③開排制限 ④肢位異常（内転外旋優位） ⑤寛骨臼の空虚（大腿骨頭の臥位上方変位やtelescoping徴候陽性） ⑥大転子高位（Roser-Nélaton線より大転子が高位となる）
幼児期	①処女歩行の遅延 ②跛行（両側性では腰椎前弯増強によるアヒル様歩行） ③Trendelenburg徴候陽性

　―視診および徒手的検査法―

　①肢位異常と開排制限：右大腿外側部はベッドにつく程度に十分な開排位がとられているが，左（脱臼側）は大腿部がベッドから浮き上がっている．この状態を左股関節開排制限（＋）とし，その制限されている角度を記載する．

　② Allis徴候：足底を下につけて膝の高さを比較．患側が低くなる（みせかけの下肢短縮）．

　③大腿内側皮膚溝の左右差：右と比較して左大

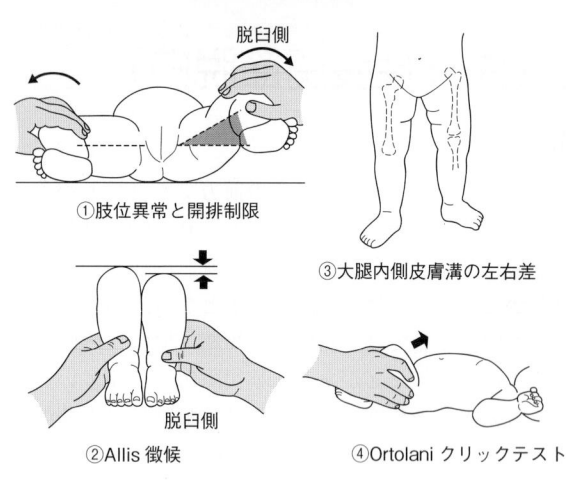

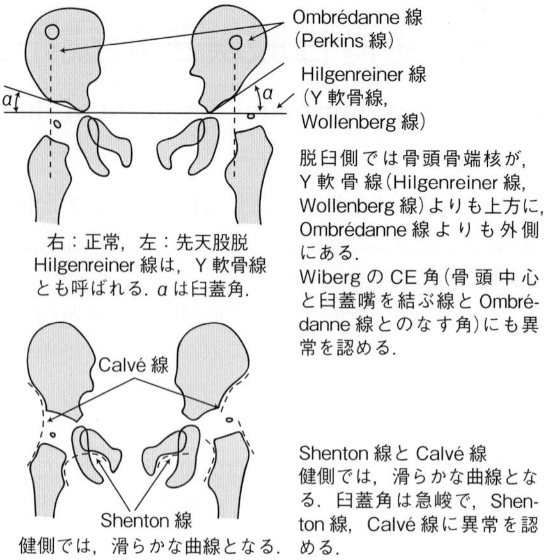

腿内側部の皮膚溝の数が多く，深く，長い．

④Ortolani クリックテスト：股・膝関節を屈曲させ母指を大腿内側，他指を外側に当てる（中指を大転子）．両手で両下肢を軽く牽引し大腿を外転させる．このとき指で大転子を押さえ大腿を外転，外旋させる．股関節脱臼では 30～40°外転した状態で抵抗が出現し，それ以上外転しにくくなる．検者の指先にクリックを感じて股関節が整復されると外転が可能になる．熟練した医師が愛護的に行うこと．

⑤Barlow test：両股関節屈曲 90 度，膝関節最大屈曲位に保持し，検者の指を大転子の上から上方に押すと脱臼股では後方に脱臼していた骨頭が臼に整復され，このとき整復音を感じる．次に小転子を後方に押すと骨頭が脱臼するのを感じる．このように，骨頭が整復され，臼蓋内に入り，さらに後方に脱臼する現象を「脱臼（整復）の 3 徴候」と称し，この 3 徴候が存在すれば脱臼としての診断がつく．

⑥telescoping（伸縮）徴候：骨盤を固定し，示指を大転子に当て，反対側の手で下肢に牽引と圧迫を交互にかける．異常可動性があれば，あるいは触知されれば陽性．

2）X 線所見：図 1，2，3，6

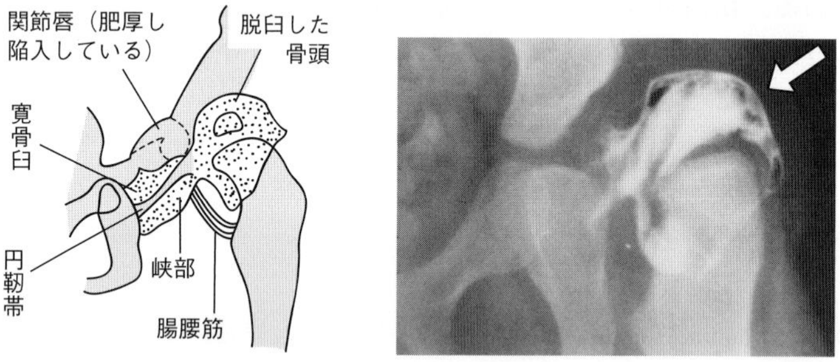

4. 治療

早期発見，早期治療が大切で，患児が処女歩行を開始する前に脱臼している骨頭を臼蓋内に整復することが治療の原則である．

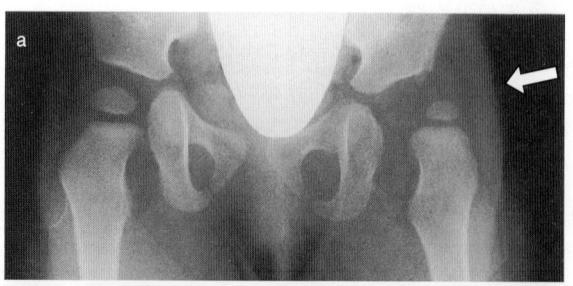

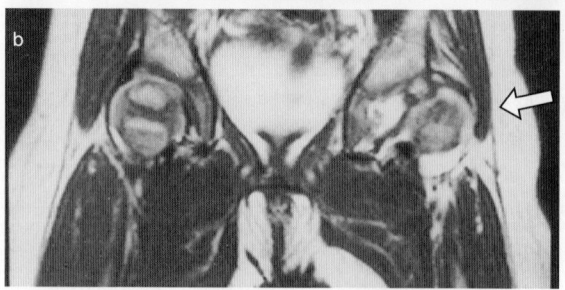

1) 新生児期

開排位でのおむつのあて方，正しい抱き方によって発生率が激減したことを頭に入れて対処する．すなわち，軽症例では厚めのオムツを使用し，正しいだっこの方法であれば，正常に発達する例がほとんどである．

2) 乳児期

① Pavlik 法（Riemenbügel 法）

あぶみ式吊りバンドであり，バンドは患児の肩から同側の足底まで連続し，常に股関節を90度以上の屈曲位に保っている．股関節と膝関節の伸展以外の動き（屈曲，内外旋，内外転）は制限されていない．このことで患児が下肢を伸展させようとする力が脱臼を整復する力として働く．

多くの症例で装着後1～2週で開排制限がとれ，脱臼は整復される．安定性を確認しながら装着時間を減らしていく（図4）．

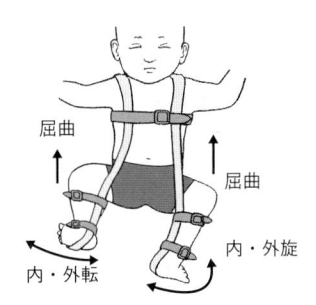

図4 Pavlik 法

② 頭上方向（overhead）牽引法

Pavlik 法で整復不能例に対して試みられる．水平牽引，垂直牽引，頭上方向（overhead）牽引をして外転・外旋（開排）牽引と移行して脱臼の整復をはかる（図5）．

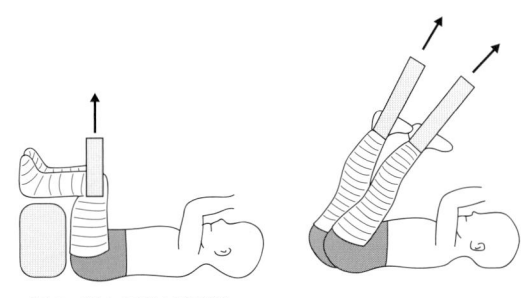

図5 種々の頭上牽引法
左：垂直牽引，右：オーバーヘッド牽引

5. 予防

1) 出生児に股関節を伸展位にしない．
2) 自然運動を妨げない（股関節開排位が最も安定する肢位）．
3) オムツは横バンドの狭い，股関節開排が十分出来るものを用いる．
4) だっこの方法

頚がすわる前は股の間に手を入れて開排を促す．
頚がすわってからは互いに向き合って開排位となるようにだっこする．

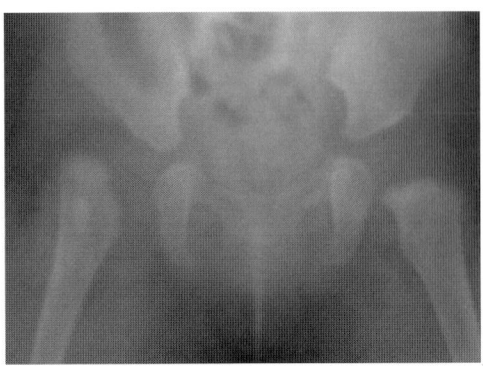

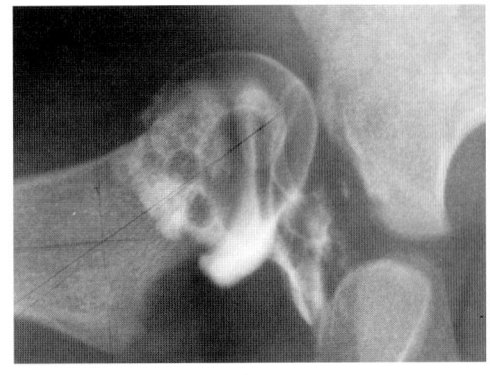

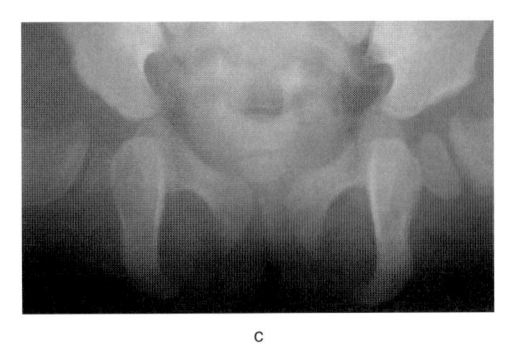

図6 右先天性股関節脱臼例
生後7カ月女児．右股関節に高度の脱臼所見(a, b)を認める．
a 術前X線所見．b 術前関節造影所見．
c 整復術後所見

3 脊柱側弯症 scoliosis

　脊柱の椎体の並びが，前額面で側方へ弯曲している状態を脊柱側弯といい，機能的なものと構築性の2つに大別される．

1. 病態
　①機能的側弯症は，原因となっている病態が背景にあり，それを解決すれば軽減する．②構築性のものは，成長期にみつけられることが多いが，原因不明の特発性のものが大多数を占める．

2. 症状と経過
　特発性側弯症は全体の70～80%を占め，その中では思春期側弯症が圧倒的に多い．発症年齢が低いほど進行することが多い．進行は成長完了とともに停止することが多い．

3. 検査と診断
　以下の点を中心に確認する．
1）身体所見
　a）脊柱：①肩の高さの左右差の有無，②一方の肩甲骨の内縁の突出の有無，③ウェストの線の左右非対称性の有無，④前屈時の背部に肋骨隆起（rib hump）の有無
　b）四肢：上・下肢長および四肢周囲径の左右差の有無，指床間距離の測定
　c）皮膚：café-au-lait（カフェオレ）斑の有無（神経線維腫症にみられる）
　d）神経学的所見：四肢の感覚異常や運動障害，筋力低下，筋萎縮や腱反射の異常の有無

2）X線所見
　立位と臥位で腸骨翼を含め全脊柱を含めて撮影する．（乳腺や性腺への被爆量を少なくするよう配慮する）
　a）先天異常：楔状椎，半椎体，癒合椎などの有無
　b）構築性変化：弯曲形，側弯度，回旋の程度，腸骨骨端核による椎体成長度を評価し，今後の進行度について判定する．側弯度はCobb法で計測する．

3）心肺機能検査
　側弯が強度（Cobb法で60°以上）になると心肺機能の低下を認めることがある．

4. 治療
1）保存療法
　①成長期でCobb角20°～50°では悪化予防を目的として矯正装具を用いて治療と定期的に受診するよう指示する．
　②装具療法では，装具装着は原則として入浴や体育の時間を除き，終日装着させる．進行がほとんどみられない場合などは，骨年齢なども考慮して夜間のみ装着とする．③成長が止まり，腸骨稜骨端核による骨年齢評価（Risser sign）が4（15，6歳程度と評価）以上で，初潮後3年以上経過し性成熟が十分で，側弯の進行が停止した

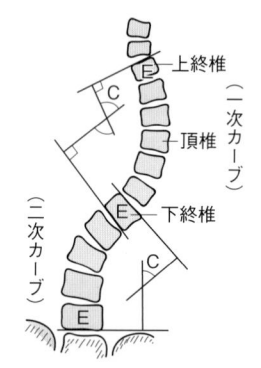

図1　Cobb法
立位正面X線像により一次カーブと二次カーブを判定し，各カーブの頂椎と終椎を定め，側弯度を計測する．

表1　脊柱側弯症の種類

機能的脊柱側弯症	疼痛性側弯		腰椎椎間板ヘルニアなど，腰部の疼痛で生じることが多い．
	代償性側弯		脚長差がある場合や骨盤の傾斜でみられる．
構築性脊柱側弯症	特発性側弯症	乳幼児側弯症	3歳未満に発症するもので，男児，左凸側弯が多い．
		学童期側弯症	3～10歳までに発症するもので，性差はない．
		思春期側弯症	最も多い．11歳以降に発症し，85%が女子で，右凸胸椎側弯が多い．
	症候性側弯症	神経筋性側弯症	脳性麻痺，急性灰白髄炎，脊髄空洞症，脊髄性筋萎縮症など神経疾患や筋疾患に伴って生じる．
		先天性側弯症	脊椎骨の形成異常，分化異常，肋骨の融合など形態異常に伴って生じる．
		神経線維腫症側弯	神経線維腫症（遺伝性疾患）に伴って生じる．
	間葉性側弯症		Marfan症候群，Ehlers-Danlos症候群に伴って生じる．
	変性腰椎側弯症		加齢による腰椎椎間板の変性により生じたCobb（コブ）角（図1）10°以上の側弯変形がみられるもの．

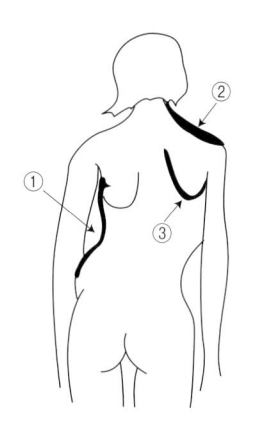

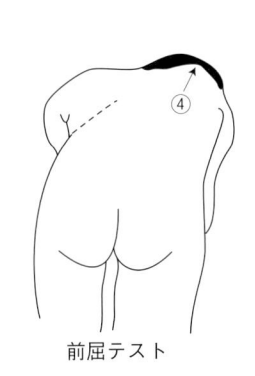

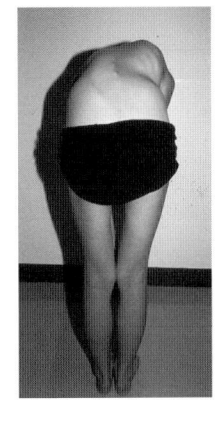

図2 側弯発見のチェックポイント
①脇線の左右差.
②肩の高さの左右差.
③肩甲骨の突出と位置の左右差.
④前屈テスト—肋骨隆起または腰部隆起の有無.

前屈テスト

例は装着時間を短縮していき，装具療法を終える．水泳などの運動で体幹筋の強化訓練も併用する．

a) Milwaukee brace：頂椎が第8胸椎より頭側の胸椎型側弯に適応される．胸椎前弯を伴う側弯変形には効果が期待できないため適応されない．

b) underarm brace（Boston装具が中心）：頂椎が第8胸椎以下の症例に用いられることが多い．

2) 手術療法

① Cobb角50°以上の側弯症に適応される．②状態に応じて種々の術式が採用されるが，多椎固定による矯正固定術が適応されることが多い．また，hookとrod，そして椎弓根スクリューを用いた変形の矯正が行われる．近年では手術方法の進歩により，従来必要としていた術後の外固定が不要となった．

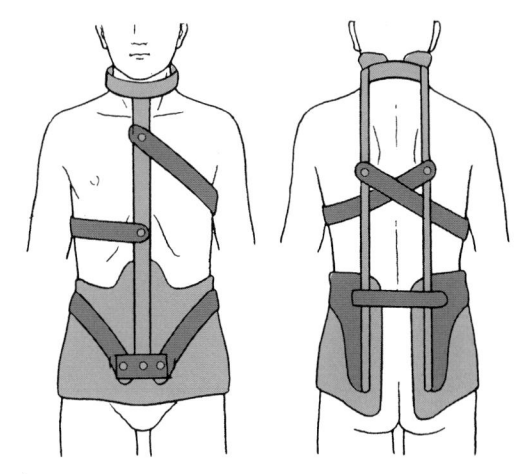

5. ポイント

①装具療法は進行性の例で使用され，有効性があるとされている．保存療法の間，水泳などの運動で体幹筋を強化する．

②成長期の女性に多いため，精神的負担を軽減するように配慮が必要であり，家族や学校など周囲の協力を得た上で，自発的な取り組みが出来るように配慮する．

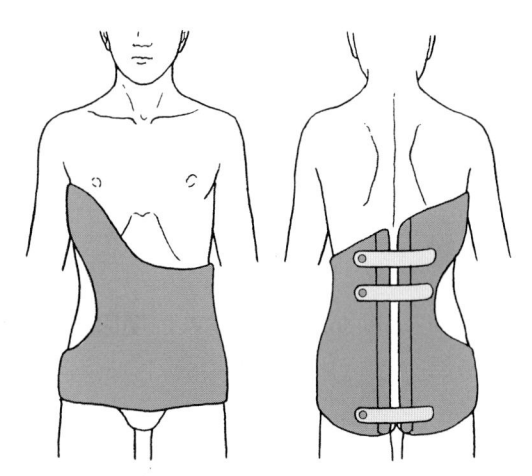

図3 Milwaukee brace
胸椎側弯に適応

図4 underarm brace
胸腰椎側弯，腰椎側弯に適応

4 Perthes病 ペルテス病

1. 病態

①発育期に大腿骨近位骨端部（骨端核）が阻血性壊死をきたす疾患である．幼稚園児から小学校低学年（4～8歳，ことに6，7歳）の男児に多い．（男女比は5：1）．②多くは片側性で，両側性は15～20％とされる．③男児が外傷などの誘因が無く大腿～膝部痛を訴えて来院した場合は，必ず本症を疑って股関節のX線撮影を行うべきである．

④大腿骨頭の栄養血管分布は成長段階により異なる（図1）．ペルテス病の好発年齢に一致する4～7歳頃は，主に大腿骨頭は外側骨端動脈で栄養されており，この部の血行が比較的乏しくなることが発症の一因と考えられている．

2. 症状と経過

①初発症状は股関節痛が多く，大腿から膝関節の疼痛を訴えることもある．②疼痛が軽微な例では歩行の異常（跛行）から発見されることがある．跛行は随意性跛行で，気をつけて歩くように指示すると跛行を呈さない．鼠径部に圧痛を認め，Trendelenburg徴候陽性である．

③股関節の運動は，開排（屈曲・外転），内旋が著しく障害され，屈曲拘縮も認められる．

3. 検査と診断

①画像所見としては，初期には関節裂隙の内側がやや広くなる程度なので見逃されやすいので注意する．②次第に壊死となった骨端核はX線上硬化像を呈する．この壊死骨は荷重に対して弱く，骨頭が圧潰を生じて扁平となる．③発症後2～3年すると壊死骨の部分に再生した血管が侵入して，肉芽組織で吸収されて新しい骨組織で置換され，X線上分節像を呈する．④壊死骨の吸収と骨新生が進行して，3～4年で骨修復が終了し変形をきたし，寛骨臼側にも変形が残る．骨頭部と寛骨臼の変形のため適合不良が生じ，変形性股関節症へと進展する．

1）X線所見

正面像と側面像により判断する．病型はCatterallの分類（図2）では4段階に分けられ，group 1～group 4の順に予後が悪い．

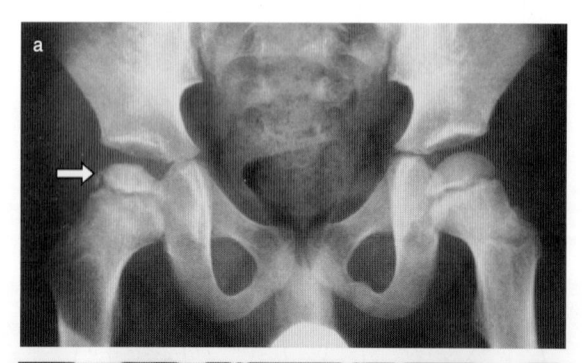

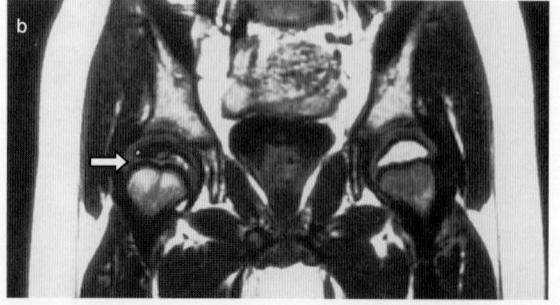

図1 5歳男児ペルテス病（右）
a 初診時，単純X線像：右股関節の軽度の関節裂隙の拡大と大腿骨頭の扁平化．b 右骨頭核の不均一な低信号領域．MRI（T1強調画像）．

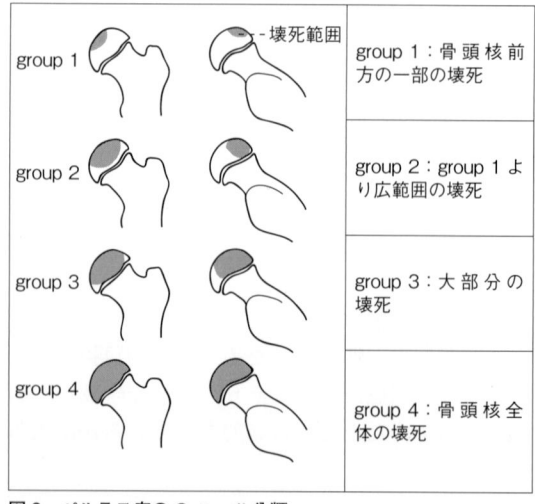

図2 ペルテス病のCatterall分類
（標準整形外科学第10版 p.523）

2）MRI所見

壊死の早期診断および壊死の局在検索に有用である．

4. 鑑別診断

1）初期のペルテス病と単純性股関節炎との鑑別

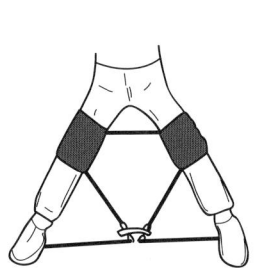

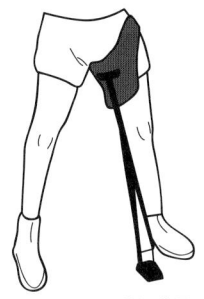

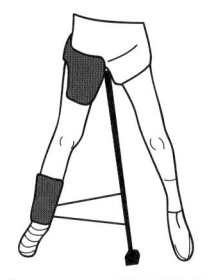

①Toronto brace　②Tachjian型外転装具　③pogo-stick型外転装具

図3　ペルテス病に対する装具

2）X線学的に鑑別を要する疾患（いずれも極めてまれ）

①大腿骨頭骨端異形性症　②小児結核性股関節炎　③下垂体性小人症

5．治療

骨頭の圧潰を生じさせないことが治療のポイントで成長後の骨頭変形による二次性股関節症の発生を防止することが重要である．

1）保存療法（免荷療法と各種装具療法）

修復完了まで，骨頭が寛骨臼に十分に覆われるように注意することが大切である．装具療法では，股関節外転・内旋し，骨頭を寛骨臼内に求心位をとらせて骨頭の球形を保持して修復を待つ（包み込み療法）．患児の心理的な面を考えて治療期間の短縮に配慮することも大切である．

2）手術療法

壊死範囲の広い例や亜脱臼位の著明な例に対し，骨頭の臼蓋内への包み込み（containment）を確実にし，臼蓋と骨頭の適合性を良好にする目的で行われる．大腿骨内反骨切術やSalter寛骨骨切り術などがある．

6．予後

発症年齢，壊死部の大きさ，荷重部のかかる壊死部の範囲によって予後は左右される．壊死部が荷重部を大きく占めたり，骨端線まで障害が及ぶと予後が不良となる．また発症年齢が8歳までは比較的予後が良く，それ以外の年長の発症では予後不良となる．

Step Up　閉鎖神経の走行

閉鎖神経の関節枝（a，c白矢印）は長内転筋の後内側枝を下り薄筋の前縁に出て，大腿と膝の内側部における皮膚に分布するが，その途中で出た関節枝がそれまでの皮枝の続きのようにそのまま長内転筋の内側を下行し，膝関節包後方の上内側面に分布する．股関節疾患のペルテス病などで，膝関節の関連痛を考慮する上で興味深い．

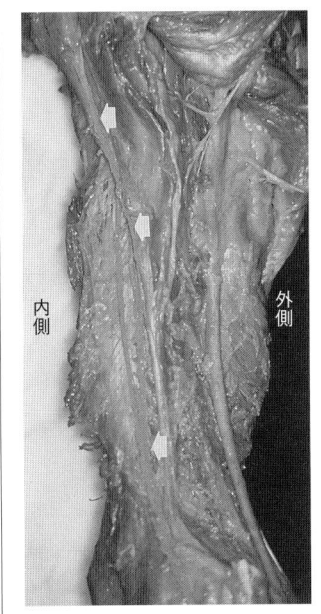

a　大腿部後方より

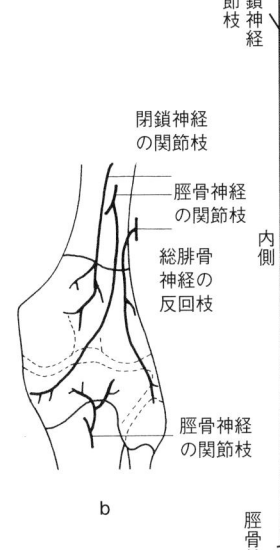

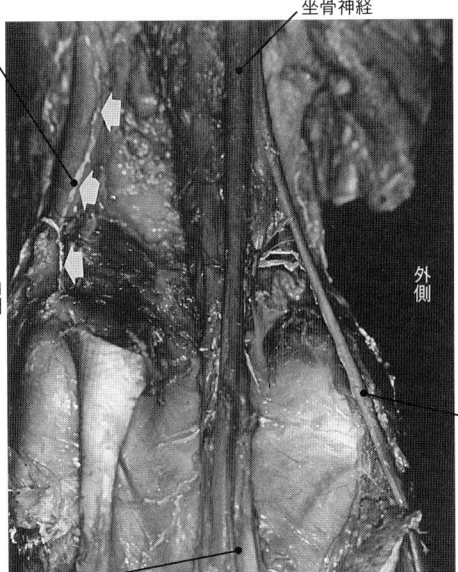

b

c　膝関節部後方から

5 大腿骨頭すべり症 slipped capital femoral epiphysis

1. 病態

思春期（10〜16歳）で，肥満した男児に多い．両側性は20〜40%である．病態としては成長の盛んな時期に生じる大腿骨近位骨端離開で，大腿骨頭が骨端線ですべり，後下方にずれる．

発症原因は明確ではないが，外傷や力学的負荷，内分泌異常などが考えられている．

股関節部に徐々に疼痛が生じる慢性型（70〜80%）が多い．外傷後に急激に発症する急性型はまれである．

患児は肥満し，二次成長の発現が遅れることが多く，成長ホルモンや性ホルモンのアンバランスが想定される例が多い．

2. 症状と経過

股関節痛を主訴とするのは半数で膝部痛，下肢痛，跛行を訴えることがある．

患肢は外旋位をとり，股関節の屈曲・外転・内旋が制限される（図1）．

慢性型は，外傷が明らかでなく，徐々に発生し，異常歩行（跛行）を主訴とする．すべりの程度は軽度から高度なものまで多彩である．症状が軽微な場合は早期診断が遅れることがあるため注意を要する．

急性型では，すべりの程度が大きいことが多く，股関節痛を訴える．

3. 検査と診断
1）徒手的検査
①ドレーマン（Drehmann）徴候

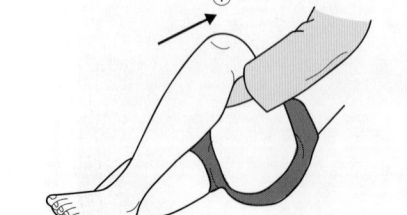

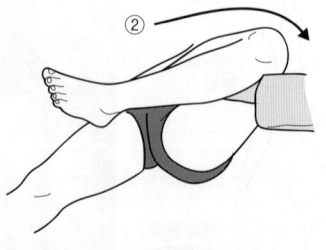

②トレンデレンブルグ（Trendelenburg）徴候が陽性となる．

2）三次元CT像
骨頭すべりの状態が明確になる．

3）X線所見
正確な正面像と側面像の2方向撮影を行う．

a）大腿骨頭すべり症では大腿骨近位の骨端線の幅が増大し不規則となる．X線正面像で，骨頭核が頚部外側の延長線より内側にあり（Trethowan徴候），側面像にて骨端核後方は寛骨臼の外にある（Capener徴候）．

b）すべりが進行すると骨端核の高さが減少し，骨端核は内方へ転位しているようにみえ，側面像では骨端核は後方へすべっている所見が明らかとなる．

4）血液検査
成長ホルモンなどを調べる．

4. 鑑別診断

急性型と小児大腿骨頚部骨折との鑑別を要する．

5. 合併症

大腿骨頭壊死症を合併することがある．また，関節不適合が生じれば変形性関節症に陥ることがある．

6. 治療

①治療の目的はすべりの進行予防と成長後の変形性関節症の発症防止である．②慢性型，急性型の病型を問わず，手術療法が適応され，鋼線刺入による固定（in situ pinning）や骨切り術が適応される．③両側罹患率が約80%といわれるので，片側性のすべり症においても反対側の予防的ピン固定を行う．

図1　Drehmann徴候
仰臥位で一側の股関節を屈曲させていく（①）と，屈曲40°で疼痛による屈曲制限が生じる．それ以上屈曲させていく（②）と股関節が自然に外転・外旋位をとる．これらの現象がみられれば陽性である．大腿骨頭すべり症（慢性型）にみられる．

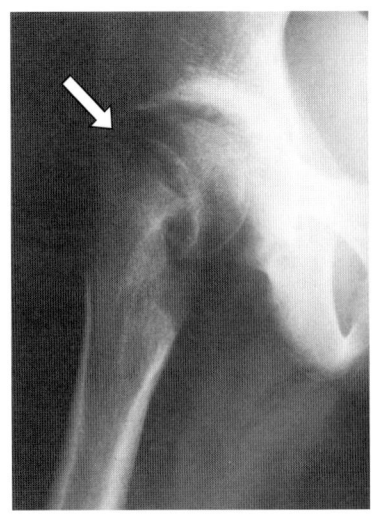

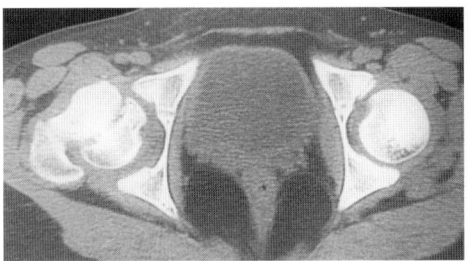

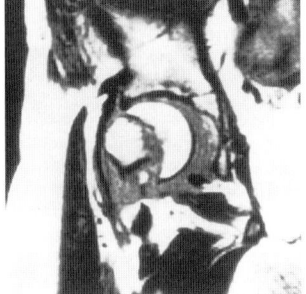

図3 大腿骨頭すべり症，11歳女児．
a 単純X線側面像．高度のすべり像（矢印）．
b CT像．後方へのすべり像．
c T1強調MR画像

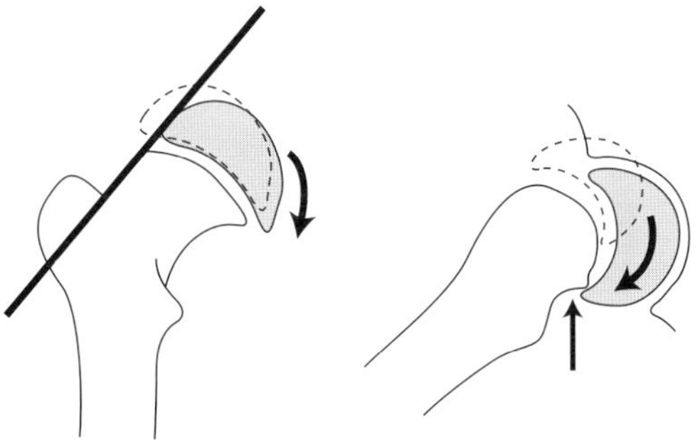

Trethowan 徴候
骨端核は頚部外側の延長線より内側にある．

Capener 徴候
骨端核後方は寛骨臼の外にある．

図4 大腿骨頭すべり症（X線像）

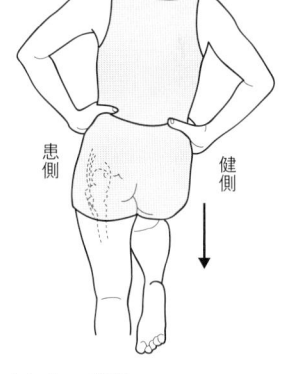

図2 Trendelenburg 徴候
股関節脱臼や麻痺性疾患で外転筋力低下が生じるときに現れる徴候である．膝を屈曲させて片脚起立させ骨盤の傾きを観察する．
陽性例では健側の骨盤が下降する．

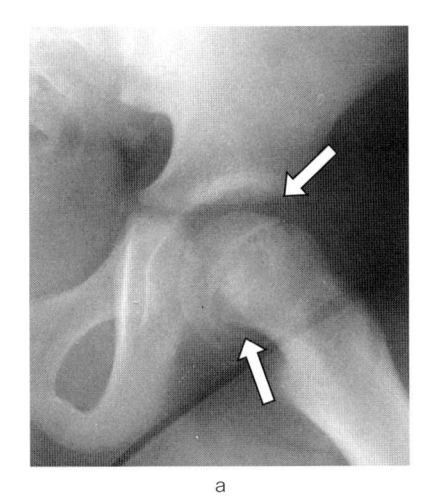

図5 大腿骨頭すべり症，14歳男児．
a 初診時．高度のすべり像（矢印）
b 整復後，鋼線刺入による固定．
c 抜釘後4カ月．

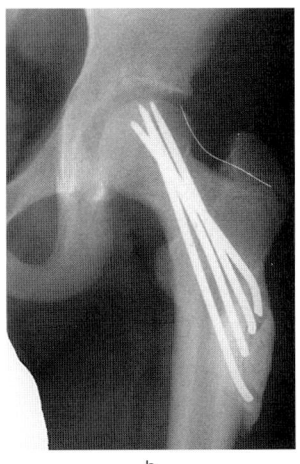

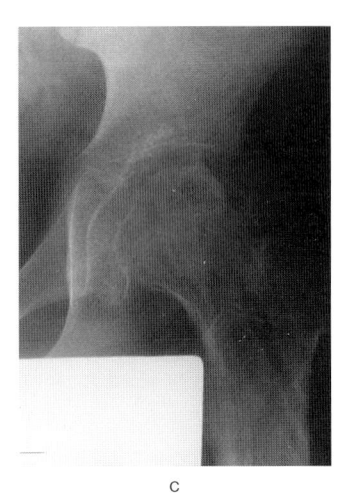

6 単純性股関節炎 transient synovitis, observation hip

1. 病態
　小児に発生する一過性の股関節炎であり，ペルテス病や化膿性股関節炎などと鑑別が必要で，一定期間慎重な観察を要するいわゆる observation hip ともいわれるものである．軽度の外力による滑膜炎などが考えられるが，はっきりとした原因は不明である．

2. 症状
　①10歳以下の小児において，股関節，大腿，膝にかけての疼痛と跛行を主徴とする．股関節可動域はすべての方向に軽度制限される．
　②跛行を生ずることもあり，症状の強い場合には歩行困難をきたすこともある．
　③2〜4週間で症状は寛解する．

3. 診断
　①X線所見は正常である．ときに，軟部組織の腫脹をみる．MRIにて関節液の貯留が認められる（図1）．
　②血液所見には異常を認めない．
　③関節液から起炎菌を検出できない．
　④骨髄内にMRIで変化を認めないことが，ペルテス病や骨髄炎などの鑑別となる．

4. 治療
　①安静によって疼痛は軽減し，2〜4週間で回復をみる．また関節液の貯留も症状の寛解とともに消退する．

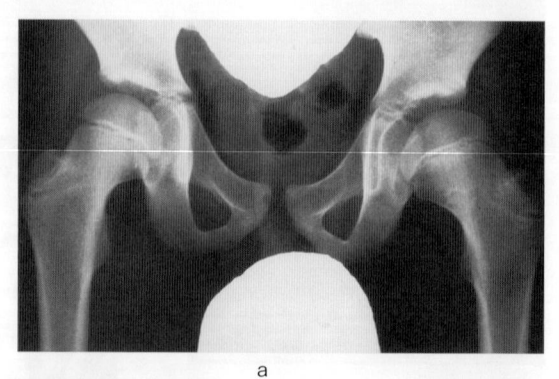

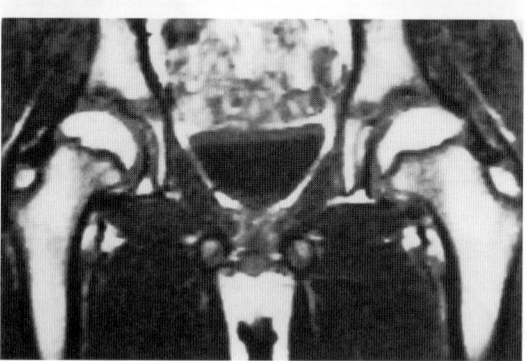

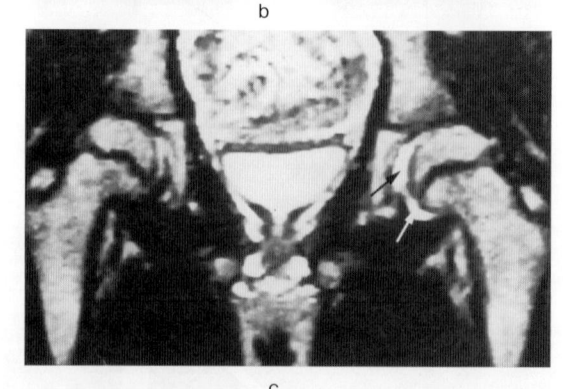

図1　単純性股関節炎（8歳，男児）
a　単純X線像
b　T1強調画像：大腿骨内には左右ともMRIでは異常な信号は認められない．
c　T2強調画像：左股関節内には関節液の貯留を認め（矢印），関節炎の存在が確認できる．

7 いわゆる成長痛 growing pain or benign nocturnal musculoskeletal pain

1. 病態
①3〜6歳頃の幼児に多発する機能的病変で，患児は下肢痛を訴える．これは，運動過多による下肢の疲労感をうまく表現できず，痛みとして訴えると考えられる．②本症を発症する患児は，心因性や睡眠障害など（第1子，一人っ子，神経質，下の兄弟ができた，家庭内でのストレスがある，塾や習い事に通っていて過密スケジュールなど）が背景にあることが多い．

2. 症状と経過
成長痛の特徴として，以下のものがある．
1) 下肢，特に膝中心に生じる深部痛で，多発性，遊走性のこともある．
2) 夜間（特に眠りっぱな）に生じやすい．
3) 急激に生じる痛みのため，シクシク，または大声で泣く．
4) 疼痛発作は不定期・間欠的に生じる．
5) 跛行，関節可動域制限などをきたすことはない．
6) 腫脹，発赤，圧痛などを伴わない．
7) 母親のマッサージ，湿布などで軽快する．
8) 翌朝は正常の運動活動性に戻り走り回る．

これらが，月1, 2回の割合で，1〜2年続く例が多い．

3. 検査と診断
疼痛が出現した状況を本人および家族から聴取する．また，急速に発症して急速に正常（平常通り）に戻る，病的な疼痛ではなく器質的病変（下肢の形態異常）が認められない，などにより診断される．

4. 治療
投薬は行わない．家族には，心理的要因が大きいと考えられる場合は，心理カウンセリングを考慮し，場合によっては心療内科医への紹介を要する．

5. ポイント
①成長痛として対応されてきた症例に終糸緊張症候群，脊髄係留症候群などがある．この場合X線所見上，潜在性二分脊椎をみとめ，第5腰椎や仙椎の棘突起がみられず椎弓が二分している．脊髄下端に先端のひも（終糸）の緊張によるものと考えられ成長終了後に症状が軽快することが多い．

②Osgood-Schlatter病も膝関節部の疼痛として現れる．股関節や膝関節の疼痛を訴えるPerthes病や大腿骨頭すべり症なども見落としてはならない疾患であり，慎重な鑑別診断が大切である．

Step Up　大腿骨骨頭への動脈

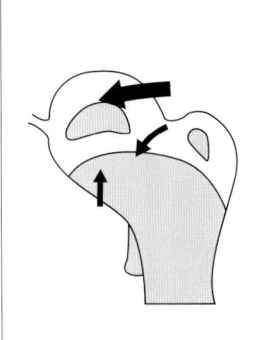

4〜7歳の大腿骨骨端核は主に外側骨端動脈で栄養されている．

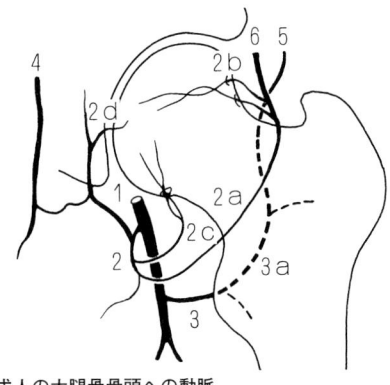

成人の大腿骨骨頭への動脈
1：大腿深動脈
2：内側大腿回旋動脈
　2a：上行枝
　2b：上支帯動脈
　2c：下支帯動脈
　2d：円靱帯動脈
3：外側大腿回旋動脈
　3a：上行枝
4：閉鎖動脈
5：上殿動脈
6：下殿動脈

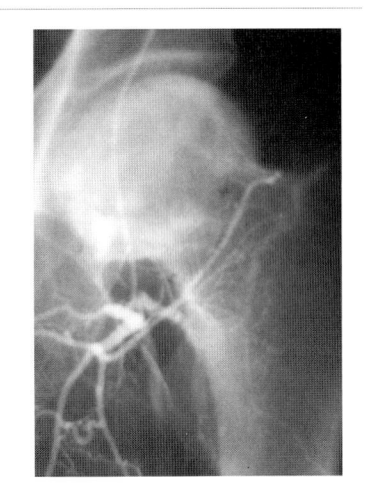

47歳男性
大腿骨壊死例の血管造影所見

8 離断性骨軟骨炎 osteochondritis dissecans

1. 病態
1）骨壊死性疾患の一つであり，関節軟骨直下の骨組織が母床から離断し，壊死組織となる病態をいう．局所の血行障害が生じ，表面の軟骨とともに周囲から分離して，進行すると遊離体（関節ねずみ）となる．
2）微小外傷が繰り返されて発生することが多い．

2. 症状
1）関節の鈍痛，運動痛，腫脹を訴える．膝関節や肘関節に好発する．
2）膝関節では15〜20歳の男子に多く，肘関節（p.132，野球肘の項参照）では10〜16歳に多い．
3）遊離体となれば，嵌頓症状（locking）や関節水腫，激痛などが生じる．

3. 診断
1）X線診断：軟骨下骨の骨透亮像，そして病巣底部の骨硬化像．さらに進むと遊離骨片像やその母床の骨欠損像が認められる．
2）MRI所見：剥離骨軟骨片の有無などの検索に有用である．
3）関節鏡検査などは病像の把握に有用である．

4. 治療
1）関節軟骨の連続性が認められれば，安静，ギプス固定などの運動制限による保存療法を行う．
2）手術療法として，不安定な病巣に対する骨釘移植術，病巣部が脱落しかけたときには，母床を新鮮化して骨軟骨片を整復固定する方法などがある．また荷重部での欠損例では非荷重部よりの骨軟骨移植が行われる．脱落した遊離体の摘出のみを行うこともある．

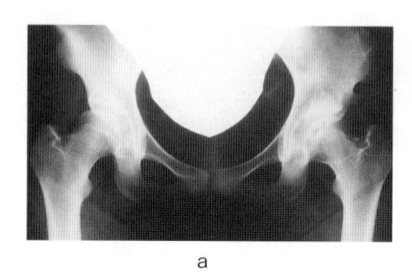

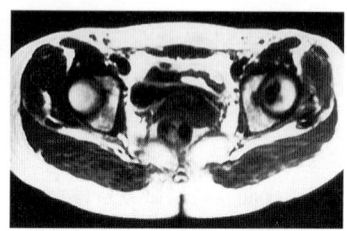

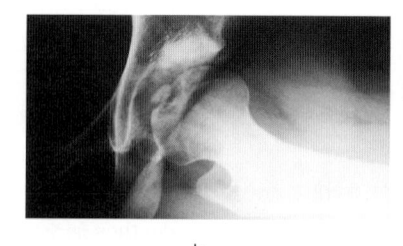

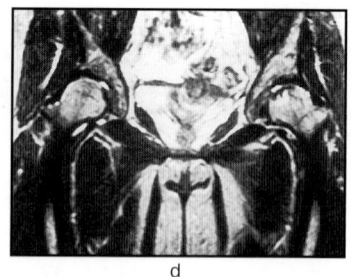

図1 離断性骨軟骨炎：14歳女性：幼児期に先天性股関節脱臼の治療を受けた．最近跛行を指摘されて来院
a 単純X線像：左大腿骨頭の荷重関節面に線状の透亮帯で囲まれた楕円形の硬化した骨片がみられる．b 側面像．c T1強調横断像：離断骨片部は低信号領域として認められ，通常の脂肪髄は消失している．d T2強調冠状断像：離断骨片部は低信号領域として認められるが，その周囲に線維性組織と考えられる高信号領域の部分がみられる．

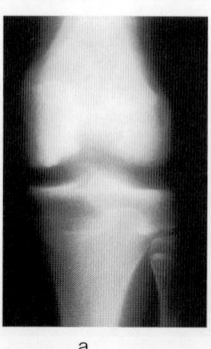

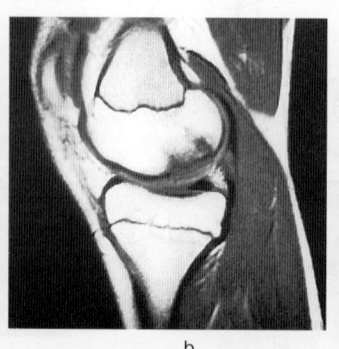

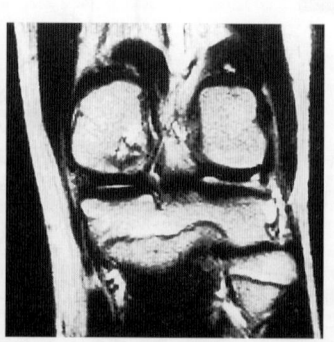

図2 離断性骨軟骨炎：16歳男性：2年前から左膝関節に運動時痛を認める．
a X線断層像：大腿骨内顆部に離断性骨軟骨炎の病巣部を認める．b T1強調矢状断像：病巣部の特に辺縁では海綿骨の深層にいたる低信号域を認める．関節軟骨は不連続であることがわかる．c プロトン密度強調前額断像：低信号部に囲まれて高信号部を認める．高信号部は断裂部に介在する関節液，または粗な結合織であると推定できる．

3章 小児の疾患

Step Up　種々の骨端症 osteochondrosis

①骨組織への血流の遮断によって骨壊死（osteonecrosis）が生じるが（a）主に成長期に発生する骨端症と（b）一次性・二次性骨壊死に分けられる．②主として成長期に発生する骨端症は（a）長管骨の骨端核（第二次骨核），（b）短骨の第一次核あるいは(c)骨突起などに起こる阻血性骨壊死であり，血行の障害されやすい部位に生じる．③ Perthes 病，Blount 病，Panner 病は初期治療の対応がポイントとなる．④ Freiberg 病や Kienböck 病は成人に発生する．

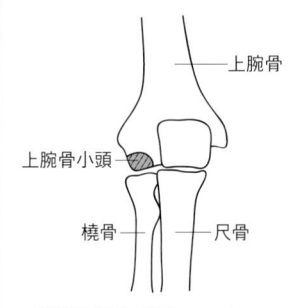

a. 離断性骨軟骨炎（osteochondritis dissecans）(König 病)
上腕骨小頭，大腿骨内顆に好発し，13～17歳の男子に多い（剪断型）．(p.82 参照)

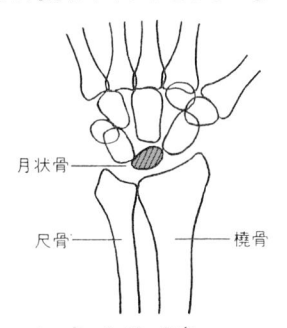

b. キーンベック病（Kienböck 病）
月状骨に発生し，20～40歳の男性に多い（圧潰型）．

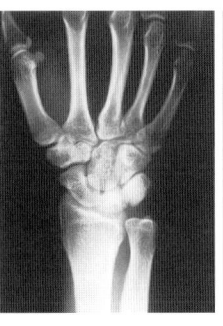

単純 X 線像（月状骨の硬化像）

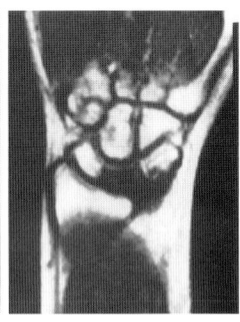

MRI 像（月状骨の低信号）

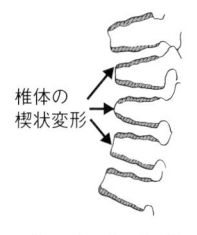

c. ショイエルマン病（Scheuermann 病）
若年性円背胸椎，腰椎に発生し，10～13歳の女子に多い（圧潰型）．

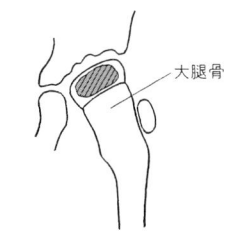

d. ペルテス病（Perthes 病）
大腿骨頭に生じるもので，3～12歳の男子に多い（圧潰型）．(p.76 参照)

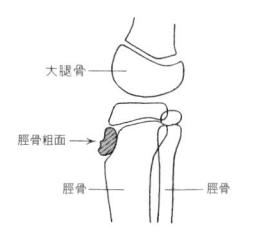

e. オスグット・シュラッター病（Osgood-Schlatter 病）
脛骨粗面に発生し，10～15歳の男子に多い（牽引型）．(p.135 参照)

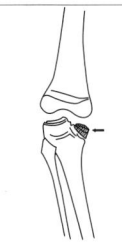

f. Blount 病
脛骨近位端内側部の不整・変形，脛骨の内反変形，下腿内旋（圧潰型）．

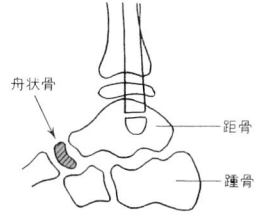

g. 第1ケーラー病（Köhler 病）
足舟状骨に発生し，5～9歳の男子に多い（圧潰型）．

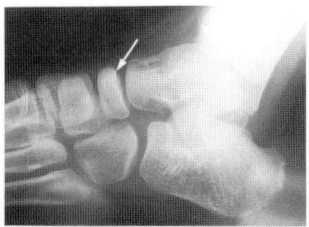

左　単純 X 線側面像（舟状骨の背側近位に骨硬化像）
右　T1 強調矢状断像（SE 500/15）（舟状骨の背側近位に低信号域（矢印））

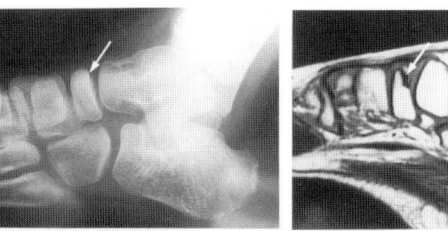

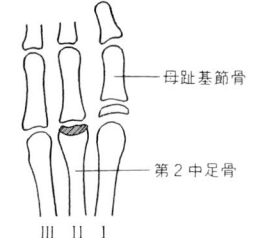

h. 第2ケーラー（Köhler）病（Freiberg 病）
中足骨骨頭に発生し，第2中足骨にもっとも多く，10～18歳の女子に多発する（圧潰型）．

左　単純 X 線正面像（左第2中足骨頭の扁平化と骨硬化）．
右　T1 強調横断像（SE 600/25）（左第2中足骨頭に低信号域）．

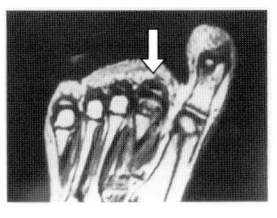

i. 踵骨骨端症（Sever 病）
骨端部に発生し，8～12歳の男子に多い（牽引型）．

9 内反足 clubfoot

1. 病態
先天性と後天性に分けられる．

1) 先天性のものは胎児が子宮内で異常な肢位をとることによって生じる説（機械的原因説）や遺伝などの一次性原因説がある．

2) 後天性のものは脳血管障害による片麻痺と合併する場合が多い．

3) その他，脳性麻痺によって生じる内反尖足もある．

以下，生下時からみられる先天性内反足について述べる．

2. 症状
1) 先天性内反足は最近減少傾向にあるが，踵部は内反し，足部は尖足位，前足部は内転，そして凹足変形を認める．距骨の形成不全，舟状骨の内方転位などが変形の原因と考えられる（図1）．

2) 三角靱帯や足底靱帯の拘縮，下腿三頭筋および後脛骨筋の拘縮，そして腓腹筋の萎縮が合併する．

3. 診断
1) 内反変形を認め，男女比は2：1で男児に多い．

2) X線所見としては，片側例では，骨核の形成不全が患側にみられる．生後3ヵ月以降では，距踵角の減少（10%以下となる）を認める．

4. 治療
1) 早期のギプス矯正（corrective cast）を原則とする．すなわち最初は前足部内転と内反を矯正し，徐々に尖足矯正を加えていく．

2) 矯正位が得られれば，Denis Browne（デニスブラウン）副子を使用し，歩行開始後は矯正靴を着用させる（図2）．

3) 尖足の残存があれば，アキレス腱延長を含む後方解離術，前足部内転および踵部内反も残存する場合には後内方解離術を行う．

4) 10歳以上の重度の変形遺残の例では三関節（triple：距踵，距舟，踵立方関節）固定術（arthrodesis）が適応となる．

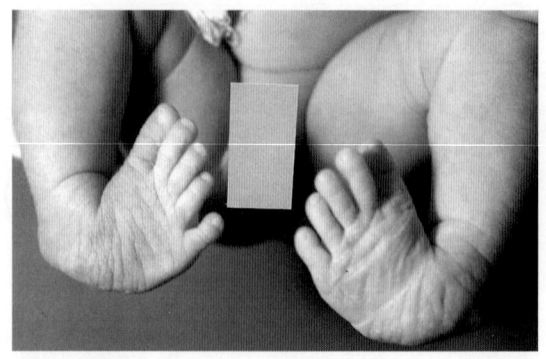

図1 内反足

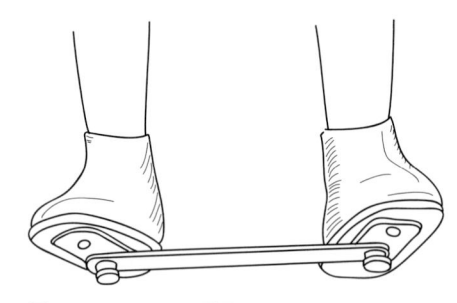

図2 Denis-Browne 副子
先天性内反足の矯正に用いる．

4章 感染症 infectious disease

1 化膿性関節炎 pyogenic arthritis

1. 病態
①化膿性関節炎とは，細菌が起因となって生じる関節の感染症のことをいう．起炎菌は黄色ブドウ球菌，メチシリン耐性黄色ブドウ球菌（MRSA），表皮ブドウ球菌，緑膿菌，大腸菌，嫌気性菌などがあげられるが，最も頻度が高いのは黄色ブドウ球菌である．感染経路は他の組織より波及する血行感染，開放性骨折など外傷が起因となる直接感染，また関節内注射後に生じる医原性に大別される．血行感染は免疫能が低下している免疫不全宿主に罹患することが多い．罹患関節は膝関節，乳児では股関節に多く，早期に治療を開始しないと機能障害を残す．

②細菌から排出される酵素により軟骨は融解し，さらに好中球から分泌される蛋白質分解酵素によって軟骨の障害は助長される．炎症によって滑膜は増殖し滑膜性肉芽によって関節軟骨，骨髄が直接侵食され破壊が進行すると考えられている．

2. 症状と経過
急性期では局所的に疼痛，腫脹，発赤，熱感が認められる．乳児にみられる急性化膿性股関節炎では，急に不機嫌で元気がなくなり，自動運動が制限され，おむつ交換時に号泣する．高熱，悪寒戦慄も伴う．外見上の腫脹や炎症所見が乏しいため注意を要する．症状が進行すると関節可動域制限，拘縮を引き起こす．

3. 検査と診断
1) 血液検査
血液検査では白血球増多，赤沈亢進，CRP値上昇を認める．ただし，白血球の増多は必発ではない．
2) X線所見
急性期ではX線上骨の変化は生じない．これは約1週間経過しないと骨萎縮が出現しないためである．症状が進行するにつれ，骨萎縮，関節面の朦朧像などが出現し，慢性期になると関節裂隙の狭小化，びらん，関節面の破壊が認められる．
3) MRI所見
MRIは骨髄の浮腫，関節液貯留，びらん，滑膜の増生など早期発見に最も適している．

4) 関節穿刺
関節穿刺によって起炎菌が検出されれば診断は確定する．ことに乳児における化膿性股関節炎では画像診断は困難であり，手遅れにならないように，他覚所見がはっきりすれば，積極的に関節穿刺を行い，病因菌を同定する．関節液の細胞数10万/mm^{3}以上の時は，化膿性関節炎を疑う．

4. 鑑別診断
痛風，偽痛風，結晶誘発性関節炎，関節リウマチ（RA），糖尿病など

5. 治療
治療上重要なことは関節拘縮の防止，関節軟骨の温存である．
1) 保存療法
局所の安静のためギプス固定を行い，局所の冷却，患肢を挙上する．また，抗生物質を投与する．小児の化膿性股関節炎では関節穿刺による診断確定後は速やかに関節切開を行って排膿し，洗浄を行う．
2) 手術療法
保存療法で症状が改善しない，または悪化する場合は手術療法の適応となる．関節鏡視下にて滑膜部分の切除，局所持続洗浄を行う．関節破壊が進行している場合は関節固定術を行う．
3) 後療法
関節可動域の維持が重視されるため，炎症が慎静化したと判断された場合に早期に慎重な可動域改善訓練を行う．

6. ポイント
結核や関節リウマチと比較して関節破壊が非常に急速なため，早期診断，早期治療が重要である．

2 骨髄炎 osteomyelitis

1) 細菌感染による骨と骨髄の炎症である．①他の部位の感染巣から血行性に，②近接する化膿巣からの直接的な波及，③開放骨折などの開放創からの直接感染などが主な感染経路である．

2) 骨髄は閉鎖空間であり，内圧上昇による激痛を生じやすく，かつ抗菌薬が到達しにくく難治性となる．

3) ①急性化膿性骨髄炎，②慢性化膿性骨髄炎，③膿瘍形成なく，硬化像の著明な硬化性骨髄炎（Garré），④長管骨の骨幹端に亜急性ないし慢性に発症する限局性の化膿性骨髄炎（Brodie 骨膿瘍），⑤化膿性脊椎炎，椎間板炎に分けられる．

以下，よくみられる①と②について述べる．

a. 急性化膿性骨髄炎 acute pyogenic osteomyelitis

1. 病態
①成長期の長管骨骨幹端の類洞（sinusoid）では毛細血管がループを作り，ことに静脈洞では血流が遅く，抵抗減弱部位となり，菌が定着しやすい．②黄色ブドウ球菌が最も多い起炎菌である．③細菌性炎症が進むと骨髄蜂窩織炎，化膿性関節炎，骨膜下膿瘍へと発展する．④骨膜下膿瘍が進み，骨の破壊がつづくと腐骨（sequestrum）の形成，その周囲に生じる骨軟化（骨柩 involucrum），膿や腐骨の排除のための汚溝（cloaca）が出現して慢性化膿性骨髄炎とよばれる状態となる．

2. 症状と経過
①急性発熱，食欲不振，全身倦怠などとともに，局所の発赤，腫脹，熱感，疼痛，圧痛が生じる．②疼痛のため患肢を動かさない．③進行すると，瘻孔形成などが生じ，敗血症などに至る．

3. 診断
①白血球増多，CRP 上昇・赤沈値の亢進がみられる．②病巣の穿刺により，膿を認め，起炎菌の検出と感受性検査が重要となる．③X 線検査での髄膜反応は 1 週間以上経過しないと出現しない．一方 MRI で骨髄内の病巣の拡がりや膿の描出ができ有用である．

4. 治療
①局所の安静．②早急な細菌同定と感受性検査が必要で，それによって抗生物質の投与を行う．③抗菌薬投与 24 時間以内に改善がみられない場合は外科的に切開，排膿を行う．

> **Step Up** 小児急性骨髄炎 (acute hematogeneous osteomyelitis)
>
> 乳児に発生した急性化膿性骨髄炎（左大腿骨）疼痛のため左下肢は動かない．腫脹・発赤熱感あり，高熱あり（黄色ブドウ球菌による急性血行性骨髄炎の例）． 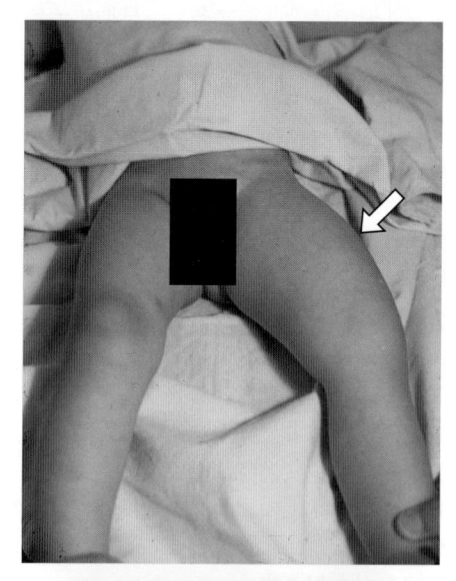 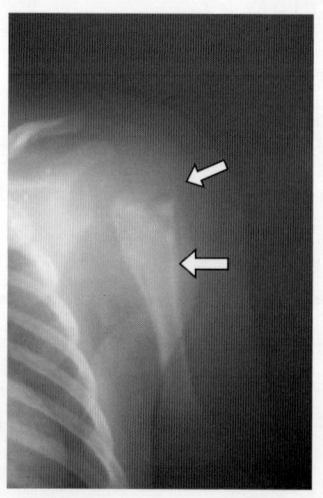
>
> 生後 3 カ月女児に発生した骨髄炎（左上腕骨）の X 線像

b. 慢性化膿性骨髄炎
chronic pyogenic osteomyelitis

1. 病態
①急性化膿性骨髄炎が慢性化したり，不適切な治療で慢性化したものをいう．②腐骨内の細菌が原因となることが主で，黄色ブドウ球菌によることが多い．

2. 病状
①局所の発赤，腫脹，疼痛，圧痛が過労などの体調不良とともに現われることが多い．②瘻孔が出現し滲出液がみられることもある．関節拘縮，局所の皮膚の黒ずみなどもみられる．

3. 診断
①再燃時には血沈やCRPの上昇がみられる．②X線所見としては腐骨がみられる．瘻孔造影によって感染源の局所診断ができることもある．③急性骨髄炎の既往も参考となる．

4. 治療
①十分な病巣掻爬術．②閉鎖性持続洗浄療法．③皮膚と骨とが欠損している場合には，病巣掻爬・郭清を十分に行い，乾燥させないように配慮しつつ開放して，肉芽組織の出現を待ち，その上に海綿骨を充填し，二次的に植皮術を行うPapineau法も行われる．④骨セメントに抗生物質を混ぜて数珠玉状にワイヤーに通して充填するセメントビーズ法も行われる．

5. 合併症
①関節拘縮，②病的骨折，③成長障害，④扁平上皮癌などが発生することがある．

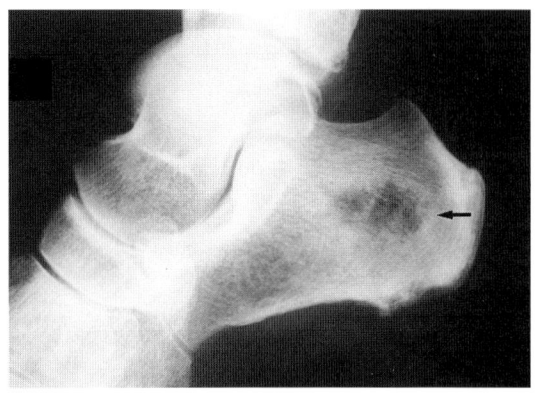

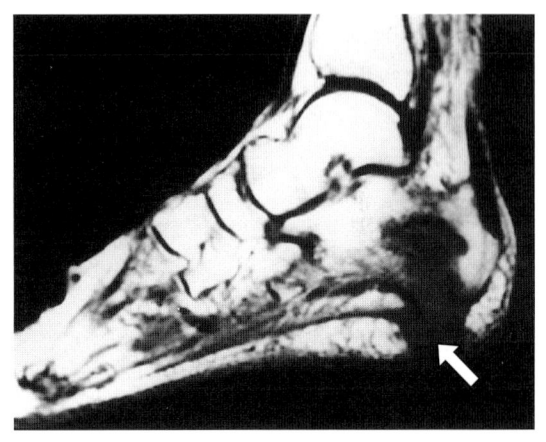

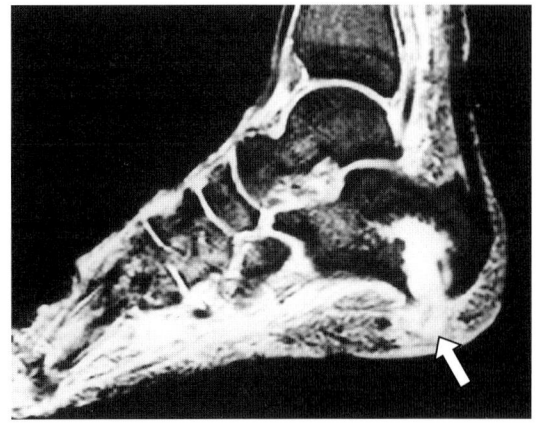

図1 踵骨慢性骨髄炎 chronic osteomyelitis of the calcaneus
32歳女性．SLEで多関節炎を主訴に内科通院中でステロイド剤を3年間服用しており，足関節外側部痛が増強したため来院した．
a 単純X線側面像：踵骨後方に囊腫様陰影（矢印）．
b T1強調矢状断像：足底部まで連続した踵骨の低信号域．
c 瘻孔形成像（白矢印）．

3 化膿性脊椎炎 pyogenic spondylitis

1. 病態
①主に血行性に生じる脊椎の化膿性骨髄炎である．
②起炎菌は黄色ブドウ球菌，連鎖球菌，肺炎球菌など．

2. 症状
①急性あるいは亜急性に発症し高熱を伴い，激しい腰背痛を認める．
②局所の自発痛，運動痛，および局所叩打痛さらには腰背筋の反射性緊張による各方向への脊柱運動制限を認める．

3. 診断
①赤沈値の亢進，白血球増加，CRP上昇．
②X線所見としては不規則な骨破壊と吸収像および椎間腔の狭小化を認める．
③MRI所見としては，炎症が活発な時期では，病巣を中心とした浮腫がT1強調像で低信号，T2強調像で高信号として認められる．病勢の軽快につれて，病巣周囲の浮腫が消退して，肉芽瘢痕化や骨新生が進み，MRI信号領域は縮小して，T2強調像で低ないし等信号として描出される．

4. 治療
①保存療法として，起炎菌同定と感受性テストによる適切な化学療法を行う．ギプス固定による安静臥床と病状軽快後の硬性コルセット使用を併用する．
②手術療法として，脊髄圧迫症状に対する排膿，病巣切除による除圧を行う．また変形の矯正と脊椎固定術など．

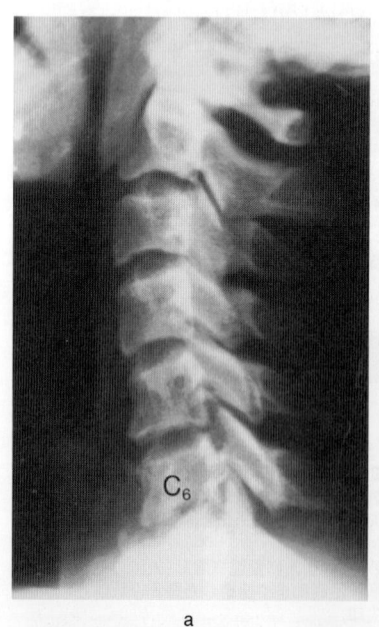

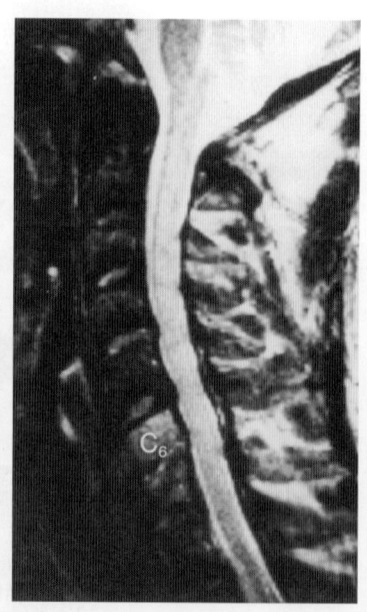

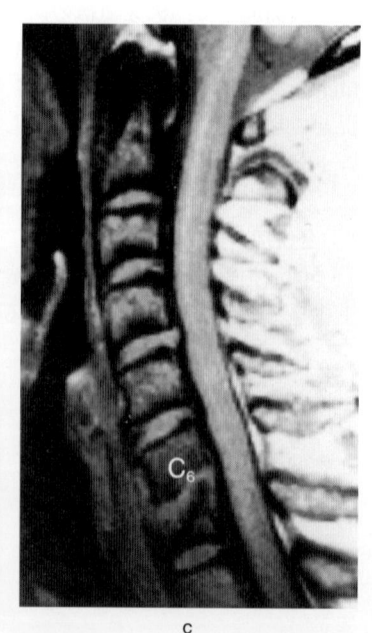

図1 頚椎化膿性脊椎炎(C6/7)，41歳男性
a MRI(T1強調矢状断像)．C6/7の椎体変形は不明瞭． b MRI(T2強調矢状断像)．C6/7部で前方からの軽度圧排所見． c MRI(T1強調矢状断像＋ガドリニウム強調像)．C6/7の椎間板を中心とした炎症性肉芽などの強調像がみられる．

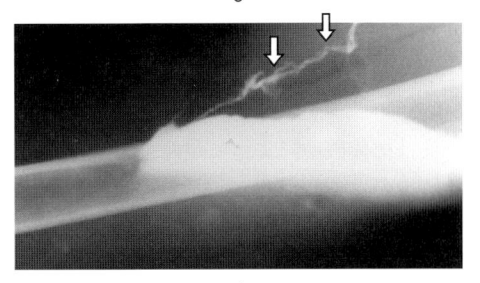

4 結核性骨関節炎 tuberculoses bone and joint

①結核は減少傾向があったが，最近では高齢者の罹患もみられるので，慢性の骨関節炎では鑑別に注意しなければならない．結核とはヒト型結核菌による感染症のことをいい，主に飛沫感染で発症するため，集団感染が危惧される疾患である．

②罹患局所の疼痛，運動痛，関節可動域（ROM）制限とともに微熱，食思不振，赤沈値亢進，ツベルクリン反応陽性，クォンティフェロン検査陽性などが大切なチェックポイントである．

③脊椎の発症が多いが，次いで股関節，膝関節の順に多く，指骨，中手（足）骨の結核は風棘とよばれる．

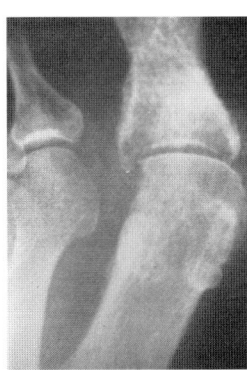

図1 趾節関節に生じた結核性骨関節炎（a, b, c）
← a 術前X線像．軽度の関節裂隙の狭小化，中足趾節関節を中心とする骨萎縮，軟部組織の腫脹，および関節外側部の骨破壊が認められる．

↓ b H.E.標本（×100）．乾酪壊死とその周辺の類上皮細胞 Langhans 型巨細胞，およびリンパ球などの小円形細胞の浸潤が認められる．

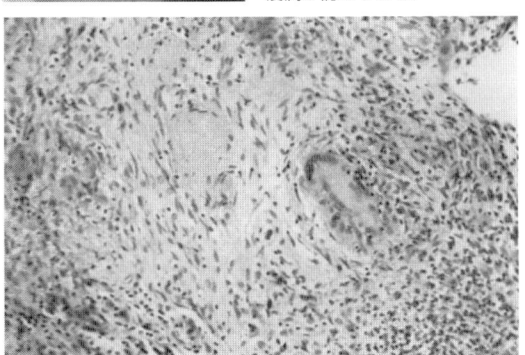

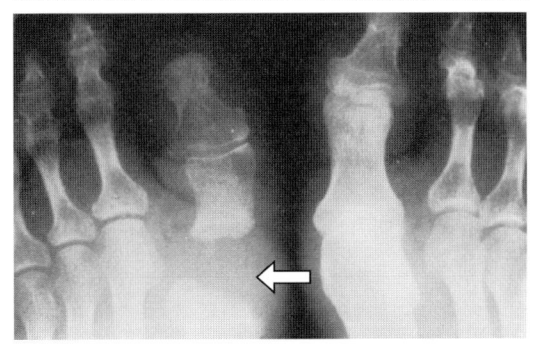

↑ c 術後約3ヵ月のX線像．病巣部は完全に切除されており，病巣の再燃はない．

Step Up 股関節結核

58歳男性：14歳から右股関節結核にて薬物療法と手術療法を受けていたが，5年前から瘻孔形成あり．
a．X線所見：右股関節の破壊像，囊胞形成などを認め，股関節の内転拘縮のため骨盤が傾斜している．
b．MRI T1強調画像：寛骨臼および大腿骨頭の骨硬化および囊胞部低信号領域を認める．
c．45歳男性：右股関節結核による瘻孔形成（矢印）
d．38歳男性：右股関節結核例における瘻孔（矢印）造影所見

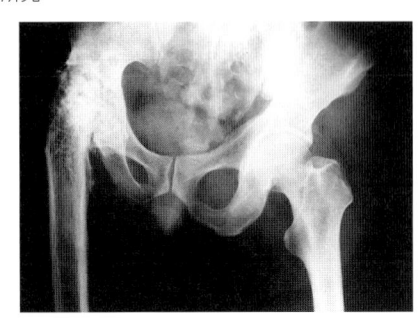

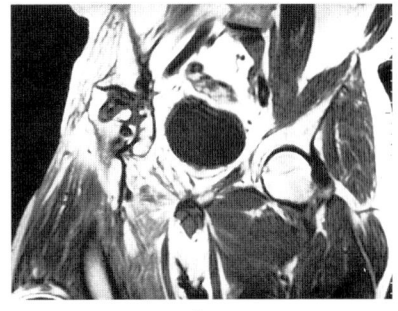

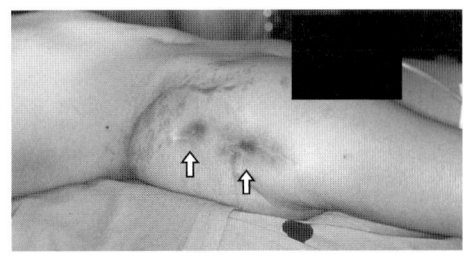

5 結核性脊椎炎 tuberculous spondylitis

抗結核薬と脊椎手術の進歩によって結核性脊椎炎（脊椎カリエス）の治療成績は向上した．最近は高齢発症が目立っている．結核は血行性により全身へと広がり，肺結核，腎結核，副腎結核，結核性腹膜炎，腸結核などその種類は様々だが，大半は肺結核が占める．さらに，肺結核病巣からの菌の播種により結核性関節炎に至る場合がある．ここでは結核性脊椎炎について述べる．

1. 病態

結核性脊椎炎は，結核の一次感染巣からの血行感染によって生じる脊椎感染症である．結核は近年激減したため本症も減少傾向にあるが，40〜50歳代に好発するといわれ，これは免疫力低下の関与が考えられている．発生部位は胸椎が最も多く，次いで腰椎にみられ，頸椎に罹患することはまれである．椎体に初発し，特に椎体の前方部分の終板に病巣をつくり肉芽形成性炎症を起こす．椎弓や棘突起に初発することはきわめてまれである．椎体の破壊，吸収し膿瘍を形成，さらに椎間板から隣接する椎体へと進展する．その進行は緩除であり，また炎症反応が弱いという特徴がある．

2. 症状と経過

結核性脊椎炎の全身症状は易疲労感，微熱，倦怠感などがあげられるが顕著でない．局所症状は運動時痛，罹患部の圧痛，棘突起の叩打痛を認めるが，安静時に疼痛はない．症状が進行するにつれ，肋間神経痛を認める場合がある．結核性脊椎炎には下記のような特徴がみられる．

1）脊柱不撓性

脊柱の可動性が制限されることをいい重要な症状であり，特に前屈が制限される．脊柱不撓性が起因となって小児では緊張性ハムストリングスを認めることがある．これは疼痛による反射性筋緊張によって生じる．

2）亀背

脊椎は椎体破壊によって後弯を呈するため，代償的にその上下で前弯が生じる（図1〜3）．この脊柱変形を亀背という．

3）膿瘍

初期は漿液性を示すが最終的に乾酪壊死物質となる．症状は腹部，殿部，鼠径部の張りを呈するが，熱感，発赤など炎症症状は認めない（冷膿瘍）．また，滞留している膿瘍が流出し，他の部位に膿瘍が形成されることを流注膿瘍といい，この場合，皮下から腫瘤を触知することができる（図2）．さらに腸腰筋や大殿筋に膿瘍が形成されると股関節屈曲拘縮を呈する．

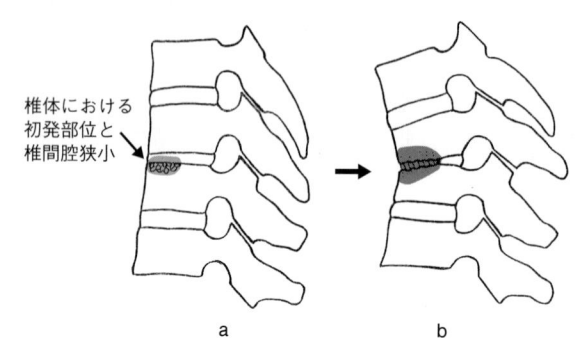

図1　結核性脊椎炎（Adams）
a. 椎間板に近い椎体の前縁に初発する．すぐに椎間板を侵し，隣接する椎体に炎症が波及する．
b. 椎体の破壊は前方に強く，侵された椎体は楔状となる．

4）脊髄麻痺

亀背や膿瘍，肉芽などによって生じる圧迫性脊髄麻痺をPott麻痺という．胸椎に罹患しやすく完全横断麻痺まで進行する場合がある．元来，麻痺を呈するものをPott病といい，亀背，冷膿瘍，脊髄麻痺はPottの3徴候といわれる．

3. 検査と診断

結核菌の存在，または既往を検出することが診断の確定となる．代表的な検査は以下の通りである．

1）臨床検査

血沈値の亢進，CRP上昇，白血球数は中等度の亢進を認め，ツベルクリン反応は大半が強陽性を示す．また，病巣や喀痰から結核菌が検出されれば診断が確定となる．

2）X線所見

X線像は病期の推移によって異なり，初期では椎間板腔の狭小化，椎体の骨萎縮，部分的な骨破壊像を認める（図3）．次に進行期になると椎体全体に及ぶ骨破壊像，椎体の圧潰，腐骨，胸腰椎病変では腸腰筋膿瘍像，胸椎病変では脊柱膿瘍像な

どを認める．修復期では椎体間橋梁形成，骨棘形成といった骨硬化像を示す．

3）CT 所見

骨破壊，椎体の空洞形成，脊柱管膿瘍，腐骨形成などがより明瞭に観察される．

4）MRI 所見

病巣は X 線像より早期に描出される．特に MRI では脊髄の圧迫状態や乾酪壊死巣に取り巻く反応性肉芽も描出される（図 2, 3）．

4．鑑別診断

本症の鑑別疾患として化膿性脊椎炎，原発性脊椎腫瘍，転移性脊椎腫瘍，破壊性脊椎関節症などがあげられる．

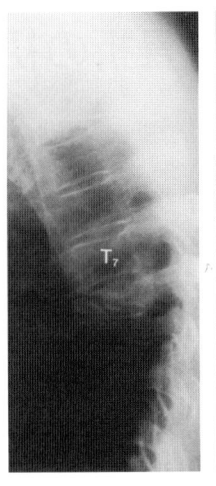

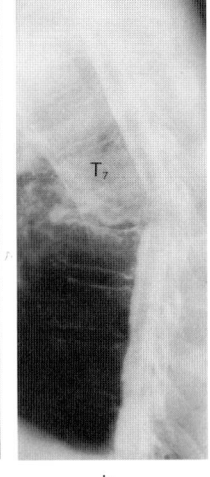

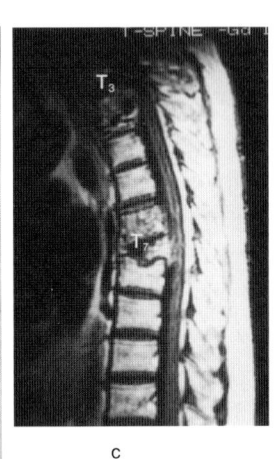

図 2　胸椎結核性脊椎炎（T3/4, T7/8），57 歳女性，両下肢不全対麻痺
a　単純 X 線像（側面）．b　脊髄造影像（側面）．c　MRI（T1 強調矢状断像＋ガドリニウム強調像）：T7, 8 における膿瘍による脊髄の圧迫所見．

5．合併症

本症では薬による副作用を留意する．抗結核薬である SM（streptomycin），EB（ethambutol）はそれぞれ聴神経障害，視神経障害を留意する．

6．治療

治療の目的は感染巣の除去，脊柱変形，脊髄麻痺の予防もしくは改善である．病態の進行によって保存，または手術療法を選択する．

1）保存療法

軽度な骨破壊，腐骨や空洞形成を認めない場合は保存療法の適応である．抗結核薬の投与，安静が原則となる．安静臥床，膿瘍のドレナージを施行し，病態の改善を確認する．その後装具（コルセットなど）を用いり起立歩行を許可する．

2）手術療法

脊髄麻痺，腐骨・膿瘍の存在，後弯変形の進行などが手術療法の適応となる．抗結核薬の使用の下に病巣の搔爬，自家骨移植による脊椎固定術を行う．

7．ポイント

抗結核薬の投与による聴力障害や視力障害に留意し，専門医による長期的加療を行う．

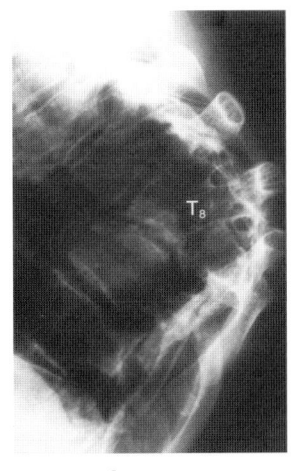

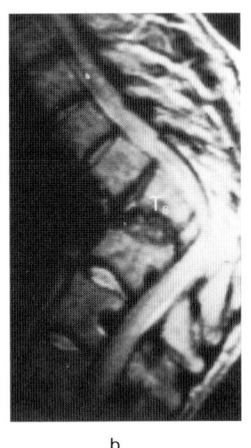

図 3　結核性脊椎炎による亀背変形（T8～T12, Cobb 角 85°），45 歳男性
a　単純 X 線像（側面）：亀背は Cobb 角 85°と著しい．b　MRI T2 強調矢状断像に認められる亀背変形と硬膜管の関係．

5章 外傷：骨折と脱臼 Trauma : fracture & dislocation

1 骨折・脱臼・開放骨折の初期治療 first aid

日常生活では種々の外傷が生じるが，骨折や脱臼は強力な外力が瞬時に身体に加えられることによって発生し，損傷肢の局所症状のみならず，急激かつ重篤な全身合併症をも伴うことが多い．

（1）全身症状としては受傷直後には疼痛や出血のためにショック症状がある．骨折の場合は開放骨折でなくても大量の出血によりショックをきたすことがある．

（2）局所症状としては：①損傷肢の機能障害．②腫脹と骨・関節の転位による変形，短縮．③受傷部の疼痛と圧痛．④異常可動性（脱臼時の関節運動制限）．⑤骨折部の軋轢音は代表的なものである．

（3）局所合併症としては：①骨折や脱臼部位の皮膚損傷および動静脈や末梢神経損傷を合併することがある．②コンパートメント症候群やcrush injury（局所の挫滅，壊死）．

（4）全身合併症としては：①一次性ショック，出血などによる二次性ショックがある．②血栓症（下肢静脈血栓症，肺梗塞）やクラッシュ症候群 crush syndromeがある．③脂肪塞栓 fat embolismも生じることがあり，以下の特徴がある．a）肺・脳・心臓などに脂肪による塞栓を生ずる．死亡率10〜20％．b）骨盤や下肢の骨折などの多発外傷に生じやすい．c）受傷後12〜16時間の意識清明期の後に発生する．発熱，頻脈で始まり，症例の約半数に前胸部，腋窩部，結膜などに点状出血をみる．d）胸部X線にて，両肺野に"ふぶき（吹雪）"様陰影をみる．e）ヘモグロビン（Hb）値低下，血小板減少，赤沈亢進，低酸素血症（70 mmHg以下），血中・尿中に遊離脂肪滴の出現などを認める．

治療としては，酸素療法を主とする呼吸管理や低分子デキストラン点滴静注，ステロイド剤投与などが行われる．

（5）初期治療のポイントとしては，呼吸，循環状態，意識障害の有無などの全身状態を把握し，合併損傷の有無について慎重に診察をすすめることである．

①四肢外傷患者の搬送にあたっては受傷部位の適切な処置と固定が重要である．

②開放骨折では露出している骨片を皮下に戻さないように固定して搬送する．

③脱臼では脱臼骨折の有無を確認後，麻酔下に慎重に整復を行い，乱暴な整復操作で合併損傷や骨片の転位を生じさせない．

④骨折の整復もできるだけ麻酔下に行い，副子やギプス固定を行う．

⑤開放骨折では汚染創のブラッシングと洗浄，病巣清掃術 débridementを十分に行い壊死組織を切除する．この際皮膚や筋への栄養血管を損傷しないように注意する．創の大きさ，軟部組織の損傷の程度を含めて Gustiloの分類で評価する．

⑥6時間以内（golden hour）は一期的手術が可能である．

表1　脂肪塞栓症候群のGurdの診断基準

大基準	①点状出血斑 ②呼吸困難とX線像上の両肺野の吹雪様陰影 ③頭部外傷や他の原因によらない脳神経症状
小基準	①頻脈②発汗③網膜変化（脂肪滴または出血斑）④尿変化（無尿，乏尿，脂肪滴）⑤ヘモグロビン値の急激な低下⑥血小板数の急激な低下⑦赤沈値の亢進⑧喀痰中の脂肪滴

(Grud, A. R.: J. Bone and Joint Surg., 52-B: 732, 1970 より)

表2　Gustiloの開放骨折の分類(1991)

type I	開放創が1cm以下で清浄な開放骨折．横骨折，斜骨折など単純な型の骨折が多い．
type II	開放創が1cm以上ではあるが，広範な軟部組織損傷や弁状創を伴わない開放骨折．横骨折，斜骨折，粉砕はあっても軽度な単純な型の骨折が多い．
type III-A	開放創の大きさに関係なく，強度の外力による広範な軟部組織の剥離や弁状創を伴うが，軟部組織で骨折部を被覆可能な開放骨折．
type III-B	骨膜の剥離を伴う広範な軟部組織の損傷と，著しい汚染を伴う開放骨折．
type III-C	開放創の大きさにかかわらず，修復を要する動脈損傷を伴う開放骨折．

2 頚部捻挫（外傷性頚部症候群） cervical sprain

1. 病態
　自動車搭乗中に追突された場合に生じることが多く，いわゆる"むち打ち損傷"とよばれる．スポーツ外傷では，アメリカンフットボール，ラグビー，柔道などのコンタクトスポーツや水泳の飛び込みなどで生じることが多い．
　受傷機転は，代表的な追突事故の場合には頚椎が過度に伸展，次いで屈曲して生じる．コンタクトスポーツでは軸圧・屈曲外傷が多いとされる．

2. 症状と経過
1) 軟部組織の疼痛（自発痛，圧痛，運動時痛）
伸展が強制された場合：胸鎖乳突筋
屈曲が強制された場合：傍脊柱筋，棘間靱帯など
2) 頭痛，頚・項部痛，肩甲間部や肩・上肢部の疼痛，肩こり
3) 頚椎の運動制限
4) 症例によっては，悪心，嘔吐，耳鳴，眩暈などがみられる．（この場合，耳鼻科，神経科との併診を行う．）

3. 検査と診断
　単純X線検査の頚椎前後屈中間位の側面像で，頚椎の前弯消失や後弯形成などのアライメント異常を認めることがある．
　診断には，受傷機転および頚椎の運動制限，圧痛と四肢の神経学的所見が重要である．

4. 応急処置
　受傷直後は，まず四肢の自動運動が可能かどうかを調べ，感覚障害の有無を確認する．骨折，脱臼が疑われる場合は頚椎の安静をはかり，直ちに医療機関に搬送する．

5. 治療
　受傷早期は頚部の安静をはかる．重症例でない限り頚椎カラー装着は数日以内として，長期にならないよう注意する．急性期症状の軽快後にリハビリテーションを開始し，他覚的所見が乏しい愁訴が持続するBarré-Liéou（バレ・リュウ）症候群の発生を防ぐ．

6. ポイント
　(1) 交通事故で患者が被害者の場合，加害者への不満などによる心情的問題や賠償問題などが関与して，症状が複雑化することがあり"むち打ち損傷"という診断名は用いない．このような例では心療内科や精神神経科との連携が必要である．
　(2) 頚椎周辺の軟部組織の損傷と考えられるが，ときに頚椎周囲の筋組織の損傷，棘間靱帯などの損傷などを伴うことがあるので，必要と認めれば受傷早期にMRIなどによって正確に病態を把握することも大切である．

Step Up　Chance骨折

自動車の2点固定座席ベルト装具時の自動車事故によって生じる．シートベルト損傷ともいう．また転落で後方支柱に屈曲伸延力が作用して生じることもある．脊椎の後半部分を主体とした椎体と椎弓にあたる水平骨折が特徴である．腰椎と比較的動きの少ない胸郭の間にある胸腰椎移行部（T11～L2）に応力が集中しやすく損傷を受けやすい．

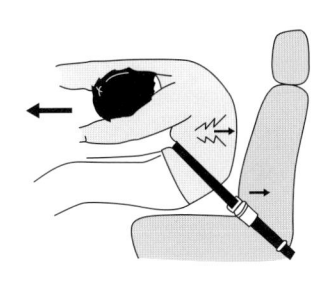

シートベルト損傷

3 脊椎骨折 spine injury

a. 頸椎の骨折

●環椎破裂骨折（Jefferson 骨折）
（Jefferson fracture）

1. 病態
スポーツ外傷，交通事故，転落事故などで大きな外力が体幹に加わると種々の形で脊椎や脊髄に損傷が生じる．

転落事故などで頭部からの圧迫力（伸展・軸圧）が加わり，環椎が後頭顆によって圧迫され，力学的脆弱部の前弓と後弓が骨折，離開する（図1）．伸展損傷による後弓骨折が多い．

2. 症状と経過
項・頸部の疼痛，運動制限がみられる．患者は斜頸位や両手で頭を支えるなどの疼痛緩和肢位をとることが多い．しかし特徴的な症状に欠ける．

3. 検査と診断
開口位頸椎X線正面像での環軸関節の撮像が有用であるが，十分に開口できない場合には，骨折線や転位が明瞭となるCT像がさらに有用である．

4. 合併症
軸椎骨折（歯突起骨折，ハングマン骨折），上位胸椎損傷など他の部位の損傷に気をつける．

5. 応急処置
応急処置の可否が大きく予後に影響する．スポーツ現場などで病態不明の場合は，頸椎の安静固定をはかり二次的損傷を予防し，早急に専門病院に搬送する．

6. 治療
急性期に手術療法を要することはまれで，halo装具（ヘイローベスト，halovest）（図3）による外固定を行い，2～3日安静とする．その後，起座，歩行を許可し，受傷後8週経過後，頸椎カラーに変更する．骨癒合後に頸椎カラーを除去し，頸椎の自動運動を開始する．一般に，骨癒合は良好で，運動制限などの後遺障害もまれである．

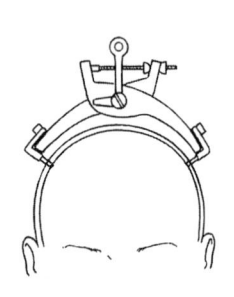

図2 脊椎損傷の整復法として，Crutchfield法などによる持続牽引法がある．

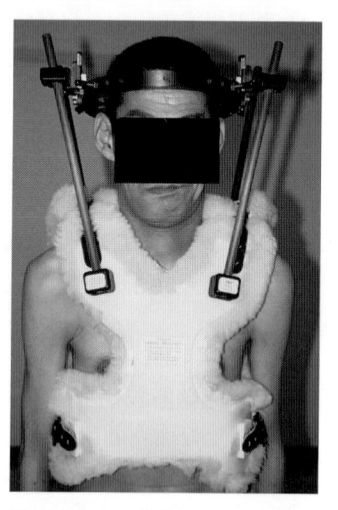

図3 halovest 装着例
脊椎損傷の整復後の固定法としては頭蓋輪（halo）装具がよく用いられる．

7. ポイント
①他の重篤な頭部外傷や脊椎損傷に合併することもあり，意識障害や神経症状の把握を充分行う．
②特徴的な症状に乏しいため見逃される．単純X線撮影で診断できないこともあるため注意を要する．
③脊髄損傷を伴うことは稀である．

●歯突起骨折（dens 骨折）（dens axis fracture）

1. 病態
上位頸椎損傷の中ではもっとも頻度が高い．軸椎骨折の一つで頸椎への剪断力あるいは屈曲力が作用して生じる（図4）．歯突起骨片が環椎とともに前方，後方，または側方へ高度に転位した場合は致命的である．歯突起基部の骨折が最も多い．

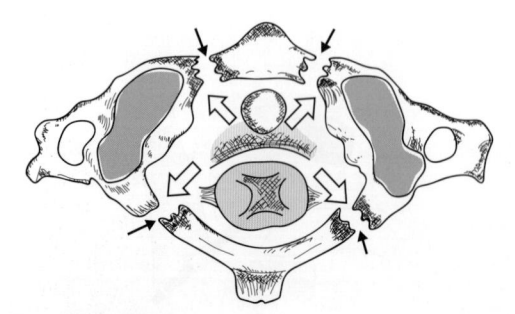

図1 環椎破裂骨折
骨片は外側に転位し，脊柱管が開大するため脊髄損傷が生じることは極めてまれである．

2. 検査と診断

開口位頚椎X線正面像で診断する．判断が困難な場合はCT検査（3D-CTを含む）が有用である．

3. 合併症

偽関節になりやすく，軸椎椎体と環椎後弓の間で脊髄が圧迫され，麻痺を続発させることがある．

4. 応急処置

応急処置の可否が大きく予後に影響する．スポーツ現場などで病態不明の場合は，頚椎の安静固定をはかり二次的損傷を予防し，早急に専門病院に搬送する．

5. 治療

一般的に保存療法が適応される．Anderson分類（図5）のⅠ型は頚椎カラーによる安静固定，Ⅱ・Ⅲ型はhalo装具を装着し，受傷8週間後から頚椎カラーに変更する．12週後に頚椎カラーを除去し，頚椎の自動運動を開始する．Ⅱ型で偽関節をきたした場合は手術適応となる．

6. ポイント

歯突起骨折との鑑別を行う．画像で見落としやすいので注意する．

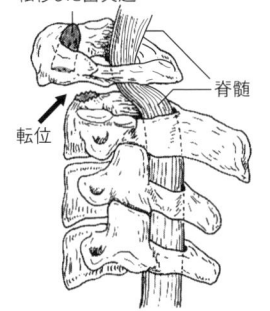

図4 歯突起骨折

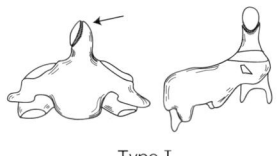

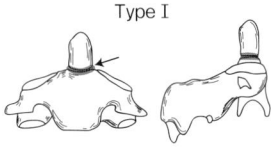

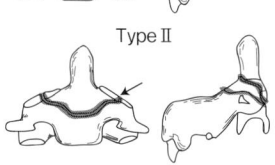

図5 Anderson分類（矢印）
Ⅰ型：歯突起先端の斜骨折（矢印）
Ⅱ型：軸椎椎体と歯突起間での骨折
Ⅲ型：軸椎椎体部での骨折（矢印）

Step Up 環軸椎脱臼（歯突起骨折合併）の1例．関節リウマチ患者

47歳女性．a. 単純X線像（側面，中間位）脊髄の著しい扁平化を認める．b. MRI（T1強調矢状断像）．c. MRI（T2強調矢状断像）．

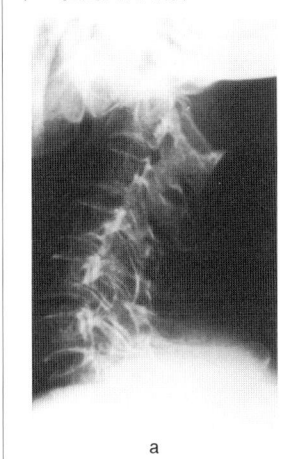

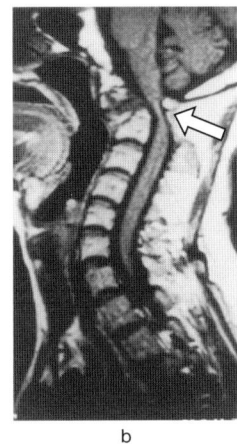

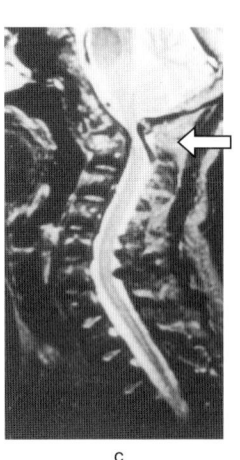

Step Up 交通事故による肋骨骨折（矢印）の1例（3DCTの所見）

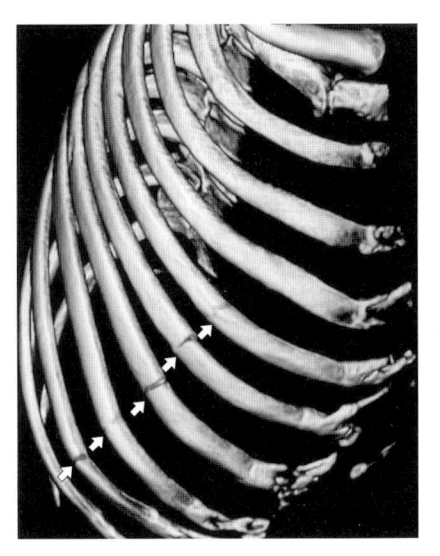

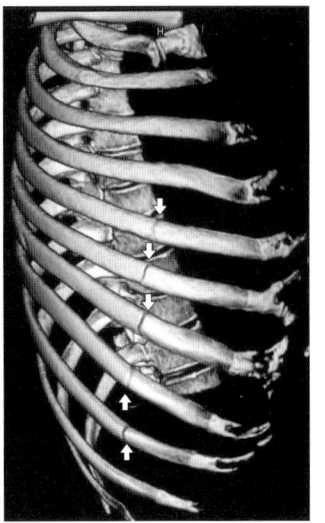

●軸椎関節突起間骨折（hangman骨折）
（hangman fracture）

1. 病態
絞首刑者の頚椎にみられることからハングマン骨折と呼ばれる．伸展圧迫力や屈曲圧迫力あるいは垂直圧迫力と伸展によって生じる．現在は自動車の追突事故でみられ，フロントガラスやダッシュボードで前額部を強打した際に頚椎が過伸展されて生じる．ラグビーなどのスポーツで受傷することもある．

2. 症状と経過
項頚部痛を訴えるが，一般に特徴的な症状はない．受傷時に頚椎が過伸展されるため一過性四肢麻痺が生じることもある．中下位頚椎の損傷を合併している場合は脊髄症状がみられることが多い．

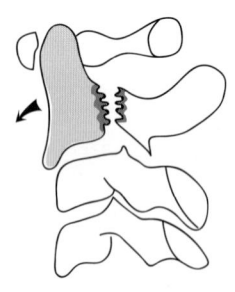

3. 検査と診断
両側の椎弓根が骨折して，椎体と椎弓が離開（外傷性軸椎分離あるいはすべり症）することが特徴である．軸椎が前方に亜脱臼することが多く，骨折線が両側対称性であれば，単純Ｘ線像で骨折部が離開してみえるため診断は容易である（図6）．

図6　ハングマン骨折（Levine分類Ⅱ型）(C2-3椎間板損傷を生じやすい)

4. 応急処置
応急処置の可否が大きく予後に影響する．スポーツ現場などで病態不明の場合は，頚椎の安静固定をはかり二次の損傷を予防し，早急に専門病院に搬送する．

5. 治療
halo装具装着による保存療法が原則である．手術療法は椎間関節のロッキングが解除されない例に適応となる．
受傷8週間後から頚椎カラーに変更する．12週後に頚椎カラーを除去し，頚椎の自動運動を開始する．骨癒合は良好で，機能的予後も良い．

●シャベル（スコップ）作業者骨折
（cray-shoveler's fracture）

1. 病態
頚椎の棘突起骨折は直達外力または付着する筋力によって生じる．第6, 7頚椎に好発し，第7頚椎棘突起の疲労骨折は，スコップ使用の土掘り作業で発生することからシャベル作業者骨折と呼ばれ，僧帽筋と菱形筋による繰り返しの牽引力が作用して生じる．ゴルフスイングによって生じることもある．

2. 症状と経過
骨折棘突起部の圧痛，疼痛，運動痛がみられるが，安静により寛解するものが多い．神経障害を伴うことはない．

3. 治療
疼痛が軽減するまで頚椎カラーにて固定する．固定期間は約4週で，一般に偽関節となっても愁訴は残らないが，頑固な疼痛が残れば骨片を切除する．

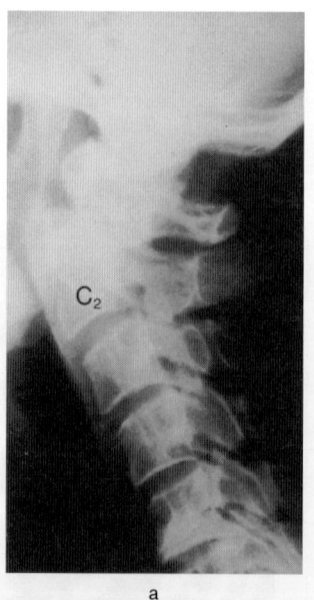

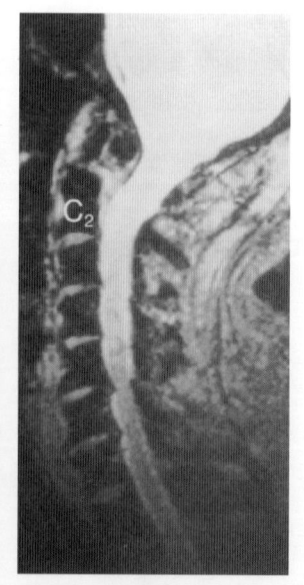

図7　環軸椎後方脱臼(os odontoideumを合併), 57歳男性
後方脱臼が強いにもかかわらず脊髄への圧迫は軽度である．前方脱臼との病態の差が認められる．
a. 単純Ｘ線像(側面，中間位)．b. MRI(T2強調矢状断像)．

b. 脊髄損傷 spinal cord injury

1. 病態
①外傷により脊髄が損傷された状態をいう．交通事故，労働災害やスポーツ外傷などで生じる．近年では自動車の安全性能向上や労働環境の改善により交通事故，労働災害としての発生は減少しているが，高齢者の転倒などによる発生が増加している．これらのほか自殺企図も原因となる．

②好発部位は，中・下位頸椎と胸腰椎移行部である．スポーツ外傷ではほとんどが頸椎部で，水泳の飛び込み，ラグビー，アメリカンフットボールや体操などで発生する．

③損傷された脊髄の修復は不可能で，初期治療で二次的損傷の拡大を防ぐことが大切である．

④損傷（麻痺）の程度により，完全損傷（麻痺）と不全損傷（麻痺）に大別される．
　完全損傷：損傷部ですべての神経伝導路が遮断された状態
　不全損傷：部分的に神経伝導路が遮断された状態．

また，損傷高位により四肢麻痺や対麻痺に分類される．

2. 症状と経過
重度の脊髄損傷では受傷直後に脊髄の伝達機能が絶たれ，損傷部以下の脊髄は自律性を失い，運動・感覚機能や脊髄反射および自律神経機能が消失する（脊髄ショック）．一般に24時間以内にショックから離脱する．

1) 完全損傷：脊髄ショックからの離脱後も，運動完全麻痺，感覚完全麻痺，尿閉の状態のもの．
2) 不全損傷：損傷部の上下間に何らかの神経伝導が存在し，損傷髄節以下に運動，感覚や深部反射の機能が部分的に存在するもの．
3) 四肢麻痺：頸髄の損傷によって四肢および骨盤臓器に運動，感覚機能の障害がみられるもの．
4) 対麻痺：胸・腰髄以下の損傷によって両側下肢および骨盤臓器に運動，感覚機能の障害がみられるもの．上肢の機能は保たれる．

3. 検査と診断
1) 生命徴候 vital sign：血圧，脈拍，呼吸，体温，意識状態を確認する．
2) 局所所見と神経学的所見：スポーツや事故の現場では，患者の体動を避け，現場で診察する．側臥位であれば棘突起列の不整の有無を確認する．不用意に側臥位にすることは厳禁である．神経学的所見としては，外傷の現場で正確に判断することは困難であり，呼吸・意識を確認の後すばやく四肢および体幹の知覚障害，四肢の運動障害の有無を調べ，脊髄損傷と神経根，末梢神経損傷との鑑別を行うことが大切である．

3) 脊髄の損傷部位と生じる障害をみると，①前部脊髄損傷では，運動麻痺はあるが，触覚，位置覚，振動覚は温存され，②後部脊髄損傷では，触覚，位置覚，振動覚は障害されるが運動障害はなく，③中心性脊髄損傷では，温覚・痛覚が障害され，触覚と深部覚は温存され，下肢より上肢の麻痺が強く，④Brown-Séquard（ブラウン・セカール）型損傷では損傷側の運動麻痺と反対側の温覚，痛覚が障害される．

4. 合併症
運動，感覚，反射の障害に，自律神経障害が加わり，種々の随伴症状，合併症が生じる．
・随伴症状：尿路障害と排便障害
　上位頸・胸髄損傷では，呼吸・循環障害が加わる．中位胸髄から腰髄の損傷では，消化器・泌尿器障害が加わる．
・慢性期の二大合併症：褥瘡，尿路感染症

5. 応急処置
救命処置として，上位頸髄損傷で麻痺性呼吸不全があれば，直ちに人工呼吸が必要である．また，二次的損傷の拡大を防止するため，安静固定を行い，すみやかに専門病院へ搬送する．

6. 治療
治療は急性期（受傷から1カ月前後）と慢性期（受傷から1カ月後以降）に分けられる．急性期には，呼吸，循環，消化器，尿路など全身管理が行われ，褥瘡予防，関節拘縮予防，感染症予防が含まれる．損傷脊椎の整復固定，関節可動域と筋力の維持を目的とした早期リハビリテーションを行う．慢性期は，特に合併症の処置，管理が中心となり，異所性骨化，痙縮，尿路感染症などに注意する．

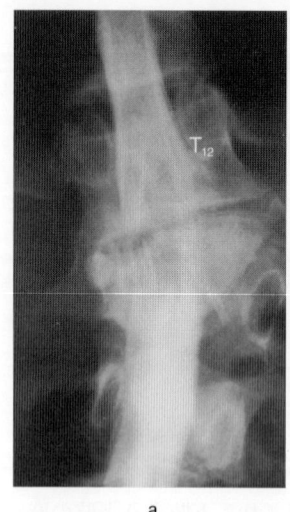

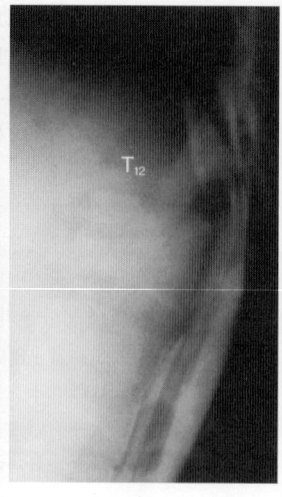

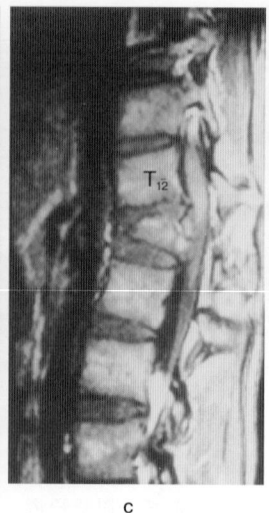

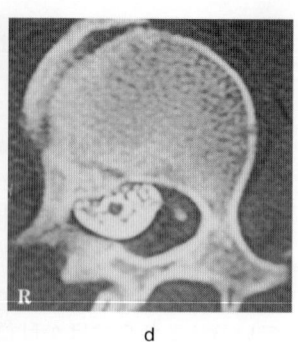

図8 第12胸椎脱臼骨折，両下肢知覚障害，17歳男性
オートバイにて転倒.
a 脊髄造影像（正面像）：骨折高位における硬膜管の扁平化.
b 脊髄造影像（側面）：硬膜管の前方よりの圧排像.
c MRI（T2強調矢状断像）：明確な硬膜管の前方よりの圧排像.
d 脊髄造影後CT：骨折片と硬膜管の偏位像.

7. 予防

スポーツによる発生予防としては，組織的側面としては，ルールの改正，防具の改良や競技・練習場の改良，練習量や練習法の工夫などがあり，個人的側面としては，筋力・持久力・敏捷性の強化，正しいフォームの獲得，危険性に対する意識向上などが考えられる．

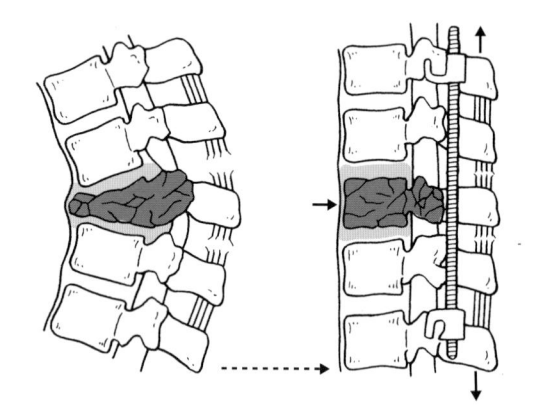

図9 Harrington法による整復固定

表1 脊髄損傷と残存機能

動作	残存機能 最下位レベル	C5	C6	C7	C8
主要残存筋		三角筋 上腕二頭筋 腕橈骨筋 回外筋	広背筋 前鋸筋 大胸筋 橈側手根伸筋 回内筋	上腕三頭筋 橈側手根屈筋 総指伸筋	尺側手根屈筋 手指屈筋
残存機能		肩外転，回旋 肘屈曲 前腕回外	肩内転 前腕回内 手関節橈屈 手関節背屈	肘の伸展 手関節屈曲 指伸展	把持動作 指の伸展・屈曲
身の回りの動作	食事	±	±	+	+ （箸使用可能）
	更衣	−	−	±	+ （ボタンの着脱可能）
	排泄	−	±	±	+
自動車の運転（上肢）		−	−	±	+
使用される上肢装具		BFO，懸垂装具 手関節固定装具 （p.147参照）	手関節駆動式 把持装具	把持装具 MCP屈曲補助装具 短対立装具 （母指支え付き）	不要

（+：可能，±：ときに可能，−：不可能）（平澤泰介：義肢装具のチェックポイント p.205 日整会・日本リハ医学会監修 医学書院 2007）

4 鎖骨骨折 fracture of the clavicle

1. 病態
　全骨折の約10～15％を占め，幅広い年齢層に発生し，小児にもみられる頻度の高い骨折である．男性が女性に比べて4～5倍多いとされる．骨折部位は鎖骨の中央1/3が約80％で，多くは転倒や転落などの介達外力により発生し，成人では完全骨折に，小児では不全骨折になることが多い．開放骨折は稀である．

2. 症状と経過
　①中外1/3部の骨折では，遠位骨片は，上肢の重量による前方下垂（①），大・小胸筋の緊張による短縮転位（②），近位骨片は，胸鎖乳突筋の作用（③）により上方やや後方に転位する（図1）．近位骨片は，胸鎖乳突筋を弛緩させる疼痛緩和肢位と上肢下垂による皮膚の緊張のため，原位にとどまることもある．

鎖骨：S字型をしており，側方からの外力で中央1/3部が剪断力を受け骨折することが多い．

図1　鎖骨中央1/3部骨折の定型的転位

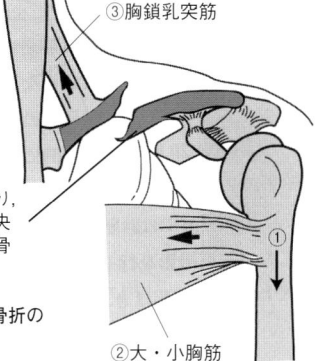

　③胸鎖乳突筋
　②大・小胸筋

　②患者は，患側の肘を曲げて，肩を内転して胸に当て，患側上肢の肘を健側の手で支える疼痛緩和肢位をとる．受傷直後は骨折部の変形が明瞭である．

3. 検査と診断
　X線検査の前後像と肺尖位像の2方向で診断は容易であることが多い（図2）．第3骨片などがある場合にはCT検査（3D-CTを含む）を行うこともある．

4. 合併症
　①腕神経叢損傷を合併することがある．鎖骨下動・静脈の損傷も稀に生じることがあり，特に直達外力により骨折が生じた場合は注意を要する．また，骨片により胸膜・肺尖損傷が生じ，血胸，気胸となる場合がある．
　②変形癒合や過剰仮骨による腕神経叢の圧迫がある．

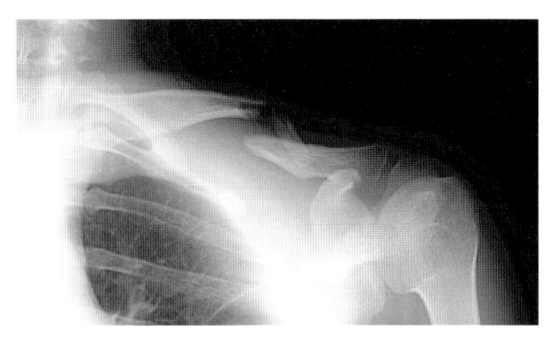

図2　左鎖骨骨折X線像：第3骨片を認める

5. 治療
　①保存療法が原則である．徒手整復は，患者を坐位として助手が背後から胸を張らすように両腋窩から手を入れて後上方に両肩を引いた状態で，術者は近位および遠位骨片を把持して両骨片端を合わせて行う．固定は，クラビクルバンドを用いるか，ギプス包帯により行う．その他，Desault包帯固定法，Sayre絆創膏固定法，リング固定法がある．固定時は腋窩での神経圧迫に注意を要する．成人の場合，6週間前後で除去する．乳幼児の場合にはストッキネットを用いた8字包帯（図3）固定を行い，90°以上の肩関節屈曲・外転を禁じる．2～4週で仮骨が充分にあれば除去する．
　②骨片が皮膚を圧迫している場合や神経損傷が合併している場合で，徒手整復が困難な場合には手術適応となる．

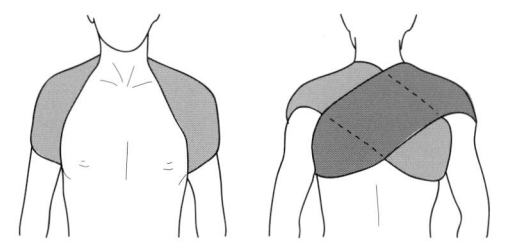

図3　鎖骨骨折に対する8字包帯

6. ポイント
　①保存療法では完全に整復されても整復位固定保持が困難で，再転位し変形癒合となる場合があり，美容上の問題が生じるが，機能障害を残すことは少ない．
　②多発外傷の場合に，この部の骨折に注意する．

5 肩関節脱臼 traumatic disloaction of the shoulder

1. 病態

①肩関節は関節窩と比較して骨頭が大きく，支持組織である靱帯や関節包が弱く，さらに関節可動域が大きいので外力で損傷しやすい．大きく前方・後方・上方・下方脱臼に分けられる．多くは上腕の外転・外旋時に外力が加わると肩峰を支点として上腕骨頭が前方へ脱臼する．②肩関節脱臼は全脱臼の約50％を占め，もっとも多い．そのうち外傷性肩関節前方脱臼は約95〜98％を占める．外傷性肩関節前方脱臼のほとんどが烏口下脱臼（図1）である．スポーツ愛好家の成人男性に多く，小児には少ない．

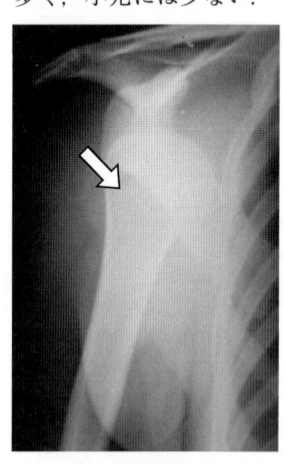

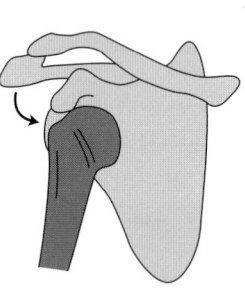

図1 外傷性肩関節脱臼

③多くは介達外力によって生じ，転倒の際，肩関節外転・伸展位で過外旋を強制されて発生する．その他，肩関節内旋位での外転の強制，肩関節外転位での前方挙上の強制により，上腕骨の大結節が肩峰に衝突し，その部を支点として生じることもある．物を投げる際や痙攣発作など自家筋力によって生じることもある．直達外力で生じることは少ないが，転倒などで後方から肩関節，特に上腕骨近位部が強打された場合に生じる．

④初回脱臼年齢が低いほど再発しやすく，また初回脱臼整復後の外固定が適切に行われなければ再発しやすい．

2. 症状と経過

前方脱臼は烏口下・関節下窩・胸郭内および鎖骨下脱臼に分けられる．前方脱臼では肩関節は，軽度外転位（約30°位）で弾発性固定がみられる．受傷直後はやや外旋位を呈するが，時間が経過すると肩甲下筋の作用などにより内旋位を呈する．上腕軸は前内方に偏位し，三角筋部の膨隆が消失し，肩峰は突出する．烏口突起下に骨頭が位置するため，肩峰下は陥凹し，この部に空虚な間隙を触れる．上腕軸は内方に偏し，Mohrenheim窩（三角筋と大胸筋・鎖骨の間の鎖骨下窩）に向かう．脱臼位にあたる烏口突起下に球状の上腕骨頭を触れ，Mohrenheim窩は骨頭に持ち上げられている．

3. 検査と診断

①受傷機転の問診は診断の参考になる．②外観上，肩関節部は左右非対称となり，前方脱臼では三角筋部の膨隆が消失し，肩峰は突出し肩峰下の陥凹を認める．③単純X線像（正面像と肩甲骨Y撮影）により骨頭の位置異常が認められれば確定である．単純X線像では，骨頭の位置や骨折の有無などを確認する．

4. 合併症

1) 骨折
上腕骨大結節骨折，烏口突起骨折，肩峰骨折，上腕骨解剖頚・外科頚骨折，肩甲骨関節窩骨折，上腕骨頭後外側陥没骨折（Hill-Sachs lesion）

2) 腱損傷など
上腕二頭筋腱損傷，腱板損傷（中高年齢者の初回脱臼に多い）

3) 神経損傷
腋窩神経麻痺が生じることがあり，この場合，肩関節外側の感覚鈍麻と三角筋麻痺を生じる．

4) 血管損傷
腋窩動脈：橈骨動脈の拍動が減弱または消失する．

5) 関節唇損傷（MRIで確認する）
① Bankart lesion：骨頭と関節窩前下縁との衝突により，関節窩前下方から関節包・関節唇複合体が剥離する．

② bony Bankart lesion：関節窩縁の骨折による骨片を伴うもの．

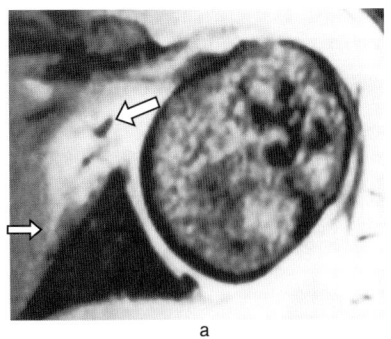

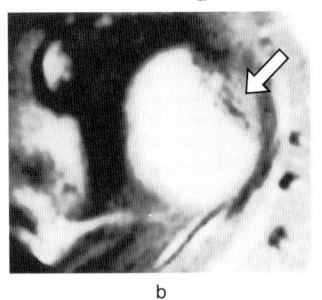

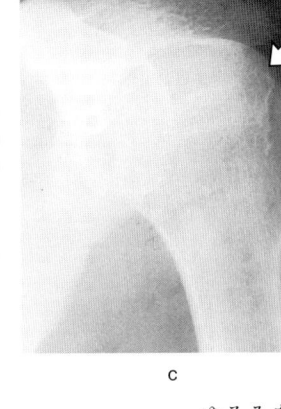

図2 左肩関節外傷性前方脱臼，32歳男性
スキーで転倒．a：関節唇の転位（黒矢印）と関節包付着部の内側偏位（白矢印）．b, c：Hill-Sacks lesion（矢印）．
a T2*強調画像（STAGE法，400/17，30°）．b T1強調画像．
c 単純X線像．

5. 応急処置

患者のもっとも楽な姿勢で，患部の安静をはかりアイシングを行う．

6. 治療

①徒手整復法はStimson法（図3）やゼロポジション牽引法が神経損傷や関節唇の損傷の危険性が少ないとされている．
②疼痛が強い場合には麻酔下で整復する．整復後は，三角巾とバストバンドなどを用いて肩関節を軽度屈曲・内転・内旋位に固定する．近年では，再脱臼率が低いとされる外旋位固定（肘関節90°屈曲位，上腕を側胸壁につけた状態）も行われている．
③整復後3週間の固定を行い，その後，肩関節可動域訓練および三角筋を中心とした筋力強化訓練を行う．再脱臼防止のため外転・外旋動作には注意を要する．

7. 再発予防

問題となるのは脱臼の再発で，反復性脱臼に陥ることである．脱臼によってこの関節包および関節包内靱帯が関節の縁から剥離して，前方のゆるみを残して治癒する．これが反復性脱臼の要因となる．この場合，関節鏡視下に剥離した関節包臼蓋に縫着する鏡視下バンカート手術を行う．

8. ポイント

予後不良となるのは腱板断裂や神経損傷などの合併例がほとんどで，反復性脱臼への移行を除けば，治療成績は一般的に良好である．

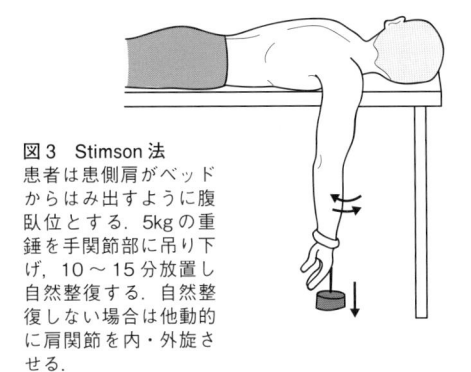

図3 Stimson法
患者は患側肩がベッドからはみ出すように腹臥位とする．5kgの重錘を手関節部に吊り下げ，10〜15分放置し自然整復する．自然整復しない場合は他動的に肩関節を内・外旋させる．

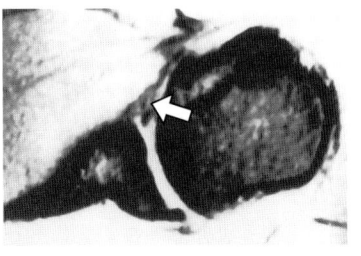

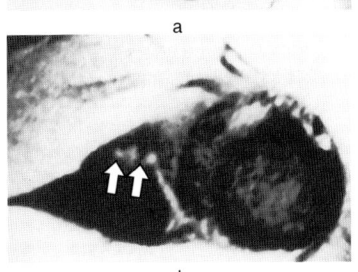

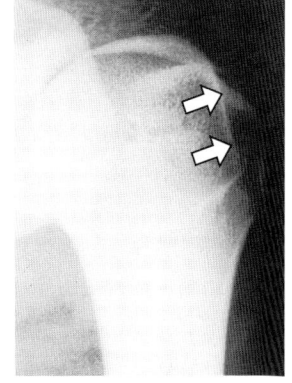

図4 肩関節左反復性前方脱臼，19歳男性
ラグビーのタックルで受傷．
a 前方関節唇の損傷（T2強調画像）．b bony Bankart lesion（矢印）（T2強調画像）．c Hill-Sacks lesion（矢印）（単純X線像）．

6 肩鎖関節脱臼 traumatic dislocation of the acromio-clavicular joint

1. 病態

①交通事故やスポーツ競技中に手や肘をついて転倒したり，肩から落下すると鎖骨骨折，肩関節脱臼，肩鎖関節脱臼を受傷しやすい．ことにバイクでの転倒やラグビー，柔道などのコンタクトスポーツによくみられる．②鎖骨遠位端が後上方にずれる鎖骨上方脱臼がもっとも多い．受傷直後に気がつかず，後に変形をきたして受診することが多い．15〜30歳の男子に多い．一般に，他の脱臼と比較して疼痛が強くない場合が多い．

③肩関節内転位，上肢が体幹に沿った状態で肩から落ちて肩峰を強打し，肩鎖靱帯が断裂し，さらに外力が作用すると烏口鎖骨靱帯が断裂する．

④一般に，脱臼の整復は比較的容易であるが，整復位保持は困難である．

2. 症状と経過

Allman分類（図1）や，Tossy分類（表1）がある．第3度損傷では，肩鎖関節部の階段状変形がみられる．肩鎖関節部の圧痛，肩関節外転および屈曲運動による疼痛があり，特に肩関節外転運動時に著明で疼痛により運動が制限される．第2・3度損傷では，突出した鎖骨遠位端を押圧すると整復されるが，指を離すと直ちに再脱臼するピアノキー（反跳）現象がみられる．

3. 鑑別診断

鎖骨遠位端骨折の場合は，皮下に骨折端が触知され，一般に腫脹が高度で階段状変形の段差が不明瞭，また，骨折部の押圧により軋轢音が触知され，一般に疼痛が著明である．

4. 合併症

1）転倒した際に生じた場合は，頭部外傷，頸椎・胸部損傷に注意が必要である．

2）整復位保持が困難なため階段状変形が遺残しやすく変形癒合が生じやすく，変形癒合に陥った場合は肩こり，倦怠感，上肢への放散痛などが長期に残存することがある．

3）鎖骨遠位端部の肥大変形や，石灰沈着が生じることもある．

5. 治療

①第1度，第2度損傷では保存療法を行う．

②徒手整復法は，まず，坐位の患者に対し，第1助手が患者の後方より膝頭を両肩甲間部に当て，肩部を後外上方へ牽引する．第2助手が患側上肢を上方へ持ち上げると同時に術者は，鎖骨遠位端を上方より下方へ強く圧迫して整復する．

③固定には絆創膏（テーピング）などが用いられるが，皮膚の持続的圧迫による褥瘡の発生，テープによるかぶれが生じやすい．肩鎖関節バンドや装具も用いられる．④脱臼位のままでも症状が残らないことが多いため，肩鎖関節脱臼は整復せずに三角巾のみで安静を保ち，疼痛軽減後，可及的早期に可動域訓練や筋力増強訓練を開始する場合もある．⑤完全脱臼例ではK-wireで整復固定して靱帯修復を行う場合もあるが，再転位することが多いため，保存療法で症状が残る場合に烏口突起の移行術（Cadenat変法）を行うことが多い．

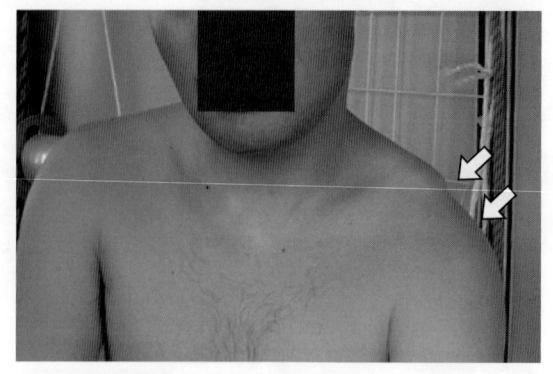

図2 左肩鎖関節脱臼：スキーで転倒受傷

表1 Tossy分類

	第1度（捻挫）	第2度（亜脱臼）	第3度（脱臼）
肩鎖靱帯の断裂	±	+	+
烏口鎖骨靱帯の断裂	−	±	+
転位(X線像)	−	鎖骨遠位端が肩峰に対して1/2上方へ	鎖骨遠位端が肩峰より完全に上方へ

図1 肩鎖関節損傷とその分類(Allman)

7 肘関節脱臼 traumatic dislocation of the elbow

1. 病態
①外傷性脱臼では，肩関節脱臼に次いで多く，全外傷性脱臼の約20%を占め，肘関節脱臼の大部分が後方脱臼である．

②青壮年期の男性，スポーツ（柔道，スキーなど）をする者に好発する．肘関節伸展位で転倒し手をついた際，肘頭が肘頭窩に衝突してここが支点となり，尺骨が上腕骨滑車の後方に逸脱する．12歳以下では，同じ受傷機転で上腕骨顆上骨折を生じることが多い．

2. 症状と経過
肘関節は腫脹し，肘頭は後方に突出し，その直上に陥凹がみられ，肘関節は軽度屈曲位（屈曲30〜40度）で弾発性固定される．Hüter線（p.104参照）が乱れ，肘頭高位となり，肘頭の直上で緊張した上腕三頭筋腱が索状に触れる．肘関節の自動運動は不能で，前腕回外・回内運動が制限される．

3. 検査と診断
単純X線像で脱臼の状態を確認するとともに骨折の合併を評価する．

4. 合併症
①成人では，橈骨頭骨折，尺骨鉤状突起骨折，内側側副靱帯損傷，外側側副靱帯複合体の損傷などがある．

②小児では，上腕骨内側上顆骨折，橈骨頸部骨折，上腕骨外顆骨折，尺骨鉤状突起骨折などがある．

③上腕動脈損傷の合併があるが，頻度は少ない．手や手指の色調，橈骨動脈の拍動の有無に注意する．動脈損傷の疑いがあると緊急手術を要する．また，血管損傷が合併している場合は，整復までに時間を要するとVolkmann拘縮が生じることがある．

④手指の知覚異常，運動障害が認められる場合には正中・尺骨・橈骨神経の損傷が考えられる．

5. 治療
単独脱臼で，特に早期に受診した場合の多くは徒手整復可能で，手術療法の適応となることは少ない．

徒手整復法は，前腕を最大回外位とし，上腕骨を助手に固定させて前腕長軸方向へ牽引し，整復する．整復後は，ギプスや副子により肘関節を固定する．固定期間は約3週間とし，その後自動運動を開始する．

手術療法を必要とするのは，整復障害因子が存在する場合，神経・血管損傷を合併している場合，開放性脱臼の場合などである．

6. ポイント
①稀ではあるが上腕動脈損傷が合併することがあるため，橈骨動脈の拍動と爪色をチェックする．

②肘関節の可動域訓練にあたって，粗暴な他動運動によって異所性骨化が発生し可動域制限が生じてトラブルとなることがあるので，リハビリテーションでは慎重に訓練をすすめることが大切である．

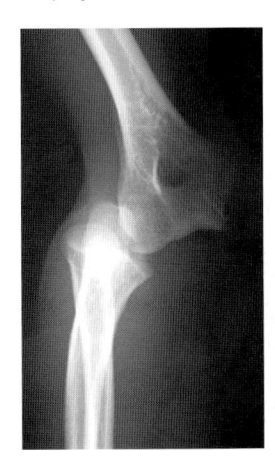

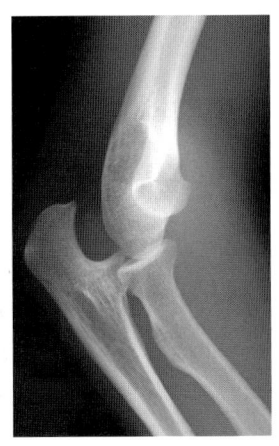

図1　右肘関節脱臼，25歳男性
X線所見．左：正面像，右：側面像．

8 小児の外傷 injury in children

a. 上腕骨顆上骨折 supracondylar fracture

1. 病態

①小児（5〜10歳）に好発し，特に6〜7歳に多い．小児肘関節周辺の骨折の約60％占める頻度の高い骨折で，小児が転倒して肘関節周囲の強い疼痛を訴えた場合に第1に考慮すべき外傷である．Volkmann拘縮や内反肘変形などの後遺症を生じないように配慮することが大切である．

②伸展型骨折と屈曲型骨折にわけられ，多くは鉄棒やブランコなどから転落し，肘関節を伸展して手をついた際に生じる伸展型骨折（図1）である．肘関節屈曲位で転倒し上腕遠位部を強打すると屈曲型骨折が生じるが稀である．

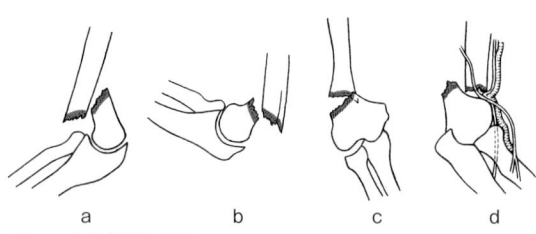

図1 上腕骨顆上骨折
a 伸展型骨折：骨折線は前下方から後上方に向い，遠位骨片は後方に移動（大部分がこの型）．
b 屈曲骨折：骨折線は前上方から後下方に向い，遠位骨片は前方に移動（この型はまれ）．
c 内反変形の原因となる末梢骨片の尺側凸軸転．
d 神経・血管が骨折部に陥入する例．

2. 症状と経過

肘関節全周に著明な腫脹がみられ，自発痛，圧痛，運動痛が著明で肘関節の自動運動は不能である．骨折部やその周囲に皮下出血斑がみられ，特に腫脹高度な場合には水疱形成を生じる．

3. 検査と診断

①単純X線像では，前後像で前額面の転位を確認し，伸展型骨折での骨折線は前方から後上方に走り，屈曲型骨折では，後方から前上方へ走る．側面像で矢状面の転位が確認でき，伸展型骨折では遠位骨片は後上方へ転位し，屈曲型骨折では遠位骨片は前方へ転位する（図3）．

②単純X線像で骨折線が明らかでない場合，側面像で肘頭窩あるいは鈎状突起窩にある脂肪体が出血や浮腫，関節血症により押し上げられて描出される脂肪体徴候（fat pad sign）が認められることがある．この徴候があれば亀裂骨折などを疑う．

4. 鑑別診断

外観上，肘関節後方脱臼との鑑別を要する．肘関節後方脱臼ではHüter三角（図2）に乱れが生じるが，上腕骨顆上骨折では乱れない．

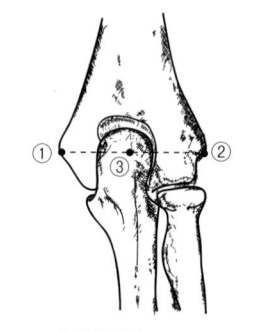

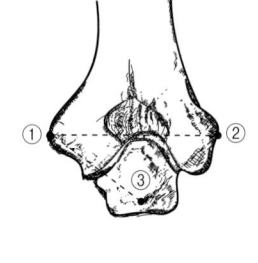

図2 Hüter線とHüter三角
Hüter線（伸展位）
③肘頭突出部は，①上腕骨内側上顆と②上腕骨外側上顆を結ぶ，Hüter線上にある．

Hüter三角（屈曲位）
①上腕骨内側上顆，②上腕骨外側上顆，③肘頭突出部は，底辺を上とする二等辺三角形をなす．

5. 合併症

1）神経損傷

伸展型骨折で，遠位骨片が後内側に転位した場合に橈骨神経損傷が，遠位骨片が後外側に転位した場合に正中神経損傷が生じることがある．正中

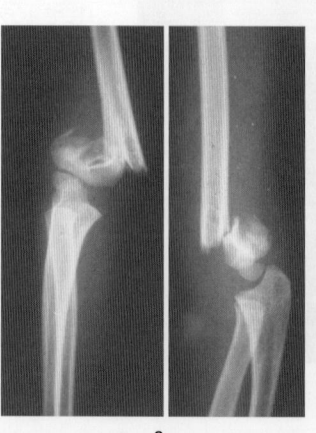

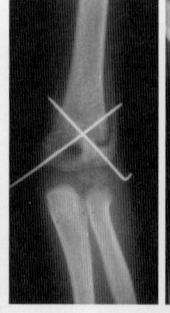

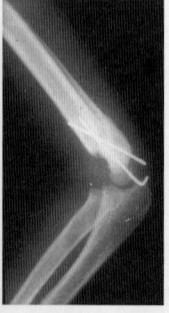

図3 上腕骨顆上骨折，5歳女児
X線所見(a)，整復術後鋼線固定術後固定1カ月後の所見(b)．

神経損傷では，主に前骨間神経（運動枝）が麻痺するため感覚障害はなく，長母指屈筋，示指の深指屈筋が麻痺して tear drop sign が陽性となる．屈曲型骨折では尺骨神経損傷が合併することがある．

2) コンパートメント（compartment）症候群とVolkmann拘縮

高度の浮腫，あるいは徒手整復の繰り返しによる腫脹増大や不用意な包帯固定による圧迫がコンパートメント症候群の原因となる．しかし，主要血管の血行が比較的保たれ，橈骨動脈の拍動の減弱が明らかでない場合もあるため注意を要する．さらに進行すればVolkmann拘縮に陥る．急性期の阻血症状の5Pとして，①運動麻痺（paralysis）②脈拍消失（pulselessness），③疼痛（pain），④蒼白（paleness），⑤知覚異常（paresthesia）に注意する．特に自発痛と手指の他動伸展時の前腕部の激痛が重要な指標となる．

3) 異所性骨化（外傷性骨化性筋炎）

原因の大部分は，粗暴な可動域訓練や筋力増強訓練である．小児の運動療法は自動運動のみで十分である．適切なリハビリテーションが行われれば異所性骨化が生じることは少ない．

4) 肘関節の屈伸障害

特に屈曲障害が遺残しやすい．

5) 内反肘変形

内反肘変形が多い．機能障害はほとんどないが，15度以上の変形は外観上の問題があり，骨切り術の適応を考慮する．

6. 応急処置

受傷後急性期は，循環障害に注意する．

7. 治療

まず，X線透視下に徒手整復を試みる．骨折部が安定していれば，肘関節屈曲100〜120度，前腕回内位で，上腕から手関節までギプス副子にて固定する．もしくは垂直介達牽引の適応する．徒手整復の繰り返しは，腫脹増大を招き，コンパートメント症候群からVolkmann拘縮，骨癒合後の異所性骨化の原因になるため行ってはならない．骨折部が不安定な場合は，手術療法の適応となり，経皮的鋼線刺入により固定する．

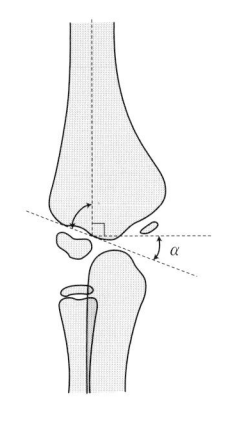

図4　Baumann angle
前後像で上腕骨長軸に引いた垂線と外顆骨端線に平行な線の角度（α）．正常は10〜20度であり，健側と比較する．回旋のない正確なX線撮影が必要である．

8. ポイント

ADLに直接影響する後遺症として肘関節の屈曲制限がある．屈曲制限の評価指標として，tilting angle（上腕骨小頭傾斜角）で評価する．

そのほか，内・外反肘の評価として，Baumann angle（図4），carrying angle を用いる．

Step Up　肘関節の内，外反変形（McRae）

a. **正常**　上肢下垂位で肘関節伸展．前腕・回外位で左右の肘外偏角（carrying angle：CA角）を比較する．

b. A：**外反肘**（cubitus valgus）では肘外偏角が増大している．
　 B：**内反肘**（cubitus varus）では肘外偏角が減少している．
　 C：肘外偏角の片側性変化の原因としてもっとも多いのは上腕骨顆上骨折によるものである．

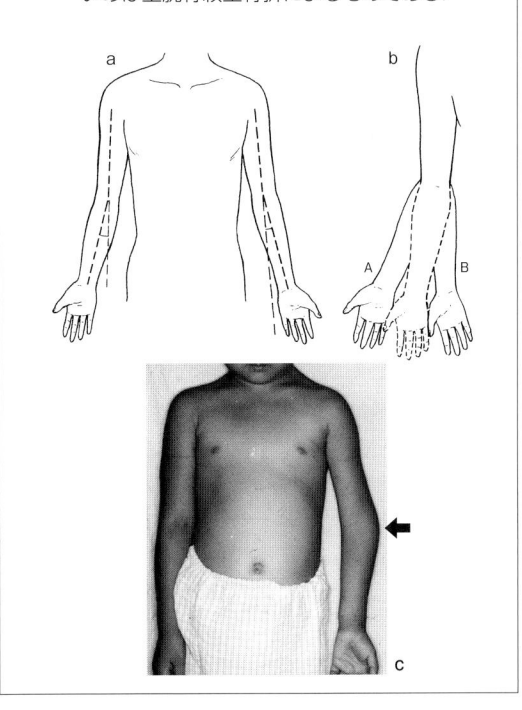

b. 上腕骨外側顆骨折
fracture of the lateral condyle

1. 病態
①手を伸展して転倒したときに，肘関節部に外反方向に力が加わって発生する上腕骨小頭の骨端核と滑車を含む外側顆部の骨折である．
②肘筋・手根伸筋・指伸筋などの牽引力によって，骨片は90°以上回転することが多いため多くは手術適応である．

2. 症状
成長期の小児で発生し，小児では顆上骨折に次いで頻度が高く，肘関節部の腫脹，強い疼痛を訴え，動かそうとしない．

3. 診断
肘関節部の外側に限局した圧痛を認める．骨片の動きを触れることがある．X線像で外顆の骨折を認める．成長期の骨端軟骨を含むため，骨折片は，X線所見に認められるものよりもかなり大きい．

4. 治療
骨片に回転転位が生じることが多いため，手術適応である．回転した骨片を観血的に正確に整復してKirschner鋼線とワイヤーによる引きよせ締結法を行う．

5. 合併症
初期治療を誤ると，偽関節を生じる原因となる．肘関節部の成長が障害されて外反肘へと進展する．それとともに遅発性尺骨神経麻痺を生じることが多く（p.171参照），尺骨神経皮下前方移動術の適応となる．

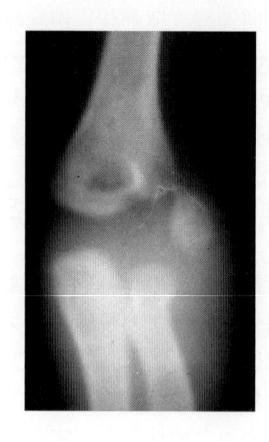

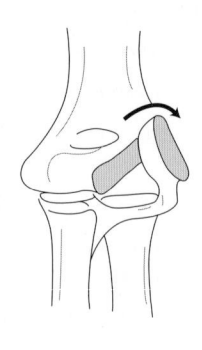

図5 骨折時の骨片転位

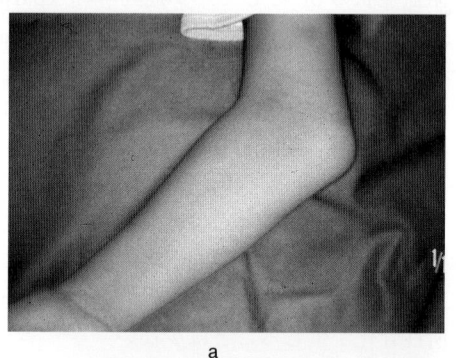

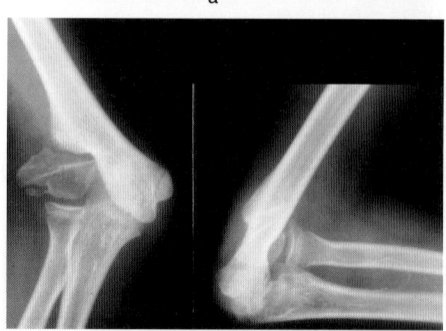

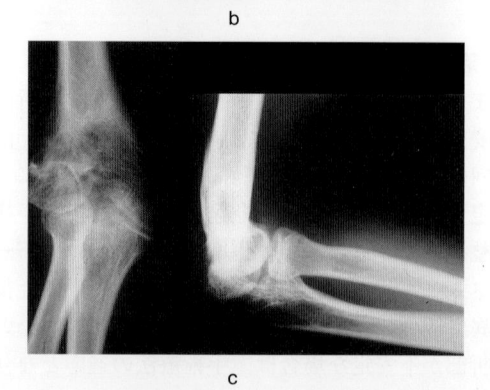

図6 高度の外反肘変形をきたした症例
5歳時，上腕骨外側顆骨折を受傷．放置され，6年後に受診（a, b）．楔状骨切り術後1年5ヵ月の所見（c）

Step Up　小児骨折の主な特徴

①骨折部における再造形 remodeling が旺盛である．②骨端軟骨板の作用もあって自家矯正されうる．屈曲変形はよく矯正されるが，回旋変形はほとんど矯正されない．③過成長や変形の増大が生じることがある．④骨膜が厚く弾性に富むので若木骨折 greenstick fracture のような不全骨折となることが多い．また急性塑性変形 acute plastic deformation（bowing）が生じることがある（p.107参照）．⑤力学的に弱い骨端軟骨板の損傷に十分な配慮が必要である．

c. 肘内障 pulled elbow

1. 病態

2～6歳に好発する小児特有の障害．特有なエピソードと外観で判断できる．橈骨頚部の輪状靱帯の外側が橈骨頚部に乗りかかった状態で固定する（図7）．"小児の手を急に引っぱり"捻った際に生じる．子供と手をつないでいて，急に子供が走り出したり"転びそうになった際に，手を引っぱって"発生することが多い．6歳以降になると輪状靱帯が強靱になり発生しなくなる．

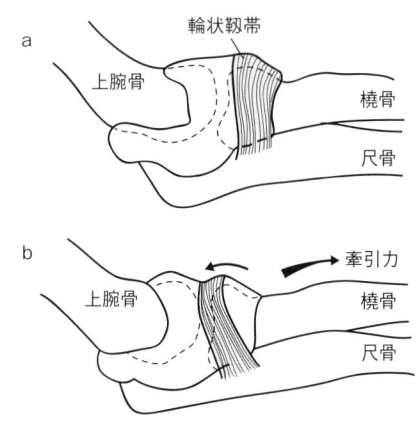

図7 肘内障の発生機序
a　正常状態．
b　肘内障．橈骨頭は輪状靱帯から脱出し，同靱帯は腕橈部関節腔にすべりこむ．

2. 症状と経過

①発症時は，急に上肢の痛みを訴え，激しく泣く．肘関節伸展位または軽度屈曲位，"前腕回内位で患肢を下垂して，動かさない"．患肢を体幹に隠すように健側の手を添えていることもある．②肘関節の腫脹，皮下出血斑はなく，橈骨頭部に限局した圧痛を認める．肘を曲げようとせず，患肢に触れることも嫌がり，表情は不安感を示す．両上肢の挙上を指示しても動かさないため，親は肩がはずれたと訴えることもある．

3. 検査と診断

手を引っぱられたという受傷機転，肘部の腫脹や皮下出血斑がなく，肘部を動かさない，また他動的に前腕を回外，肘関節を屈曲させると疼痛が増大することなどの臨床所見，および肘関節部のX線所見に異常がなければ診断は比較的容易である．

4. 鑑別診断

外観上の変形がなく，腫脹があれば転位のない骨折や骨端線損傷が疑われる．まれに，肘関節部の骨髄炎，化膿性関節炎などがみられる．

5. 治療

前腕を回外しながら肘関節を屈曲して整復する．その際，母指で橈骨頭を押さえながら前腕を回外するとクリックを触知する．整復時に患児は泣き出すが，整復されるとすぐに泣きやみ，しばらくすると上肢を動かすようになる．患児を自由にし，整復感が得られてから数分後に，万歳が可能か，おもちゃなどを握らせて患肢を動かすかどうかを確認する．特に固定は行わない．

6. 予防

おおよそ6歳までは，再発する可能性があることを患者家族に説明し注意を促す．

7. ポイント

来院までに自然整復されていたり，X線撮影時に整復されることがあるが，受傷機転や臨床所見から肘内障が疑われれば同様に扱い，家族への病態説明を行う．

予後については，正しく整復されれば良好で，6歳以降の再発は稀である．

Step Up　plastic deformation

3歳男児．橈骨骨幹部骨折の治療後，2ヵ月後に尺骨のplastic deformation（bowing）（矢印）が認められた症例．

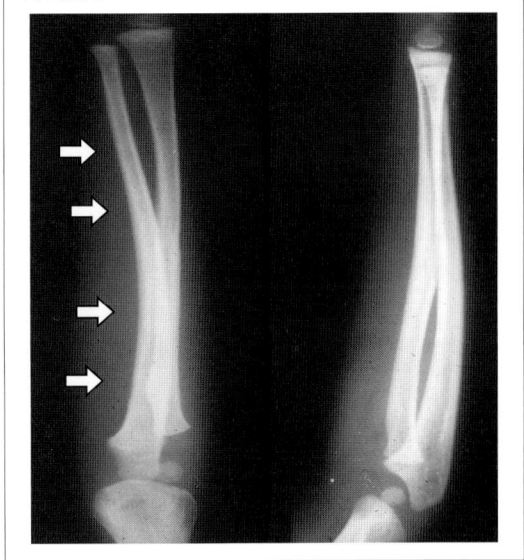

Step Up 小児の骨折

小児の骨折では骨折部における造形（modeling）と成長軟骨板における矯正による自家矯正力が旺盛で，高齢者に比較して骨膜は厚く骨形成も良好であるため，保存療法が原則とされる．小児では再造形（remodeling）過程によって変形癒合した骨折でも回旋変形を除いて正常な形態の骨に変化できる（p.106 参照）．

小児によくみられる外傷のうち，骨端軟骨板損傷 epiphyseal plate injury についてみると以下のようになる．

①成長障害やそれに続発する変形などがみられる．
②骨端軟骨板の中で，肥大細胞層，石灰化層が脆弱であり，この部で離解が生じやすい．
③このような損傷は Salter-Harris の分類が用いられる．これは5つの型に分けられ，それぞれの型により，治療および予後が異なる．

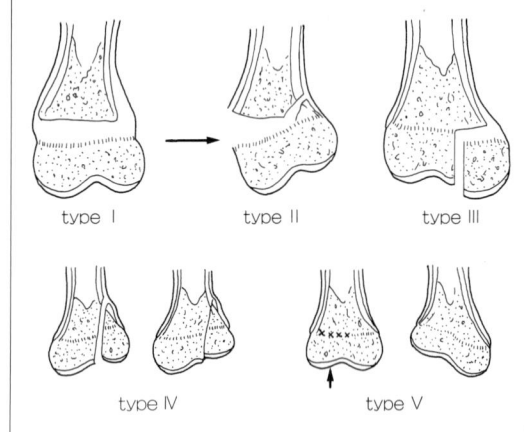

Salter-Harris による小児骨端軟骨板損傷の分類
type Ⅰ：骨端離開．
type Ⅱ：骨端線部の骨折と離開．
type Ⅲ：骨端部部分骨折．
type Ⅳ：骨端部骨端線を含む骨折・骨癒合後の骨端線早期閉鎖．
type Ⅴ：骨端線圧挫傷．

type Ⅰ，Ⅱは予後良好，type Ⅲ，Ⅳは手術による解剖学的整復が必要，type Ⅴは変形発生し，予後は不良．
(Salter, R. B. & Harris, W. R.: J. Bone Joint Surg., 45-A, 587, 1963)

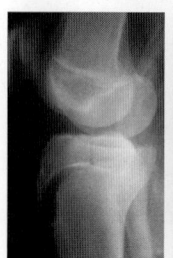

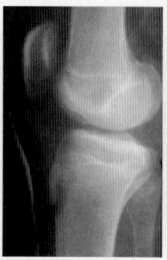

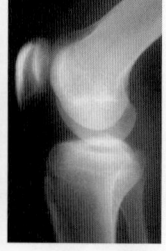

脛骨近位骨端離開例，15 歳男児
受傷時(a)．徒手整復およびギプス固定(b)にて治療(c：2年4カ月後)．

Step Up Monteggia 骨折

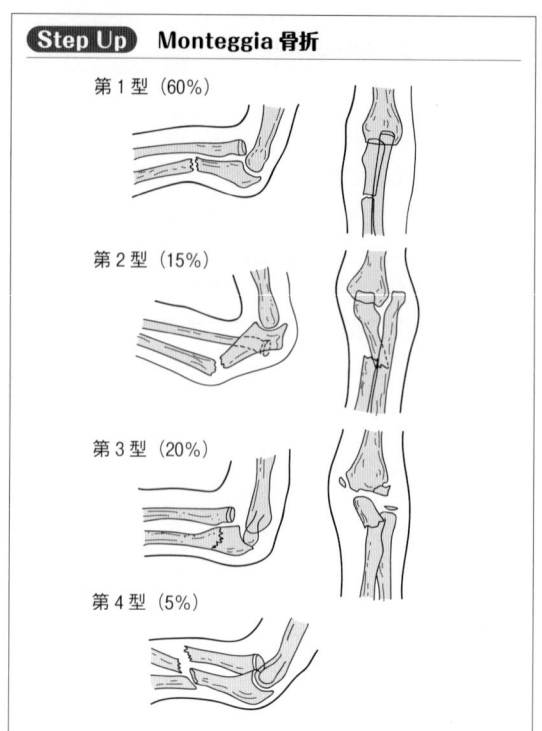

第1型（60%）
第2型（15%）
第3型（20%）
第4型（5%）

Monteggia 骨折（尺骨上 1/3 部の骨折と橈骨頭の脱臼）の分類
(Bado, J.L.: Clin. Orthop., 50, 71, 1967)

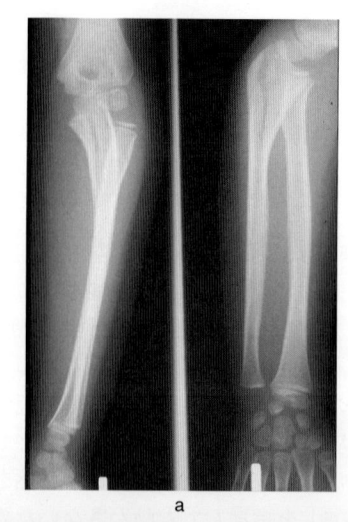

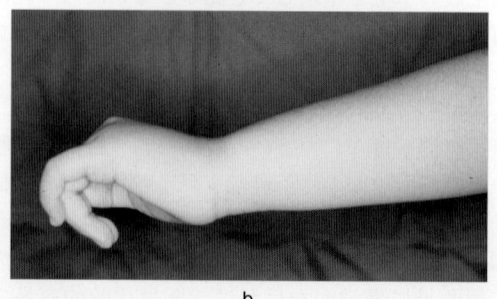

左 Monteggia 骨折（Bado Ⅲ型），5 歳女児(a)に合併した深橈骨神経麻痺(b)．

9 三角線維軟骨複合体の損傷
triangular fibrocartilage complex (TFCC) injury

手首(手関節部)の外傷，ことに手をついて転倒したり手首をねじって(ことに過度に回内)受傷するときに多い．手関節の尺側部に疼痛や圧痛を訴え，回旋(回内，回外)や尺屈強制すると疼痛を強く訴える．

1. 病態

①三角線維軟骨は，尺骨と手根骨の間に存在し，膝半月(板)と類似の構造を有する．橈骨遠位尺側から尺骨茎状突起に伸びる．その掌・背側縁は厚く靱帯様で血行に富むが，中央部は薄く円板状で尺骨頭関節面を覆い，血管は存在しない(図1)．

②三角線維軟骨(triangular fibrocartilage)複合体(complex)(以下，TFCC)は，関節円板，掌・背側橈尺靱帯，メニスクス類似体，尺側側副靱帯，尺側手根伸筋腱鞘から構成され，これらは分離が不可能な一連の軟部組織であるため，Palmer(1981)によって複合体として提唱された(図1)．その損傷は，外傷と変性が原因と考えられる．

③TFCCは，尺側手根骨と尺骨頭の間のクッションと安定性，遠位橈尺関節の安定性に寄与している．TFCC損傷の原因としては，①手関節の回旋負荷(特に過度の回内)や手をついて転倒した際などに生じる外傷性(図3)，②加齢による変性，③変形性遠位橈尺関節症，関節リウマチ，石灰沈着などの炎症性があげられる．高齢になると高率に穿孔が存在するが，穿孔があっても痛みがない場合が多い．

2. 症状と経過

日常生活動作では，ペットボトルのキャップを開ける，ドアノブを回す，自動車のハンドル操作などの際のTFCC部の疼痛，これらの動作時の軋轢音やひっかかり感を訴える．他覚所見として

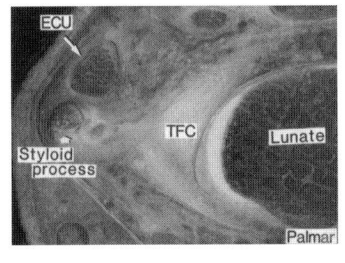

図1 三角線維軟骨(TFC，図左)と三角線維軟骨複合体(TFCC，矢印，図右)

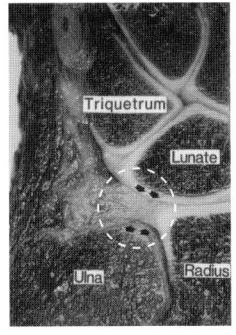

は，TFCC部の圧痛，手関節の可動域制限，前腕回外・回内時の可動域制限と握力低下がみられる．

3. 検査と診断

徒手検査としては，回内あるいは回外させて軸圧あるいは尺屈させ，尺骨頭にストレスをかける尺骨頭ストレステストによって疼痛が増強する．

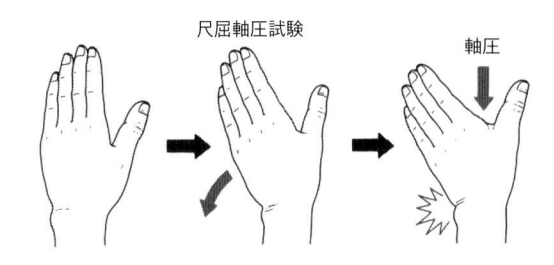

図2 尺骨頭ストレステストの例

TFCC単独損傷では単純X線で特有の所見は得られないが，尺骨頭の背側亜脱臼，遠位橈尺関節の関節性変化，尺骨突き上げ症候群(尺骨のplus variant)などがあれば，TFCC損傷が合併している可能性がある．手関節造影で造影剤の漏出の確認やMRIにて損傷部が描出されれば確定できる．

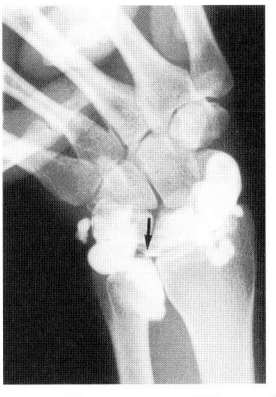

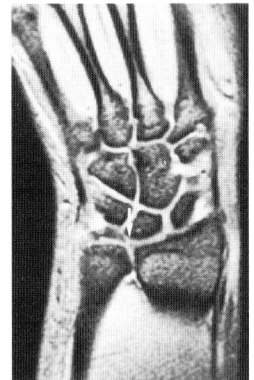

図3 TFCCの損傷，52歳女性，ゴルフ
(左)関節造影像：造影剤の漏出(矢印)像．
(右)MRI像：三角線維軟骨損傷部(矢印)．

4. 治療

新鮮損傷ではギプスシーネあるいは装具装着など保存療法で治癒する場合が多い．3カ月以上経過しても改善しなければ，手関節鏡による鏡視下手術にて縫合(辺縁断裂)，全層切除あるいは部分切除などが行われる．

10 中手骨骨折 fracture of metacarpal bone

　中手骨骨折は骨折の部位により，基部骨折，骨幹部骨折，頚部骨折，骨頭骨折（側副靱帯付着部より遠位）に分類される．ここでは中手骨頚部骨折，中手骨骨幹部骨折，Bennett 骨折について述べる．

a. 中手骨頚部骨折

1. 病態
　①拳を握って硬い物を叩いた際に発生し，受傷機転からボクサー骨折やパンチ骨折と呼ばれる．喧嘩やゲームセンターのパンチングマシーンで受傷することが多い．②第5中手骨に発生することが多い．プロボクサーでは第2，3中手骨に多く，素人では第4，5中手骨に多い．

2. 症状と経過
　遠位骨片は掌屈し，骨折部は背側凸変形を呈する．骨折指は短くなり鷲手様変形（MP 過伸展位，PIP・DIP 関節軽度屈曲位）を呈する．骨折部の自発痛，運動痛，軸圧痛，限局性圧痛がみられ，軋轢音が触知される．物を握ると疼痛が増強する．

3. 検査と診断
　受傷機転と局所所見，X 線所見により判断する．

4. 応急処置
　RICE 処置を行う．

5. 治療
　Jahss による整復法（90°-90°法）が一般的である．MCP 関節を屈曲位として側副靱帯を緊張させて遠位骨片の保持を確実にする．次にこれを末梢に牽引しながら遠位骨片である骨頭を背側につき上げるようにして整復する．整復後は MP，PIP 関節を 50°～60°屈曲位，DIP 関節を軽度屈曲位で背側ギプス副子で固定する．（図1）．

6. ポイント
　第2，3CM 関節の可動性はほとんどないため，屈曲位変形癒合は物を握る際に疼痛が生じるなどの ADL 上の問題が生じる．一方，第4，5CM 関節は可動性があるため，ある程度の屈曲変形は許容される．

b. 中手骨骨幹部骨折

1. 病態
　①直達外力によるものは，手背部への物の落下や硬い物で手部を挟まれた場合，手背を強打した場合などで生じ，横骨折が多い．
　②介達外力によるものは，拳を握った状態で物を強打した場合などで，長軸方向からの外力で生じ，捻転力が作用すれば斜骨折あるいは螺旋状骨折が生じる．

2. 症状と経過
　横骨折では，骨折部は背側凸の屈曲変形を呈する．斜骨折では短縮転位がみられる．
　骨折部の腫脹，自発痛，運動痛，限局性圧痛，軸圧痛あるいは牽引痛がある．また，骨折部で異常可動性がみられ，その際，軋轢音を触知する．

3. 検査と診断
　X 線検査で診断は容易である．

4. 合併症
　屈筋腱損傷の合併例は，比較的大きな外力によって生じ，損傷が多数指に及ぶことが多い．また，虫様筋，骨間筋にも損傷が及ぶとコンパートメント症候群が生じることがある．

5. 応急処置
　RICE 処置を行う．

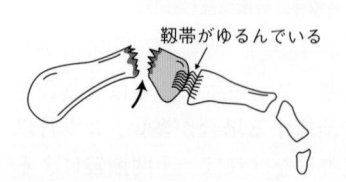

図1　中手骨頚部骨折
a. 骨折時の変形（遠位骨片の掌屈矢印）
b. Jahss による整復法（90°-90°法）

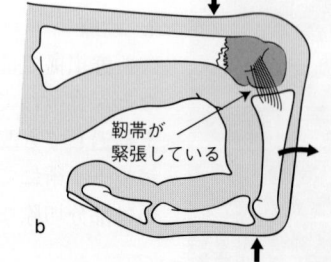

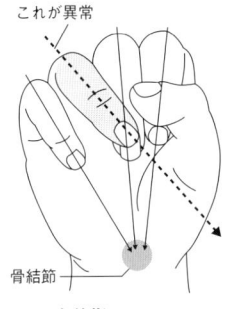

図2 交差指 (overlapping finger)

6. 治療
①徒手整復は，一方の手で近位骨片を把持し，骨折指を長軸方向に末梢牽引する．近位，遠位骨片の骨折端をそれぞれ把持した手の母指で背側から掌側へ圧迫して行う．②整復後は回旋転位による交差指〔overlapping (cross) finger〕（図2）が生じていないことを確認する．

③外固定で安定が得られない場合は経皮的Kirschner鋼線刺入固定の適応となる．

7. ポイント
骨折のみにとらわれず，靱帯損傷や腱損傷などの軟部組織損傷にも留意する．

c. Bennett（ベネット）骨折（母指CM関節脱臼骨折）

1. 病態
母指中手骨が急激な外転を強制されたり，母指外転位で転倒した際に母指に長軸圧が加わって生じる．母指中手骨基部の脱臼骨折である．中手骨の掌尺側に三角形の小骨片が生じ，中手骨（遠位骨片）は長母指外転筋の作用により橈側近位に転位したものをいう（図3, 4）．

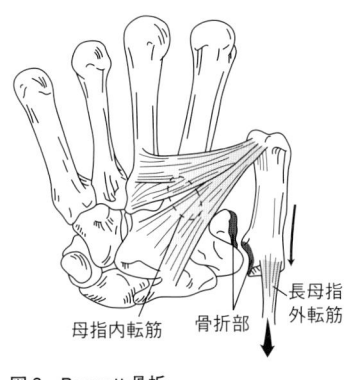

図3 Bennett骨折

2. 症状と経過
中手骨の掌尺側に三角形の骨片は解剖学的に正常位置にあり，母指CM関節は橈背側凸変形を呈する．母指は屈曲内転位を呈し，母指CM関節の腫脹，自発痛，運動痛，限局性圧痛，軸圧痛がみられ，母指の自動運動はほとんど不能で，疼痛によりピンチ動作や握り動作が不能となる．

放置されたり正確に整復されなければ，母指の機能障害（特にピンチ力の著明な低下）が生じることが多い．

3. 検査と診断
単純X線や状態に応じて3D-CTが用いられる．

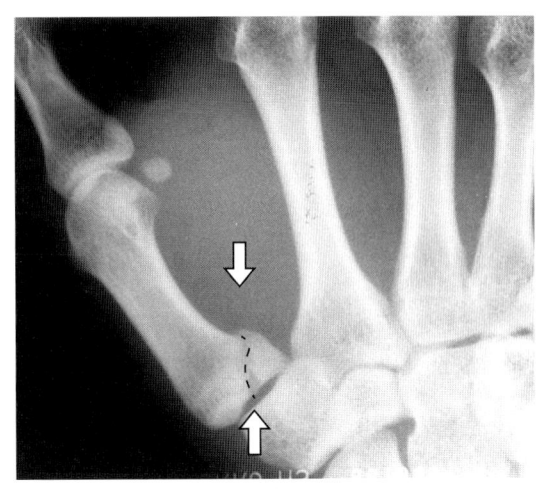

図4 Bennett骨折（矢印）のX線像

4. 鑑別診断
母指CM関節脱臼

5. 治療
手術療法が中心となる．

①整復位の保持が困難で外固定のみでは再転位（再脱臼）しやすく，また関節内骨折のため，正確な整復と固定が必要で，手術療法の適応となることが多い．

②保存療法による徒手整復で容易に転位する不安定な例や徒手整復不能例は手術療法の適応となる．経皮的にKirschner鋼線によるCM関節の固定または第2中手骨との架橋固定を行う．固定期間は3～4週間で，その後自動運動やピンチ動作などを開始する．

6. ポイント
捻挫や不全脱臼と見誤らないように注意が必要である．固定除去後は，母指内転筋拘縮の除去と防止が大切である．

11 舟状骨骨折 fracture of scaphoid

1. 病態
①手根骨骨折中最も発生頻度が高く，7割を占めるといわれている．骨折が見逃されたり不適切な治療により偽関節に陥る場合がある注意を要する骨折である．

②転倒，転落などにより手掌面の橈側に外力を受け，手関節過伸展を強制されて橈骨の背側縁および茎状突起が支点となり，背側および側面から舟状骨中央部が圧迫されて生じる．

2. 症状と経過
①新鮮例では，比較的症状が軽度で腫脹も目立たない．しかし大切な所見として解剖学的嗅ぎたばこ窩（anatomical snuff box）に一致した腫脹，圧痛，疼痛がみられる．手関節の運動は制限され，運動時痛は背屈かつ橈屈で著明である．握手すると手根部に疼痛が生じる．

②受傷時に骨折が見逃されると偽関節に陥ることが多く，偽関節例では，徐々に手関節の運動時痛や可動域制限，握力低下などが生じ，腕立て伏せができないなど運動制限がみられる．

3. 検査と診断
1）徒手検査
第1，2中手骨の長軸からの軸圧痛がみられる．
2）X線所見
手関節の正面像と側面像に加え，尺屈位での正面像により診断する（図1）．

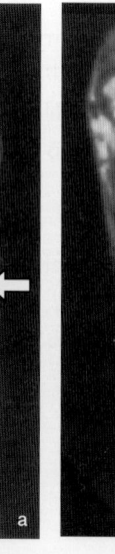

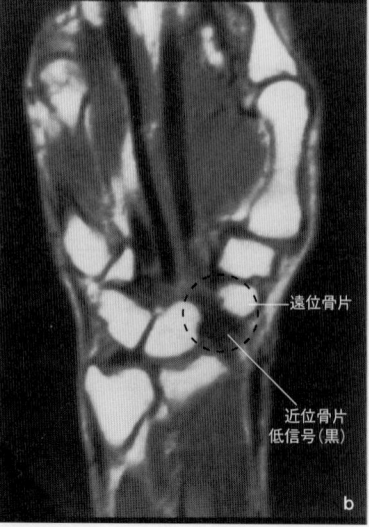

3）MRI所見
単純X線像で骨折線が明らかとならない受傷直後でも骨折の判定が可能である．

4. 鑑別診断
手関節捻挫，第1中手骨基底部の骨折（Bennett骨折など）

5. 合併症
月状骨（周囲）脱臼，舟状骨月状骨解離，橈骨遠位端部骨折

6. 治療
①X線撮影により，骨片の転位が1mm以上あるもの，月状骨周囲脱臼などの手根部の損傷に伴う舟状骨骨折は不安定型に分類される．一般に，新鮮安定型骨折が保存療法の適応となる．②手術療法の適応は，新鮮不安定型，遷延癒合例，偽関節例である．その他，早期復帰を望むスポーツ選手などにも手術療法が勧められる．

③手根背屈変形（DISI）を伴う舟状骨骨折，偽関節，変形癒合は一般に手術療法を適応する．

7. ポイント
初診時の単純X線像では骨折線が確認できない場合もあるため，舟状骨骨折が疑われる例では骨折部が明瞭となる2～3週間後に再度X線検査を行うかMRIを撮像する．

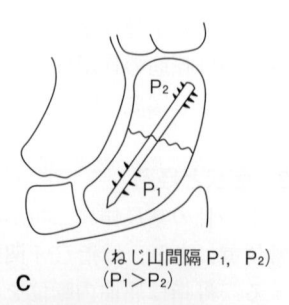

図1 左舟状骨偽関節，23歳男性
a. 単純X線像（受傷後8カ月）
b. MRI像
c. Herbert screwによる骨接合術のシェーマ．T1強調画像（TR/TE＝500/32）．
冠状断像（b）．近位骨片は低信号を示す．
（ねじ山間隔 P_1，P_2）
（$P_1 > P_2$）

12 指の切断 amputation of finger

手の新鮮外傷の特殊な開放創として手・指の切断がある．創の状態によって再接着術の適応の有無を判断する．再接着術の適応のない場合には，断端形成術を行うが，できるだけ損傷指を長く残すよう配慮し，開放療法，遊離植皮術，局所皮弁の利用による処理を行う．以下再接着を考慮した際の応急処置を中心に述べる．

1. 病態

指の切断は，完全切断と不全切断に分けられる．完全切断は全く連続性がないもので，鋭利な刃物による切断（鋭利切断），鈍的なものや電動ノコギリによる挫滅切断，引き抜き切断，皮膚だけがはがされたような剥皮損傷などがある．不全切断は一部であっても軟部組織の連続性があり，かつ血行再建の必要なものをいう．

2. 応急処置

①完全切断の場合は，切断指を清潔なガーゼで包み，ポリ袋に入れて密封する．それを氷水を入れたポリ袋内に入れて保存する（図1）．切断指を直接氷水に浸してはならない．中枢側の断端は，清潔なガーゼで圧迫，止血を試みる．

②不全切断の場合は，末梢側を正常位置に復し，清潔なガーゼを当てて圧迫包帯を施行し，副子などで固定し，ポリ袋に入れた氷で間接的に冷やす．その際，圧迫包帯や副子固定は除去が容易に行えるよう工夫する．

③いずれの場合も，消毒よりも止血が優先され，患部を心臓より高く保持する．

④切断指の再接着は，マイクロサージェリー（microsurgery）の技術が不可欠であるため，専門医への搬送が必要である．

3. 治療

①鋭利切断は，再接着可能のことが多く，母指，示指は再接着の適応となる．切断高位や創の状態などによって適応が判断される．全身状態が良好で，再接着の妨げとなる基礎疾患を有していないことが望ましい．

②創の状態からみた適応は，ⓐ切断指が解剖学的形態をとどめている場合，ⓑ挫滅の程度が軽度で病巣清掃術を行えば十分再接着が可能と考えられる場合，ⓒ神経，血管が引き抜かれておらず挫滅が軽度の場合などである．

4. ポイント

再接着までの時間は常温で6時間，4℃程度で保存すれば12～24時間可能であるが，当然，保存時間は短ければ短いほどよい．

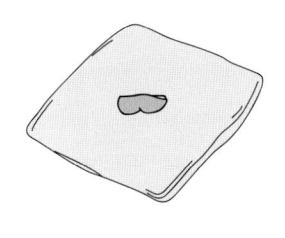

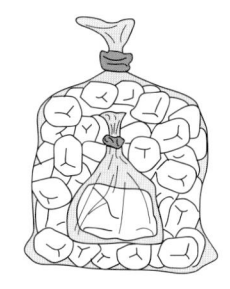

図1 切断指の保存方法

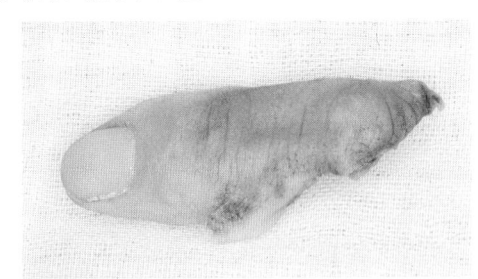

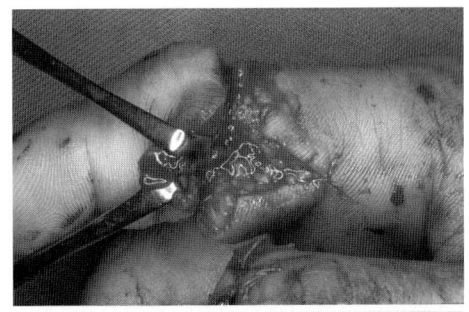

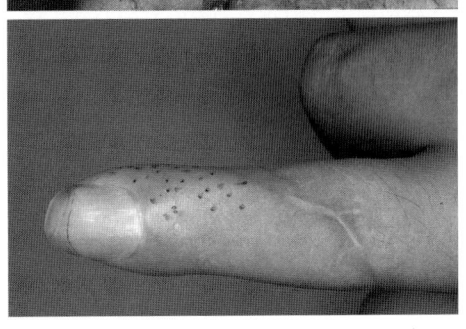

図2 示指再接着例
開いた自家用車の扉に後続トラックが接触して右示指を切断(a)．術中所見(b)．術後所見(c)．軽度の知覚鈍麻(点)がみられる．

13 手の屈筋腱損傷 injury to flexor tendon of the hand

1. 病態
①手の外傷は日常生活において頻度が高いもので，切創，挫創，咬傷，稀に高圧注入外傷などによって発生する．②手の機能障害は日常生活や仕事において大きな障害となるので，予後を左右する初期治療に十分に配慮しなければならない．

2. 症状
①急激に屈筋腱の機能の脱落を生じ，指の屈曲が困難となる．

②no man's land（Zone Ⅱ，Verdan）は近位手掌皮膚線の橈側端と遠位手掌皮膚線の尺側端を結んだ直線と，中央掌側指皮膚線との間をいい，この部では，浅・深指屈筋腱が，滑膜性および靭帯性腱鞘の二重の腱鞘に被われている．靭帯性腱鞘は硬く，狭いために，損傷された腱は血行障害を起こしやすく，癒着も生じて滑動が失われる．

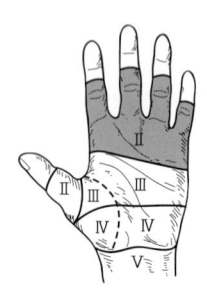

図1 屈筋腱の治療上，一般に5つの領域に分けて考える．Zone 2 が no man's land と呼ばれる．

③手根管部は enemy territory ともいわれ，多数の屈筋腱と正中神経が存在し，多数腱損傷ならびに神経損傷が発生しやすく，かつ癒着障害をきたしやすい．

3. 診断
①初診時観察で手の力を抜いた状態にして，損傷指が他の指より伸展位をとっている場合に腱断裂を疑う．

②浅指屈筋腱（FDS）のみの断裂では，指の屈曲は深指屈筋腱（FDP）の働きで可能である．隣接している指を他動的に進展させて虫様筋を介して深指屈筋腱の作用を block して患指を曲げさせると，PIP 関節が屈曲不可能となるので診断できる．

③深指屈筋腱断裂では DIP 関節の屈曲が不可能となる．

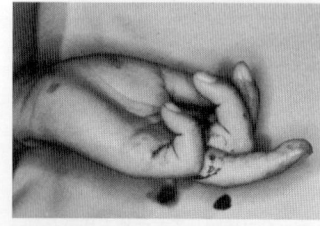

図2 環指屈筋腱損傷(zone 2)にて環指自動屈曲が不能である．

④浅・深指屈筋腱の両者が断裂すると指関節の屈曲は不可能となる．

⑤長母指屈筋腱断裂では母指 IP 関節の屈曲が不可能となる．

4. 治療
①創の状態，損傷部位，機能障害の程度，年齢などを参考にして，治療方針を決定する．

創の状態による治療方針

a) 新鮮な clean cut 創：十分な洗浄，débridement（病巣清掃術）の後，一時的に腱縫合を行う．

b) 新鮮で条件の悪い創：十分な洗浄，病巣清掃術の後に創を閉鎖し，創の様子により，早期に縫合を行うか，後に腱移植などを行うか，判断する．goldern hour を過ぎた症例では，同様に病巣清掃術を行い，創を閉鎖した後に，二次的な再建術を考慮する．

c) 挫滅による腱の損傷のある症例：病巣清掃術により創の閉鎖を行い，二次的に腱移植術などを行う．

②no man's land, enemy territory などにおける損傷は，手の外科の専門医によって修復されるべきで，専門医のいない場合には，一時的に創の閉鎖を行い，二次的に専門医による修復を受けるようにする．また腱修復における後療法は大切で，Kelinert 法などを用いて十分の監視のもとに早期運動を行わせる必要がある．

5. 合併症
手の固有筋，神経・血管の損傷をしばしば合併する．

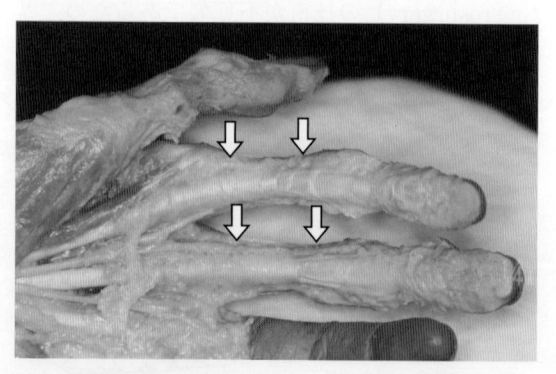

図3 屈筋腱の腱鞘(矢印)

Step Up 各種の腱縫合法

この部の末梢は縫合時に切除し新鮮化する

a　Bunnellの埋没縫合

b　double right sangel suture法

c　津下式腱縫合法

d　Pulvertaft法

e　interlacing suture法（津下）
太さの異なる腱の縫合法および癒着防止のため筋肉で被覆する．

14 高齢者の骨折 fracture in the aged

a. 胸・腰椎圧迫骨折 compression fracture of thoracic & lumbar spines

1. 病態
①胸腰椎移行部は，第11胸椎（T11）～第2腰椎（L2）までをさし，圧迫骨折の好発部位である．脊柱を屈曲させた状態で転倒して尻もちをつき，椎体に圧迫，屈曲力が作用して圧潰し楔状変形をきたす．②成人では高所からの落下や墜落など高エネルギー損傷で生じるのに対し，骨粗鬆症の高齢者では，転倒，重い物を持ち上げる，つまずいた，咳をした際など軽微な外力で発生する．原因が明らかでない場合もある．

2. 症状と経過
①背部痛，腰部痛，体動痛の訴えがある．骨折部に一致した棘突起の叩打痛がみられる．患者の疼痛を訴える部位が骨折部より下位のこともあるので注意を要する．

②症状が中等度以上になると寝返りが困難になるなど，ADLが低下する．楔状変形では椎体後壁が温存され，神経障害（脊髄症状，神経根症状）はみられない．高齢者で骨粗鬆症が高度の場合，進行性に椎体が圧潰し，後壁が脊柱管内へびまん性に突出して神経症状が出現したり，頑固な腰背部痛を生じることがある．また，複数の椎体に圧迫骨折が生じる多発性の場合もある．圧迫骨折が多発すると，脊柱の後弯増強，身長低下が生じ，歩行能力低下，運動量が減少してQOLが低下し，生命予後にも影響する．

3. 検査と診断
①圧迫骨折の発生が多い胸腰椎移行部（T11-L2）あるいは圧痛部位を中心として単純X線正面，側面像により判断される．側面断層像やCTが有用な場合もある．

②多発性に圧迫骨折が認められた場合，単純X線像では新しい骨折か以前から存在する骨折かの判断が困難なことがあり，この場合はMRIが有用である．MRIでは新しい骨折部位の信号強度が他の椎体と異なり同定可能である．また，軽度の圧迫骨折で，単純X線で判断できない例についてもMRIが有用で，椎体の一部の信号強度の変化があり，症状と一致すれば骨折とみなして対応する．

4. 鑑別診断
多発性骨髄腫や転移性脊椎腫瘍などとの鑑別を要する．鑑別にはMRIが有用である．

5. 合併症
成人の受傷の場合，高所からの飛び降りで踵をついて着地することがあり，「踵骨骨折」を合併することがあるので注意を要する．

6. 治療
①保存療法が原則である．楔状圧迫骨折で圧潰が軽度の場合は整復を要せず，疼痛が軽減するまで仰臥位で安静とし，その後簡単な外固定により離床させる．圧潰が中等度の場合，Böhler法など（p.121 Step Up参照）により整復する．整復後は整復位保持のため硬性装具や体幹キャスト（Böhler肢位）で固定する．保存療法で腰背部痛が改善しない例や椎体圧潰や偽関節で神経障害を来した例に対して手術療法が適応されることがある．②臥床による廃用性筋萎縮，それに引き続く寝たきり，痴呆の発生と進行の防止のために，早期離床，運動療法が欠かせないが，初期は疼痛が妨げとなることが多い．したがって，受傷後約1週間は安静臥床とし，消炎鎮痛薬や物理療法による疼痛抑制・除去をはかる．その後，進行性の椎体圧潰や偽関節の発生に注意し，軟性あるいは硬性体幹装具や体幹ギプス固定を行ってBöhler体操などの背筋訓練を主とした運動療法を施行する．

③1椎体のみの圧迫骨折が，その後多発性に生じる可能性が高いことから，骨粗鬆症に対する薬物療法も必要で，ビスフォスフォネート系を中心にビタミンD_3製剤などの内服薬が処方される．

7. 予防
転倒予防を目的とした運動療法，前かがみで重い物を持ち上げないなどの日常生活動作での注意事項の説明，手すりを設置するなどの家屋改造が必要である．

b. 上腕骨近位端骨折
frature of the proximal humerus

1. 病態
①上腕骨の外科頚で生じる骨折が多い．40歳以上では上腕骨骨折全体の約75％を占め，老年層ではさらに発生頻度が高く，骨粗鬆症との関連が極めて強い．②手や肘をついて転倒した際に生じることが多いが，直接肩外側を打って生じることもある．

2. 症状と経過
①局所の自発痛，肩関節の運動制限が著明である．嵌合骨折や転位が少ない場合は，局所の圧痛のみの場合もある．皮下出血斑は，2～3日後に上腕内側部から前胸部にみられることが多い．②高齢者には比較的少ないが，脱臼骨折の場合は，どちらかが見逃されることもあるため注意を要する．

3. 検査と診断
単純X線肩関節前後像，肩甲Y撮影の3方向撮影が基本となる．複数骨片がある場合には3D-CTが有用である．

4. 鑑別診断
外観上は肩関節前方脱臼に類似することもあるが，症状からその判断は容易である．

5. 合併症
1) 肩関節脱臼
2) 腋窩動脈損傷：橈骨動脈の拍動の強弱を健側と比較する．
3) 腋窩神経損傷

6. 治療
①嵌合骨折や転位の少ない骨折で骨折部が安定している例に対しては，三角巾のみとする．②高齢者では45度以内（成人では30度以内）の屈曲変形に対する整復は不要である．③これ以上の屈曲変形，側方・短縮転位が高度な場合は麻酔下に徒手整復を行うが，徒手整復困難な例は手術療法の適応となる．粉砕骨折などで骨折部が不安定な例は経皮的鋼線刺入などにより固定する．

④吊り下げギプス包帯（hanging cast法）は，骨幹部骨折の場合に用いられ，振り子運動による拘縮防止をはかることができる．しかし手術療法が進歩したため，ほとんど用いられなくなった．

7. 予防
高齢者では，手をついて転倒した際に発生することが多いため転倒予防が大切である．つまずきの原因となる段差などの解消や手すりの設置などを行う．

8. ポイント
高齢者では，肩関節の拘縮がADL上特に問題となるため，可及的早期から運動療法を開始し，拘縮の発生を予防することが大切である．

図1　上腕骨近位端骨折の諸型
a　上腕骨近位端骨折のNeerの分類
(Neer, C.S.: J.B.S. 52-A: 1077, 1970)
b　骨折線と骨折の分類
aa'：解剖頚骨折
cc'：外科頚骨折
da：大結節骨折
小結節骨折

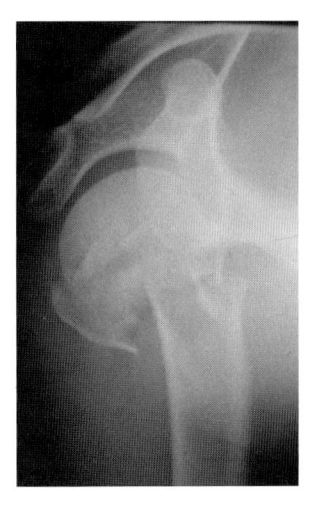

図2　転倒による右上腕骨近位部骨折．

c. 橈骨遠位端骨折（Colles 骨折）
Colles fracture

1. 病態
①手をついて転倒し，橈骨の遠位関節面から 2～3cm 近位部で横骨折または緩い斜骨折が生じる（図3）．幅広い年齢にみられるが，60歳以上の女性では骨粗鬆症が基盤にあることで発生しやすい．

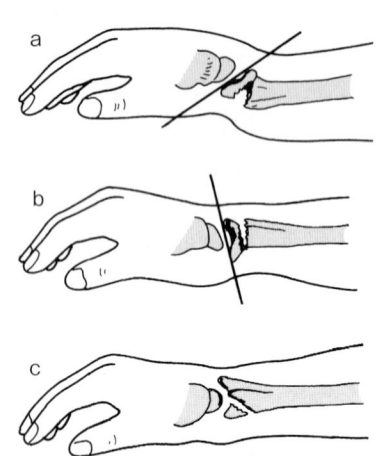

図3 転位の方向によって，大きく3つに分類される．
a. Colles 骨折
定型的骨折で，整復されないまま変形癒合するとフォーク背状変形を示す．
b. Smith 骨折
c. Barton 骨折

②骨癒合上の問題は少ないが，変形癒合による手関節部の疼痛，運動制限など機能障害が問題となることがある．

2. 症状と経過
①遠位骨片が近位骨片の背側に騎乗した場合，側面からみればフォーク背状変形を，正面からみると，遠位骨片の橈側転位により銃剣状変形を呈する．②しかし，高齢者の骨粗鬆症患者の場合は，遠位骨片の関節面が背側を向き近位骨片に嵌合している例（図4）もあり，必ずしも定型的な外観上の変形がみられるわけではない．

3. 検査と診断
①典型例では単純 X 線前後像，側面像で診断可能である．粉砕骨折の程度や手根骨骨折の検索には両斜位を加えた4方向撮影を行う必要がある．②骨折部の状態や関節面の不整の確認には 3D-CT が有用である．また，単純 X 線で判断困難ないわゆる hair line fracture に対しては MRI が有用である．

4. 合併症
1）尺骨茎状突起骨折
三角線維軟骨複合体（TFCC）を介した張力による剥離骨折で，合併の頻度は高い．本骨折の合併があれば不安定型骨折として扱われ，整復しても再転位する可能性が高いため手術療法の適応となることが多い．

2）正中神経損傷
近位骨片の掌側への突出により正中神経が圧迫，牽引されて生じることが多い．血腫や仮骨の圧迫や瘢痕組織なども原因として考えられる．手指のしびれや疼痛に関して初診時に記録して対処する．

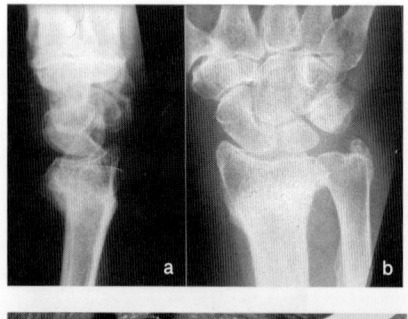

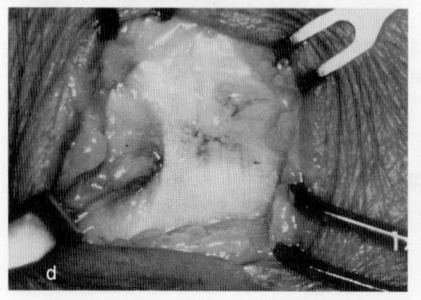

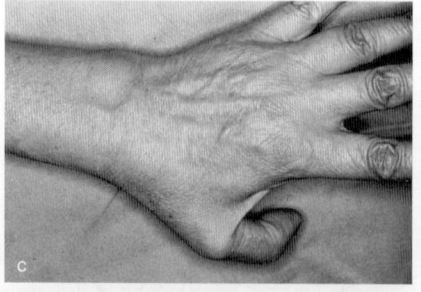

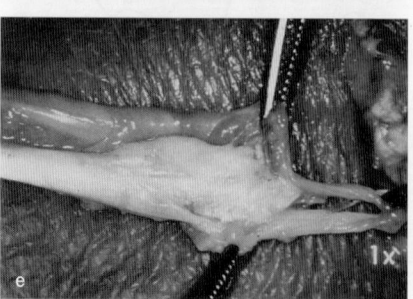

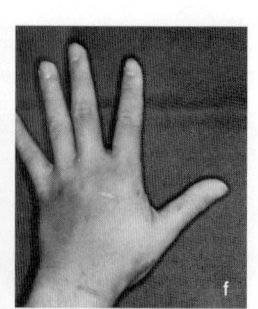

図4 Colles 骨折（78歳女性）．4週後に EPL 断裂．(a, b) X 線所見．(c) 母指の伸展不可能．(d) 術中所見．(e) 断裂部所見．(f) 固有示指伸節移行術後．

3）長母指伸筋腱（EPL）断裂

リスター（Lister）結節部を通る EPL の腱鞘間膜には乏血管領域となっており，受傷時の機械的損傷や，仮骨形成による圧迫で EPL への血行障害が重なって生じると考えられる．若年者の非転位型の骨端離開でも生じることがある．骨折時に断裂することは極めてまれとされ，2 カ月以内に発症することが多い．突然母指の IP 関節の自動伸展が不能となり，腱の緊張が触れなくなる．

4）尺骨突き上げ症候群

不十分な整復などによって橈骨短縮などの原因で尺骨が相対的に長くなり，TFCC の損傷が生じて症状をきたす．

5）CRPS（complex regional pain syndrome, p.180 参照）

保存療法で過度の掌屈位固定や創外固定で過度の牽引を行った場合に生じることがある．また，骨折自体や治療による局所へのストレスが誘因となる．種々の治療法に対し抵抗性を示す．ギプス固定の翌日から，手指の自動運動を積極的に行うことが大切で予防のポイントとなる．

5. 応急処置

骨折部を安定させ，アイシングを行うことで自発痛の軽減をはかる．

6. 治療

徒手整復は原則として麻酔下に行うが，アイシングにより疼痛を軽減して無麻酔で行うこともある．finger trap を用いて牽引し，屈曲転位は徒手で骨片に直圧を加えて整復する．固定範囲は，上腕から MCP 関節手前までとし，早期からの指の運動を可能にする．固定期間は 4〜6 週間とする．ギプス固定を行う場合には，徒手整復後，手関節軽度掌屈位で前腕以下 2〜3 週間固定し，その後手関節中間位で 2〜3 週間固定する．

手術療法として，創外固定やプレート固定などが行われる．

7. 予防

転倒が一番の発生原因となるため，高齢者ではすべりやすい靴を履かないこと，雨や雪の日の外出は特に注意すること，家屋では段差の解消や手すりの設置などが大切である．

8. ポイント

（1）患部の固定後は三角巾を施行するが，特に初期には腫脹を抑制するために，日常生活では前腕部を机の上に置くなどして出来るだけ心臓より高い位置に保つよう指導する．

（2）手指のしびれやギプス内での疼痛を訴える場合には直ちにギプスおよび下巻に割を入れて観察し，軽快しない場合にはギプスを除去してしびれの原因を精査する．

Step Up　尺骨突き上げ症候群（ulnocarpal abutment syndrome）

①橈骨遠位端骨折で，橈骨短縮が生じ，尺骨が相対的に長くなったりすると，尺骨頭部の疼痛や軋音（クリック）が生じる．
②尺骨に対するクッション役の TFCC に損傷が生じると同様の症状が発生する．
③所見によって，橈骨の矯正骨切り術，尺骨の短縮骨切り術，TFCC の修復や切除術が行われる．

Step Up　Smith 骨折

受傷後 3 週目に EPL 断裂を併発した症例

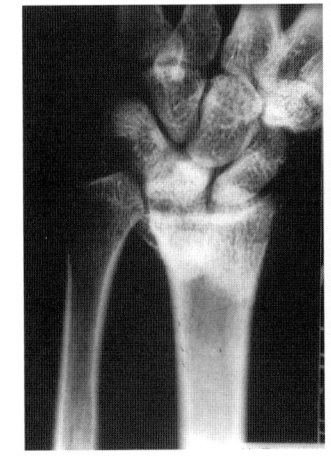

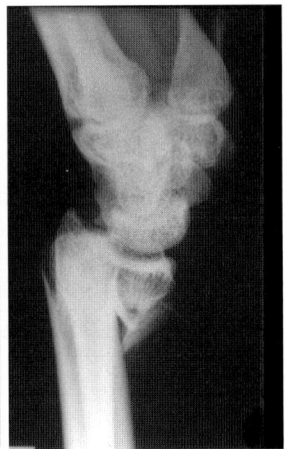

d. 大腿骨頚部骨折 femoral neck fracture

1. 病態

①大腿骨頚部骨折は関節包内の頚部内側骨折，関節包外の頚部外側骨折に分類されていたが，大腿骨頚部内側骨折と外側骨折は，血流の分布，骨膜の有無，海綿骨量，骨折線にかかる荷重など，解剖学的特徴や力学的特性が異なり，治療法や予後が異なるため，大腿骨頚部内側骨折を大腿骨頚部骨折，大腿骨頚部外側骨折を転子部骨折として扱われるようになった．

②大腿骨頚部骨折は，骨粗鬆症の高齢女性に多い（65歳以上では女性が男性の2倍で，高齢になるほど女性に多い）75歳未満では転子部骨折より多いが，高齢になるほど転子部骨折が多くなる．高齢者の場合，転倒して大転子部を打つなど，比較的軽微な外力で発生する．また，骨粗鬆症患者では，繰り返しの微少な外力が作用した場合にも生じるとされ，受傷機転・日時が不明なものがある．

③大腿骨骨幹部長軸と大腿骨頚部長軸のなす角を頚体角といい，両股関節中間位前後像で計測される．15歳頃までは140～133°，成人では130～127°であるが，老人では120～115°と減少する．大腿骨頚部は内反と前捻があり，さらに頚体角の減少により大腿骨頚部の力学的脆弱性が上がる．

2. 症状と経過

①高齢者が転倒して，股関節部の疼痛を訴え起立不能となればまず大腿骨頚部骨折を疑う．股関節部の自発痛，運動痛が著明で，患肢の他動運動で激痛が生じる．棘果長の短縮がみられ，下肢は一般に内転位，外旋位を呈する．関節（包）内骨折のため受傷時の腫脹は著明でなく，大腿根部にびまん性の腫脹がみられることがある．また，皮下出血を認めることはほとんどない．Scarpa三角部の圧痛，大転子部の押圧による介達痛がみられる．

不完全骨折や嵌合骨折では股・膝関節の自動運動が可能の場合があり，注意を要する．

3. 検査と診断

①単純X線前後・側面像で判断する．疼痛により側面像が得られない場合は，仰臥位で患肢をやや外転させて軸写撮影することで側面像が得られる．②明確な骨折線が認められず不顕性骨折が疑われる場合には，MRI検査などを行う．また，数日後以降に再度X線検査を行うことも必要である．

4. 鑑別診断

病的骨折との鑑別を要する．高齢者の場合，悪性腫瘍の転移による病的骨折が生じることがあるので他科との併診，血液検査（アルカリ・酸フォスファターゼ値など）

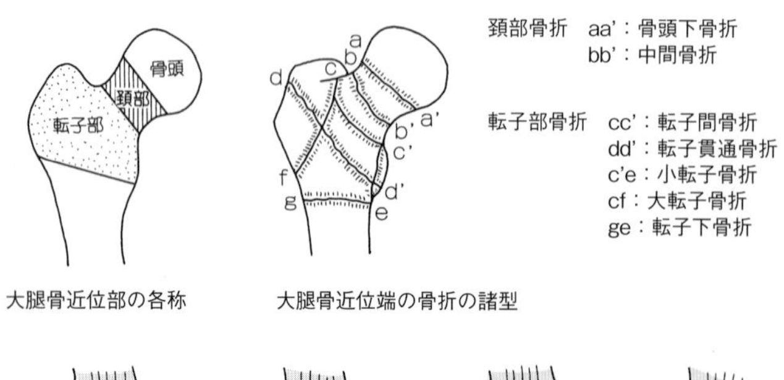

頚部骨折　aa'：骨頭下骨折
　　　　　bb'：中間骨折

転子部骨折　cc'：転子間骨折
　　　　　　dd'：転子貫通骨折
　　　　　　c'e：小転子骨折
　　　　　　cf：大転子骨折
　　　　　　ge：転子下骨折

大腿骨近位部の各称

大腿骨近位端の骨折の諸型

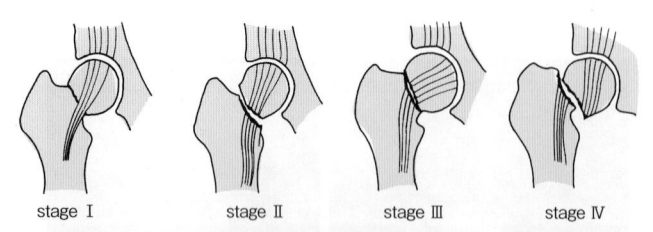

stage Ⅰ　stage Ⅱ　stage Ⅲ　stage Ⅳ

stage	骨折の状態
Ⅰ	不完全骨折（外転骨折で骨性連絡が残存）
Ⅱ	転移のない完全骨折
Ⅲ	軟部組織の連続性がある完全骨折（骨頭回旋転位）（骨折部の後方のretinaculumの連続性は残存し，後方の頚部骨皮質の損傷は軽度である）
Ⅳ	完全転位骨折（軟部組織の連続性なし）

図5　Gardenによる大腿骨頚部骨折の分類(JBJS 43-B: 647, 1961)

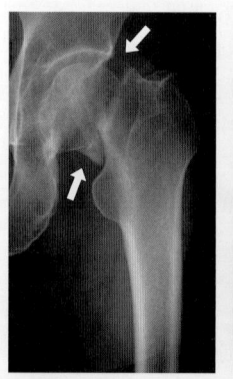

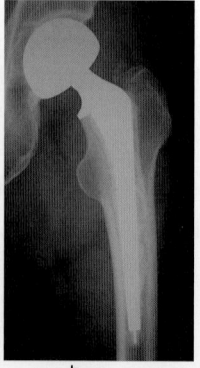

図6　大腿骨頚部骨折（矢印）における人工骨頭置換術例

などを行い慎重に対処する.

5. 合併症
　遷延癒合,偽関節,大腿骨頭壊死に陥ることがある.臥床が長期の及ぶと褥瘡が生じたり,肺のうっ血による沈(就)下性肺炎さらには認知症の発生,進行が問題となる.

6. 応急処置
　骨折部の動揺により二次的に血管や神経損傷を生じたり,転位を大きくすることがあるため,そのままの肢位を保持して専門医に紹介する.

7. 治療
　①保存療法には限界があるため不全骨折,嵌合骨折の場合,あるいは基礎疾患などにより手術療法が適応できない場合に限って保存療法が適応される.②手術療法は,年齢や骨折の状態に応じて選択される.stage Ⅰ,Ⅱは観血的骨接合術(多鋼線固定法など),stage Ⅲ,Ⅳは人工骨頭置換術の適応である.③高齢者の場合は,全身的合併症の発生を防ぐため,可及的早期に運動療法を行い,早期離床を目指す.

8. 予防
　高齢者骨折に共通した予防策が必要で,つまずき予防や転倒予防が第一である.また,大腿骨転子部を保護するパッド(ヒッププロテクター)の装着も有効な場合がある.

9. ポイント
　治療中は合併症の発生予防が大切であるが,患者の治療に対する意欲を失わせないため不安を取り除くことも大切である.

Step Up　内,外反股変形

a. 内反股(coxa vara)　頚体角が減少している.
b. 正常(coxa norma)　頚体角は大腿骨頚部の長軸と大腿骨幹部の長軸のなす角で,正常では約125°である.
c. 外反股(coxa valga)　頚体角が増加している.

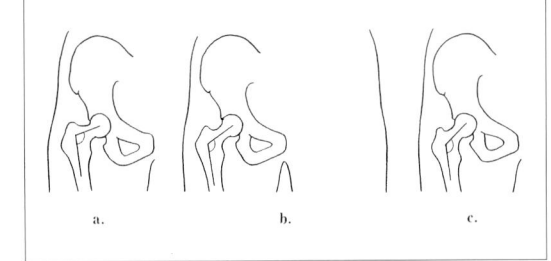

Step Up　椎体圧迫骨折に対する整復法

a. Böhler法.　b. 仰臥位吊り上げ法

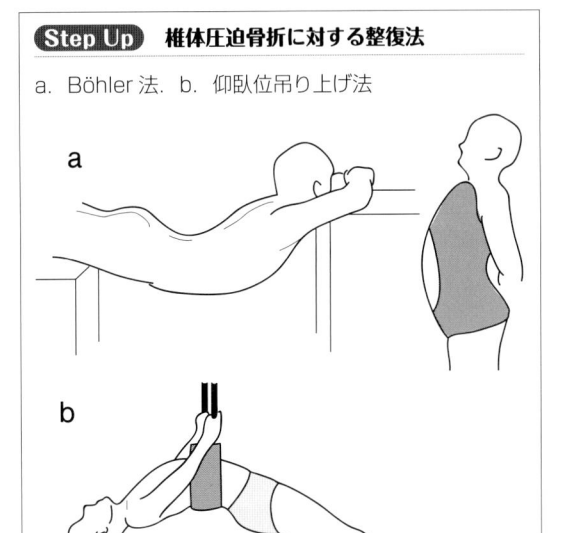

Step Up　主な骨盤骨折

① Duverney(デュベルネ)骨折:片側腸骨部の骨折
② Malgaigne(マルゲーニュ)骨折:片側の前・後骨盤輪の合併した骨折
③ 骨部の裂離骨折を生じやすい部位と関与する筋

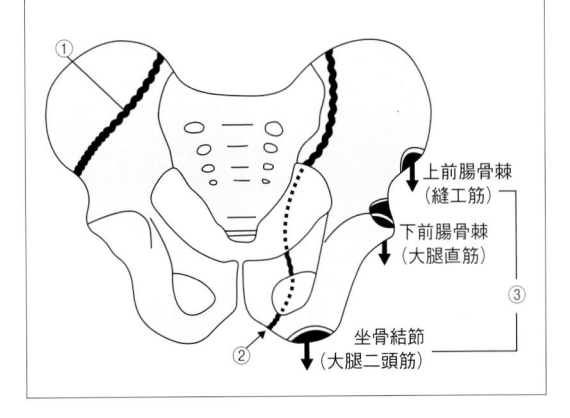

上前腸骨棘(縫工筋)
下前腸骨棘(大腿直筋)
坐骨結節(大腿二頭筋)

Step Up　locomotive syndrome（運動器症候群）と運動器不安定症

①わが国の65歳以上の高齢者の割合が22%（2007年国勢調査）となり，イタリア，ドイツ，フランス，イギリスを抜いて世界一となった．高齢者の中で，介護・支援を必要とする原因は，転倒や骨折，関節疾患などの運動器疾患が2割を占める現状となった．運動器障害のある人はメタボリックシンドロームの人が多いといわれている．

②日本整形外科学会は，2009年，運動器の重要性を広く認知してもらうために，運動器の障害によって介護の必要な状態や要介護のリスクの高い状態を表す概念として「ロコモティブシンドローム（locomotive syndrome，運動器症候群）」を提唱した．

③その定義（「ロコモパンフ2009年度版」）は以下のようである．
1. 片脚立ちで，靴下がはけない．
2. 家の中でつまずいたり，滑ったりする．
3. 階段を上るのに，手すりが必要である．
4. 横断歩道を青信号で渡りきれない．
5. 15分くらい続けて歩けない．
6. 2kg程度の買い物（1ℓの牛乳パック2個程度）をして持ち帰るのが困難である．
7. 家のやや重い仕事（掃除機の使用，布団の上げ下ろしなど）が困難である．

以上の7項目を自己チェックとして定めた．この状態にならないために「ロコモーショントレーニング」が必要であるとして，1) 開眼片脚起立運動訓練と 2) 椅子からの立ち上がりを含めたスクワットの重要性を示した．

④以前に提唱された「運動器不安定症」はすでに保険病名として収載されており，これも同様に運動器疾患や障害の早期発見と予防体制の確立のために役立っている．以下，「運動器不安定症」についてまとめる．

⑤「運動器不安定症」とは，「高齢化により，バランス能力および移動能力の低下を生じ，閉じこもり，転倒リスクが高まった状態」をいう．この不安定症の診断は以下のように行う．すなわち「運動機能低下をきたす疾患（Ⅰ）の既住があるか罹患している者で，日常生活自立度あるいは運動機能が，以下に示す機能評価基準（Ⅱ）の1または2に該当する者」を「運動器不安定症」と診断する．

（Ⅰ）運動機能低下をきたす疾患
- 脊椎圧迫骨折および各種脊椎変形（亀背，高度腰椎後弯・側弯など）
- 下肢骨折（大腿骨頸部骨折など）
- 骨粗鬆症
- 変形性関節症（股関節，膝関節など）
- 腰部脊柱管狭窄症
- 脊髄障害（頸部脊髄症，脊椎損傷など）
- 神経・筋疾患
- 関節リウマチおよび各手関節炎
- 下肢切断
- 長期臥床後の運動器廃用
- 高頻度転倒者

（Ⅱ）機能評価基準
1. 日常生活自立度判定基準でランクJ（生活自立）またはA（準寝たきり，要支援＋要介護1, 2）
2. 運動機能評価（①または②）
   ① 開眼片脚立位時間が15秒未満
   ② 3m Timed Up and Go test が3mで11秒以上

診断基準：(1)の疾患の既住ありまたは現在罹患している＋(Ⅱ)の1または2を満たす

Ⅱ-2-①の開眼片脚立位時間とは，両手を腰に当て，上げた足が接地するまでの時間を計測する（図a）．
Ⅱ-2-②の3m Timed Up and Go testとは，椅子から立ち上がり，3m先の目標を折り返して再び椅子に座るまでの時間を計測する（図b）．

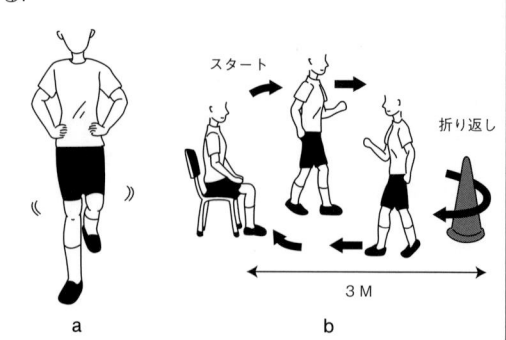

（左）開眼片脚立位時間，（右）3m Timed Up and Go test.

ロコモーショントレーニング
日本整形外科学会はロコモティブシンドロームにならないように以下のようなロコモーショントレーニングを提唱している．

ロトコレ その1　開脚片脚立ち
- 転倒しないように，必ずつかまるものがある場所で行う．
- 床に付かない程度に片脚を上げる．
- 左右1分間ずつ，1日3回行う．

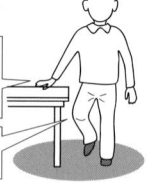

ロトコレ その2　スクワット
- 椅子に腰かけるようにお尻をゆっくり下ろす．
- お尻を軽くおろすところから始めて，膝は曲がっても90度を越えないようにする．
- 安全のために椅子やソファーの前で行う．
- 膝がつま先より前に出ないようにして，膝の曲がる向きを足の第2趾の方向にする．
- 足は踵から30度くらい外に開く．
- 体重が足の裏の真ん中にかかるようにする．

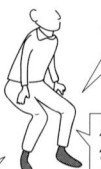

深呼吸をするペースで5〜6回繰り返す．
1日3回行う．机などを支えに使ったりしてみる．

ロトコレ その3　その他のロコトレ

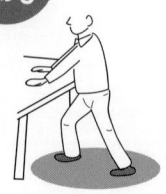

その他，ラジオ体操，ウォーキング，その他各種のスポーツの積極的な併用をすすめている．
（日本整形外科学会，日本ロコモティブシンドローム研究会（ホームページ））

ストレッチ

5章 外傷：骨折と脱臼　123

Step Up　大腿骨骨折の種々の手術療法

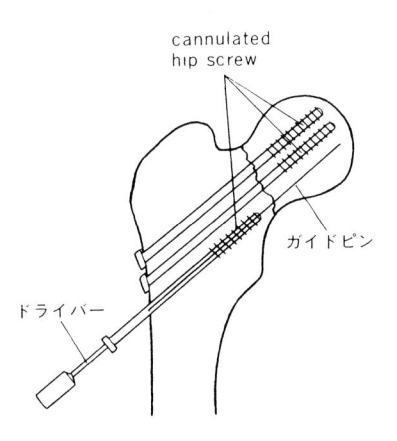

大腿骨頚部骨折に対する
cannulated hip screw 法

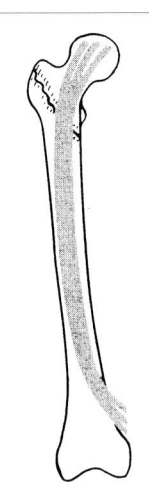

大腿骨転子部骨折に対する Ender 釘による
condylocephalic nailing

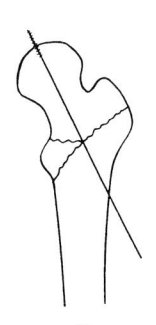

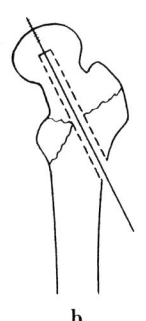

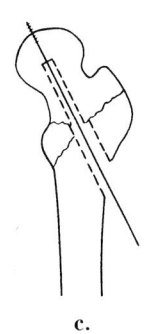

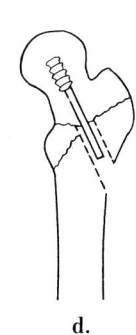

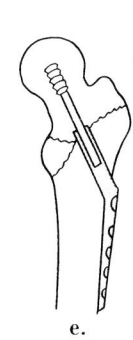

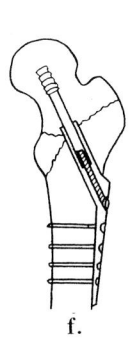

a.　b.　c.　d.　e.　f.

大腿骨転子部骨折に対する compression hip screw system による固定
a. guide pin の挿入，b. guide pin に沿って reaming，c. plate barrel 部の reaming，d. lag screw の挿入，e. plate のとりつけ，
f. compression screw によるしめつけとプレート部の螺子挿入

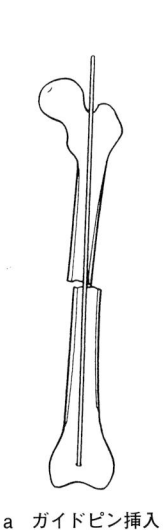

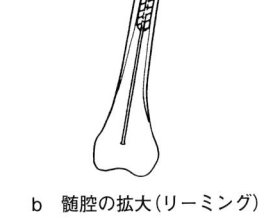

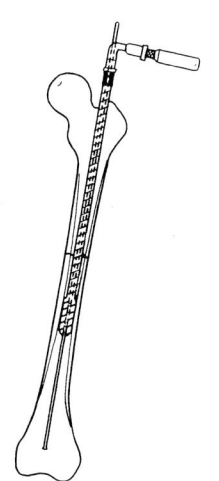

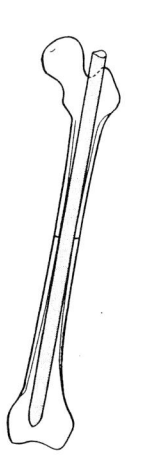

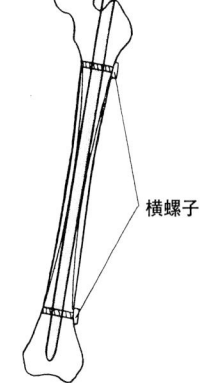

a　ガイドピン挿入　　b　髄腔の拡大（リーミング）　　c　髄内釘挿入　　d　横螺子により回旋を防止

大腿骨骨幹部骨折に対する横螺子 Küntscher 髄内釘法

15 ガス壊疽 gas gangrene

1. 病態
①軟部組織感染症のうち，ガスを産生する重症な疾患の総称で，嫌気性グラム陽性桿菌 *Clostridium* によるものが主で，しばしば混合感染をみる．最近，non-*Clostridium* 属（嫌気性連鎖球菌や大腸菌など）による発症が注目されている．

②感染した筋組織は筋グリコーゲンから生じた炭酸ガスと浮腫によって急速に分解される．筋組織は離解・死滅し，菌活動はこれを培地にさらに進展する．

2. 症状
①開放骨折や深い挫創の後に急激な発熱，悪寒，脈拍・呼吸数の増加，血圧低下を認める．②創には激痛があり，腫脹・浮腫・発赤が強い．次第に青銅色を呈する．③血漿性の滲出液が大量排出され，悪臭を発す．④感染後12時間以内にガス発生がみられる．腫脹した皮膚を圧するとガス泡の貯留により捻髪音を発し，握雪感を呈する．ガスは筋膜の走行に沿って進行する．乏尿，ショックなどで死の転帰をとることもある．患肢切断となることもある．

3. 診断
①創傷周囲の進行性ガス産生と浮腫が特徴的である．②ガス発生は羽毛状の特徴的な像が単純X線やCTで証明される．③検査所見としては赤血球数の減少と，臨床症状に比し，白血球増多が乏しい．④細菌検査は嫌気性菌培養を行う．

4. 治療
①完全な消毒とdébridement，すべての壊死組織の除去，②創を閉じずに開放と，③嫌気性菌に対する高圧酸素療法，④ペニシリンGの大量療法，さらに⑤起炎菌固定後には感受性に応じた抗菌薬の投与，を行う．

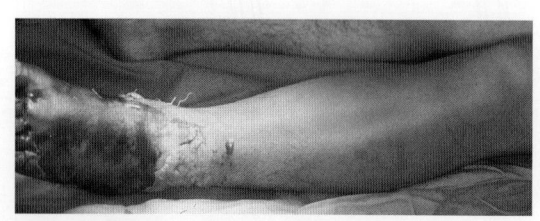

図1 ガス壊疽

16 破傷風 tetanus

1. 病態
①土や泥土に含まれる嫌気性桿菌である破傷風菌（*Clostridium tetani*）の産生する菌体外毒素によって発生する．

② *Clostridium tetani* は壊死組織で増殖し，強力な神経毒（neurotoxin）を産出する．この neurotoxin はリンパ流や血流を経て中枢へと進み，前角細胞に達する．

③産出された毒素は中枢神経と特殊の親和性を有してその興奮性を高め，筋肉の極度のけいれん性収縮を起こす．

④診断が決定したら，7日以内に保健所へ届け出る．

2. 症状
①潜伏期は1～2週間で，潜伏期が短いほど予後は不良である．軽い擦過傷で発症することもある．

②口・顎が疲れるという開口障害（咬筋のけいれん，trismus）で発症することが多い．進行すると泣き笑い表情の独特の破傷風顔貌 facies tetanicus を呈する．

③項筋や背筋の緊張性けいれんによって後弓反張（episthotomus）が出現する．

3. 診断
①泥土で汚染された創では本症を念頭に置く．
②創傷部より菌を証明することあり．
③特異な筋強直とけいれん発作によって診断がつく．

4. 治療
①創傷部の十分な洗浄と病巣清掃術を行う．創は開放のままとする．②予防的に破傷風沈降トキソイド0.5 mLを筋注する．さらに，抗毒素療法として抗破傷風ヒト免疫血清グロブリン250単位を静注する．

③鎮痙・筋弛緩薬などの投与も行われる．気管切開による気道の確保や循環の管理も必要である．

Step Up 疲労骨折(fatigue fracture)

①疲労骨折とは軽微な外力が，骨に繰り返されることによって，疲労現象が生じて骨折に至るものをいう．②疼痛が生じた早期のX線像では所見が少なく，ときに骨膜反応を認めることがある．2〜3週後には亀裂骨折線が現われ，次第に紡錘型の仮骨形成像が出現する．③骨シンチグラム，MRI，CT検査によって早期診断が可能である．④発育期の10歳代に多い．⑤スポーツ選手で脛骨の近位1/3及び遠位1/3に生じ，疾走型の原因が多い．跳躍型は脛骨中央部前側骨皮質に発生しやすい．跳躍型はウサギ跳びによるものや，バレーダンサーに生じることが多い．⑥長距離選手には第2・3中足骨に多く，行軍骨折ともよばれる．Jones 骨折は第5中足骨近位骨幹部の疲労骨折をいう．⑦その他，ソフトボール投手，剣道の選手には尺骨中央部に多く，ゴルフや野球のスイング動作で肋骨に生じることもある．⑧予防が大切で，①トレーニング量の調節，②トレーニング方法の改善，③技術の向上，④走行用の靴，走行面の硬さなど環境の改善によって，身体の個性に合わせた合理的な運動方法を考慮する．

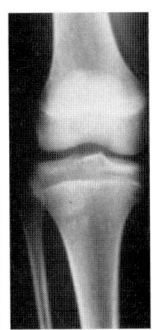

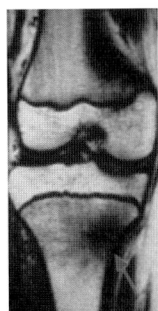

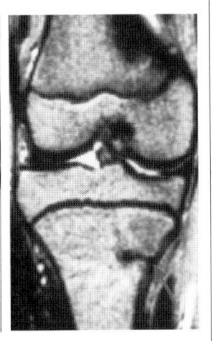

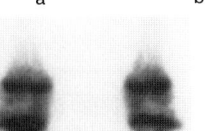

疲労骨折, 14歳女性
a 初診時単純X線像.
b MRI(T1).
c MRI(T2).
d ^{99m}Tc bone scintigram.

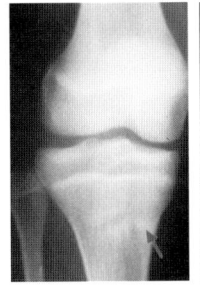

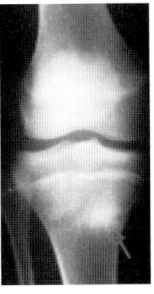

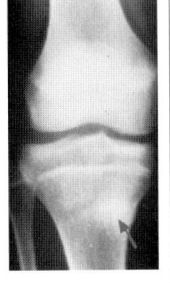

疲労骨折, 同上
X線像の経過
a 受傷1カ月後. b 3カ月後. c 11カ月後.

Step Up 脆弱性骨折(insufficiency fracture)

①骨粗鬆症，骨軟化症などで，強度が低下した骨に，比較的軽度の負荷によって生じる骨折をいう．長期透析，糖尿病，関節リウマチなども原因となる．②骨粗鬆症のある高齢の女性に多く，明確な誘因なく，疼痛のため歩行不能となり，1カ月程度で疼痛が消退する．変形性膝関節症の患者に，内反膝の進行する1つのメカニズムと考えられる．③初期には単純X線像に異常を認めなくても，骨シンチグラムで著明な集積像を呈し，約2週後に単純X線像に骨硬化像を認める．MRIで早期診断が可能である．

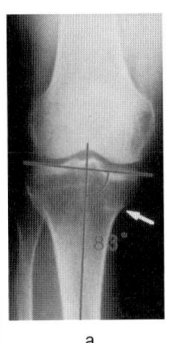

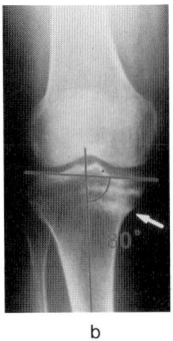

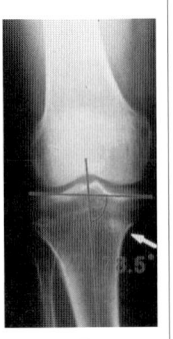

脆弱性骨折, 70歳女性
a 発症時. b 1カ月後. c 9カ月後.

Step Up 圧挫症候群(crush syndrome)

①神戸を中心とした関西大震災（1995年）で多発し，注目された症候群である．
②その病態は天災や大災害時において重量物による圧挫で起こった筋肉の機械的挫滅，虚血，再灌流に伴って惹起される横紋筋融解症と考えられる．
③筋細胞膜のNa-Kポンプ障害から細胞内Caイオンの流出が障害され，細胞内プロテアーゼの活性化が筋線維の崩壊をもたらし，膜透過性の亢進は間質の浮腫を発生させコンパートメント症候群へと進展する．さらに筋の虚血から崩壊への悪循環をきたす．初期にワインカラーのミオグロビン尿が発生し，乏尿から無尿となり，これに伴って全身の浮腫，高窒素血症，代謝性アシドーシス，高K血症，筋肉Ca沈着などが生じる．
④全身症状としては意識障害，ショック，神経麻痺，不整脈，乏尿がある．
⑤局所所見では局所の圧挫創，ピンク色の腫脹緊満，筋力低下，動脈の拍動減弱を認める．
⑥尿，血液・生化学検査ではポートワイン色のミオグロビン尿が特徴的である．CPKは数万の単位を示し，K, GOT, GPT, LDH, BUN, CrEが高値を示す．
⑦ショックの予防にKを含まない輸液を行う．血液濃縮が生じているので全血輸血は行わない．強制利尿と尿のアルカリ化を行って急性腎不全の予防に努める．急性腎不全にいたった場合には透析などの血液浄化療法を行う．コンパートメント内圧を測定し，圧上昇が持続するときは筋膜切開を行う．術後の創部からの出血や感染予防に配慮する．

17 外傷性股関節脱臼 traumatic dislocation of the hip joint

高エネルギー損傷（高所からの転落や交通事故）によって生じることが多い股関節部の脱臼（骨折）であり，他の部位の骨折や内臓損傷を伴うことがある．

1. 病態

①転位した骨頭の位置により，前方脱臼，後方脱臼，中心性脱臼に分類され，そのうち約90％が後方脱臼である．転倒や転落，交通事故によるいわゆるダッシュボード損傷として生じることが多い．

②後方脱臼で股関節へ作用する外力は，屈曲・内旋・内転力の強制と膝部からの大腿骨長軸圧である．

③後方脱臼に比べてはるかに稀な前方脱臼において恥骨上脱臼は，股関節が過度の外転，外旋時に伸展方向に外力が作用して生じる．恥骨下脱臼は，股関節が過度の外転，外旋時に屈曲方向に外力が作用して生じる．

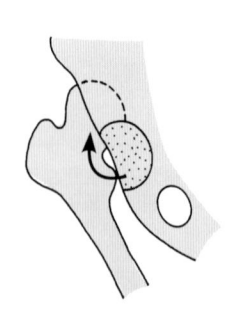

図1 後方脱臼

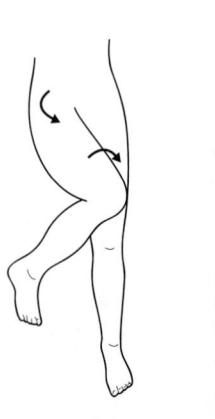

図2 股関節後方脱臼の肢位

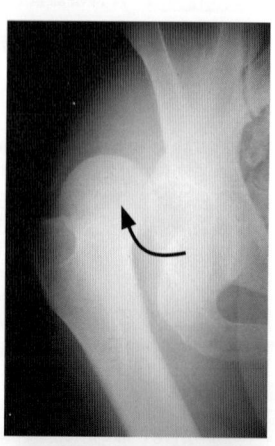

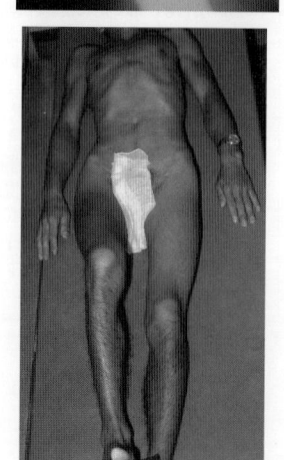

2. 症状と経過

1）後方脱臼

脱臼時の肢位は，股関節屈曲・内旋・内転位で，下肢の短縮を認める（図1）．Scarpa三角で骨頭を触知できない．股関節45°屈曲位において，正常ではRoser-Nélaton線（上前腸骨棘と坐骨結節を結ぶ線）上にある大転子が，この線より高位となる．

2）前方脱臼

恥骨上脱臼では，脱臼時の肢位は，股関節伸展，著明な外旋，やや外転位を呈する．患側下肢の短縮を呈する．

恥骨下脱臼では，脱臼時の肢位は，股関節屈曲・外旋・外転位を呈する．骨頭が前下方へ脱臼するため，患側下肢はやや延長してみえる．

両脱臼とも，殿部の扁平化を呈し，鼠径部に骨頭による球状の膨隆が認められる．大転子は触知不能である．

3）中心性脱臼

寛骨臼底の骨折を伴って骨盤内へ大腿骨頭が脱臼する場合をいう．CT像で粉砕の程度や転位骨片の状態を観察する．

3. 検査と診断

X線検査により，脱臼の方向，程度，合併損傷の有無を検索する．CT検査では，ことに整復後の骨片の状態，骨頭骨折などの合併損傷を調べる．MRI検査では受傷4～6週後より認められる大腿骨頭壊死の有無について経過をみていく．

4. 合併症

①後方脱臼では，寛骨臼骨折，大腿骨頭骨折，大腿骨頸部骨折，大腿骨骨幹部骨折や膝関節部の損傷を合併することが多い．大腿骨骨幹部骨折が合併した場合は，脱臼の定型的肢位がみられないので注意を要する．また，大腿骨頸部骨折の合併例では，下肢は患肢の自重により外旋位となる．

②後方脱臼では，坐骨神経損傷が10～15％に合併する．恥骨上脱臼では大腿神経・動静脈損傷が，恥骨下脱臼では閉鎖神経・動静脈損傷が合併することがある．

③骨折が合併した例や整復までに時間を要した

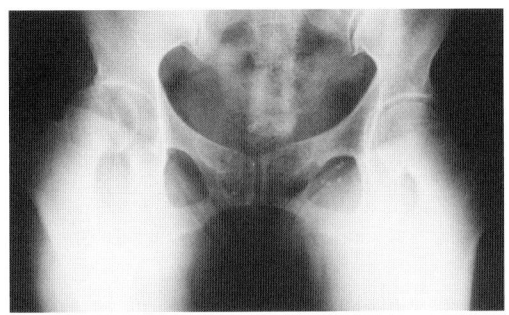

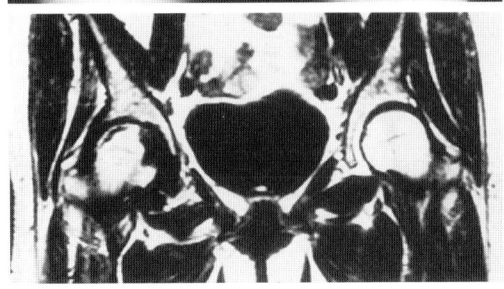

図3 外傷性股関節脱臼, 57歳女性
上：初診時単純X線像. 大腿骨頭の後方への脱臼と大腿骨頭の骨折. 下：受傷後11カ月のMR画像(T1強調画像)

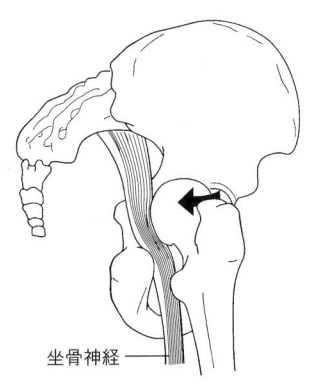

図4 骨頭による坐骨神経の圧迫（後方脱臼）

例では，大腿骨頭阻血性壊死や変形性関節症が生じることが多い．
④中心性脱臼では，寛骨臼底骨折は必発で，臓器損傷をともなうことがある．

5. 応急処置

そのままの肢位で，股関節部の動揺が生じないように医療機関に搬送する．外傷の現場では，下肢のしびれがあるかを聴取し，神経損傷が考えられた場合は，損傷の拡大を防ぐため，股関節部の動揺を避け，特に搬送に注意を要する．

6. 治療

可及的早期に麻酔下に徒手整復を試みる．24時間以内に整復されなければ高率に大腿骨頭壊死が生じるとされる．徒手整復不能な場合や寛骨臼の骨折を合併している場合は手術療法の適応となる．

7. ポイント

問診において，受傷原因，他に痛むところがあるか（多発外傷か否か），受傷時間（脱臼後の経過時間）の聴取が重要である．合併損傷を見落とさないように注意する．脱臼は，緊急に整復する必要がある．

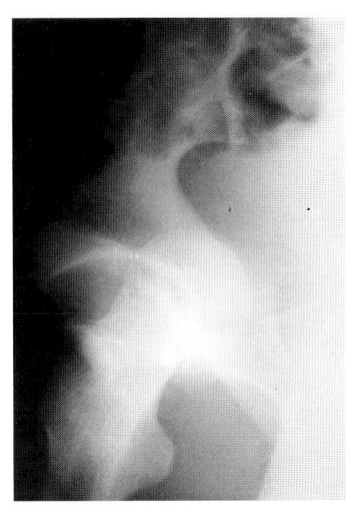

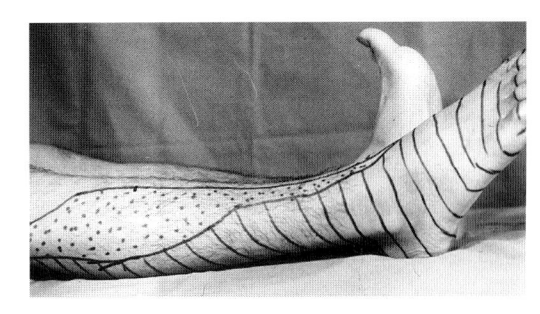

図5 外傷性股関節脱臼による坐骨神経麻痺の一例
a 交通事故による外傷性股関節脱臼（X線所見）．
b 同上．坐骨神経麻痺による感覚脱失(斜線)，鈍麻(点)と下垂足を認める．

> **Step Up** スポーツと上肢の疲労骨折
>
> 比較的よくみられるのが，尺骨疲労骨折でバレーボールのレシーブ，ソフトボールの下手投げ，野球のサイドスロー，剣道の切り返しなどの動作のくり返しで生じ，尺骨中央から遠位1/3に発生することが多い．13～22歳の女性に多発する．

> **Step Up** スポーツと肋骨疲労骨折
>
> 肋骨結節から肋骨角の間に発生することが多く，ゴルフ（利き手の反対側）や野球（利き手側）の第2～9肋骨，剣道やウェイトトレーニングでは第1肋骨にみられる．

Step Up 創外固定法

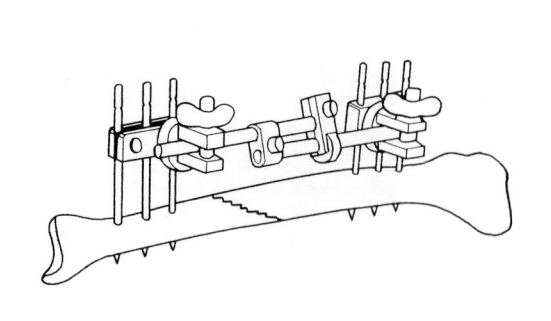

a. Hoffmann の創外固定法

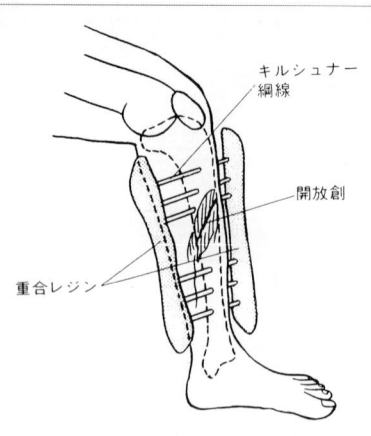

b. 下腿開放骨折に対するレジン創外固定法
　キルシュナー鋼線
　開放創
　重合レジン

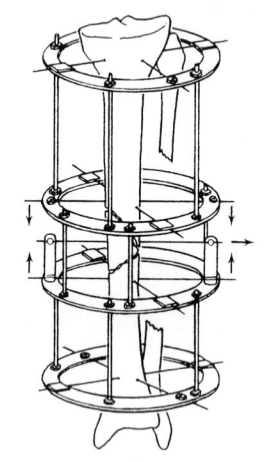

c. イリザロフ創外固定法

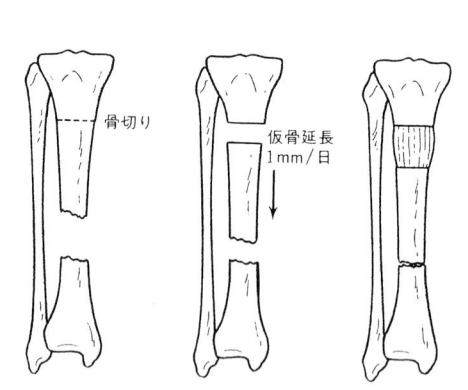

d. segmental transport の原理
　骨切り
　仮骨延長 1mm/日

Step Up 足舟状骨脱臼骨折 (fracture-disloaction of the tarsal navicular bone)

25歳男性，転落事故．

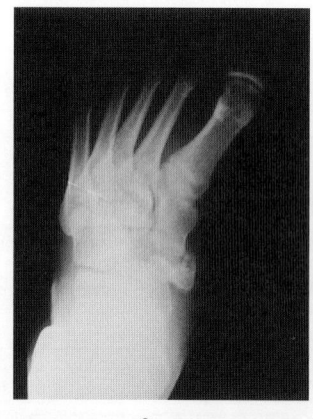

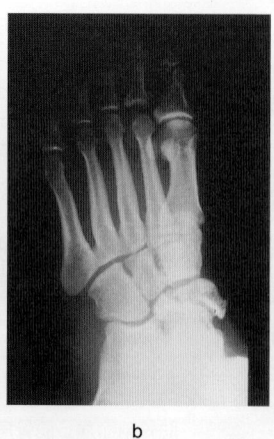

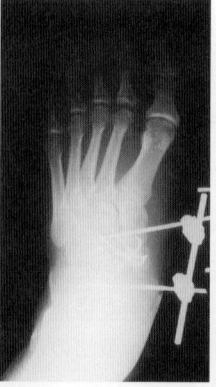

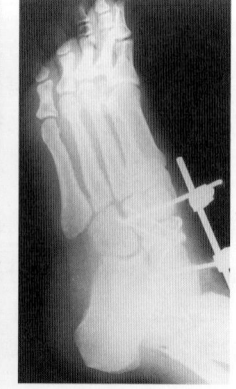

a, b 単純X線正面像 (a　正面像, b　斜位像)
c, d 単純X線正面像 (a　正面像, b　斜位像)：創外固定による整復固定．

Step Up　DCP(dynamic compression plate)法における self-compression のメカニズム

長管骨骨折治療に用いられる圧迫固定.

a.
b.
c.
d.

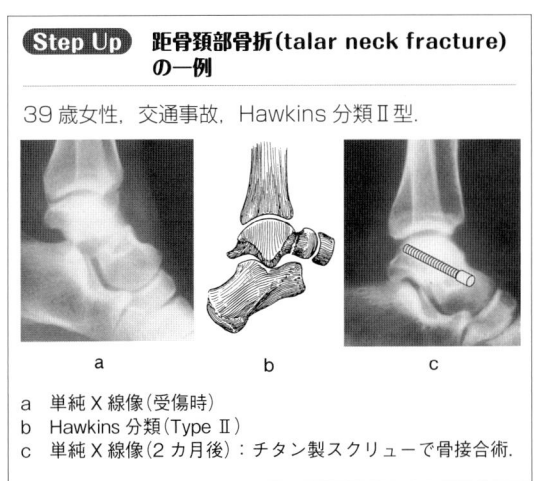

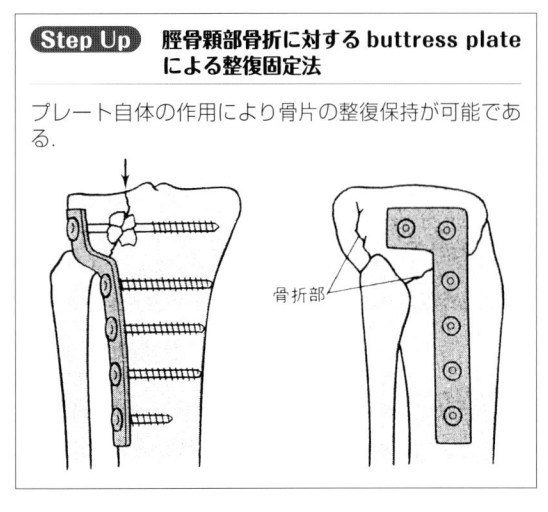

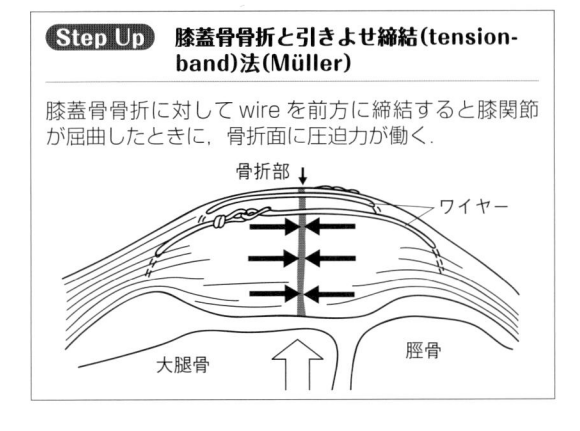

→ b の拡大 →

Step Up　距骨頚部骨折(talar neck fracture)の一例

39歳女性，交通事故，Hawkins 分類Ⅱ型.

a　単純X線像(受傷時)
b　Hawkins 分類(Type Ⅱ)
c　単純X線像(2カ月後)：チタン製スクリューで骨接合術.

Step Up　脛骨顆部骨折に対する buttress plate による整復固定法

プレート自体の作用により骨片の整復保持が可能である.

骨折部

Step Up　膝蓋骨骨折と引きよせ締結(tension-band)法(Müller)

膝蓋骨骨折に対して wire を前方に締結すると膝関節が屈曲したときに，骨折面に圧迫力が働く.

骨折部　ワイヤー
大腿骨　脛骨

Step Up 上肢の装具 その1

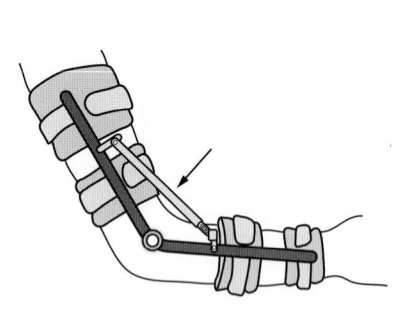

a ターンバックル(矢印)機構継ぎ手付き肘装具

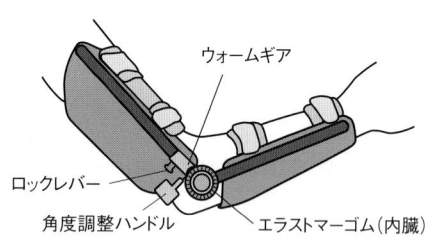

b ウルトラフレックスコンポーネントⅢ(U3-AA)肘装具
 - ウォームギア
 - ロックレバー
 - 角度調整ハンドル
 - エラストマーゴム(内臓)

肘装具

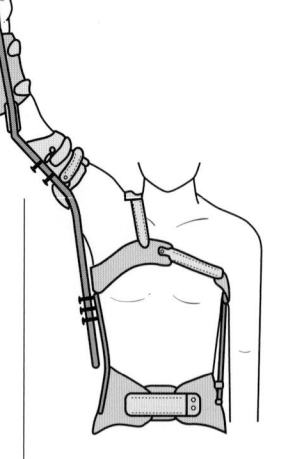

肩外転装具

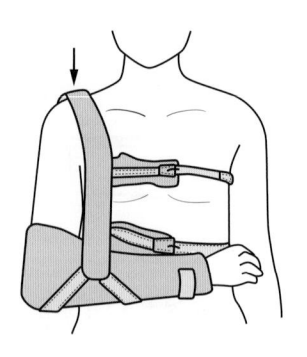

肩鎖関節装具

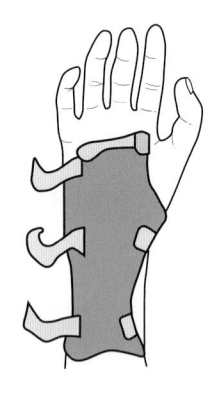

手関節固定用装具(night splint)

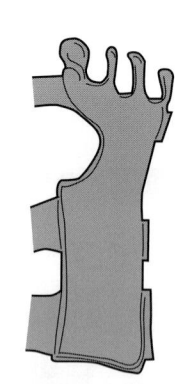

尺側偏位防止用装具

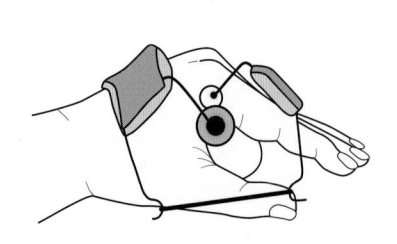

MP関節屈曲装具 (knuckle bender)

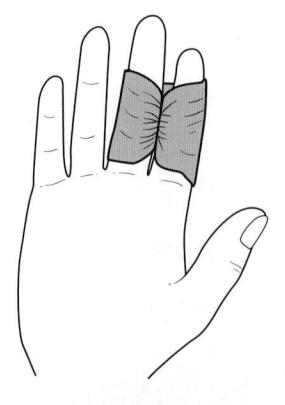

PIP関節拘縮矯正用 buddy splint (taping)

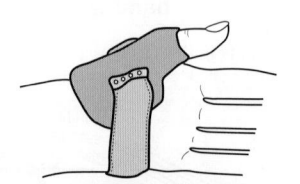

母指腱鞘炎用装具

6章 スポーツ外傷と障害 sports injury

A 成長期のスポーツ障害

1 投球肩（関節）障害 baseball shoulder

1．概念と病態
①少年サッカー熱が高まる一方，野球に対する関心も高く，甲子園球児への夢は大きい．ことにエースを目指す子供は多く，練習が過ぎて成長過程にある未熟な運動器に過度の負担をかけてしまい種々の障害をきたす例が多い．その中でもよく知られているのが野球肩であり，野球肘である．②少年野球選手の投球フォームは，成人と比較して体重移動や体幹の回旋運動が少ないため，肩関節に負担がかかるとされている．③骨端線閉鎖前の小中学生では関節構成体の障害は認められず，力学的脆弱部位である上腕骨近位部の骨端離開（little leaguer's shoulder ともいう）が生じる．高校生では骨端離開はまれで，成人と同様に関節構成体の障害がみられる．

④投球動作は一般に，6つの相（ワインドアップ期，コッキング前期，コッキング後期，加速期，減速期，フォロースルー期）に分けられる．

⑤投球肩関節障害の発生機序は，コッキング期から加速期にかけての極度の肩外旋位から内旋位へのねじれ動作，減速期およびフォロースルー期における上肢の遠心力の繰り返し作用により，徐々に上腕骨近位骨端線が離開するとされ，疲労骨折の一種と考えられている．

2．症状と経過
小学生の高学年から中学生の野球選手（特に投手）で，初期症状は，投球の際，上腕骨近位部の疼痛で，徐々に同部の安静時疼痛，腫脹が生じ，肩関節外側の圧痛が認められることが多い．離開の高度なものは骨頭すべり症に至る．

3．検査と診断
両側の単純X線撮影により，骨端線離開を健側と比較する（図1）．診断が確定されない場合は，骨シンチグラフィーが有用とされる．

4．治療
①離開の軽度な症例：投球動作を1〜2カ月間中止．②離開の高度な症例：長期に疼痛が残存し，骨端線の修復が遅い．長期の投球動作禁止が必要となる．③安静保持後，徐々に自動運動を開始する．投球は圧痛の完全消失後に再開する．④全身運動の中の「肩」の治療としてとらえフォーム全体に注目する．⑤コーチ，トレーナー，監督そして親との連携をとり対応する．

5．予防
①野球肩の発生は15〜16歳，野球肘は11歳〜12歳がピークで投手と捕手に多い．チームでは両者を2名以上育てて無理のかからないようにする．②日本臨床スポーツ医学会では練習は，小学生は週3日以内，1日2時間を超えない，中学生は週1日以上の休みをとる．全力投球は小学生で1日50球以内，中学生で1日70球以内，高校生は1日100球以内とするよう指導されており，投手は1日2試合の登板は禁止するとしている．

6．ポイント
①一般的には，機能障害を残す症例はまれで，予後良好である．早期に復帰させ，骨端線の修復が不十分な場合には再発を繰り返し，成長障害が生じる可能性がある．

②成人においてはコッキング期には関節内インピンジメント（p.46参照），腱板断裂（p.47参照），関節唇損傷（p.146 SLAP損傷の項参照）を引き起こす．フォロースルー期にはBennett損傷（p.48参照）を認めることがある．

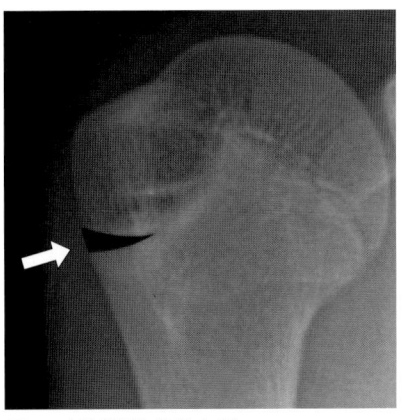

図1　骨端離開像（図左矢印）
上腕骨外側の骨端線の拡大を認める．

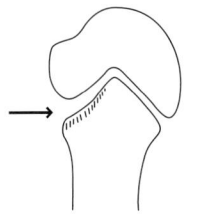

骨端線外側の部分拡大（矢印 type Ⅰ）から全体の拡大（type Ⅱ）そしてすべり（type Ⅲ）と進行する．

2 野球肘 baseball elbow

1. 概念と病態

　成長軟骨でできている内側上顆は大きく重いボールを使って投球動作を繰り返すと，引っ張りの力に耐えきれずに剥がれたり，炎症を起こしてくずれたりする．一方外側には回旋力と圧迫力が加わり，この部位の骨と軟骨が壊死を起こして剥がれてしまい，ときに関節内で動きまわってさらに損傷を大きくしてしまう．

　このように野球肘とは，投球の繰り返しによって生じる肘部の骨，軟骨，靱帯や筋腱付着部の障害の総称である．発育期野球肘と成人型野球肘に大別されるがここでは，発育期野球肘について述べる．

　発生機転は，投球動作（図1：野球肩と同じ図）の加速期に生じる①肘内側への牽引力（内側障害），②肘外側への回旋・圧迫力（外側障害；離断性骨軟骨炎），フォロースルー期に生じる③肘の伸展（後方障害），などが代表的である（図1）．

　①肘内側への牽引力（内側上顆炎）

　屈筋・回内筋群あるいは尺側側副靱帯により，内側上顆炎が生じる．

　②肘外側への回旋・圧迫力（上腕骨小頭の離断性骨軟骨炎）

　③肘の伸展による後方障害（肘頭部骨軟骨障害）

2. 症状と経過

　ほぼ全例において，投球時あるいは投球後の肘

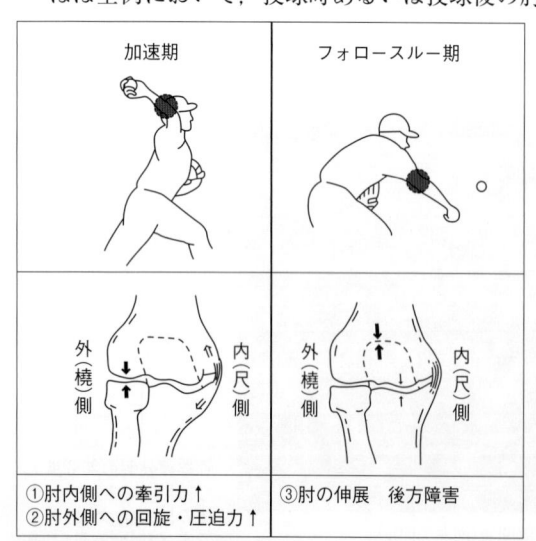

図1　代表的な野球肘の発生機転

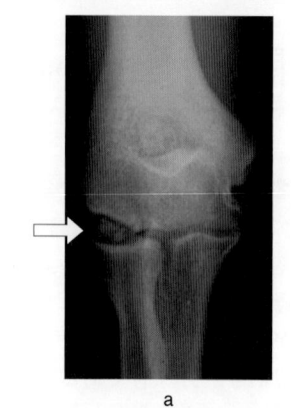

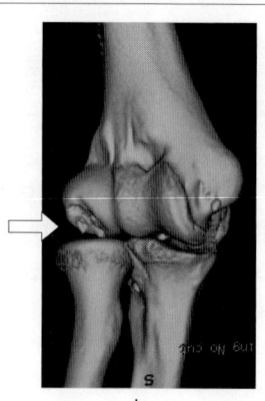

図2　上腕骨小頭の離断性骨軟骨炎
a　単純X線像．b　3DCT像．

の疼痛を自覚する．投球を休むと2, 3日で消退するが，進行例では日常生活動作でも疼痛を自覚し，疼痛が持続する．可動域制限もみられるが，10度以内の制限では本人の自覚がないことが多い．さらに進行すると，軋轢音や腫脹，嵌頓症状がみられる．

　腫脹，発赤はほとんど認められない．

3. 検査と診断

1）圧痛，外反ストレス痛，可動域制限の有無，程度を確認する．

①圧痛

　内側上顆部の限局性圧痛では，内側の靱帯や筋腱付着部での骨軟骨障害が疑われる．

　外側部の圧痛は，上腕骨小頭，橈骨頭の骨軟骨障害と滑膜炎が疑われる．

　後方の圧痛は，肘頭の骨軟骨障害が疑われる．

②外反ストレス痛

　外側での誘発痛：上腕骨小頭障害
　内側での誘発痛：内側上顆骨軟骨障害
　※外反動揺性がみられる例は少ない．

③可動域制限

　内・外・後方障害ともに屈伸制限がみられる．初期にはほとんどみられず，進行期以降にみられ，伸展制限が著明である．

2）画像診断

　離断性骨軟骨炎に対する単純X線撮影では，病巣が小頭部45度前方先端にあり，肘関節屈曲45度で撮影すると判別しやすい（図3）．さらに

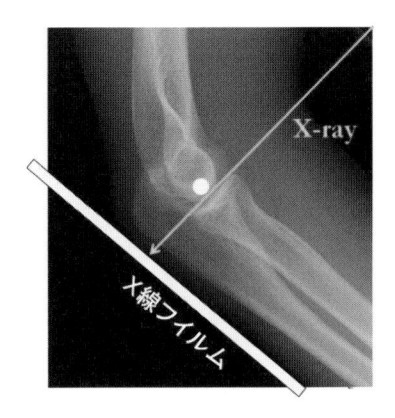

図3 肘関節屈曲45度正面位でのX線撮影

詳細な検討にはCTやMRIが用いられる．現在では超音波検査による上腕骨小頭の離断性骨軟骨炎の早期発見が可能となっている．

3) 内側上顆炎は，野球歴，投球時痛，圧痛部位，外反ストレステストおよびX線所見にてほぼ診断可能である．

4. 鑑別診断

内側上顆の骨端線損傷か内側側副靱帯損傷下の鑑別はやや困難であるが，詳細な圧痛部位の検索により可能なことが多い．

5. 治療

1) 発育期野球肘の治療の基本は保存療法である．
2) 離断性骨軟骨炎に対する保存療法
　①投球全面禁止：日常生活のみの使用
　②疼痛の消退にともない可動域および筋力トレーニング開始
　③X線上修復が認められるまで投球禁止
　透亮期では6～12カ月の投球禁止期間を要することが多い．
3) X線上，骨片の転位や遊離体像が認められる場合は手術的治療の適応

6. 予防（p.131 野球肩の項参照）

①正しい投球フォームの習得．
②成長や個人差にあわせた投球数や練習方法の選択．
③投球前後のストレッチング．
④投球後のクーリングダウン．

7. ポイント

投げすぎに注意して，肘への負担を避けて野球肘を予防し，野球人生を上手に全うさせることが指導のポイントといえよう．野球肘では，投球の際に必ず肘の疼痛を自覚する．その訴えにより直ちに投球制限あるいは中止することで悪化を防止できる．試合やエースとしての責任感，あるいはエースへの期待が邪魔をして投球を続けて（続けさせて）悪化する．

したがって，指導者が適切に指導できるかどうかが選手生命を左右する．

図4 投球動作の相

3 成長期脊椎分離症（腰椎分離症） spondylolysis

1. 病態

①分離症とは，下位椎の椎間関節突起間部の骨性の連続性が絶たれた状態をいう．スポーツ活動の激しい少年期に腰痛を訴える場合にこの疾患を考慮し，同じ動作の繰り返しが行われているか注意する必要がある．成長期の分離症と成人の分離症の病態は区別して考える．成人の脊椎分離症は，偽関節に陥った脊椎分離症として扱うのに対し，成長期脊椎分離症は，椎弓の関節突起間部およびその周囲を含む疲労骨折として扱う．成長期のスポーツ選手に多くみられ，特に14歳前後に多い．

②日本での腰椎分離の発生率は，4～6％とされている．先天性素因の関与が完全には否定できないが，スポーツなどによる繰り返しのストレスによる疲労骨折が主と考えられている．発症部位の70～80％は第5腰椎で，次いで第4腰椎が多い．

③分離すべり症は，椎間不安定性により上位椎が前方にすべったものをいう．約10～20％が分離症から分離すべり症へ進行するとされ，椎間板変性などが関与すると考えられている．

2. 症状と経過

腰椎分離症の主症状は腰痛であるが，無症状の場合も多い．分離部の骨肥厚や骨棘により椎間孔で神経根が圧迫され神経根症状が出現することもある．すべりが大きくなると腰痛に加え，神経根症状が出現する可能性が高くなる．間欠性跛行などの馬尾症状を認める例は少ない．

3. 診断

①疼痛側への後側屈で腰痛が増悪する．一般に，腰椎前屈制限や前屈時痛はみられない．②下肢痛は，歩行あるいは腰椎後屈や後側屈で誘発ないし増悪する．③ラセーグ徴候は軽度陽性となる．腰椎椎間板ヘルニアでみられる明確な陽性がみられることはなく，片側で高度陽性であれば椎間板ヘルニアの合併を疑う．

画像所見

①X線所見：両斜位像（"テリアの首"が切れたような特徴的な像）で関節突起部を読影する．分離像では，新鮮分離か偽関節かの判読は困難で

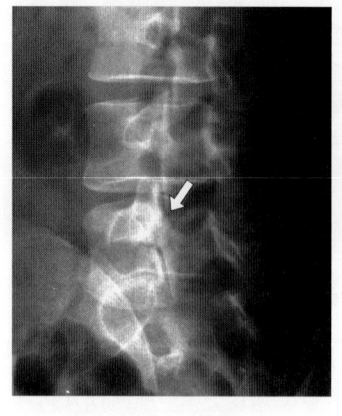

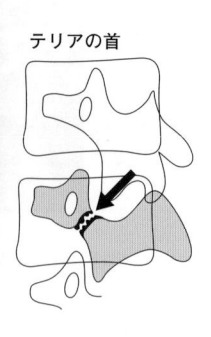

図1　第5腰椎分離症（矢印）

ある．また，早期の例では分離が明らかでない場合がある．②MRI：早期診断にもっとも有用である．CT像で明らかでない分離の初期でもMRIでは診断可能である．③CT：椎弓が分離しているか否かの診断にもっとも有用である．

4. 治療

①成長期腰椎分離症の多くは保存療法で治癒する．分離早期であれば保存療法で骨癒合が期待できる．この場合，3カ月以上のスポーツ活動の制限または停止と軟性または硬性装具の装着が必要である．症状のない例に対して治療は行わない．

②骨癒合が期待できない例に対する長期間の装具装着やスポーツ活動の停止は好ましくなく，スポーツ活動を継続しながら保存療法を行う．

③いずれの場合も，疼痛軽快後の体幹筋の筋力強化，過度の腰椎の後屈・回旋運動を含むスポーツ活動の制限や軟性装具の装着を指導する．

5. ポイント

①予防が大切である．スポーツ活動を行っている14歳前後の少年で腰痛を訴える場合，運動を制限する．腰椎の過度の伸展，回旋動作を避ける．体幹筋の筋力強化は再発予防に重要である．

②スポーツの中で同じ動作をくり返しているかどうかを判断させ，疼痛の軽快のみられた時点で体幹のストレッチ，腰痛予防体操などを無理なく，とり入れるように指導する．

4 Osgood-Schlatter 病 Osgood-Schlatter disease

1. 病態
①脛骨粗面部に生じる骨端症で，成長期のスポーツ障害として代表的なものである．好発年齢は10〜15歳で，スポーツ活動をしている男子に多くみられる．女子では骨の急激な長軸成長の年齢が低いため男子より好発年齢がやや低下する．両側性は全体の約25%とされる．

②ジャンプやストップ動作を繰り返すバスケットボールやサッカー，バレーボールで活動性の高い選手に多いが，学校体育活動だけの場合でも発症することがある．

③発症の背景には，成長期の急激な骨の長軸成長に対し筋および腱の成長が相対的に遅いために大腿四頭筋の緊張が高まり，膝伸展機構の停止部である脛骨粗面部にストレスが生じ，膝蓋靱帯と軟骨・骨移行部が，微細な剥離損傷を受けることがあげられる．成長期の脛骨粗面部は骨化が完成しておらず力学的に脆弱であることも発症要因の一つである．

2. 症状と経過
①脛骨粗面部の圧痛，腫脹，軽度の熱感がみられる．通常，発赤は認められない．正座時には脛骨粗面部が床面に圧迫されて疼痛が誘発する．

②初期には正座時（膝関節最大屈曲時）や運動時の脛骨粗面部の疼痛を訴える．特にジャンプ動作など大腿四頭筋が強く収縮する際に疼痛が顕著となる．運動量の増加によって憎悪し，通常，安静により軽快する．③進行すると脛骨粗面部の骨性隆起がみられ，歩行時や階段昇降など運動時以外の日常生活動作時にも疼痛が出現する．

3. 検査と診断
1）徒手検査
大腿四頭筋抵抗伸展時痛テスト：抵抗下に膝関節屈曲位から伸展させると，脛骨粗面部に疼痛が誘発する．

2）X線所見（図1）
脛骨粗面部の骨化の状態や隆起，剥離あるいは遊離骨片の有無や周囲骨との位置関係を判断する．若年者ではX線所見で異常がみられないこともある．

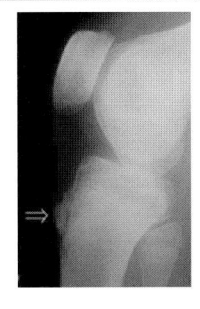

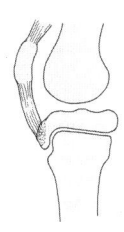

図1 Osgood-Schlatter病の初診時X線像

4. 治療
①保存療法による疼痛のコントロールが基本となる．安静時痛があり，急性の炎症症状が強い場合は局所の安静を指示し，スポーツ活動や正座を禁止する．サポーターの装着を行う．②日常生活の制限は行わず，スポーツ活動の禁止も極力避け，疼痛を感じる動作を制限し，疼痛が出現しない程度のトレーニングは許可し，早期スポーツ復帰を考慮する．

5. 予防
①日常からの膝伸展機構，主に大腿四頭筋のストレッチングを指導する．また，拮抗筋であるハムストリングスのストレッチングも行う．

②スポーツ活動の復帰に際しては，スポーツ活動前後のストレッチングの継続，脛骨粗面部への膝伸展筋力の負荷軽減を目的としたサポーター（図2）の装着，脛骨粗面部の運動後のアイシングを指導する．また，スポーツ指導者に対し，成長段階に応じたスポーツ活動量やストレッチングの励行を指示する．

6. ポイント
メディカルチェックによる下肢のアライメント異常や柔軟性などの評価が重要である．

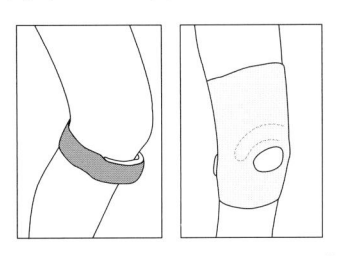

図2 Osgood-Schlatter病用ストラップ（左）とサポーター（右）

B 成人期のスポーツ障害

1 前十字靱帯（ACL）損傷 anterior crucial ligament injury

1. 病態

①膝は下肢の大きな関節として股関節とともに体重を支え，歩く，走る，ジャンプするなどで大きな役割を果たしている．十字靱帯（前後），側副靱帯（内外）の4つの大きな靱帯が膝関節を支えている．

②ACL損傷は，膝関節では内側側副靱帯損傷に次いで頻度の高い損傷であり，スポーツ外傷でも高頻度に生じる．

③ACL複合損傷は内側側副靱帯や後外側構成体の損傷を伴うもので，柔道，ラグビーやフットボールなどのコンタクトスポーツで多くみられる．

④単独損傷では，非接触型損傷が多くジャンプの踏み切りや着地，急激なストップや方向転換で生じ，バスケットボール，体操，バレーボール，スキーなどに多い．

⑤非接触型損傷は女性に多く，その理由として下肢アライメント，大腿骨顆間窩距離，関節弛緩性，女性ホルモンなどの内因性因子，その他筋力，着地方法（女性では着地時に膝関節伸展外反位となる）などの関与が考えられている（表1）．

2. 症状と経過

①スポーツ活動では，片脚を軸として体重を支えながら激しく身体をねじる動作で，ことに大きなストレスを受ける．スポーツ活動中の受傷では，疼痛により活動不能となる．受傷時の断裂音を自覚することが多い．断裂部からの出血により関節内血腫が生じ，そのため腫脹，可動域制限が出現する．

②疼痛が著しい場合には，防御反応による筋収縮が生じ，徒手検査によって関節の不安定性が検出できないことが多い．このような場合は，病歴の慎重な聴取によって判断し，初期治療を行うことが必要である．しかしながら，急性期の症状はきわめて軽微なこともあり注意を要する．

③放置されると，急性症状は数週間で消失するため治癒したと錯覚し，スポーツ復帰によって膝くずれや関節内血腫を生じる．ことに走ったり，ジャンプしたり，身体をねじったりすると下肢に不安定感いわゆる"ぐらつき"が生じるため，スポーツ活動が継続できなくなる．日常生活動作が制限されることは少ないが，放置したままのスポーツ活動継続によって，半月板損傷が生じ，変形性膝関節症へ進行する．

④10歳前後の小児では，前十字靱帯付着部剥離骨折が生じることが多く，成人の前十字靱帯断裂に対応するものである．関節穿刺により，関節液に脂肪滴が認められれば関節内骨折が示唆される．

3. 検査と診断

1）徒手検査

ACL損傷による前方不安定性の代表的な徒手検査には，前方引き出しテスト（anterior drawer test），Lachman test，N test（jerk test）などがある．損傷を増大しないように慎重に行う．

①前方引き出しテスト（図1）は，膝関節屈曲90度で大腿骨に対する脛骨の前方動揺性を調べる徒手検査である．

このテストでのX線撮影（ストレスX線撮影）は，損傷程度の判断に用いられる．

受傷直後は膝関節を90°屈曲できないことが多い．また，後十字靱帯（PCL）損傷がある場合には，この検査肢位で下腿の自重によって脛骨が後方へ落ち込み，見かけ上の前方移動がみられるため注意が必要である．

②Lachman testは，ACL損傷による前方不安定性を評価するのに最も有用な徒手検査とされる．膝関節屈曲20〜30°で大腿遠位部を膝蓋骨直上で外側から，下腿近位部を内側からそれぞれ把持

表1 ACL損傷の損傷型と受傷機転

接触型	・膝屈曲，外反，脛骨の回旋が強制されて生じる． ・膝過伸展が強制されて生じる．	コンタクトスポーツにみられ，ACL複合損傷が生じやすい．
非接触型	・膝屈曲位でのストップ，方向転換，ジャンプ動作などで膝屈曲，外反，脛骨の回旋が強制されて生じる． ・膝屈曲位で大腿四頭筋の最大収縮により生じることがある．	バスケットボール，体操，バレーボールなどでみられ，ACL単独損傷が生じやすい．

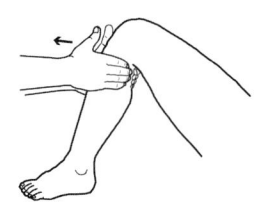

図1　前方引き出しテスト
膝関節屈曲90°で大腿骨に対する脛骨の前方動揺性を調べる．患者を仰臥位とし足底を診察台につけ，検者は患者の足部を固定して，下腿を外旋位で両手で前方に引き出す．

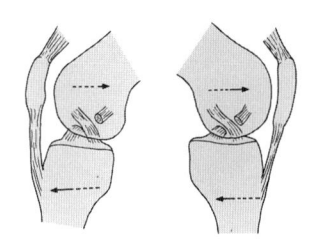

図2　(左)前方引き出しテスト，(右)後方引き出しテスト
後十字靱帯(PCL)断裂では脛骨の後方への落込み sagging が陽性になる．

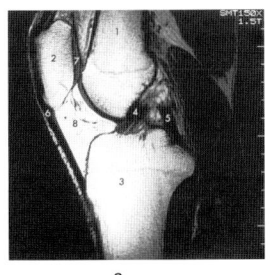

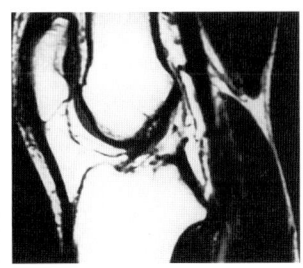

図3　ACL断裂，23歳男性，MRI
前十字靱帯は細く不明瞭で，緊張を失っている．
a　顆間部における矢状断像，正常像．
b　T1強調矢状断像．

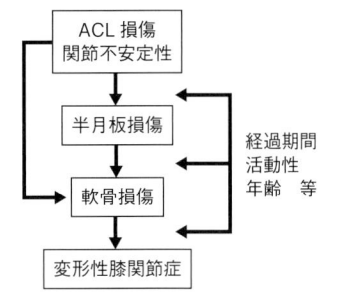

図4　ACL損傷後の変形性関節症への移行

し，下腿近位部に前方引き出しストレスを加えて行う．脛骨の前方移動量のみならず，終点（エンドポイント）の硬軟や患者の恐怖感の有無にも注意する必要がある．一般に，受傷直後も施行可能である．

2）MRI

靱帯損傷の診断には不可欠で，損傷の評価のみならず合併する半月板損傷や骨軟骨損傷の評価にも有用である（図3）．

4．応急処置

RICE（rest；安静，icing；冷却，compression；圧迫，elevation；挙上）処置を原則とする．できるだけすみやかに応急処置を開始する．

5．治療

①新鮮例ではギプスシーネや装具（ACLサポーター）によって膝を安静固定し，松葉杖で2～3週間免荷させる．急性期の炎症症状が消退するのを待って，患者の年齢，職業，スポーツ活動の程度，本人の希望を考慮して治療方針を決定する．②今後もスポーツを積極的に行う場合は手術によるACL再建術の適応である．近年は関節鏡視下に膝窩筋腱を用いた再建術が多く行われている．術後はACL装具（硬性）装着の上，早期から可動域訓練を開始する．2～3週後から部分荷重，4～5週から全荷重とし，十分な筋力トレーニングののちに，術後6カ月以後に競技復帰が可能である．③保存療法ではACLサポーターを装着させる．腫脹や疼痛が消失すれば徐々に荷重歩行を開始し，大腿四頭筋やハムストリングの筋力強化を中心に行う．40歳代以後，あるいは女性で激しい運動をしない場合，日常生活にはさほど支障はきたさない．ジャンプの踏切り着地，急激な停止や方向転換は困難である．膝崩れを反復し，半月板損傷を合併し長い経過には変形性膝関節症に移行する（図4）．

6．予防

①再発予防は，膝伸展位での着地や急停止，カッティング動作などを行わないように指導することが大切である．

②大腿四頭筋の強化を行い膝くずれが起こらないように指導する．

7．ポイント

① ACL再建術後の問診では，スポーツの種類，受傷時の肢位や膝のくずれ方，断裂音の有無などを注意深く聴取する必要がある．

②膝に不安定性を生じたままスポーツをつづけると，半月板や関節軟骨の損傷に進む可能性があるので，関節内の損傷を認めた場合には早期に正確な診断と適切な治療を受けることが肝要である．

③関節穿刺で脂肪滴（図5）を認めた場合には，関節内骨折が合併している頻度が高く，関節内損傷として対応しなければならない．

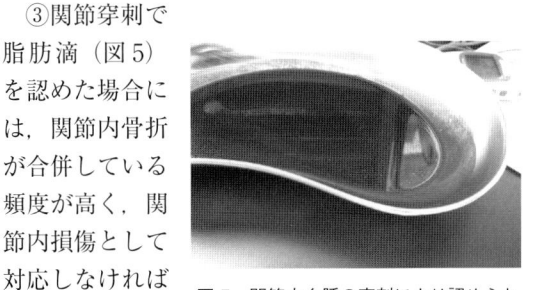

図5．関節内血腫の穿刺により認められた脂肪滴

2 半月板損傷 meniscus injury

1. 病態

①半月板は，C字状の内側半月板と環状の外側半月板からなり，部位は，前後方向で前節，中節，後節の3節に，あるいは，内側か外側かで，血行のある辺縁部1/4（red zone），移行部のgray zone，血行のない内側部（white zone）に分けられる．

②半月板損傷は，スポーツ活動性の高い10歳代後半から20歳代に好発し，単独損傷と靱帯損傷に合併して生じる場合がある．単独損傷では，スポーツ動作で膝関節が捻られて，特に，内・外反位で回旋力が強制されて生じることが多い．このように受傷機転が明確な場合に加え，明確でない場合がある．特に円板状半月板損傷では受傷機転が明確にならないことが多い．外傷性の損傷と非外傷性の損傷の割合はそれぞれ55％と45％で，40歳以上では変性変化を基盤とした損傷が多い．また，前十字靱帯不全などの不安定膝で，膝くずれを起こした際に損傷が生じることがある．靱帯損傷に合併して生じる場合は，前十字靱帯損傷がもっとも多く，内・外側半月板ともに中・後節の縦断裂が多い．

③内側半月板は，全外周縁が冠状靱帯により脛骨外縁部に固定されており，膝関節の屈伸による前後方向の可動性が小さいが，外側半月板は膝窩筋腱溝の部分が脛骨外縁部に固定されていないために可動性が大きい．この可動性が大きい場合，すなわち，外側半月板の過可動性がロッキングなどの症状を引き起こすことがある．過可動性の一原因として半月板と膝窩筋腱を結ぶ線維性組織の損傷が考えられている．

以前は，特に本邦では円板状半月が多く，円板状半月は損傷を受けやすいこともあり，外側半月板損傷が多いとされていたが，近年ではほぼ同数か，内側半月板損傷の方が多いとされる．

2. 症状と経過

自覚症状として，半月板の損傷部位に一致した運動時痛，膝関節の屈伸に際して，コクンという音がしたり，クリック（click），ひっかかり感などがある．また，辺縁部の断裂では，縦断裂した半月板が顆間窩に嵌頓し，膝関節の伸展傷害（ロ

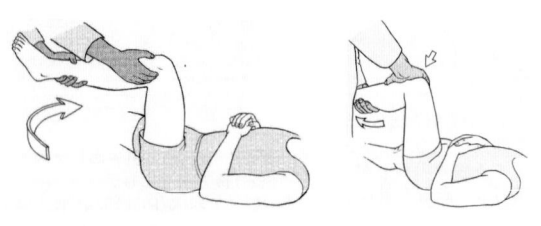

図1 McMurray test
左）膝関節を90°屈曲位に保持し，下腿を外旋させ内反気味に膝を伸展させる．陽性ならば内側半月板損傷が疑われる．
右）膝関節を90°屈曲位に保持し，下腿を内旋させ外反気味に膝を伸展させる．陽性ならば外側半月板損傷が疑われる．

ッキング，嵌頓，locking）を生じることがある．歩行時に膝に常に力が入らなくなり，膝崩れ（giving way）も生じることがある．

他覚所見として，半月板の損傷部位に一致した大腿脛骨関節裂隙の圧痛を認め，膝関節の過伸展あるいは過屈曲で疼痛が誘発される．進行すると大腿四頭筋萎縮が生じることが多い．慢性例では関節液貯留が認められる．

3. 検査と診断

1）圧痛

半月板の損傷部位に一致した大腿脛骨関節裂隙の圧痛は，信頼性の高い陽性所見である．

2）徒手検査

① McMurray test（図1）：一方の手の指先を，内側および外側の関節裂隙に当て，もう一方の手で下腿を内・外旋させ，その際に轢音が触知され，疼痛が誘発されれば陽性とする．

② Apley compression test：腹臥位で膝関節90度屈曲位とし，足関節を固定して足底から下腿長軸方向に圧をかけながら内・外旋を加えて疼痛や轢音が誘発されれば陽性とする．

3）MRI

侵襲がなく正確性が高いことから半月板損傷の診断に必須の画像検査である．損傷の分類はMink分類（図2）が用いられるが，一般に，損傷形態（図3）の判定は困難な場合が多い．MRIで異常所見がみられても無症状の場合があり，症状の原因が必ずしも明らかになるわけではない．

4. 治療

①症状，損傷の程度，合併損傷の有無を考慮し

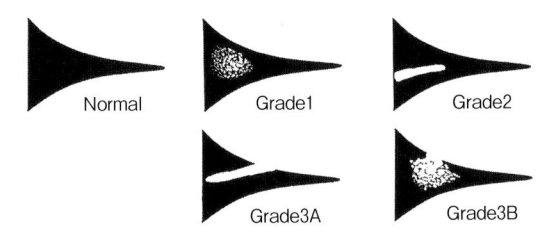

図2 MR信号強度の形状による半月板損傷の評価（Mink分類）

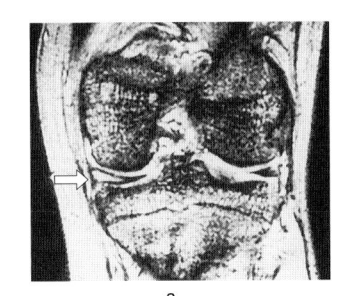

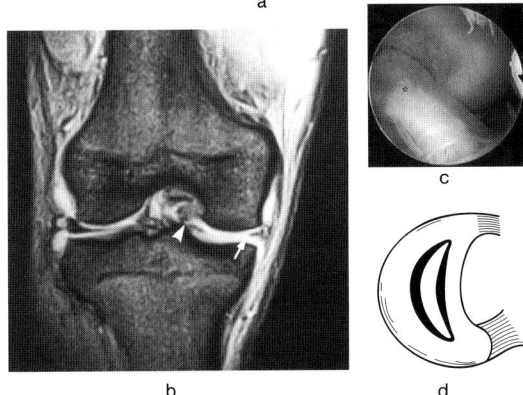

図3 半月板損傷の損傷形態：バケツ柄状断裂例
a 25歳男性，MRI（GE：400/27）．内側半月中節部の実質内に高信号を認める（Mink分類 grade 1）．
b〜d 26歳男性．内側半月のバケツ柄状断裂．（c：関節鏡所見）

て，判断する．ロッキングや伸展制限を有する場合は早急に手術適応である．疼痛や関節水腫が持続する場合も手術適応である．一般的に，関節鏡視下に半月板の部分切除を行うが，若年者で半月板辺縁部の縦断裂は半月板縫合の適応がある．②保存療法としては，膝周囲筋の筋力増強を目的とした運動療法や可動域訓練をおこなう．ひっかかりが生じる動作を避けることも大切である．

Step Up 足底筋（腱）膜炎 plantar fasciitis

①足底筋（腱）膜の過度の緊張による踵骨起始部での外傷性炎症であり，慢性の踵部痛を訴える．
②過度のスポーツによるものや中年以後に誘因なく生じるものがあり，筋膜に沿って，あるいは踵骨前内縁（筋膜起始部）に圧痛を認める．
③長距離ランナー，とくに大衆ランナーに多い．アーチサポートが不十分で前足部の柔軟性に乏しいシューズ，足内反筋群の疲労，筋力低下，回内足，ハイアーチが原因となりうる．
④X線所見として踵骨前内縁部に骨棘形成（踵骨棘 calcaneal spur）を認めることもある．
治療
ⅰ）ストレッチング，足底挿板使用，ステロイド剤の局注などが行われる．

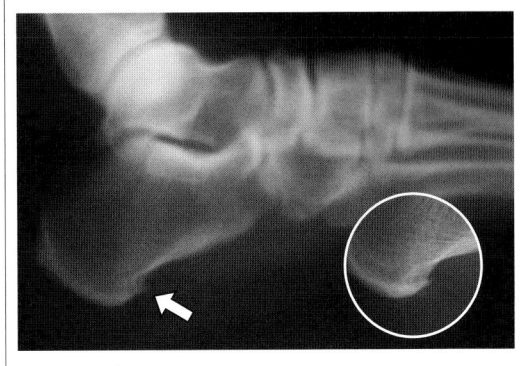

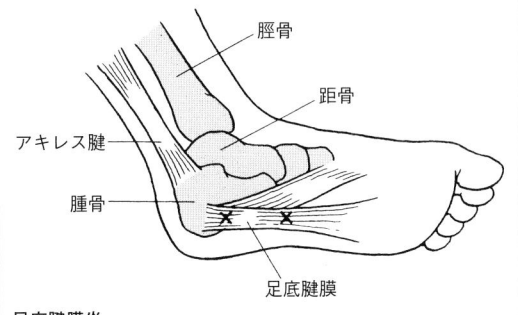

踵骨棘（矢印）

足底腱膜炎
長距離ランニングやジャンプによるoveruseの結果，足底腱膜に痛みを生じる．とくに踵骨の起始部や足底中央部に多い．

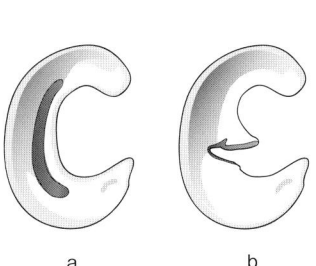

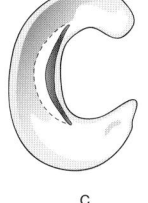

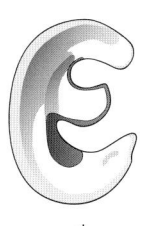

a 縦断裂　b 横（嘴状）断裂　c 水平断裂　d 弁状断裂
図4 半月板損傷の種々の形態

3 足関節捻挫 ankle sprain & ligament injury

1. 病態

①路面不整のでこぼこ道を歩いていたり，スポーツでジャンプの着地に失敗したりすると，足関節（足首）をひねったり，ねじったりして関節を構成する靱帯を損傷してしまうことはよく経験する．②靱帯を損傷したまま適切な治療を受けないと捻挫をくり返すことになり，これを陳旧性足関節外側靱帯損傷という．この状態が進むとくり返しの捻挫が発生し，軟骨とそのすぐ下の骨組織が一緒に剥がれてしまい，骨軟骨損傷となる．

1）足関節部の靱帯（図1）

①外側靱帯

前・後距腓靱帯，踵腓靱帯の3つの靱帯からなる．

足関節の捻挫はその発生メカニズムから外側の前距腓靱帯や踵腓靱帯の損傷が多い．

前距腓靱帯は，関節包の一部が肥厚して形成された関節包靱帯である．足関節の底屈回外位で緊張し，この肢位の強制により断裂しやすい．

②内側靱帯

前・後脛距靱帯，脛舟靱帯，脛踵（距）靱帯からなる．これらは扇状に広がってそれぞれ距骨，踵骨および舟状骨に付着し，三角靱帯といわれる．外側靱帯に比べ強靱であり，付着部が広いため，靱帯単独損傷はまれで，内果の靱帯性裂離骨折が多い．

2）内返し捻挫の重症度分類

軽症	Ⅰ度	1. 外側靱帯上に圧痛あり． 2. 背屈，底屈は正常に可能で，痛みがない． 3. 踵部に内転力を加えると，軽い痛みが外果部にある．
中等症	Ⅱ度	1. 普通の動きで非常に痛みを訴え，機能障害が大きい． 2. 足関節，足部にびまん性の腫脹がある．
重症	Ⅲ度	1. 受傷直後より著明な機能障害． 2. 腫脹がびまん性で強度． 3. 足関節はすべての方向に動かして強い痛みが起こる． 4. 異常可動性を証明できる．

2. 症状と経過

①軽症の場合には，テーピングなどの局所の安静で，軽快することが多い．

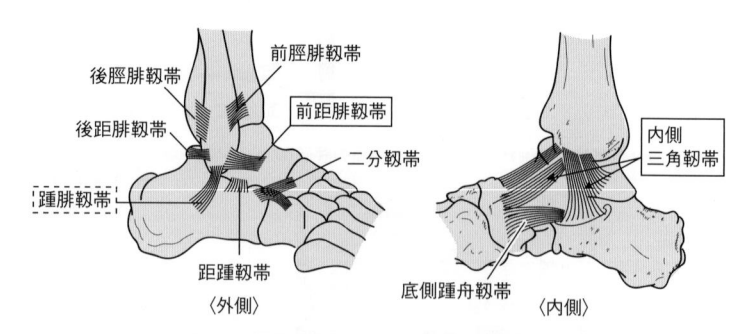

図1 足関節外側部における靱帯の解剖学的位置
足関節捻挫の損傷
頻度に関しては一般に前距腓靱帯損傷が全体の60〜70%，さらに踵腓靱帯損傷の合併が15〜20%といわれる．

②中等度の損傷では跛行がみられ，重症例では歩行困難な場合もある．損傷周囲部に腫脹がみられ，関節内滲出液の貯留による自発痛，損傷した関節包，靱帯の部位に一致した圧痛が認められる．また，受傷機転と同じ肢位を強制することにより疼痛が再現される．

③皮下出血斑は受傷直後に出現することは少なく，1〜数日後に腓骨遠位端の下方部に出現する．この場合は関節包を含む断裂が示唆され，損傷の程度を知る上で有用である．

④その他，足関節の運動制限や関節の動揺性がみられる．

3. 検査と診断

1）圧痛点の検索

骨折や靱帯損傷の検査のためには患者に苦痛を与えないように丁寧な触診が大切である．指尖などで，各靱帯の走行に沿って圧痛の局在性を調べる．圧痛点の局在を明らかにすることは，損傷靱帯の特定に極めて有用である．断裂部は，前距腓靱帯および踵腓靱帯は靱帯中央部，後距腓靱帯は距骨付着部の場合が多い．

2）徒手検査と画像所見

患者に苦痛を与えないよう配慮して，諸検査で重症度を判断して適切な初期治療を選択する．

①徒手的に足関節の前方引き出し，底・背屈，内・外がえしを行い，最も強く疼痛が出現する方向を調べると同時に，前後，側方への距骨の動揺性を調べる．

②内反ストレステスト（図2）：患者を仰臥位と

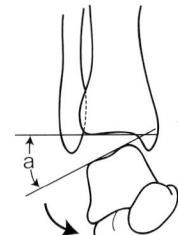

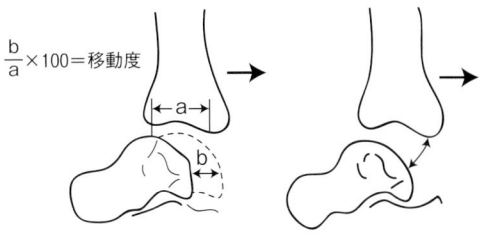

図2 足関節のストレスX線計測法
a 内反ストレステスト(矢印)による距骨傾斜角
$\frac{b}{a} \times 100 =$ 移動度
前方引き出しテスト(矢印)による前方引き出し率
前方引き出しテスト(矢印)による前方引き出し度(mm)

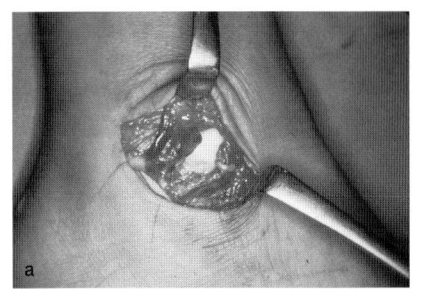

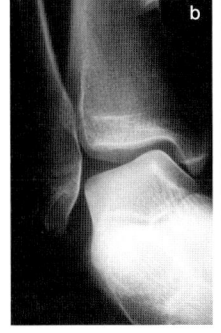

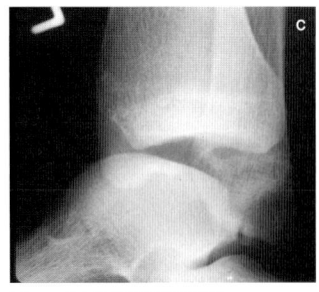

図3 右前距腓靱帯断裂例
a 術中所見
b 内反ストレス所見
c 前方引き出しテスト所見

し，一方の手で下腿を，他方の手で踵部をつかみ，足関節を中間位または軽度尖足位にて足部を内方に捻り，不安定性の有無を感じ取る．

③前方引き出しテスト（図3）：足部をやや底屈させ，患者を仰臥位とし，一方の手で下腿を，他方の手で踵部をつかみ，下腿遠位を後方に，踵部を前方に引き，距骨が前方に滑脱するかどうかを感じ取る．

④受傷直後の疼痛が著しい時期は，周囲の筋腱の緊張が著しく，前方引き出しテストなどが陰性となることが多く，無理な徒手検査は，損傷を助長することもあるため注意を要する．

⑤側方動揺性テスト：両方の母指を内・外果の直下に置き，両手で踵部を包み込んで，踵骨を内反あるいは外反させる．遠位脛腓間関節の開きが，外側で触知された場合は前距腓靱帯と踵腓靱帯の両方の断裂が，内側で触知された場合は三角靱帯の断裂が疑われる．

⑥X線所見

ⓐ骨折の有無の確認：成長期以前，特に10歳以下の場合は腓骨付着部（まれに距骨付着部）で剥離骨折が生じることが多い．

ⓑストレスX線撮影：重症例で不安定性の存在が疑われる場合にはストレスX線撮影を行う．内がえしにより7°以上の距骨傾斜，前方引き出しストレスX線撮影により，前方引き出し率10％以上，前方引き出し度3mm以上で陽性とする．

4．応急処置

外傷直後の応急処置はRICEの原則に従って行う．副子などにより足関節を直角位に保持して包帯固定を行い，患部のアイシングを行う．さらに仰臥位にて患肢を挙上させ，静脈環流をはかり浮腫を予防する．症状が強い場合は，歩行時は荷重による刺激を避けるため松葉杖を使用させる．

5．治療

①治療は基本的に保存療法で行う．足関節直角位にて下腿以下のギプス固定を約3週間行う．症状に応じてテーピング，足関節支柱付サポーターの装着を行う．②重症例（距骨傾斜角10°以上）で活動性が高く，早期のスポーツ復帰を望むものは手術療法（靱帯縫合術）を行う．術後約3週間のギプス固定を行う．③陳旧性で，不安定性の大きい場合は，足関節外側の腱を利用して再建術を行う．④保存療法においても，固定期間中は受傷部以外の運動を行わせる．固定除去後は，足関節周囲筋の筋力強化や可動域訓練を段階的に行う．

6．ポイント

①足関節捻挫は，陳旧例，再発例も多いため，既往歴は大切である．スポーツ歴や職歴の聴取と同時に，足関節部の外傷歴を詳しく聴取する．②靱帯の走行にそったテーピングは，スポーツ時の断裂予防や再断裂予防にも大切である．

4 筋・腱(付着部)損傷 muscle & tendon injuries

a. 肉ばなれ (筋挫傷, muscle strain)

1. 病態
①求心性あるいは等尺性収縮下にある筋が，拮抗筋の筋力あるいは肢位の変化により急激に伸張されて（遠心性収縮）生じる．肉ばなれを生じやすい筋には形態的特徴があり，羽状筋が多いとされている．各筋別の発症頻度では，ハムストリングス（大腿二頭筋，半腱・半膜様筋），大腿四頭筋，下腿三頭筋に多いことが知られている（表1）．
②大腿二頭筋の長頭は股関節の強力な伸筋で，短頭は膝関節の屈筋であり，脛骨神経，腓骨神経の二重支配を受けている．大腿二頭筋短頭の大腿骨付着部が多様であり，筋力のアンバランスも作用して肉ばなれが起こりやすいと考えられる．③発症部位としては，組織の弾力性に差異が生じる筋腱移行部で発生頻度が高く，筋の表層に近い側から裂けるように損傷が拡大している場合が多い．

1) 損傷部位による分類
　①筋肉間損傷：筋線維束間の結合組織の損傷．
　②筋肉内損傷：筋線維の一部の断裂．
2) 損傷程度による分類
　①軽症：筋線維，筋周膜に変化無し．筋肉間損傷が主である．
　②中等症：筋線維のごく一部の損傷．
　③重症：筋肉の部分断裂．再発をくり返すことにより発生する．
3) 要因，好発部位とスポーツ種目
ⓐ要因
　①筋の柔軟性の不足（不十分なウォーミングアップ）
　②筋疲労，筋力不足
　③拮抗筋との筋力や柔軟性の不均衡
　④サーフェイス（グランド状態）や使用器具（シューズ等）が不適当
　⑤気候（気温，湿度）
ⓑ好発部位とスポーツ種目
　①ハムストリング：陸上短距離，サッカー，ラグビー
　②大腿四頭筋：サッカー，ラグビー
　③大腿内転筋：体操，ダンス，チアリーディング
　④下腿三頭筋：テニス，野球，ゴルフ，陸上中距離
　⑤肩甲部，背筋群：野球，バレーボール，バドミントン

2. 症状と経過
1) 軽症 (grade 1)
　軽度の圧痛を認め，筋運動や筋緊張による局所の疼痛，軽度の腫脹があるが，患部の陥凹は触れない．下肢の損傷では多くの場合，歩行可能である．病理学的には筋線維自体や筋周膜に損傷は認められず，筋線維束間の結合組織に出血がみられることがある．
2) 中等症 (grade 2)
　圧痛，内出血を認め，筋運動による疼痛，筋のスパズム，腫脹もみられ，患部の陥凹を触れることもある．下肢の損傷では，歩行困難となることが多い．病理学的には，筋線維の部分断裂を認める．
3) 重症 (grade 3)
　強い疼痛，圧痛があり，スパズム，腫脹，血腫も強い．筋欠損部を触知できるものが多い．下肢の損傷では，立位，歩行が不可能となることが多い．病理学的には，筋の連続性の消失を広範囲に認める．

3. 検査と診断
　肉ばなれの損傷程度は，受傷時の動作，腫脹，圧痛，血腫形成，あるいは部分断裂の程度が大きい場合には陥凹が触知されることもあり，これらからおおよその判断が可能である．

表1　各筋肉における肉ばなれの発生頻度（スポーツ整形外科学，p51 より改変）

受傷筋肉	発生頻度(%)
大腿二頭筋	36.7%
半腱・半膜様筋	30.3%
大腿直筋	16.8%
大腿内転筋	6.6%
腓腹筋	7.4%
その他	1.9%
不明	0.3%

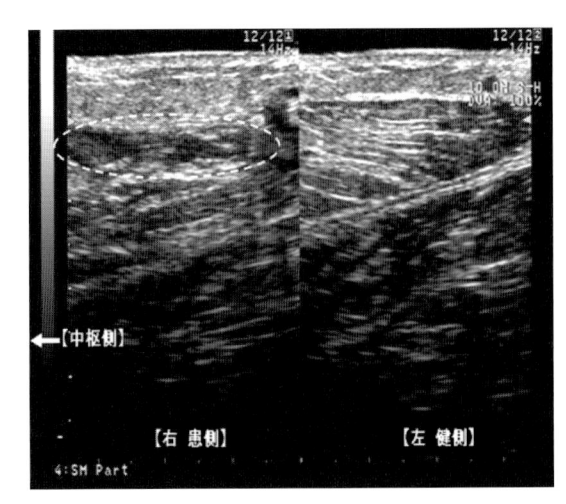

図1 超音波診断装置によりみられた肉ばなれの血腫を示す低エコー領域

1）MRI
より詳細に筋の損傷程度を把握するには，MRIや超音波診断装置による患部の観察が有効である．特にMRIは，肉ばなれを発症しやすい大腿部などで広範囲にわたって筋を描出することが可能であるため重傷度の把握に有用性が高い．しかしながら，頻回の検査に適さないという欠点がある．

2）超音波診断装置
超音波診断装置は，受傷初期は損傷状態の判断が困難とされていたが，機器の性能向上にともなって画像分解能が向上し，筋損傷の経過全般わたって明瞭な観察が可能となってきている．また，後療法を安全に進める上でも，簡便かつ非侵襲で頻回の観察が可能という点で有用である．超音波診断装置で観察できる肉ばなれの画像所見は，筋の不整像および離開像，血腫を示す低レベルのエコー領域（図1），治癒後の瘢痕組織像などである．

4．応急処置
損傷の程度にかかわらず，初期治療が重要である．初期治療が適切になされるかどうかは，リハビリテーションの進行やスポーツ復帰までの期間に大きく影響を及ぼす．中等症や重症例では副子やテーピングを用い，損傷筋が弛緩する肢位で固定する．受傷直後から48時間まではRICE（R：rest 安静，I：icing 冷却：C：compression 圧迫，E：elevation 挙上）（p.137参照）が原則である．

5．治療
1）軽症，中等症例の治療
RICE処置後，温熱療法を開始する．日常動作の制限は通常行わない．温熱療法，運動療法が主体となり，治療中および治療後の痛みの程度を参考にして行う．軽症例では3週間，中等症例では6週間程度が後療期間の目安となる．

2）重症例の治療
疼痛が著しく，陥凹や血腫が大きい場合は手術療法の適応となる．固定除去後の後療法は，保存療法例に準じて行う．

6．予防
運動前の十分なウォーミングアップ，運動前後のストレッチングを確実に行う．再発予防には，筋力や筋持久力の向上や拮抗筋との筋力不均衡の改善，ときにはフォームの改善などを行う．また，テーピングやサポーター，靴なども筋への負荷軽減に有効である．

7．ポイント
（1）肉ばなれは再発することが多く，その原因は，発症部位は本来的に負荷が加わりやすい部分であることに加え，筋が修復した後の瘢痕組織とその周囲の正常な筋組織との間で弾力性に差異が生じるためと考えられている．

（2）PRICES：protection（保護）そしてRICE，最後のSはsupport（支持），stabilization（固定），そして，specialist（専門医）という提案もある．安易に肉ばなれと診断して，コンパートメント症候群，圧挫症候群などを見落とさないことが大切である．最診時に検尿（筋損傷によるポートワイン尿の有無をチェック），血液所見（大量出血によるヘマトクリットの値の低下，筋損傷によるGOT，LDH，CPKの異常の検査など）を調べて重症な，あるいは長引く症例に対処することが大切である．RICEで対処できない場合には専門医（specialist）の早急な受診が必要である．

b. 上腕二頭筋長頭腱断裂

1. 病因
①中高年では腱の変性が関与するとされているが，若年者のスポーツ選手においてはオーバーユースによる腱の変性や結節間溝の解剖学的欠陥が関与するとされている．

②上腕二頭筋は肩関節と肘関節をこえて働く二関節筋である．その拮抗筋は上腕三頭筋である．

③中高年では長頭腱の変性があり，肩関節が生理的範囲をこえ，上腕二頭筋の強い収縮と上腕三頭筋などとの協調運動の破綻によって断裂が起こることが多い．

④受傷機序は，拮抗筋との協調運動が破綻した上腕二頭筋の強い収縮，肩関節の外転・外旋の強制，肘関節伸展位で転倒し手をついた場合などである．

⑤スポーツでは，体操，重量挙げ，相撲，柔道，剣道，ボーリング等にみられる．

⑥腱板断裂の合併を伴うことがあり，腱板の精査が必要である．

2. 症状
①断裂時には雑音，脱力感，疼痛がある．肘関節屈曲位で上腕二頭筋を収縮させると，上腕二頭筋の筋腹は遠位部で膨隆する（図2）．②腱断端部や結節間溝の圧痛，肩関節挙上時の疼痛，上腕二頭筋の筋力低下や三角筋前縁の陥凹がみられるが，軽症の肩関節周囲炎の症状に類似することが多いため，本症の存在を念頭に置いて判断する必要がある．

3. 治療
①保存療法か手術療法かについては議論が分かれている．放置した場合には筋力低下や筋腹の位置異常が残存する．手術療法では，癒着や瘢痕形成といった外科的侵襲による障害が生じることもある．②比較的高齢者の場合には，放置しても日常生活に支障をきたすことが少なく，手術療法による入院等の社会生活の中断を避けるために放置を推奨する報告もある．一方，スポーツ選手では肘関節の屈曲力や前腕の回外力を維持するため手術療法を推奨する報告もある．

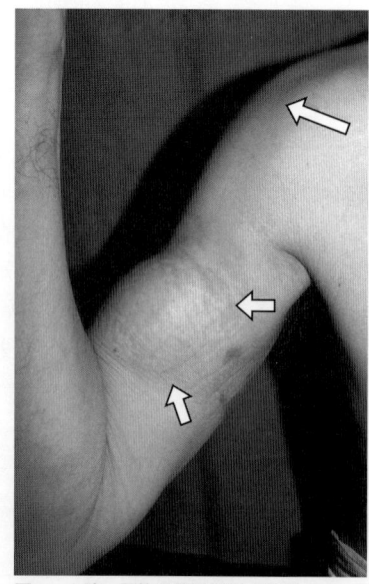

図2　上腕二頭筋長頭腱断裂の外観
断裂部（大矢印）および筋腹（膨隆）部（小矢印）．

c. 上腕骨外側上顆炎（テニス肘）（lateral epicondylitis of the humerus（tennis elbow））

1. 病態
①肘外側の伸筋腱群起始部，特に上腕骨外側上顆に付着する短橈側手根伸筋付着部の慢性的な炎症により，手関節背屈および手指の屈曲時に肘の外側に疼痛が生じる．

②テニスプレーヤーのみならず，タオル絞り，物の頻回の持ちあげ，戸の開閉など，手や腕を使いすぎたために肘の外側から前腕にかけて疼痛を訴える中年の女性が多い．

③テニス肘の発生原因は，特に初心者では，バックハンドストローク時に手関節が掌屈位にあり，打球によりさらに掌屈して短橈側手根伸筋が伸張性収縮するために，筋起始部に過剰なストレスが加わるためとされる．また，手首に頼ったストローク，重いラケット，ガットの張りが強いことなども原因となる．比較的若年者に少なく，中年以降のテニス愛好家に多くみられる．

2. 症状と経過
①自覚症状としては雑巾を絞る，重い本を持つ本棚から取り出すなどの把持と手関節の背屈を同時に行う動作で疼痛が生じる．

②他覚所見としては外側上顆部の短橈側手根伸筋起始部に限局した圧痛あるいは外側上顆部のびまん性の圧痛がみられる．

3. 検査と診断
1) 疼痛誘発検査
①抵抗下手関節伸展試験（Thomsen test）（図3c）
患者に拳を握らせ，肘関節伸展位で前腕回内位とし，抵抗下に手関節を背屈させて疼痛が誘発されれば陽性とする．

②抵抗下中指伸展試験（middle finger test）（図3a）

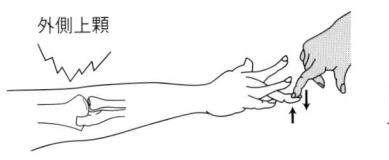

外側上顆
a 中指伸展テスト

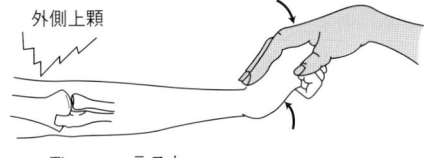

外側上顆
c Thomsen テスト

外側上顆
b chair テスト

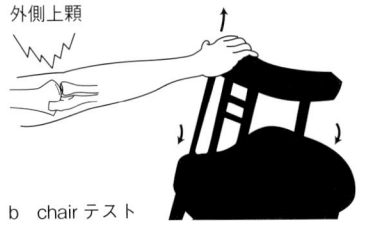

長橈側手根伸筋
短橈側手根伸筋
総指伸筋
疼痛発生部
d

図3　上腕骨外側上顆炎（テニス肘）診断方法

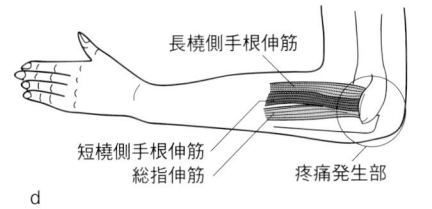

肘関節伸展位で抵抗下に中指伸展させて疼痛が誘発されれば陽性とする．

③ chair test（図 3b）

前腕回内位で椅子を持ち上げる動作で疼痛が誘発されれば陽性とする．

4．治療

原則として保存療法である．

1）運動量，運動時間の調整

特に中年以降では運動量を減らし，運動前後のストレッチング，運動後の患部のアイシングを欠かさないように指示する．

2）フォームの改善

打点を後ろから前に変更し，腰の回転を用いて打球して肘への負担を軽減させる．

3）日常生活動作での注意

痛みを生じる動作を禁止するが，他の動作は制限しない．

4）手関節伸展筋群のストレッチング

5）テニスエルボーバンド（図 4）

伸筋の起始部への衝撃を減少させるために用い

る．

5．予防

①ストローク時に手関節伸筋群は手関節の安定性を確保するために働いており，打球により伸筋付着部に繰り返しストレスが生じる．手関節のみの力で打球すると伸筋付着部に過大なストレスがかかるので，予防には体重移動や腰の回転などフォームの改善が必要である．②グリップは太すぎないこと（逆に細すぎるとラケットコントロールが困難になる），ガットの張りをやや弱めにすること，古い，はずみの悪いボールを使わないこと，前腕伸筋群の適切なストレッチングと筋力強化などが大切である．

6．ポイント

疼痛部位は，前腕外側の場合が多いが，後方や前腕部に及ぶ場合もある．

①テニスをしない家庭の主婦が，同様の訴えで来院することがある．日常，手をよく使うことによって生じるものと考えられる．この場合，不用意にテニス肘と診断すると患者の不信感を生じることがあるので，上腕骨外側上顆炎として対応する．

②橈骨神経深枝（後骨間神経）の絞扼神経障害は神経障害（手関節の背屈はできるが指の伸展が不可能）としての対応が必要なので圧痛部（回外筋上縁の Frohse の arcade 部）の相違や神経学的所見の陽性に注意を要する．

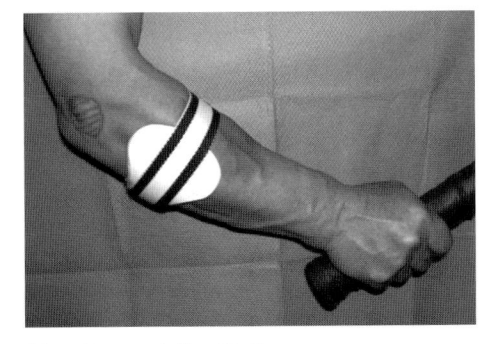

図4　テニスエルボーバンド

> **Step Up　上腕二頭筋長頭腱炎**
>
> 肩関節窩上縁に付着する．腱自体あるいはその周囲の腱鞘の炎症性病変で，結節間溝部に圧痛を認める．肘 90°屈曲位で前腕を抵抗下に回外させると肩前方に疼痛が誘発される（Yergason（ヤーガソン）テスト）．また，肘伸展，前腕回外位で抵抗下に肩を挙上させると肩前方に疼痛が誘発される（Speed（スピード）テスト）．抗炎症薬などの保存療法が原則である．

Step Up 第1腰椎破裂骨折，両下肢不全麻痺

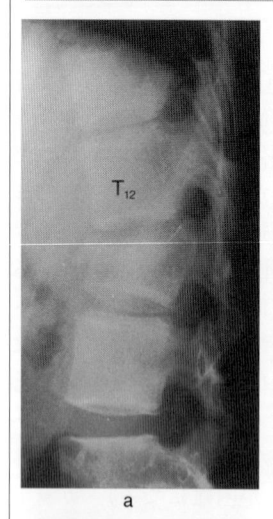

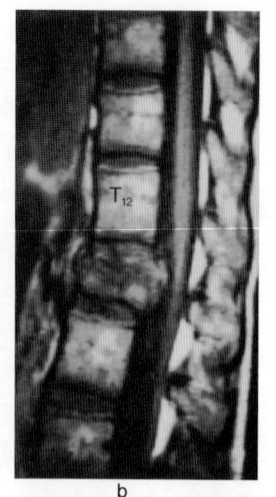

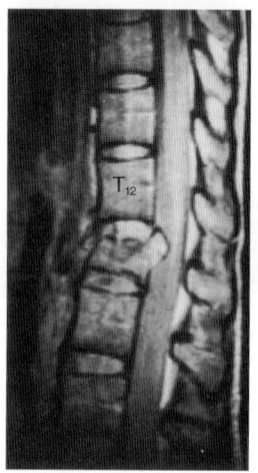

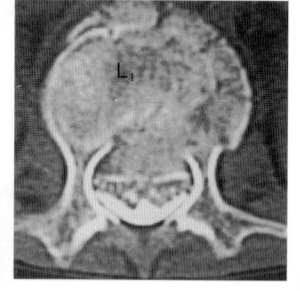

25歳女性．
モーターボート同乗中，高波にて前屈位強制にて受傷．損傷したL1椎体後壁により硬膜管が前方より圧排．
a. 単純X線像（側面）
b. MRI（T1強調矢状断像）
c. MRI（T2強調矢状断像）
d. 脊髄造影後CT

Step Up 種々の投球肩障害

投球動作を繰り返すことによって生じる肩の病態を総称したものである．

〔Ⅰ〕成人に生じる肩障害としては（1）コッキング期に生じるものには（a）関節内インピンジメント（internal impingement，肩関節内部で腱板の関節面と後上方関節唇の衝突による浮腫，炎症，変性が生じるもの）や（b）腱板断裂がある．また（c）関節唇損傷も生じることがあり，ことに上方関節唇損傷が前方から後方にかけて広がっている場合には，SLAP（superior labrum anterior and posterior）損傷といわれる．（2）フォロースルー期にはBennett損傷が生じることがある．この損傷は，後方関節包に強い牽引力が加わって生じるもので，後方関節唇の損傷や関節窩縁後下方の骨棘形成として現われる．

〔Ⅱ〕骨端線閉鎖以前（10〜15歳）の成長期に生じる肩障害としては投球動作による過度のストレスが上腕骨近位端に作用して力学的に脆弱な骨端線（成長軟骨板）の離開を引き起こすもので，これをlittle leaguer's shoulderともいう（p.131参照）．

〔Ⅲ〕肩関節のスポーツ障害としては，上述の野球肩（baseball shoulder）に対して，同様の病態が，クロールやバタフライなどの水泳競技でも生じることがあり，これを水泳肩（swimming shoulder）という．

Step Up 左肩SLAP lesion（typeⅡ）

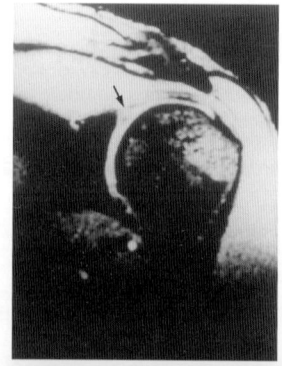

40歳男性．6カ月前にバーベルを挙げた際に左肩痛が出現した．MRIにて上方関節唇付着部に幅をもった高信号の帯（矢印）が付着部の全幅にわたってみられる．
a T2*強調面像（STAGE法，400/15，30°）．
b 関節鏡所見　G：関節窩，L：関節唇，S：SLAP lesion（typeⅡ）

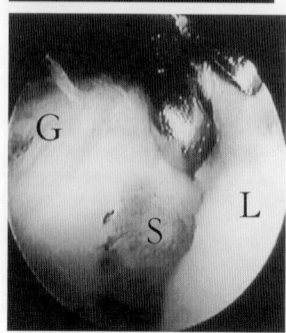

Step Up 肩上方関節唇損傷（SLAP lesion）

野球肩における上方関節唇の損傷を"上方関節唇上腕二頭筋腱付着部の損傷"としてスラップ病変（SLAP lesion, superior labrum anterior and posterior lesion）という．

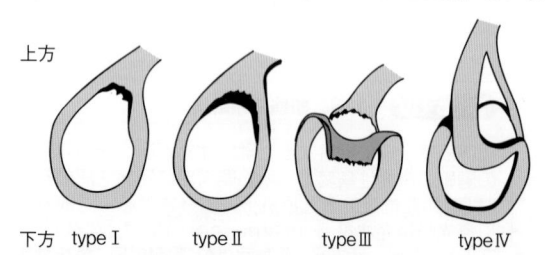

SLAP lesionの分類（Snyder分類）
typeⅠ：けばだち．typeⅡ：付着部断裂．
typeⅢ：バケツ柄断裂．typeⅣ：上腕二頭筋腱を含む損傷．

Step Up　上肢の装具　その2

A　残存機能C4, Bレベル用

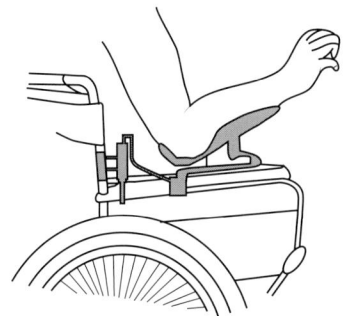

肩, 肘保持装具（BFO）
(balanced forearm orthosis)
(ball-bearing feeder)

B　残存機能C6レベル用

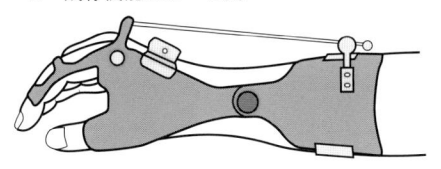

手関節駆動式把持装具（Engen型）

C　残存機能C7レベル用

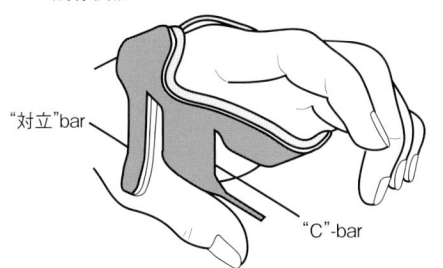

"対立"bar
"C"-bar

短対立装具（"対立" barと"C"-bar）

脊髄損傷に用いられる装具（A, B, C）

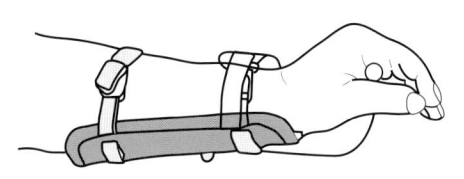

a　高位麻痺用装具

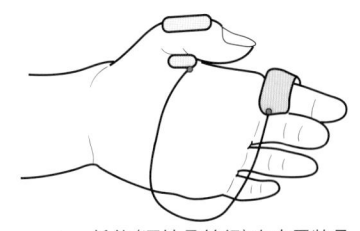

b　低位（深橈骨神経）麻痺用装具

橈骨神経麻痺用装具

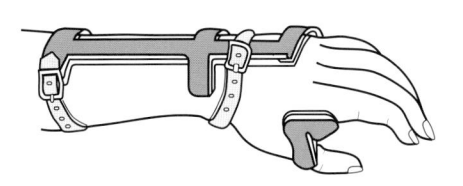

正中神経高位麻痺用の長対立装具（Rancho型）

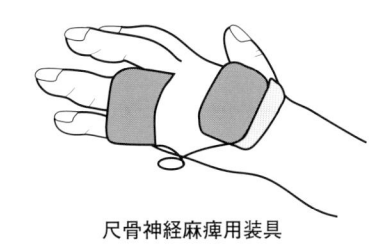

尺骨神経麻痺用装具

スワンネック変形矯正用スプリント
（リングメイト）

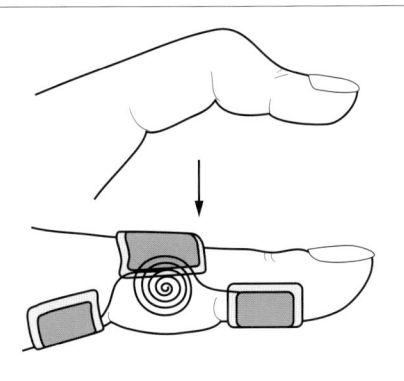

ボタン穴変形矯正用スプリント
（Capener splint）

d．槌（つち）指（突き指）（mallet finger）

1．病態

槌指は，baseball finger とも呼ばれ野球やソフトボール，バレーボール，バスケットボールやラグビーなどの球技中に受傷することが多い．本症は DIP 関節背側で終止腱の断裂によって生じる場合と，終止腱付着部の裂離骨折によって生じる場合がある．分類は，腱断裂と裂離骨折をあわせて分類するもの（マレット指の分類）と，裂離骨折の状態を分類するもの（マレット骨折の分類）がある．また，伸筋腱の末節骨基部付着部付近での断裂による骨折を伴わない DIP 関節の屈曲変形を「腱性マレット」，骨折を伴うマレットフィンガーを「骨性マレット」と呼ぶこともある．腱性マレットは，指を急激に屈曲されて生じ，骨性マレットは長軸方向の強い外力によって生じる．

1）マレット指の分類（図5）

Type Ⅰ：終止腱の腱自体の断裂

Type Ⅱ：終止腱付着部での小さい裂離骨片を伴ったもの

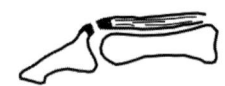

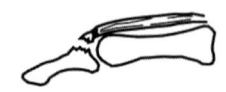

Type Ⅲ：DIP 関節の関節面の1/3以上を占める大きな骨片を伴ったものあるいは末節骨の掌側への亜脱臼を伴ったもの

Type Ⅰ，Ⅱでは，指尖背側にボールなどが当たり，DIP 関節に急激な屈曲力が加わり，終止腱が末節骨付着部で断裂して発症し，終止腱付着部での裂離骨折を伴うこともある．Type Ⅲは，長軸方向からの急激な強い外力によって，DIP 関節が過伸展強制された場合などに発症する．

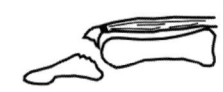

図5　マレット指の分類

2．症状と経過

スポーツ中に突き指し，指が伸ばせなくなったと訴えることが多い．外観は槌指変形を呈し，DIP 関節背側の腫脹，限局性圧痛が著明で，運動時痛がある．DIP 関節の自動伸展不能であるが，疼痛により制限される場合を除き他動的には伸展可能である．爪下血腫がみられる場合もある．

受傷後早期に適切に治療すれば予後は良いが，放置されると DIP 関節の屈曲変形が残存し，さらにスワンネック変形が生じて機能障害を残すことが多い．

3．検査と診断

単純 X 線像により，骨片および亜脱臼の有無を確認する．突き指をしたという受傷機転と，その後に指が伸ばせなくなったという訴えおよび外観から診断される．

4．治療

槌指は，Type Ⅰ，Ⅱが保存療法で良好な結果が得られることが多いのに対し，Type Ⅲでは手術療法の適応となる．鑑別は極めて重要であるが，理学所見のみでは鑑別は困難であり X 線による診断が必要である．

1）マレット指の分類 Type Ⅰ，Ⅱの治療

DIP 関節を過伸展位に保持することで良好な結果が得られる．固定にはコイルスプリントやアルミスプリント等が用いられる（図6）．保存療法では，患者がいかに確実にスプリントを装着するかによって治療成績が左右されるため，装着指導が極めて重要である．

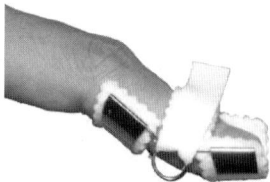

掌側スプリント

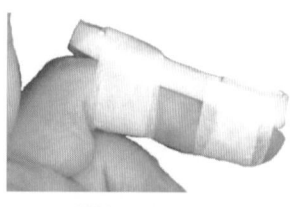

背側（アルミ）スプリント

図6　マレット指用装具

①新鮮例では保存療法が原則であるが，終止腱付着部の粉砕骨折がある場合には手術療法の適応となる．

②陳旧例でも受傷後6カ月以内であれば保存療法で良好な結果を得られることが多く，逆に手術療法では DIP 関節の屈曲制限が残存することもあるため手術療法を積極的に行うことは少ない．また，槌指変形があっても機能的に問題となることが少ないため放置することが多いが，放置した場合には PIP 関節が過伸展しスワンネック変形が生じることもある．

2）マレット指の分類 Type Ⅲの治療

経皮的鋼線刺入固定法（石黒法）や手術療法の

6章 スポーツ外傷と障害　149

適応となる（図7）.

5. ポイント

（1）受傷機転をふまえれば比較的診断は容易であるが，スポーツ選手では，プレーに集中している競技中などでは受傷しても疼痛を訴えないことがあるため注意を要する.

（2）保存療法（スプリント療法）での治療成績は，固定期間中に確実に装着したかどうかに左右される．指の関節は，意識して伸展させなければ屈曲位になるため，連続して固定することが重要であることを患者に十分に説明しておくことが大切である．しかし，連続固定による不快感によって患者自ら装具を除去することがあるため，指の状態を常に確認し，数種の装具を使い分けるなどの工夫が必要である．また，確実に固定を行った場合でも，固定除去後に自動完全伸展がなお不能な場合もあり，その際は，さらにナイトスプリント等で対応するが，このような状態になる可能性があることも事前に患者に説明しておくことが大切である．

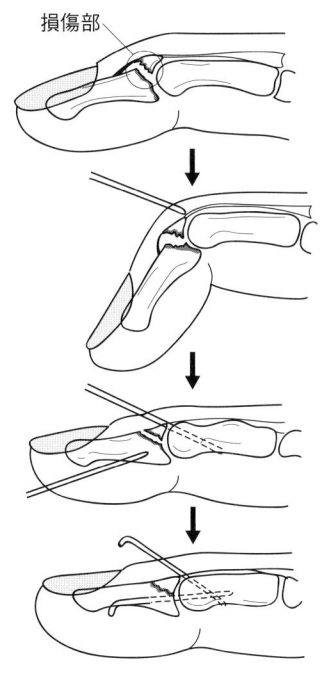

図7　経皮的鋼線刺入固定法（石黒法）手技

Step Up　母指MCP関節ロッキングの3DCT所見

母指はMCP関節で軽度の過伸位と尺側偏位，IP関節で軽度屈曲位をとる．中手骨骨頭橈側の溝状の窪みに種子骨が嵌入している像（矢印）がみられる．

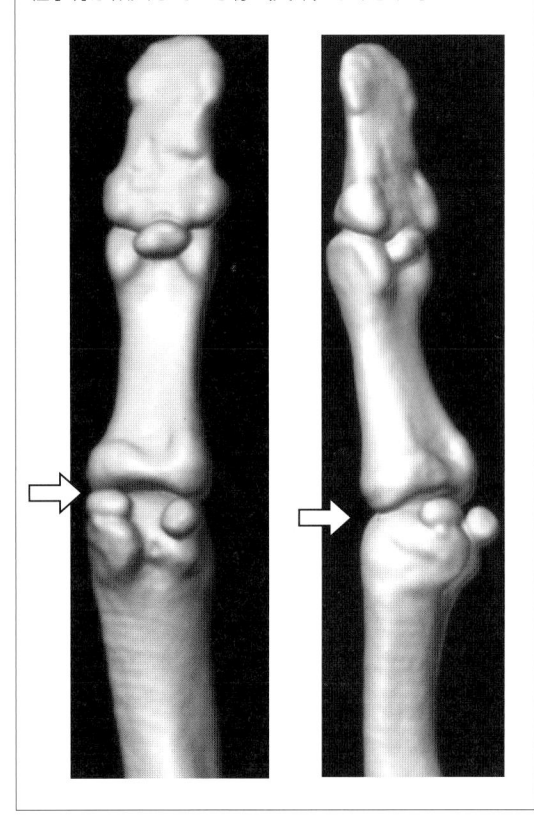

Step Up　月状骨内ガングリオン

39歳女性．月状骨内ガングリオン
a　X線所見：月状骨橈側に骨透亮像を認める．
b　骨シンチグラム所見：月状骨に限局した集積を認める．
c　MRI T2強調像，茎部が舟状・月状骨関節面に及んでいる（矢印）.

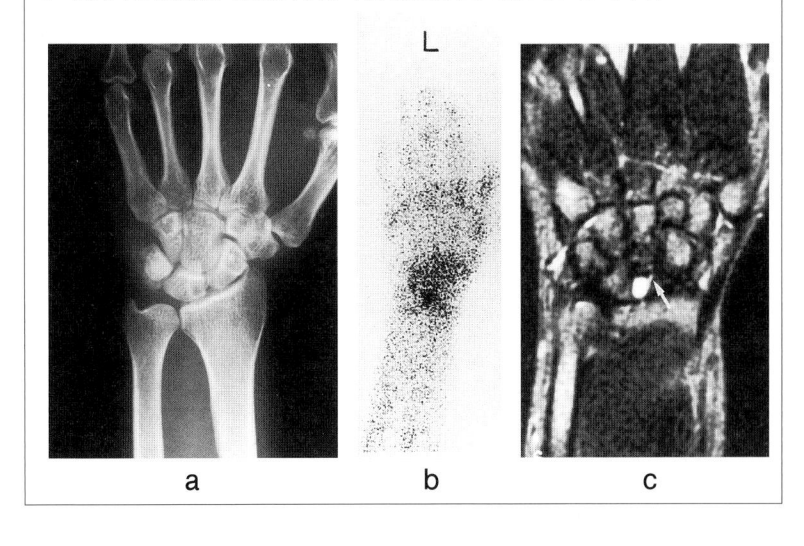

e. コンパートメント症候群
compartment syndrome

1. 病態

　筋組織は強靭な筋膜に囲まれている．この筋膜と骨，ときに骨間膜に囲まれた狭い区画（コンパートメント）の内圧が何らかの原因によって上昇すると，コンパートメント内の筋の機能不全や壊死をきたすことがある．これをコンパートメント症候群という．コンパートメント内を走行する神経や血管も同様に機能不全や壊死が生じる．発症部位の多くは，前腕と下腿であり，前腕では掌側屈筋群に生じる阻血性拘縮，すなわちVolkmann拘縮であり，小児の上腕骨顆上骨折で発生頻度が高い．一方，下腿では，前面の伸筋群に生じる前方コンパートメント症候群である．前腕と下腿に好発する理由には，両者とも2本の長骨で構成されており，骨と強靭な筋膜あるいは骨間膜で囲まれた狭い区画が多数存在することがあげられる．

　コンパートメント症候群は，急性と慢性に分けられる．急性コンパートメント症候群の原因は，挫傷，打撲，骨折などの外傷に伴う出血や浮腫であることが多いとされている．これらの中でも筋挫傷が原因の多数を占め，コンタクトスポーツにおける外傷として筋挫傷が多くみられることから注意が必要である．また，きつく巻かれた包帯やギプス装着によって発生することも稀ではない．

　慢性コンパートメント症候群は，スポーツ障害では，下腿の4つの筋区画のうち前方部に慢性的に生じるものがしばしば問題となり，前脛骨区画症候群と呼ばれる．運動により筋肉が急激に肥大した際，強固な筋膜はそれに伴ってすぐには拡大せず，筋区画内圧の上昇をまねき慢性的阻血状態がおこるために生じるとされている．スポーツなどのオーバーユースにより非外傷性に出現することがあり，長距離走，重量挙げ選手などにみられる．

表2　コンパートメント症候群の発生原因

1. コンパートメントの容量の減少
強い包帯
きついギプス
筋膜欠損の無理な閉鎖など
2. コンパートメントの内容の増加
出血（大血管の損傷・血液凝固障害など）
毛細血管透過性の亢進（組織圧挫・過激な運動・阻血後の腫脹・熱傷・骨手術など）
静脈うっ帯や閉塞など

2. 症状と経過

　急性コンパートメント症候群の初期症状は，局所の腫脹，疼痛である．疼痛は激痛で，精神不安状態を伴うほどで，鎮痛薬投与によっても改善しない強度な場合が多い．その後，症状が進行するとコンパートメント内の神経支配に一致した知覚・運動障害が出現し，末期には末梢動脈拍動が減弱あるいは消失して筋組織の壊死に陥る．一度，筋組織の壊死が生じると回復の望めない不可逆性となる．末梢動脈の拍動が消失した時点での診断，治療は手遅れで，それ故，早期診断，早期治療が不可欠である．

　コンパートメント症候群の特徴的所見としては，四肢阻血徴候の5P徴候（5P's）が知られている．5P徴候とは，疼痛（pain），脈拍の消失（pulselessnes），蒼白（pallor），錯感覚（paresthesia，自発性感覚異常），運動麻痺（paralysis）の頭文字を示している．しかし，末梢部の動脈拍動は必ずしも減弱したり消失するとは限らない．本症には特徴的な他動伸展時の疼痛増強（passive stretching pain）を加えて6P'sといわれることもある．

　慢性コンパートメント症候群では，スポーツ前には症状が無く，特に血行による酸素需要が高度となる運動中や運動後に疼痛や知覚異常などの症状が出現するが，安静により速やかに軽快することが多い．スポーツ開始から症状出現までの時間は，重傷度や回復度の判定に有用である．前脛骨区画症候群では，下腿前外足部の疼痛を訴え，足関節の背屈が不能（前脛骨筋の機能障害），爪先がひっかかる（長母趾伸筋の機能障害），走れないなどを訴えることが多い．

3. 検査と診断

1) 疼痛誘発試験

　ストレッチテストと呼ばれる．コンパートメント内の筋を伸展させ，疼痛の有無あるいは増強を確認する．前腕の掌側コンパートメント症候群では，患側の指の他動伸展による疼痛の増強が特徴的である．下腿のコンパートメント症候群では，他動的に足趾の屈曲・伸展を行うと強い疼痛を訴える．

2) 知覚検査

　下腿のコンパートメント症候群では，知覚障害は深腓骨神経領域，すなわち母趾外側と第2趾内側（下駄の鼻緒が当たる部分）に現れる．

3）コンパートメント内圧測定

コンパートメント内圧の測定によって診断を確定することができる．しかし，下腿のコンパートメントにおいて，正常コンパートメント内の筋に分布する細動脈の圧は約 25 mmHg であり，前脛骨動脈の圧は約 100 mmHg である．ゆえにコンパートメント内圧が 30 mmHg 以上になっても前脛骨動脈は閉鎖しないため，足背動脈は触知でき，足部の循環異常障害が生じないので注意を要する．

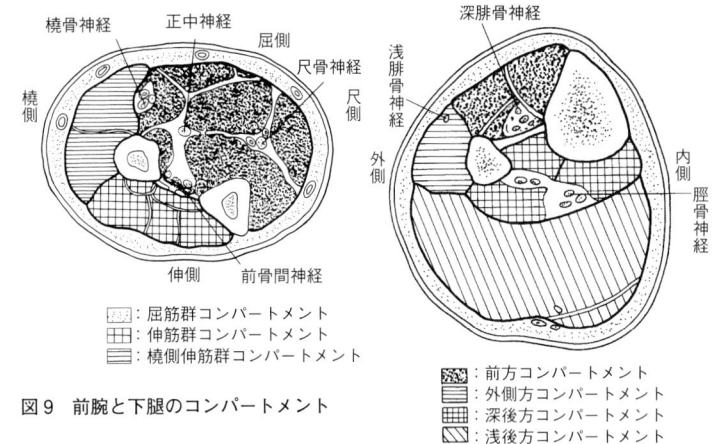

図9 前腕と下腿のコンパートメント

4．鑑別診断

下腿の慢性コンパートメント症候群は，過労性脛部痛（shin splint）や疲労骨折との鑑別を要する．

5．応急処置

包帯，ギプスなど固定を行った状態であれば，ただちにそれらを除去する．下肢のコンパートメント症候群では，患肢の挙上を行わない．これは患肢挙上により局所の血圧低下が起こり阻血を憎悪させるためである．従って，心臓と同じ高さに保つことが原則である．臨床的には，やや挙上により疼痛が若干和らぐこともあり，両者を試みるべきである．外傷直後のアイシングは行うが，コンパートメント症候群の徴候（阻血性変化）が認められれば，冷罨，温罨は行わない．

6．治療

6P's に注意し，徴候があれば早急に血行の改善をはかることが必要である．症状の改善がみられない場合，ことに区画内圧が 30 mmHg 以上であれば手術療法により筋膜の切離術を行い筋区画内圧の減圧をする必要がある．

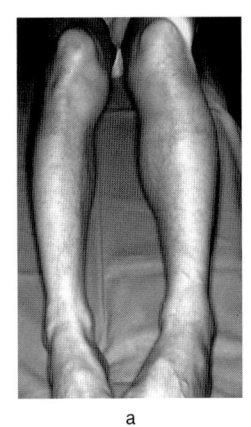

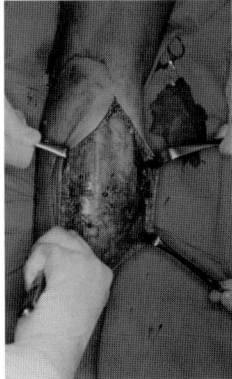

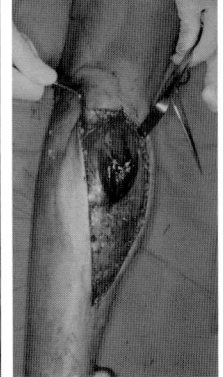

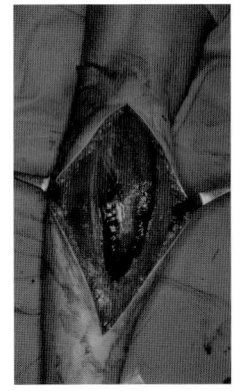

筋は阻血時間が 6～8 時間以上経過すると不可逆性変化を生じるので，可及的早期に診断および治療が求められる．

骨折などの外傷で医療機関を受傷直後から受診した場合は直ちに専門的処置が可能であるが，打撲後などで徐々に進行する例では，自己判断により適切に処置されないこともあるため，選手，指導者への本症に対する認知が重要となる．

7．ポイント

コンパートメント内圧の測定によって診断を確定することができるが，測定器の備わっていない場合が多く，下腿のコンパートメント症候群においては他動的足指屈曲による疼痛の増強は臨床上大切な所見である．

図8 左下腿コンパートメント症候群症例
a 左下腿の著しい腫脹．b 筋膜内の出血による筋膜の膨隆．c 筋膜切開．d 筋膜切開により多量の排血あり．

f. アキレス腱断裂 Achilles tendon rupture

1. 概念と病態

ギリシャ神話に現れる英雄アキレスがかかとを矢で射られて命を落としたということにちなんで，アキレス腱という名がつけられている．人体の中でも最も太い腱として知られ，切れやすく，切れるとスポーツ復帰に3～6カ月はかかるので予防に注意を払わなければならない．

疾走や跳躍時の踏み込みや踏み切りの際に，下腿三頭筋の緊張下で足関節の急激な背屈が加わって発生する．運動会シーズンの男性に多くみられたが，近年ではレクリエーションスポーツに参加する女性にも多くみられる．年齢的には，10歳代には少なく20歳代後半から30歳代になると増加し，40歳前後に多い．スポーツ選手では，比較的若年齢者にも発生する．体操，バスケットボール，テニス，バドミントン，剣道，ママさんバレーなどに多くみられる．

2. 症状と経過

アキレス腱の踵骨付着部より2～3cm近位で断裂することが多い．スポーツ時に受傷し，「ピシッ」，「バシッ」という断裂音とともに，「アキレス腱を後ろから蹴られた」，「アキレス腱に後ろから何かがあたった」と訴えて来院する患者は，ほぼ本症と考えて間違いない．受傷直後は激痛がみられるが，時間経過とともに疼痛は軽減する．断裂部の陥凹は明確な場合もあるが，断裂部位，出血の有無や時間経過（腫脹）によって明らかでなく，患部を触れてようやくわかる程度のものまで様々である．足底全体を着地した状態での歩行は可能であるが，つま先立ちはできない．

3. 検査と診断

1) Thompson squeeze test では，健側では下腿三頭筋を把持すれば足関節底屈が誘発されるが，完全断裂では消失する（図10）．
2) MRI（図11）
断裂部位の特定や断端部の状態，血腫の程度の確認に有用である．

4. 鑑別診断

下腿三頭筋断裂，踵骨結節剥離骨折，足関節周囲部の骨折，アキレス腱付着部炎，アキレス腱周

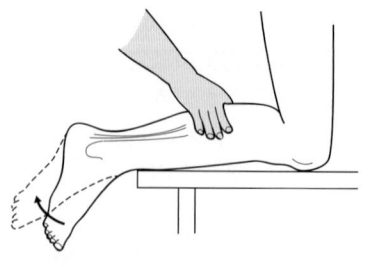

図10 Thompson squeeze test
①膝坐位（kneeling）で下腿三頭筋を把持する．
②足関節が底屈する（陰性）．陳旧例で腱の連続性がある場合には底屈がみられる（偽陰性）．
③底屈しない（完全断裂例，陽性）．
※ Simmonds test（1957）は，腹臥位で行う．腓腹筋の緊張を考慮すれば膝坐位が良いと思われる．また，Matles test も行われ，この場合には腹臥位で膝関節を屈曲させると健側では足関節は軽度底屈位をとる（陰性）が，患側ではこの現象がみられない（陽性）．

囲炎等がある．骨折の鑑別は単純X線で行う．

5. 応急処置

アキレス腱断端部をできるだけ離開させないこと，内出血や腫脹を最小限に抑えることを目的に行う．受傷後できるだけ早期にアイシング，圧迫，固定を行い，副子やその代用物またはテーピング等で足関節を底屈位に固定し，患肢の荷重を禁止する．

6. 治療

保存療法と手術療法に大別される．スポーツ選手や活動性の高い患者には，早期の筋力回復が望まれるため手術療法が選択されることが多い．保存療法は手術による侵襲がないが，固定期間が長期に及ぶことや，再断裂の発生率が手術療法より多い．

1) 手術療法

スポーツや日常生活への早期復帰を目指す場合に手術を行う．両腱断端部を寄せ合わせて，腱縫合を行う．ナイロンのループ針で縫合することが多い．短期間（1～2週間）のギプス固定の後に，アキレス腱断裂短下肢装具を着用する．これは踵部の高さ（底屈の程度）を徐々に低く調節できる仕組みの装具である．

2) 保存療法

断端が十分に近づくように足関節を底屈位にして，受傷後約3週間は膝下ギプス固定し，その後アキレス腱断裂用短下肢装具を着用する．足関節を約30度底屈位にし，部分荷重を許可する．徐々に底屈位をゆるめ，6週後で全荷重．8週後，

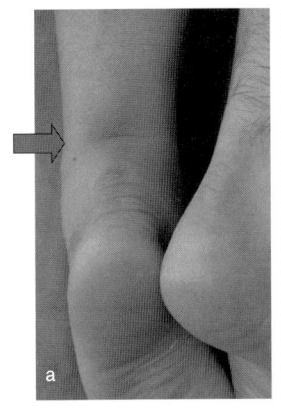

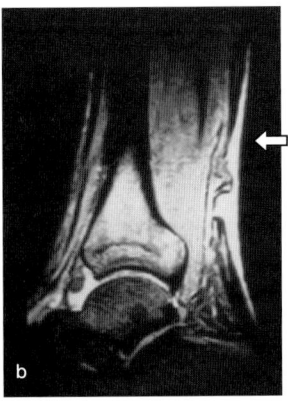

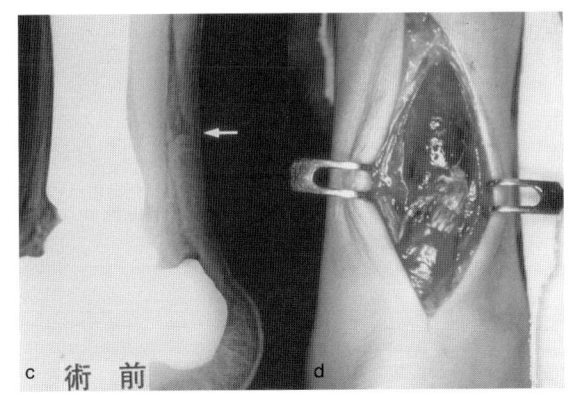

図11 アキレス腱断裂の所見
a　アキレス腱断裂部における皮膚の陥凹
b　MRI所見
c　FCR（Fuji computed radiography）による断裂部の所見．
d　術中所見（断裂部（矢印））

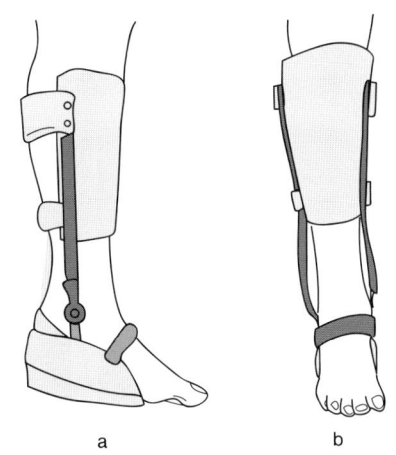

図12 アキレス腱断裂用短下肢装具

屋内のみ装具除去，11週で装具を屋外でも除去する．13週で両側つま先立ち，14週で階段昇降，16週でスポーツ復帰を許可する．

7．予防

保存療法，手術療法のいずれにおいても再断裂の危険性がある．特に受傷後3～4カ月は，運動量が過剰になると部分断裂やアキレス腱炎が生じやすく，急激な外力での再断裂のリスクも高い．そのため足関節の可動域訓練，下腿のストレッチング，ウオーミングアップとクールダウンを念入りに行うことが大切である．

8．ポイント

①新鮮アキレス腱断裂でも，歩行障害がほとんどなかったり，腫脹のため断裂部の陥凹が明らかでない場合があり，注意を要する．
②予防としてストレッチが大切である．
③保存療法を選択した場合でも，状態によっては手術療法が必要となる場合もあり，説明を十分に行って患者との信頼関係を築いておく．

Step Up　扁平足 pes planus, flat foot

①足の縦軸アーチの減少ないし消失（pes planus）とともに後足部の外反変形（pes valgus）を生じるもので，外反扁平足 pes planovalgus を呈する．
②原因としては先天性，外傷性，炎症性，静力学的なものがある．
③青少年期に現われ，立位作業者に多い．小児においては疼痛はなく，両親が靴のかかとの内側のすりへりを見つけて来院したり，成人においては足の過労が起こりやすいことで来院することがある．
④最近，中年以降の女性に多い後脛骨筋腱機能不全に起因する外反扁平足が注目されている．後脛骨筋腱機能不全では，とくに内果周辺における後脛骨筋腱圧痛を認め，片足つま先立ちが困難か不能となる．また中年以降の肥満，筋力低下，靱帯の脆弱性の発生などによりアーチが低下して扁平足となる例も多い．
⑤足部の疼痛のみならず，下腿・大腿・腰部の疼痛を訴えるものもある．外脛骨を認めることもあり，外反母趾を合併することもある．
⑥治療としては，理学療法による足内在筋の強化や足底挿板（arch support）による保存療法を行う．

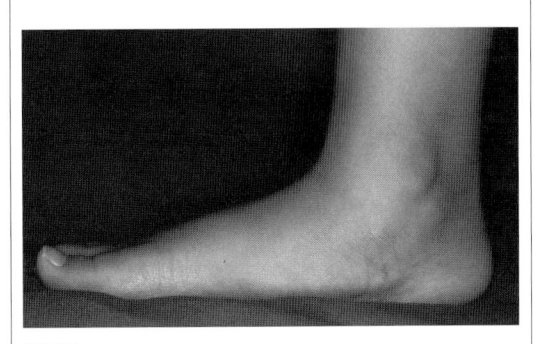

扁平足

154　II部　運動器の疾患と外傷

Step Up　アキレス腱炎（Achilles tendinitis）

23歳，男性：スキーをした後に左アキレス腱部に疼痛が生じた．

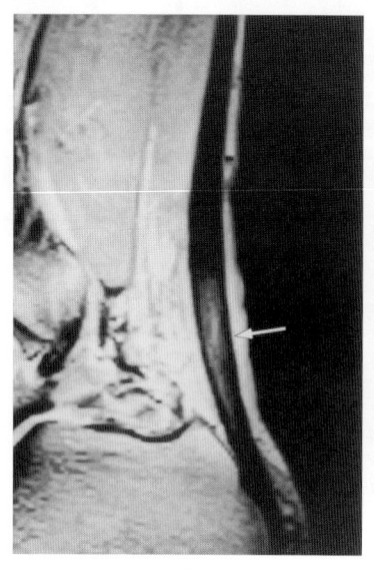

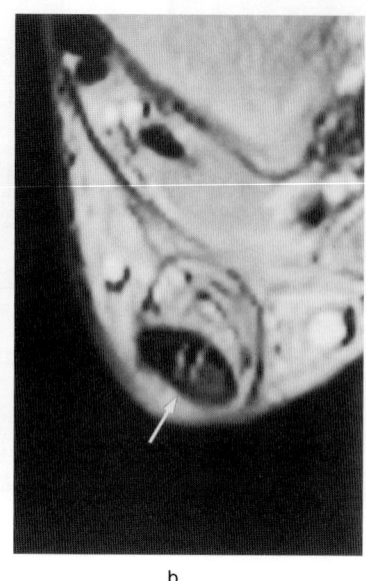

a　アキレス腱の実質内に縦方向の小裂離を認める（矢印）：MRI T2*強調矢状断像（GE 500/23/40）．
b　アキレス腱の肥厚を認める（矢印）：MRI T2*強調横断像（GE 500/23/40）．

a　　　　　　　　　　b

Step Up　アキレス腱付着部炎 (disorder of the Achilles tendon insertion)

40歳男性：20数年間の剣道歴．剣道中，アキレス腱部の激痛．

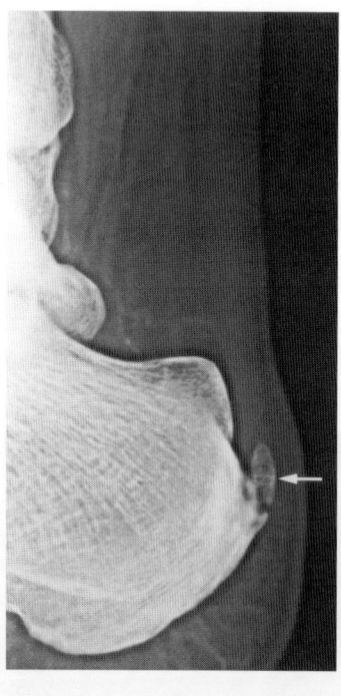

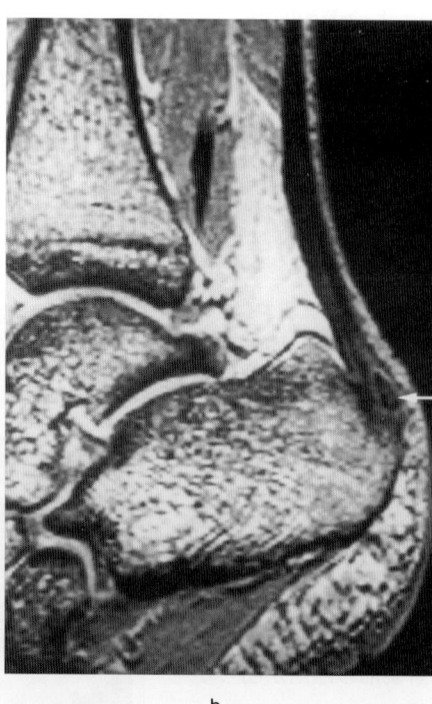

a　アキレス腱付着部の骨形成（矢印）を認める：FCR（Fuji computed radiography）．
b　骨形成と腱付着部の関係を示す（矢印）：3次元フーリエ変換法により得られたgradient echo法，矢状断像（GE 30/10, FA 90）．

a　　　　　　　　　　b

Step Up 下肢の装具

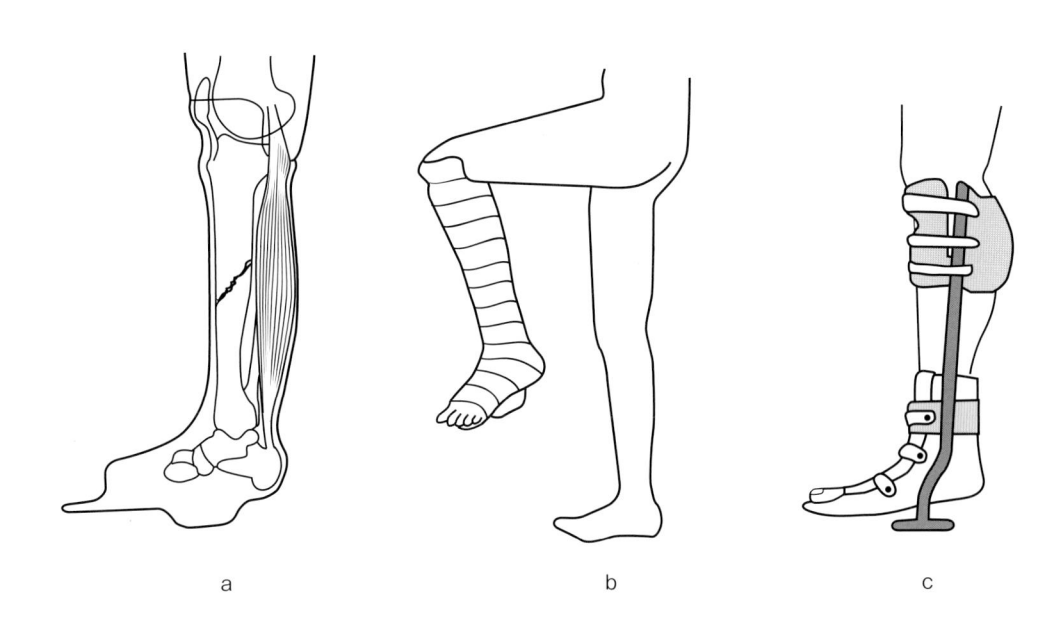

図1
下腿骨折(a)の早期運動に用いられる膝蓋腱支持(PTB)のギプス(cast：b)と装具(brace：c).

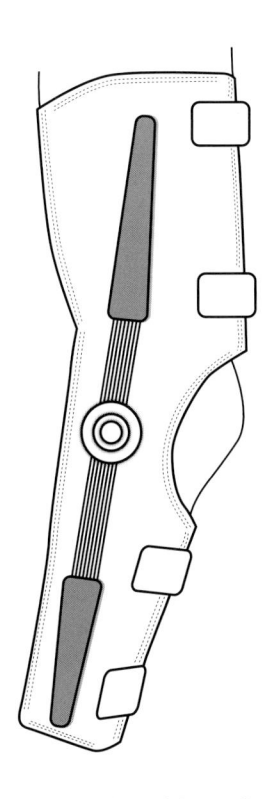

図2 支柱つき膝装具(膝OA用)

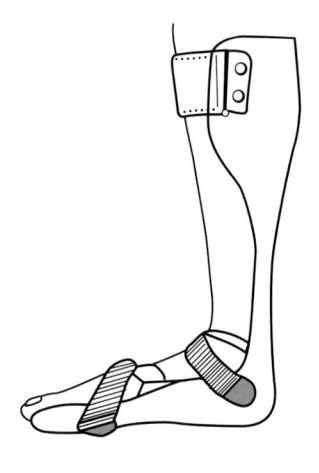

図3 短下肢装具(プラスチック)

7章 四肢のしびれと疼痛 numbness & pain in extremities

A 上肢の神経損傷と絞扼性神経障害

末梢神経の損傷と障害 peripheral nerve injury & entrapment neuropathy

1. 病態

末梢神経の損傷は一過性神経伝導障害（neurapraxia），軸索断裂（axonotmesis）と神経断裂（neurotmesis）の3つに分類される．前二者の場合には多くの場合，保存療法の適応となる．神経断裂および一切の軸索断裂では手術療法が適応される．しかし臨床的には種々の病態が混在していることが多いので，臨床検査によって的確な病像を把握してから治療にあたる．

2. 診断

① Tinel 徴候・知覚検査・変形や筋萎縮度・徒手筋力テスト・発汗テスト・筋電図検査など，定期的に経過観察を行い，損傷状態ならびに再生状態を検査する．

②神経は1日約1mmの速度で再生する．保存療法により3ヵ月以内に何ら神経再生所見が認められなければ手術療法を考慮する．

③6ヵ月を過ぎると成績は悪くなり，1年経過すると手術療法の予後も不良となる．

④骨折や挫滅の症例では初診時に神経麻痺の存否を調べ，あればその程度を記載しておく．注射麻痺が発生した場合には，薬剤の種類・量などを記して，直ちに専門医の指示を仰ぐ必要がある．

3. 治療

明らかにその部に断裂があることがわかっている場合を除いて，末梢神経損傷の手術療法は一般に受傷後3週ないし3ヵ月間の保存療法の後に行われる．

1．保存的療法

a）理学療法　少しでも自動運動が可能の場合は積極的な自動運動を，また，自動運動の不可能な場合には他動運動を効果的に行い，関節の拘縮をきたさないように注意を払う．気泡浴・マッサージなども併用する．一般には筋萎縮の防止，筋興奮性と収縮能力を保つために低周波療法を続ける．最近では EMG-biofeedback 療法も行われる．

b）副子の使用　副子の使用目的は麻痺肢の機能的良肢位の保持，麻痺部分の有用な運動は行わせながら麻痺筋の過伸展防止や関節の不良肢位拘縮の予防を図ることにある．回復状態に応じて，除去する時間を調節して，筋力訓練を行う．漫然と何ヵ月間も，副子を装着したままで放置してはならない．

c）薬物療法　一般的に抗炎症薬，抗浮腫薬，循環促進薬，総合ビタミン製剤などを投与する．

2）手術療法

神経縫合術などの神経の処置は原則として手術用顕微鏡を用いて行う．

a）神経縫合術

①鋭利な刃物，カミソリ，ガラスなどで神経が切断された場合，比較的清潔な創と考えられるときには創の十分な洗浄の後に，軽い病巣清掃術を行って直ちに神経の端端縫合（end-to-end suture）を行う．神経幹の血行や神経束の状態を参考にして，捻れのない正確な縫合を行う．

②交通外傷などによる高度の挫滅・圧挫創により，軟部組織や骨に損傷があり，感染の可能性のある場合，皮膚欠損のある場合また神経自身にも挫滅が高度の場合などは，単に神経の断端を寄せ合わせるのみで創を閉じ，創の治癒を待ってから，二次的に神経縫合を行うことが多い．通常，受傷後3週より3ヵ月程度で二次縫合を行う．

b）その他，経過をみて二次的に行われる手術療法としては神経剥離術，神経移植術，腱移行術などの機能再建術が行われる．

> **Step Up** 縫合部(矢印)における軸索再生所見 (Bodian 染色，×160)
>
> 中枢側　　　末梢側

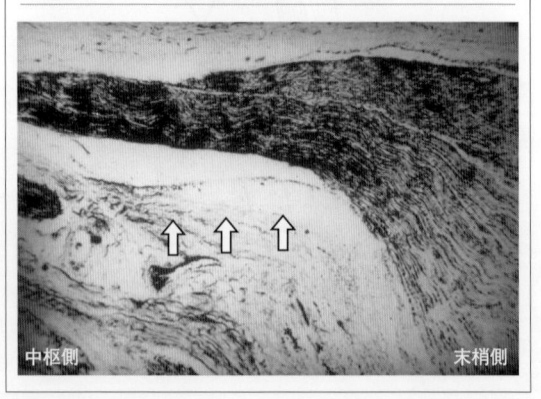

7章 四肢のしびれと疼痛　157

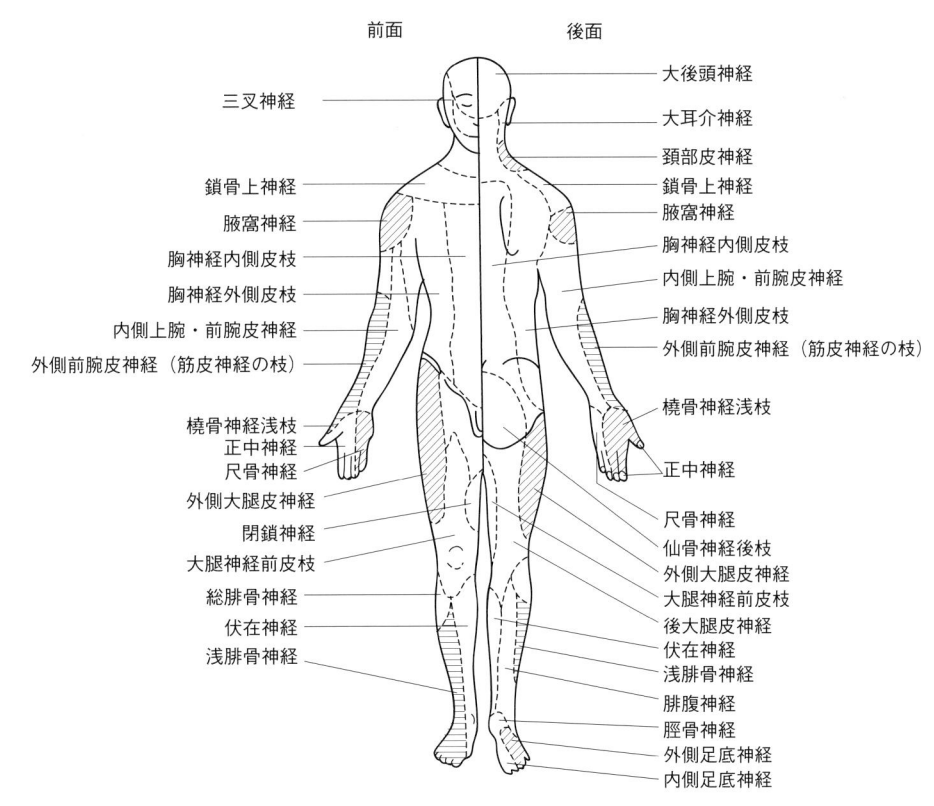

図1　末梢神経幹別にみた感覚支配領域

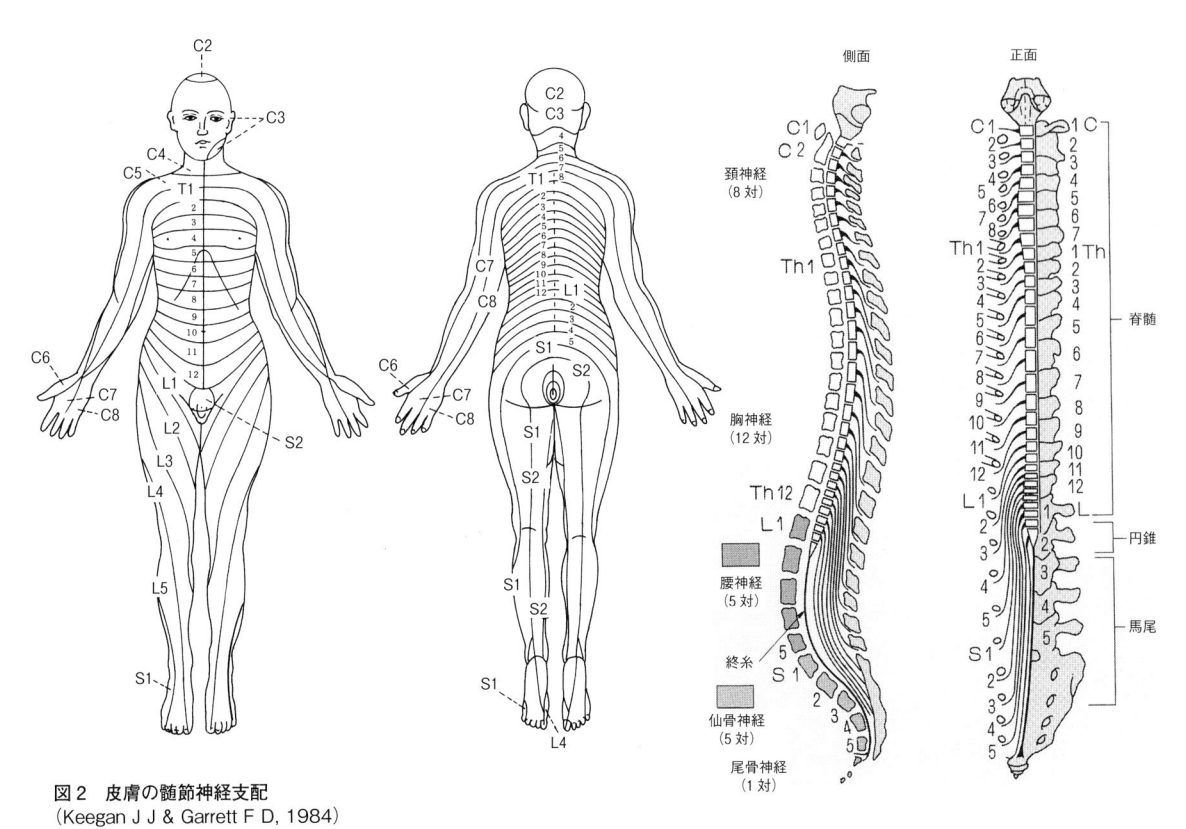

図2　皮膚の髄節神経支配
（Keegan J J & Garrett F D, 1984）

図3　脊髄と脊髄神経

1 腕神経叢損傷 injury to brachial plexus

1. 概念

①脊髄から椎間孔を出た第5頸髄神経（C5）以下，第1胸髄神経（T1）までの神経は腕神経叢を形成し，上肢全体を支配する．この神経叢は上中下の3幹（trunks）よりなり，各幹より前後に分枝し，腋窩動脈の周囲で，外（側）・内・後の3束（cords）を作り，各末梢神経を形成する．②この神経叢の損傷は成人ではオートバイによる交通事故が多く，まれに刺創・銃創・手術時の損傷などがみられる．その他分娩時の牽引などによる分娩麻痺やリュックサックの背負い紐などによるリュックサック麻痺などがある．

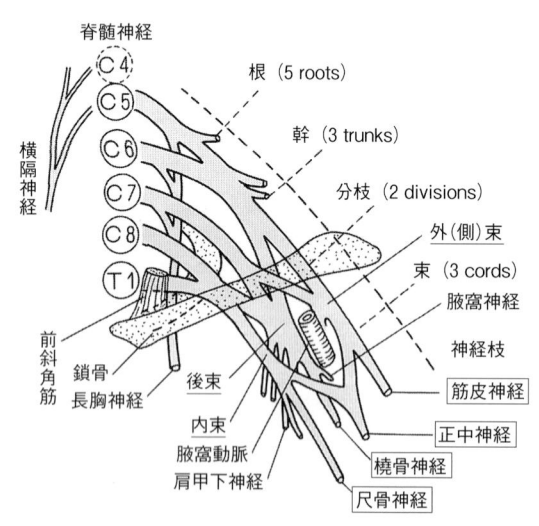

図1 腕神経叢の解剖と神経支配

2. 症状

①腕神経叢損傷の症状は損傷部位と損傷メカニズムによって異なる．その損傷部位は大きく3つに分けられる．すなわち，上位型（C5, 6, (7)），下位型（C (7), 8, T1）および全型（C5, 6, 7, 8, T1）である．上位型はErb-Duchenne型，下位型はKlumpke型とも呼ばれる．発生頻度は牽引損傷による場合が多く，全型が多く発生し，次いで上位型であり，下位型は少ない．また分娩麻痺は骨盤位分娩や巨大児に多く発生し，産道の狭窄部や肩や頭部の通過障害によると考えられ，上位型が8割を占め，全型は2割と比較的少ない（図2b）．②腕神経叢の損傷のレベルや部位を加味して，以下の2つに分類される．(a) 強力な外力により脊髄神経根が脊髄硬膜内で根糸の付着部がちぎれ，硬膜外に引き抜ける神経根引き抜き損傷 root avulsion（節前損傷）と (b) 神経根部の連続性は保たれているが，牽引などの損傷のため，それよりも末梢で神経線維の断裂が起こる節後損傷とに分けられる．

3. 診断

①脊髄造影術，軸索反射の検索，ヒスタミンテスト，発汗テスト，電気生理学的検査，などが行われる（図2a）．②神経学的診断法は大切で，損傷メカニズムや損傷部位に応じた運動麻痺，感覚障害や自律神経障害などが出現する．すなわち，(a) 上位型：肩の外転・回旋，肘の屈曲が不可能となり，前腕の回外力が低下する．(b) 下位型：前腕の屈筋や手内在筋の麻痺により，手指の運動が障害される．前腕や手指の尺側に感覚障害を認める．(c) 全型：肩以下の全ての運動と感覚が障

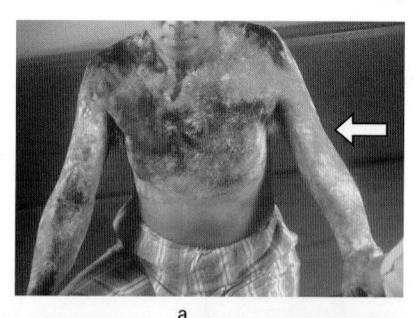

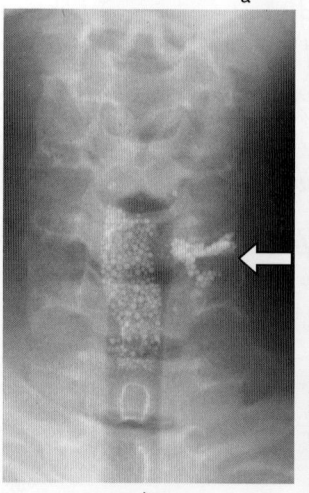

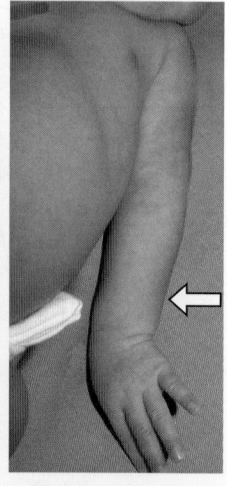

図2 腕神経引き抜き損傷(a, b)：a 発汗テスト：左上肢に発汗低下がみられる(矢印)．b ミエログラフィーで，神経根の引き抜きによる造影剤漏出あり(矢印)．
分娩マヒ(c)では上位型が多く肩内転位・肘伸展・前腕回内位で下垂する(waiter's tip positionの典型的な肢位(矢印)をとる．運動麻痺が主体となる)．

害される．(d) 神経根引き抜き損傷においてはHorner症候群（眼瞼下垂（眼裂狭小），瞳孔縮小，眼球陥没），軸索反射残存，脊髄造影による造影剤の漏出，横隔膜や大胸筋・広背筋・前鋸筋・菱形筋などの麻痺を生じる（図2b）．③分娩麻痺では，運動麻痺が主体を占め，肩内転位，肘伸展位，前腕回内位，手関節掌屈位でだらりと下垂し，典型的な肢位（waiter's tip position）を呈する（図2c）．

4. 治療

①約3週間ごとのTinel徴候などを含む神経学的診断や電気生理学的な検索を行いつつ保存療法を行う．保存療法としてmotor pointの低周波刺激，EMG-biofeedback療法，可動域（ROM）訓練，作業療法などを行い，関節の拘縮予防に努める．

②自然回復が生じることもあるので，受傷後3〜6ヵ月の経過観察を行う．

③回復を全く認めない場合には，腕神経叢展開術の適応となる．全型には引き抜き損傷が高率に発生し，この場合は自然回復は困難である．上位型は節後損傷が多く，神経幹に連続性があれば機能の回復は可能である．神経根引き抜き損傷もしくは神経縫合・移植による修復が不可能な神経損傷に対しては副神経，肋間神経を用いた神経移行術等が行われる．

④分娩麻痺では自然回復によって日常生活に支障をきたさない状態になることが多い．関節の拘縮や変形予防のための理学療法と日常生活指導を行い，万一麻痺が残存する場合には，学童期に機能再建術を行うこともある．

Step Up　神経損傷の病態分類

Seddonおよび Sunderland による病態分類は古典的なものであるが，現在なお臨床上で利用されている．
1) Seddonの分類
①一過性神経不動化 neurapraxia：神経の連続性が保たれているが，その伝導性が失われたものであり，Waller変性は生じていない．すなわち神経の一時的な圧迫であり，その欠落症状は完全に回復する．
②軸索断裂 axonotmesis：神経幹は有連続性ではあるが，軸索の途絶があり保存的に治療される．組織学的にはWaller変性が生じているが，Schwann管は保たれているため方向錯誤 misdirection を起こさず神経再生は良好に起こる．
③神経断裂 neurotmesis：神経の連続性が全く断たれた状態を意味し，手術療法を必要とする．
2) Sunderlandの分類
1度，2度，5度は Seddonの分類に一致するが，有連続性神経損傷を細かく分け，神経周膜の断裂があるかどうかで2つに分類したものである．
1度：一過性神経不動化を意味する．
2度：軸索断裂を意味する．
3度：軸索，神経内膜，基底膜に断裂を認めるが，神経周膜，神経上膜には連続性を有している．
4度：神経上膜のみが連続性を有し，他は断裂している．
5度：神経断裂に相当する．

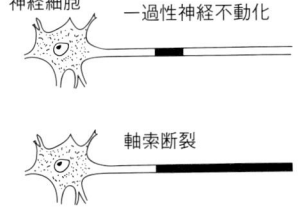

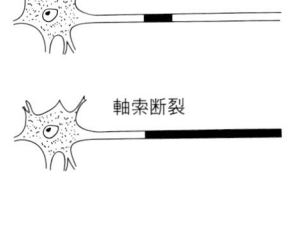

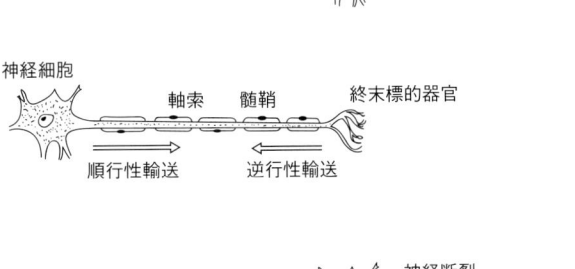

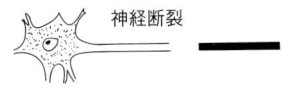

神経損傷の病態分類

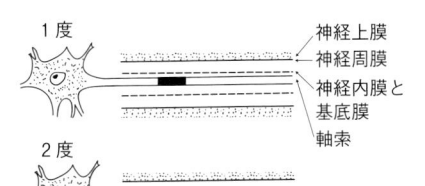

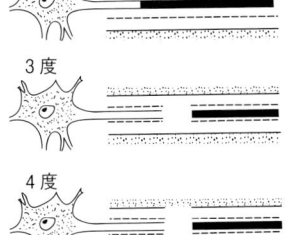

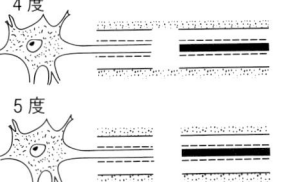

a　Seddonの分類　　b　Sunderlandの分類

2 腋窩神経麻痺 axillary nerve paralysis

1. 病態

腋窩神経は第5，6頸髄神経根に由来し，腕神経叢の上神経幹を経て後神経束より分岐する．後神経束より分岐した腋窩神経は肩甲下筋の前面を走り，肩甲下筋と大円筋の間に入り，上腕骨外科頸部の後方を迂回しながら四辺形間隙（quadrilateral space）を後上腕回旋動脈，静脈叢とともに後下方に走る．この間に腋窩神経は前肢と後枝に分岐し，前肢は三角筋の前部線維，中部線維を支配する．一方，後枝は三角筋後部線維，小円筋に筋枝を，また上腕外側上方の皮膚知覚を支配する外側上腕皮神経を分岐する（図1）．

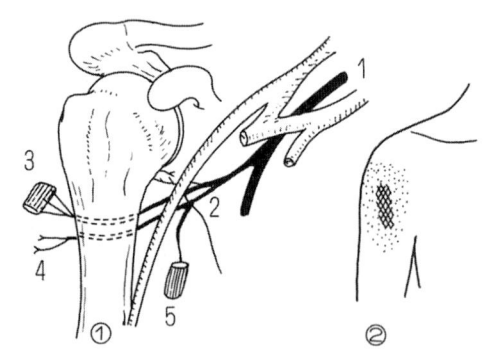

①：腋窩神経支配について（前方より）（1. posterior cord, 2. 腋窩神経, 3. 三角筋, 4. 皮膚分枝, 5. 小円筋）
②：腋窩神経の知覚支配（斜線の部分：知覚脱失，点の部分：知覚鈍麻）

③：四辺形間隙（後方より）（1. 腋窩神経, 2. 橈骨神経, 3. 静脈瘻, 4. 橈骨神経三頭筋枝, 5. 上腕三頭筋, 6. 大円筋, 7. 後上腕回旋動脈）

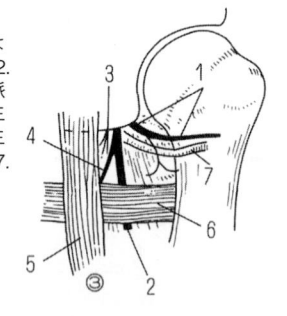

図1　腋窩神経の解剖

①腋窩神経は肩甲帯での外傷によって損傷を受けやすく，上腕骨頸部骨折，脱臼骨折，肩甲帯後面の圧迫や打撲などが起因となる．肩関節前方脱臼の際，転位した上腕骨頭によって腋窩神経が持続的に牽引され神経損傷をきたす場合がある．②四辺形間隙には，腋窩神経とともに後上腕回旋動脈，静脈叢といった血管叢が存在する．そのため外傷による出血後，瘢痕を形成して腋窩神経の絞扼障害をきたすことがある．③まれではあるがオーバーヘッド動作を行うスポーツ選手に生じることがある．主に野球の投球時やバレーボールのアタック，その他にも水泳やテニスなどにもみられる．これは肩の外転，外旋動作に基き，四辺形間隙の間隙が狭まることから腋窩神経が絞扼されて生じる．④臼蓋後下縁やBennett病変の上腕三頭筋型の骨棘形成では四辺形間隙が狭小化するため腋窩神経が絞扼されやすくなる．⑤腕神経叢損傷の部分症として腋窩神経の障害が生じる場合がある．

2. 症状と経過

①肩痛ともに，挙上障害による脱衣困難や高所のものがとれないなどを訴える．②三角筋の萎縮に気づき来院することが多い．この場合，上腕近位部の丸みがなくなる（図2）．③四辺形間隙に圧痛を認め，さらに上腕の外転が不能となり，前方挙上，後方挙上も同程度に侵される．④感覚障害は肩甲部外側の腋窩神経知覚領域にみられる（図3）．手術療法の適応となる疾患は比較的稀である．

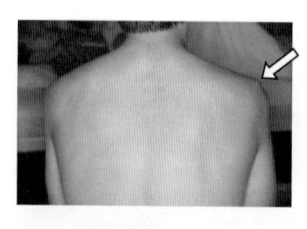

図2　腋窩神経麻痺でみられる三角筋の萎縮（矢印）

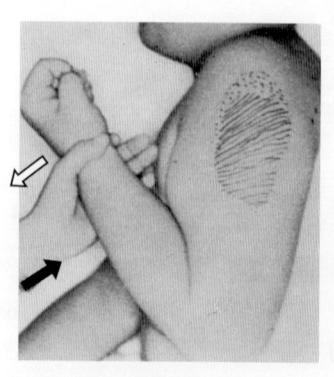

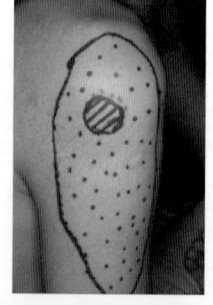

図3　腋窩神経麻痺にみられる知覚障害領域
障害領域の広さや形状は症例によって若干の相違がある．

図4　四辺形間隙症候群による左肩外転障害の1例
上腕三頭筋長頭の麻痺もあるため，検者の手（黒矢印）に抵抗（白矢印）できない．斜線は知覚脱失部を示す．

3. 検査と診断
1）徒手的検査
①三角筋麻痺および萎縮を認め，腋窩神経の知覚枝である上外側上腕皮神経の知覚鈍麻さらに②肩外転障害が認められれば診断は容易である．しかし，本症は知覚障害が軽微な場合や腱板機能により肩の外転が可能な症例があるため注意を要する．

2）その他の検査
①筋電図などの電気生理学的検査は有用である．② MRI にて小円筋の萎縮を認めることがある．③血管造影では肩関節外転・外旋時，後上腕回旋動脈の閉塞が認められる．

3）四辺形間隙症候群（quadrilateral space syndrome, Bateman）
四辺形間隙はときに後方からの外力によって後回旋動脈や静脈叢も損傷され出血や瘢痕が生じ腋窩神経損傷による三角筋麻痺と橈骨神経分枝の損傷による上腕三頭筋長頭の麻痺が発生する．この場合肩の外転障害に加えて，肘関節の伸展障害が生じる．肘関節の伸展は，前腕の重力で起こるので徒手筋力テストは仰臥位で行うことが大切で，坐位では検査が患者の肘伸展時に抵抗を加えて検出する．また筋電図検査によって両筋の麻痺を確認する（図4）．

4. 鑑別診断
第5頚髄神経根損傷や，腕神経叢損傷また肩関節炎，肩鎖関節炎などと鑑別を要する．

5. 合併症
外傷による場合，腱板損傷の合併に注意する．

6. 治療
①本症の多くは保存療法で症状は軽快するが肩外転の障害程度，知覚異常の範囲，筋萎縮の状態，筋電図所見などで経過を観察する．原則的に受傷後の約3ヵ月間は保存療法で経過を観察する．これは四辺形間隙での障害の多くは neurapraxia や axonotmesis であり，また瘢痕による癒着や浮腫による圧迫など一過性のことが多いためである．

②局所の安静，電気療法，ビタミン B_{12} 製剤の投与，運動療法，圧痛部への局麻薬やステロイド剤の注射などを行う．またスポーツ障害の場合では上記に加えオーバーハンド投法の制限など指導を徹底する．

③手術療法の適応は，保存療法が無効なもの，開放損傷を呈しているもの，症状に波がなく長期間続いているもの，憎悪するもの，筋萎縮が著明な場合などである．

④神経断裂を呈している場合は神経再建術を，結合組織などとの癒着による場合は神経剥離術を行う．またスポーツ障害によるものでは臼蓋下縁の骨棘が起因となることもあり，これらの骨棘を除去する．

Step Up　副神経麻痺

副神経は第11番目の脳神経であり，胸鎖乳突筋と僧帽筋を支配し，肩甲骨の挙上・外転・安定化に働く．頚部郭清手術などで損傷されることがある．

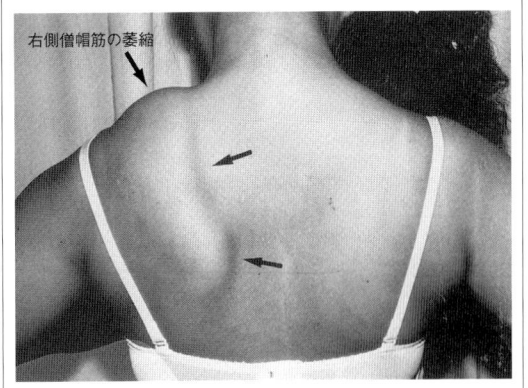

肩外転にて肩甲骨の安定化が阻害され翼状肩甲骨が明らかである．肩外転は90°以下に制限されている．

Step Up　長胸神経麻痺

長胸神経は3本の神経根より形成され，前鋸筋を支配する．

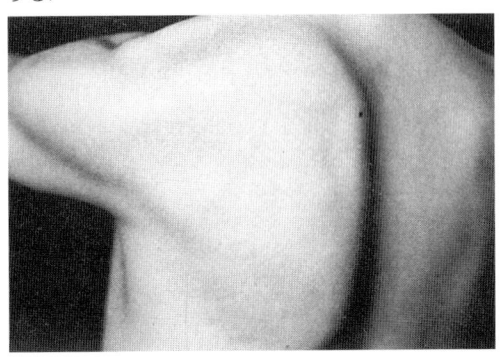

前鋸筋麻痺による翼状肩甲骨を認める．
体操練習中に平行棒で左側胸部を打撲した

3 橈骨神経麻痺 radial nerve paralysis

1. 病態

橈骨神経麻痺は非開放性損傷によって生じることが多くその代表的なものには，①上腕骨骨幹部骨折に合併するもの，②睡眠時の上腕部での圧迫によるもの，③上腕部への薬剤注射によるもの，④絞扼性神経障害による後骨間神経麻痺などがある．橈骨神経の障害部位により高位麻痺，低位麻痺に大別され，肘より近位の損傷を高位麻痺，遠位の損傷を低位麻痺という．

橈骨神経は，筋枝は上腕と前腕のすべての伸筋に分布する．皮枝は上腕の後側・下部外側，前腕の後側，手背と指背側の橈側に分布する．固有知覚領域は第1指間背側である．

上腕骨の橈骨神経溝を下降し，外側上腕筋間中隔を貫いて肘窩の橈側に達すると，橈骨神経浅枝（知覚枝）と橈骨神経深枝（後骨間神経；運動枝）に分岐する（図1）．後骨間神経が回外筋を貫く際に通過する回外筋の入口部はFrohse's arcade（腱弓）（図2）と呼ばれ，線維性肥厚により神経が絞扼されると後骨間神経麻痺が生じる．その他の橈骨神経麻痺としては，腕枕による圧迫（saturday night palsy），骨折に合併する麻痺（上腕骨幹部骨折；高位麻痺，Monteggia脱臼骨折；低位麻痺），手関節橈側の外傷による橈骨神経浅枝麻痺，回外筋症候群などがある．

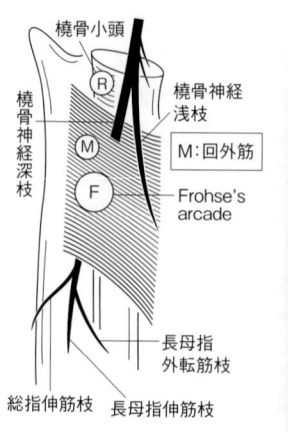

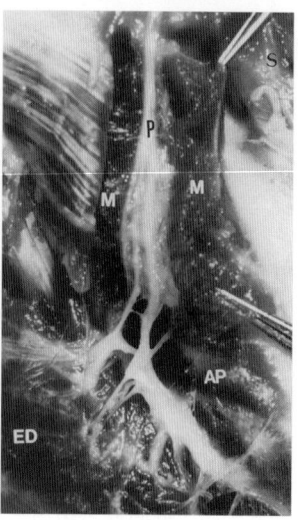

図2 Frohse's arcade と橈骨神経深枝（後骨間神経）
a 橈骨神経深枝（P）の回外筋（M）内の走行と伸筋群に至る走行を示す．b 回外筋を筋腱中央部（F：Frohse's arcade）で切開したところ（ED：総指伸筋，Ap：長母指外転筋）．

2. 症状と経過

1）高位麻痺

患者は母指・示指間の背側にしびれを訴える．上腕三頭筋，肘筋，腕橈骨筋，長橈側手根伸筋およびそれ以下の筋の機能障害が生じるため，症状が重度の場合は手関節の背屈，指の伸展，母指の外転が不能となりいわゆる下垂手（drop hand）（図3）を呈する．

2）低位麻痺

知覚性の浅枝と分かれた後の橈骨神経深枝損傷（後骨間神経麻痺）においては，短橈側手根伸筋，回外筋，尺側手根伸筋，総指伸筋，長母指外転筋，固有示指伸筋，小指伸筋，長短母指伸筋に麻痺が発生する．したがって，母指の伸展・外転および他指のMP関節の伸

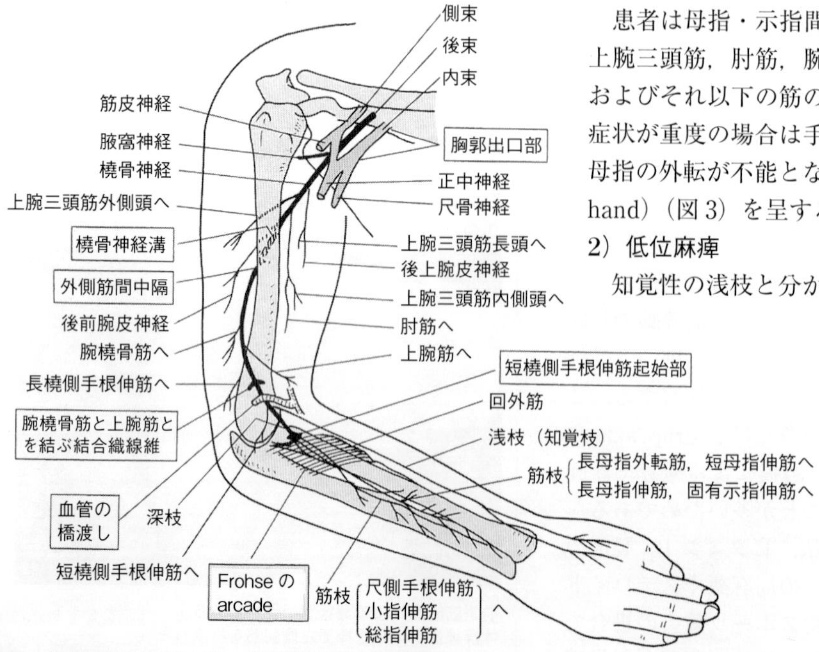

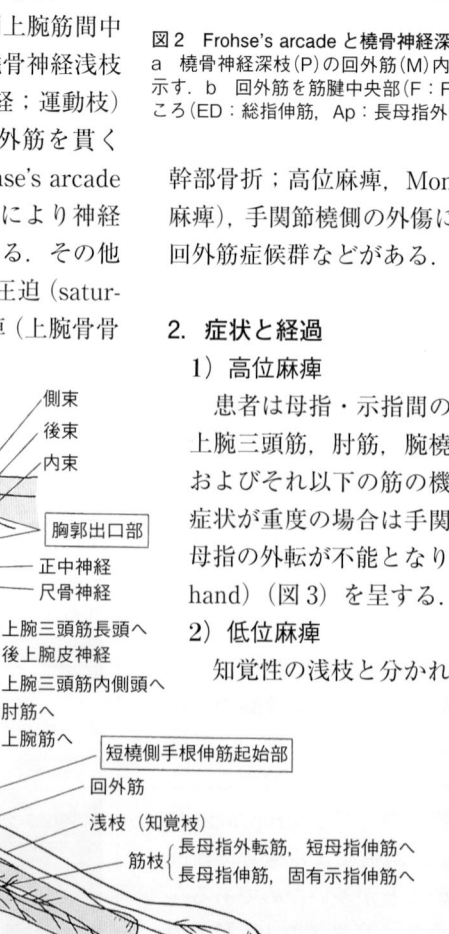

図1 橈骨神経の走行と圧迫・絞扼神経麻痺の好発部位

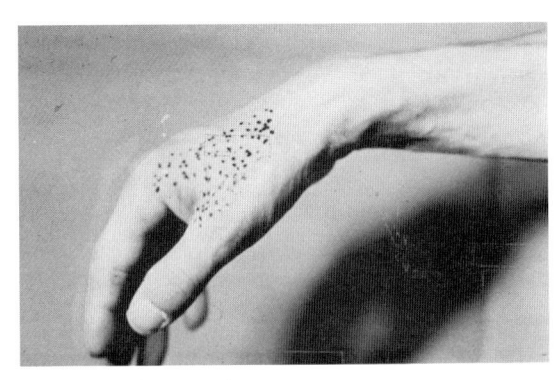

図3 下垂手（drop hand）

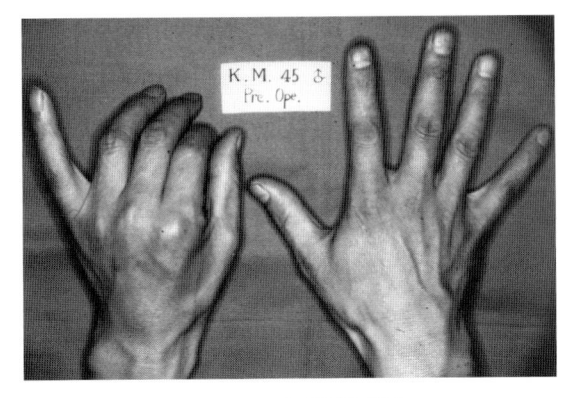

図4 橈骨神経深枝麻痺による左手指伸展障害

展が不能となるが，手関節の背屈は可能であり下垂指（drop finger）（図4）を呈する．しかし尺側手根伸筋が麻痺し，橈側手根伸筋の機能は残存するため手関節は橈側に背屈する．また，後骨間神経は運動枝のため感覚障害やしびれ感を認めることはない．症状が進行すると後骨間神経支配筋の筋萎縮が生じる．

3. 検査と診断
1）徒手的検査
Tinel様徴候が陽性となるため，神経絞扼部位を叩くことによって橈骨神経支配領域に放散痛が出現する．また本症は下垂手または下垂指を呈するが，虫様筋，骨間筋の作用により指IP関節の伸展が可能となるため注意する．
2）画像診断
骨折や脱臼などが起因となる場合はX線像を確認する．ガングリオンなど占拠性病変が疑われる際はMRI，超音波検査を行う．
3）電気生理学的検査
筋電図検査を用いることにより神経障害のレベルや程度を確認する．

4. 鑑別診断
神経内科疾患，胸郭出口症候群，多発性神経炎，伸筋腱損傷などに留意する．上腕骨外側上顆炎，浅枝麻痺では伸筋腱腱鞘炎，de Quervain病などの鑑別を要する．

5. 治療
圧迫性の神経障害の場合，大半は自然回復が見込めるため保存療法が原則となる．関節可動域訓練，物理療法を用いて拘縮予防，筋萎縮予防を図る．また下垂手（指）が著明な場合では良肢位を保持するため装具を活用する．約3ヵ月経過観察をし，改善がみられない場合は手術療法を考慮する．他にも開放性損傷や占拠性病変によるものも同様で，それぞれの病態に準じて神経縫合術，神経移植術，腱移行術などが選択される．

Step Up　肩甲上神経麻痺

肩甲上神経（C5/6）は，上神経幹から分枝し，棘上筋・棘下筋に筋枝を与える．

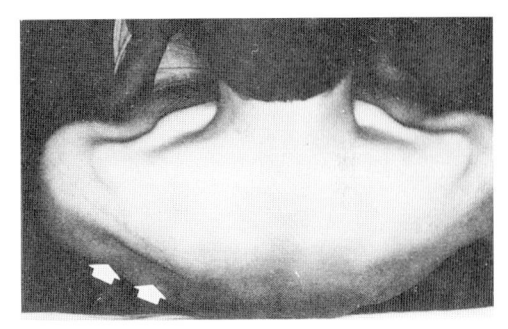

バレーボールのスパイク練習中に左棘下筋萎縮（矢印）に気がつく．肩外旋力の低下を認める．

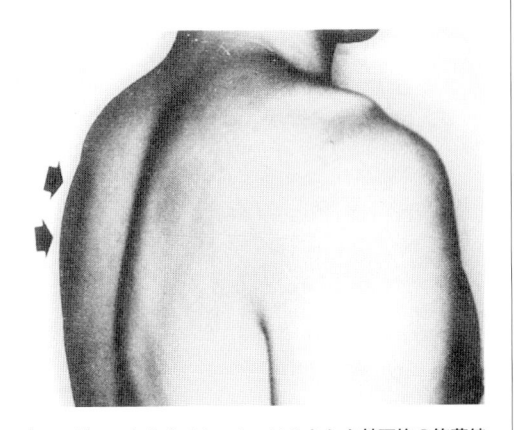

バレーボール左ききアタッカーにみられた棘下筋の筋萎縮（矢印）．"肩ぺっこり病"とよばれている．

4 正中神経麻痺 median nerve paralysis

1. 概念

①正中神経は回内筋，浅指屈筋，橈側深指屈筋，長母指屈筋，母指対立筋を含む母指球筋などを支配する．②知覚は母指から環指橈側までの手の働きの大切な部分を支配する．③受傷機転としては刃物による損傷，上腕骨顆上骨折，手関節部の骨折などがあり，絞扼性神経障害も発生する．

2. 症状

①正中神経麻痺は高位と低位の2つの麻痺に分けられる．②高位麻痺では前腕の回内，母・示（中）指の屈曲，母指の対立が不能となる．低位麻痺には母指の対立が障害される．③母指球筋が萎縮すると猿手（ape hand）変形を呈する．④感覚障害は母指から環指橈側までのしびれ感が生じ，高位麻痺では手掌部までの感覚障害を呈する．手掌部の感覚障害は脛骨神経損傷による足底部の知覚障害とともに，日常生活に大きな支障をきたし，ときに CRPS の原因となる．

以下，主要な絞扼性神経障害について述べる．

> **Step Up　Tinel 徴候**
>
> ①損傷を受けた末梢神経幹を末梢側から軽く叩打していくと，ある部位で末梢側の近く支配領域に，軽く電気にあたったような感じ（蟻走感，Fourmillement：Tinel, 1915.）を訴える．これは知覚神経線維が再生するとき，軸索の成長より髄鞘の成熟が遅れるために，再生軸索の先端に無髄部が生じ，機械的刺激に鋭敏な部位ができるためと考えられている．
> ②手技的な注意として，検索神経を緩めた肢位をとらせて神経を末梢より中枢に向かって叩打していかなければならない．伸ばした指で軽く叩打するのがよい．
> ③絞扼性神経障害などにおいて叩打によって生じる放散痛では神経の脱髄現象が関与していることもあるが再生現象とは考えにくい．このような場合に，本著では Tinel 様徴候と表現している．
> ④この sign は絶対的なものではなく他の多くの臨床症状や綿密な検査に加えることによって初めて価値がでるということを忘れてはならない．
>
> 文献
> 1) Hoffman Paul : Über eine Methode, den Erfolg einer Nervennaht zu beurteilen. Medizinische Klinik, 13 : 359-360, 1915.
> 2) 平澤泰介 : Tinel sign と Tinel 様 sign. 臨床整形外科, 29(12): 1368-1369, 1994.

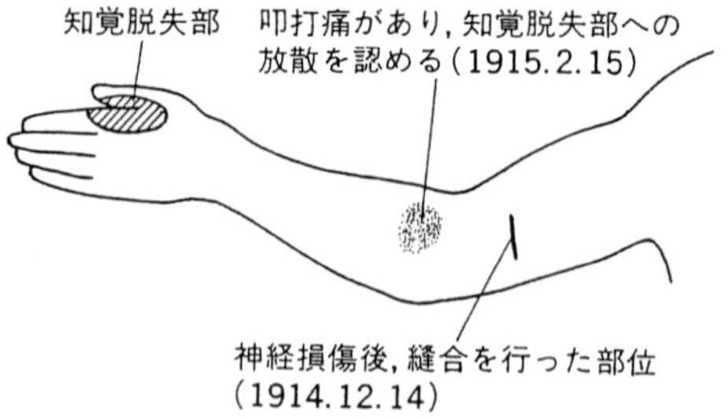

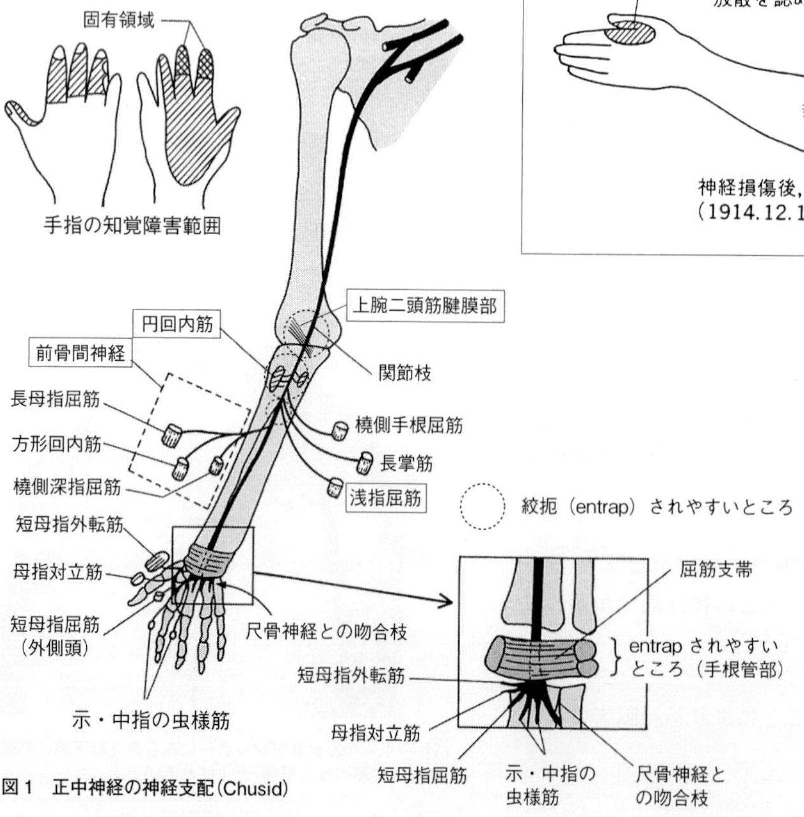

図1　正中神経の神経支配(Chusid)

a. 円回内筋症候群 pronator syndrome

1. 病態

円回内筋症候群とは，正中神経が円回内筋部にて絞扼あるいは圧迫される絞扼性神経障害のことである．肘，手関節の屈伸運動や前腕の回旋運動を過度に行う労働者に多く，また女性に多い傾向がある．手根管症候群など他の絞扼性神経障害とは比較的頻度は低い．しかし，その病態は極めて複雑でその定義は未だ確立されていない．

正中神経は上腕二頭筋の内側を下降し，肘部で上腕二頭筋腱膜下を通過し，円回内筋の浅頭，深頭間を通過し浅指屈筋腱弓に入る．この過程で，正中神経の絞扼部位は3カ所あり，上腕二頭筋腱膜部，円回内筋部，浅指屈筋腱アーチ部である（図1）．どの部位で絞扼が生じるのか，またその際に正中神経本幹のみが障害される場合や，前骨間神経障害も合併する場合，または前骨間神経のみ障害される場合など様々な病態が存在するため，本症の病態は多様性を有する．痛みとしびれ感が主症状，正中神経支配領域の他覚的な感覚障害はあってもよいが，運動麻痺がほとんどない．

受傷要因としては，静的因子，動的因子が挙げられ，動的因子としては over use が，静的因子は解剖学的破格が挙げられ，代表的な例は，円回内筋深頭が尺側で線維アーチを形成する場合，円回内筋浅頭が線維アーチを形成する場合，浅指屈筋が浅頭と深頭の連結部で線維アーチを形成する場合などがある．

2. 症状と経過

前腕屈側に生じる鈍痛，手指のしびれ感が主訴となる．正中神経支配領域（母指球部も含む）の知覚障害，まれに母指球部の萎縮もみられ，局所の（絞扼部位）圧痛も認める．

また，円回内筋を中心に Tinel 様徴候が認められる．

3. 検査と診断

1) 徒手検査法

①円回内筋部の圧迫：手関節の屈曲，前腕の回内を抵抗下のもと運動を行わせる．疼痛が増強すれば陽性

②浅指屈筋腱起始部の圧迫：中指 PIP 関節の屈曲を抵抗下のもと運動を行わせる．疼痛が増強すれば陽性

一般に，徒手検査による診断率は低く，指標の一つと考える．比較的頻度の高い絞扼部位は円回内筋部である．さらに中枢側の上腕二頭筋腱膜部での圧迫では，肘の屈曲，前腕の回外を抵抗下のもと運動を行わせ，疼痛が増強すれば陽性として診断の補助とする．

2) その他の検査法

絞扼部位の確定には電気生理学的診断が最も有用である．また，腫瘍による圧迫が起因となる場合が有るため MRI や CT 検査も行う．頸椎疾患や運動ニューロン疾患との鑑別には筋電図が有用である．また，本症は合併症として生じることが有るため，肘関節周辺の骨折など先行する外傷の有無を確認する．

4. 鑑別診断

①手根管症候群，②筋・腱の皮下断裂，③頸椎疾患，運動ニューロン疾患など．

5. 治療

原則的に保存療法を行う．手の over use を禁止し，患肢の安静固定を図る．多くは保存療法によって改善するが，2～3ヵ月経過しても症状が変化しない場合，または再発を繰り返す症例は手術療法の適応となる．

6. ポイント

正中神経本幹だけではなく前骨間神経も損傷している場合もあり電気生理学的な診断などで鑑別する（p.166，前骨間神経麻痺の項参照）

前述したが本症の症状は多種多様である．局所の症状のみとらわれず，上肢全体の疾患として捉えることが重視される．

b. 前骨間神経麻痺
anterior interosseous nerve palsy

1. 病態

正中神経本幹は円回内筋の二頭間を通過し，浅指屈筋腱アーチに入る．正中神経はこの部位で前骨間神経を分岐し，示，中指の深枝屈筋，長母指屈筋，方形回内筋を支配する（図1）．

前骨間神経麻痺とは正中神経の枝である前骨間神経が何らかの原因により絞扼され，その支配領域に運動障害が生じた状態である．前骨間神経は運動神経であり，知覚障害は生じない．

発生原因は以下のものがある．

1）外傷性

上腕骨顆上骨折など肘周辺部の外傷に合併し発症する．

2）空間占拠性病変

ガングリオン，浮腫，また外傷に伴って生じる血腫などが起因となり生じる．

3）機械的圧迫

上腕二頭筋長頭腱膜，円回内筋部，浅指屈筋近位部での圧迫

4）特発性

神経炎により生じることがあるがその原因は不明である．

2. 症状と経過

本症は発症する数時間〜数日間前に疼痛，灼熱感が先行し，それらが消失すると麻痺が出現することが多い．前述したが前骨間神経は純運動神経のため知覚障害は認めない．病態が進行すると母指IP関節と示指DIP関節の屈曲が不能となるため，つまみ動作が障害される．

3. 検査と診断

1）徒手的検査

患者に母指と示指を用いて正円を作らせるよう指示すると（perfect O test），長母指屈筋の麻痺のため母指IP関節の屈曲不能および，示指の深指屈筋の麻痺のため示指DIP関節の屈曲が不能となる．この場合涙のしずくのような形を呈する（涙滴徴候：tear drop sign⬇）ため特有なつまみ動作を示す（図2）．また，本症は純運動神経障害のため他の絞扼性神経障害とは異なりTinel様徴候は認めない．

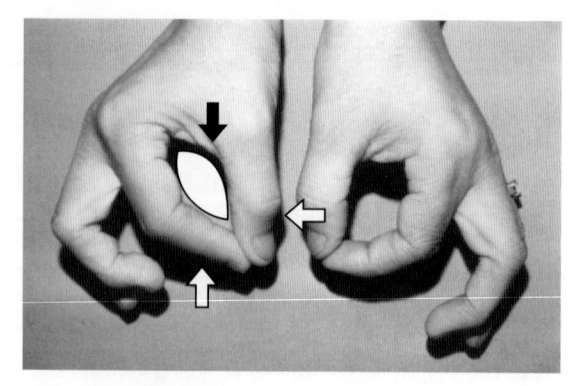

図2　右前骨間神経麻痺
右示指DIP関節および母指IP関節の屈曲障害（⬇ tear drop sign）

2）画像診断

ガングリオンなど空間占拠病変の特定にMRIが有用である．また本症は外傷に起因する場合があるため，単純X線写真を用いる．

3）電気生理学的診断として筋電図検査は有用である．

4. 鑑別診断

長母指屈筋腱や深指屈筋腱の皮下断裂，頚椎疾患，ギランバレー症候群などの運動ニューロン疾患

5. 治療

前骨間神経麻痺の多くは保存療法で改善する．局所の安静と拘縮予防のための他動運動を主とし，約6ヵ月間は経過観察を行う．回復が見込めない症例に関しては手術療法が適応され，腱移行術による再建あるいは神経剥離術が行われる．占拠性病変が原因となっている場合には除去術が行われる．比較的予後は良好である．

6. ポイント

涙滴徴候（tear drop sign）は本症の典型的な特徴であるが，必ずしも示指，中指のDIP関節に屈曲障害が生じるとは限らないため注意を要する．

c. 手根管症候群 carpal tunnel syndrome

1. 病態

絞扼性神経障害の代表として知られ発生頻度も高い手根管症候群は，手関節部の手根管における正中神経の絞扼性神経障害（正中神経低位麻痺）である．母指・示指・中指にしびれを訴える患者に対しては必ず念頭におかなければならない．中年以降の女性，夜間痛も訴えることが多い．

手根管は尺側を三角骨・豆状骨・有鈎骨に，橈側を舟状骨，大菱形骨により構成され，後面は月状骨・有頭骨・中手骨が位置する．これらの上方に屈筋支帯（横手根靱帯）が走行する（図1）．屈筋支帯は，尺側は豆状骨・有鈎骨鈎に付着し，橈側は舟状骨結節・大菱形骨稜に付着する線維性組織である．その厚さは一様ではなく，近位側は薄く，遠位側は肥厚している．これらによって構成された手根管内を示指・中指・環指・小指の浅指屈筋腱と深指屈筋腱，長母指屈筋腱，正中神経が通過する．

発症要因は多様である．1）屈筋腱腱鞘炎や手の過度の使用による繰り返される刺激によって生じる滑膜の線維性肥厚などが原因となる．2）妊娠時や出産後また閉経期におけるホルモンのアンバランスによって生じる全身浮腫なども考えられる．3）外傷に付随するものとして橈骨遠位端骨折後の変形癒合，キーンベック病などが挙げられる．また受傷時の血腫によって手根管内の圧が上昇し発症する場合もある．4）全身性疾患に付随するものとして糖尿病による末梢神経の易疲労性，血液透析によるアミロイド沈着，関節リウマチによる滑膜炎の波及，その他にも結核，膠原病，アミロイドーシス，痛風などが起因となる．5）空間占拠性病変によるものとしてはガングリオンや脂肪腫などといった腫瘍が挙げられる．これらにより手根管内圧が上昇し神経の絞扼が惹起される．その他，稀ではあるが6）解剖学的破格として虫様筋，浅指屈筋の異常筋膜や浅指屈筋筋腹肥大などといった異常筋や血管の先天異常などによって生じることもある．

2. 症状と経過

患者の主訴として，正中神経支配領域（掌側母指から環指橈側）の疼痛，肩から手にかけての夜間痛，母指の脱力などが多く，しびれ感を軽減させるため自ら手指を振る動作（flick sign）を訴えることもある．しびれは中指から発症する傾向があるが，患者は手指すべて（小指も含む）がしびれると訴えることもあり注意を要する．ときに両側に発症する．症状が進行すると母指球筋の萎縮が著明となり，猿手（ape hand）変形がみられる．また手根管部での圧痛は著明で，さらに母指球筋の筋力低下による対立運動の障害といった巧緻運動障害が出現する．しかし高齢者の場合では母指球の萎縮，運動障害を訴えることは少なく，感覚障害が主となることが多い．

3. 検査と診断

1）徒手的検査

①徒手筋力テスト

短母指外転筋など母指球筋をターゲットに徒手筋力テストを行う．母指球筋の筋力低下を認めるが症状の進行具合，麻痺の程度により結果が左右されるため留意する．

②Phalen test（手関節屈曲テスト）

手関節の掌屈を1分間保持させる．その際に正中神経支配領域の疼痛，しびれが増強すれば陽性である．また，Phalen

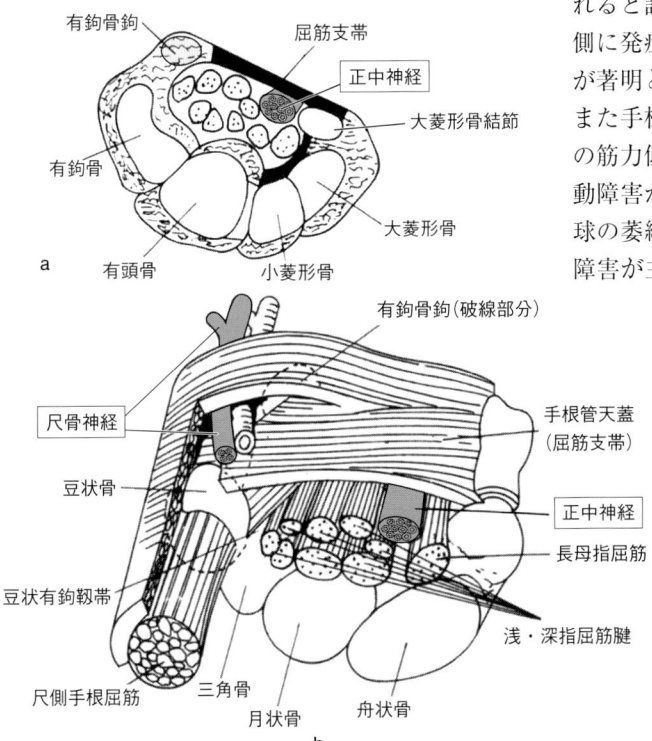

図3　手関節部の解剖（a, b）

test とは逆で手関節の背屈を保持することにより症状の憎悪を認める reversed Phalen test（手関節伸展テスト）もある．しかし，両者とも健常例でも陽性になる場合があるため留意する．

③ Tinel 様徴候

手関節掌側部で正中神経を叩打すると正中神経支配領域に放散痛を認める．

④ Perfect O テスト

短母指外転筋の麻痺があると母指と示指のピンチで長円の形を呈す．

⑤正中神経圧迫テスト

皮膚の上から正中神経を持続的に圧迫すると症状が憎悪する．

⑥高位正中神経麻痺と低位正中神経麻痺を鑑別するに当たって最も指標となるのは，母指球部の知覚障害の有無である．正中神経は手根管部を通過する前に母指球部の知覚を司る掌枝を分岐している．つまり手根管症候群（正中神経低位麻痺）では母指球部の感覚は障害されない．

2）画像診断

①単純 X 線検査

X 線手関節 2 方向により骨性因子を検索する．頚椎 6 方向をとり頚部からの症状を除外する．

② MRI 検査

ガングリオンなど占拠性病変を疑う場合に有用な検査である．

③超音波検査

MRI 同様に占拠性病変や異常筋などを疑う際に有用である．

3）血液検査

血液検査は血液透析や糖尿病，関節リウマチなど全身性疾患を疑う際に用いられる．

4）電気生理学的検査

筋電図所見，神経伝導速度を行い確定診断する．円回内筋症候群，下位運動ニューロン疾患，重複神経障害（頚椎部など），内分泌異常などを鑑別．

4. 治療

①治療法の選択は，患者の年齢，職業など環境因子も考慮される．原則として保存療法を行うが，疼痛，しびれ，筋萎縮などの症状が強いもの，また保存療法が無効なものなどは手術療法の適応となる．

②保存療法では手指の過度な使用は控えるよう指示し，手関節軽度伸展位を保持した副子や装具固定を行う．また手の挙上も有効である．ステロイド剤，ビタミン B_{12} 製剤，非ステロイド性消炎鎮痛薬（NSAIDs），また浮腫のある場合には利尿剤などの投与を行い経過観察する．

③手術療法の目的は絞扼部を切離し，圧迫された神経を除圧することである．神経の除圧を鏡視下手術で行う方法も用いられる．

④疼痛，感覚障害については予後良好である．しかし，母指球筋が萎縮している症例では回復に時間を要する．また血液透析が起因となっている場合は再発例が多い．予後は早期に適切な診断と治療方法を選別出来るか否かに左右される．

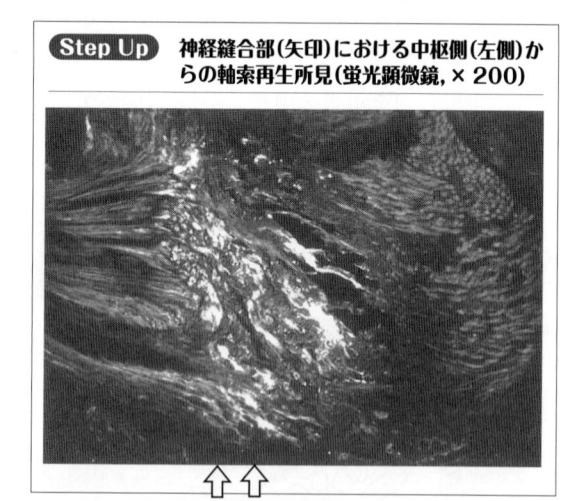

Step Up 神経縫合部（矢印）における中枢側（左側）からの軸索再生所見（蛍光顕微鏡，× 200）

Step Up 神経縫合術

前腕部での神経断裂に対する縫合例 (a)（矢印：両断裂部）の縫合（矢印）術 (b)

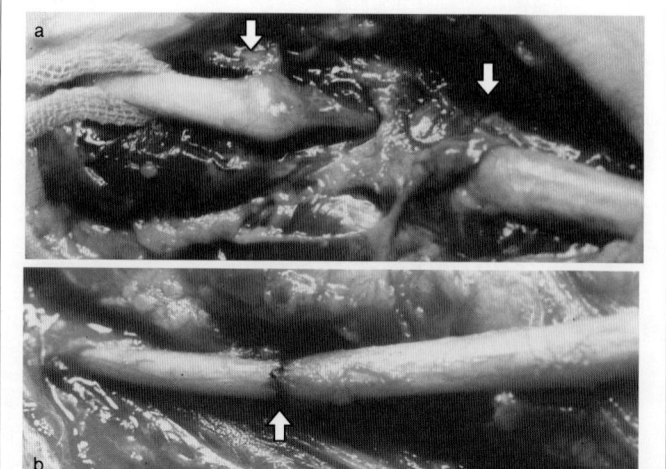

5 尺骨神経麻痺 ulnar nerve paralysis

1. 病態

①直達外傷や絞扼性神経障害などにみられる．

②手関節部で損傷される低位麻痺と，さらに肘関節部で損傷される中間位，そして高位損傷がある．低位麻痺は手固有内在筋の麻痺と感覚障害が起こり，中間位・高位麻痺では前腕筋麻痺などが加わる．前腕部の切創では正中神経損傷を合併することがある．

③尺骨神経支配の固有手筋群の萎縮（母指・示指間の指間の陥凹や小指球萎縮）が生じ，鷲手（鉤爪手，clawhand）変形，母指内転障害，指の開閉障害，小指対立障害，および手掌・手背尺側の感覚障害がみられる．

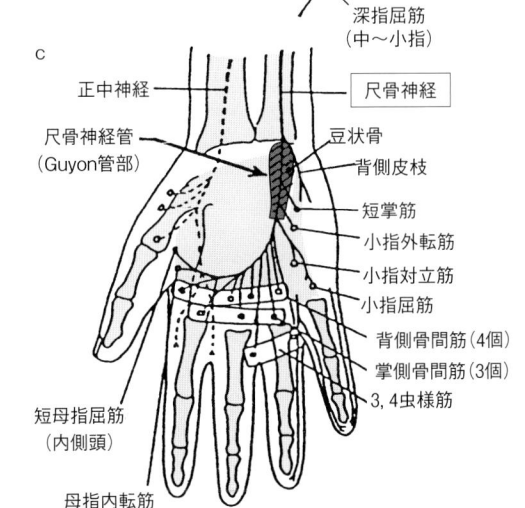

図1 尺骨神経の神経支配（Chusid）

a. 肘部管症候群 cubital tunnel syndrome

1. 病態

①尺骨神経は，腕神経叢内側神経束から下行し，上腕で内側筋間中隔を背側へ貫く．肘関節部で伸側より前腕の屈側へ回る際，上腕骨内側上顆後方に位置する尺骨神経溝を通過し，尺側手根屈筋の二頭間を通る．この二頭間を結ぶ靱帯を弓状靱帯（Osborne靱帯）という．このように肘関節内側の骨と靱帯で形成されるトンネルを肘部管という．肘部管症候群は，この肘部管での神経圧迫（狭義の肘部管症候群），または肘関節部において何らかの原因によって生じた尺骨神経損傷（広義の肘部管症候群）のことをいう．

②上肢の絞扼性神経障害の中では手根管症候群に次いで多く比較的頻度の高い疾患である．中高年の労働者に多くみられる傾向があり，片側のみの発症が多い．

③発症原因としては，弓状靱帯による圧迫，小児期の上腕骨外顆骨折後の外反肘，上腕骨顆上骨折後の内反肘，ガングリオンなどの肘部管内に生じた空間占拠性病変，筋肉の先天異常（滑車上肘筋など），変形性関節症，関節リウマチ，尺骨神経習慣性脱臼に伴う神経炎などが挙げられる．

2. 症状と経過

①初期症状は疼痛が主となるが，病態が進行すると疼痛は減弱し，尺骨神経支配領域のしびれ感が主となり，手の脱力感を訴えるようになる．

②症状が進行している場合は，箸が使いづらい，服のボタンかけが困難といった手指の巧緻運動障害を訴える．肘部管は肘屈曲位で緊張し，肘伸展位で弛緩する．そのため肘屈曲位を持続すると尺骨神経は絞扼されやすくなるという特徴がある．

③進行例では母指内転筋，小指球筋，骨間筋の萎縮が認められ，重症例では尺側手根屈筋にも萎縮が出現する．また，環・小指の深指屈筋，虫様筋に麻痺が起こるため鷲手（図2）を呈する．

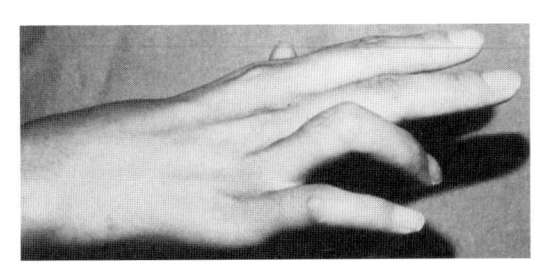

図2 尺骨神経麻痺による鷲手変形と筋萎縮

④臨床所見では肘部管部に圧痛を認め，絞扼性神経障害では絞扼部位の近位に偽性神経腫を作り，叩打による放散痛が生じる．肘の屈伸時に尺骨神経が尺骨神経溝からの逸脱を認める場合もある．
⑤環指尺側および小指掌背側の知覚鈍麻，手内在筋の萎縮による握力低下も生じる．

3．検査と診断
1) 徒手的検査

①Froment（フローマン）徴候（図3）：患者に母指と示指の間で薄い紙をつまむように指示する．それを検者が引き抜こうとした際，麻痺があれば，母指のIP関節を大きく屈曲させ，指先でのピンチ（tip pinch）のように指先の先端部しか紙片に密着しない．検者が強く引っ張ると紙片を保持できない．これは本来であれば尺骨神経支配の母指内転筋によってピンチ動作を行うところを，麻痺または筋力低下によって代償的に正中神経支配の長母指屈筋が働くために生じる．

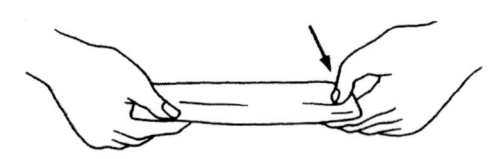

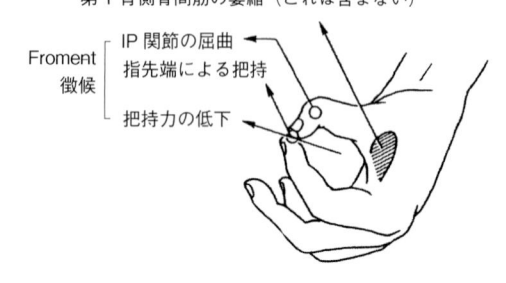

図3　Froment徴候（平澤 MB Orthop 7(5): 7-11, 1994）

②肘関節屈曲テスト（elbow flexion test）：前腕回外位で患側上肢の肘関節を十分に屈曲させ，その肢位を5分間保持するように指示する．これは肘関節屈曲による弓状靱帯の緊張を利用した検査法であり，環・小指の疼痛やしびれが誘発されれば陽性とする．しかし，進行例や尺骨神経脱臼例では陰性になることも多いため注意を要する．

③示指・中指交差テスト（cross finger test）：骨間筋不全のため示指・中指を交差させることができない．

④Tinel様徴候：肘部管部にて軽く叩打すると，放散痛を引き起こす．しかし，偽陽性もしばしばみられるため必ず健側と比較する．

2) 画像診断

①X線検査より，肘関節部の変形性関節様変化や陳旧性骨折の有無，軸写撮影による尺骨神経溝の狭小化の有無を調べる．

②MRIや超音波断層法により占拠性病変の有無を検査する．

3) 電気生理学的検査

①筋電図：他疾患との鑑別にも有用な検査である．②神経伝導速度検査：肘部管周辺部での伝導速度遅延を認めれば確定的である．

4．鑑別診断

頚椎・頚髄疾患，胸郭出口症候群，筋萎縮性側索硬化症，double lesion neuropathy（重複神経障害）など．

5．治療

尺骨神経障害度は(1)非変性型：疼痛，しびれ感が中心となるもの(2)中間型：知覚鈍麻，筋萎縮があり電気生理学的所見が異常(3)変形型：運動・感覚麻痺があり，筋萎縮が高度でEMGにてfibrillation potential出現，MVCは導出不能という3つの型に分類される．早期診断，早期手術が大切である．

1) 保存療法

いわゆる非変性型すなわち筋萎縮を認めない軽症例やover useによって発症し早期に発見された例が適応となる．局所の安静，肘関節伸展位を保持する装具の着用，ビタミンB_{12}製剤の投与，非ステロイド性抗炎症薬の投与などが挙げられる．

2) 手術療法

手術療法の目的は，絞扼された神経の除圧，神経内・外の血流の改善が中心となる．ガングリオンなど占拠性病変によるものなどはOsborne靱帯の切離を，偽関節，外・内反肘，関節リウマチなどに対しては尺骨神経前方移動術を，その他にも神経除圧のための内側上顆切除術，神経内剥離など病態に応じて選択する．

3) 予後

神経変性度の高い進行例では予後は不良である．重症例では神経に不可逆性の変化が生じている場合もあり，しびれや手内在筋の萎縮が残存することもある．

b. Guyon 管症候群 ulnar tunnel syndrome

1. 病態

　Guyon 管（尺骨神経管）症候群とは手根部掌側の尺骨神経管で尺骨神経が何らかの原因により障害されて生じる絞扼性神経障害である．尺骨神経は手関節より近位で背側知覚枝を分岐し，ゆえに Guyon 管症候群では感覚障害は手背尺側には生じない．さらに尺骨神経管内で浅枝（知覚枝）と深枝（運動枝）に分岐する（図1）．

　尺骨神経管の入口は掌側が横手根靱帯，豆状有鉤靱帯により形成され，背側は尺側手根屈筋と掌側手根靱帯，尺側は豆状骨の一部に，橈側は有鉤骨によって形成される．出口は内側の豆状骨，外側の有鉤骨鉤から起始する小指球筋の腱性アーケードがあり，ここを尺骨神経の深枝が通る．また，浅枝は有鉤骨，豆状骨より起始する musculotendinous arch の掌側を下行する．従って Guyon 管症候群では，尺骨神経がどの部位で絞扼されるかによって症状が異なる．

　発生原因・要因としては，占拠性病変（ことにガングリオン）や，手根骨骨折など外傷時の血腫，関節リウマチによる増殖性滑膜などによる圧迫などがある．動的因子としては，手を酷使する職業での慢性小外傷，自転車のハンドルによる手の圧迫，ロッククライミング，野球やテニスなどのスポーツ外傷などがあり，比較的稀な疾患である．

2. 症状と経過

　患者の主訴として物がつまめない，箸が上手につかえないといった巧緻運動障害や，環指・小指にしびれ感を訴えることが主である．

　浅枝のみの障害であれば，尺骨神経支配領域（ことに掌側のみ）に生じる知覚障害が主となる（図1）．それに対し深枝のみの障害になると，小指球筋群，骨間筋群，母指内転筋に障害がでるため，それぞれの筋力低下に伴う脱力，易疲労感，疼痛が主訴となる．症状が進行すると筋萎縮を認めピンチ動作ができないといった巧緻運動障害や鷲手変形が認められる．

3. 検査と診断

1) 徒手検査

　絞扼部に局所の圧痛，Tinel 様徴候を認める．しかし，深枝の単独障害では Tinel 様徴候は出現しないため注意を要する．また，深枝の単独障害では Froment 徴候や cross finger test が陽性となる．

2) 単純 X 線検査

　有鉤骨鉤骨折など同部の外傷の有無を確認する．

3) 超音波検査

　本症はガングリオンが起因となることが多いため，超音波検査は有効である．

4. 治療

　急性発症例では局所の安静が有効なため，保存療法では装具などを使用し安静固定を促す．また手を過度に使用することを禁ずる．しかし，空間占拠性病変が原因となる場合が多いため，神経の除圧，絞扼部を開放する目的で神経剥離術を行うといった手術療法が主となる．一般に予後は良好である．

Step Up　上腕骨外側顆骨折後の外反変形による遅発性尺骨神経麻痺例

手術時所見．尺骨神経の絞扼（矢印）を示す (a)．X線所見（外反変形，b)．内側上顆部で緊張の強い尺骨神経 (a，矢印）を前方移動して (c，矢印)，中枢側，末梢側ともに開放したところ (c)．

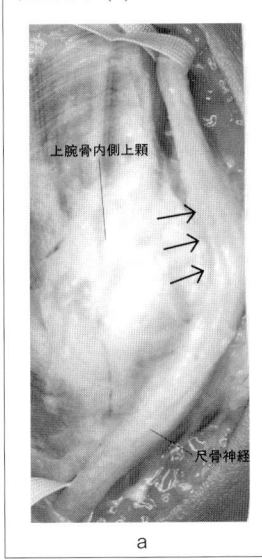

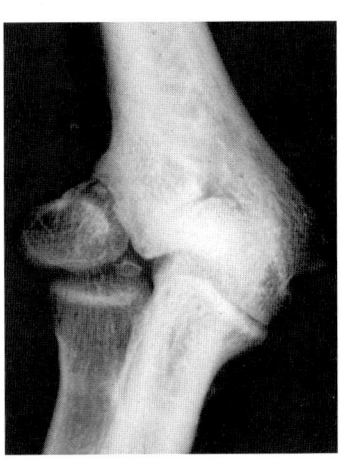

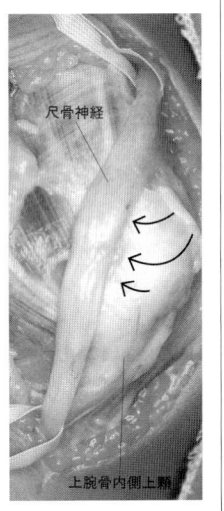

a　　　b　　　c

B 下肢の神経損傷と絞扼性神経障害

概念

腰神経叢および仙骨神経叢によって下肢の神経支配が行われるが,腰神経叢では,外側大腿皮神経,大腿神経,閉鎖神経と分かれ,仙骨神経叢では坐骨神経となる.下肢の代表的な絞扼性神経障害としては知覚異常性大腿部痛,梨状筋症候群,総腓骨神経絞扼障害,伏在神経絞扼障害,足根管症候群およびモートン病がある.

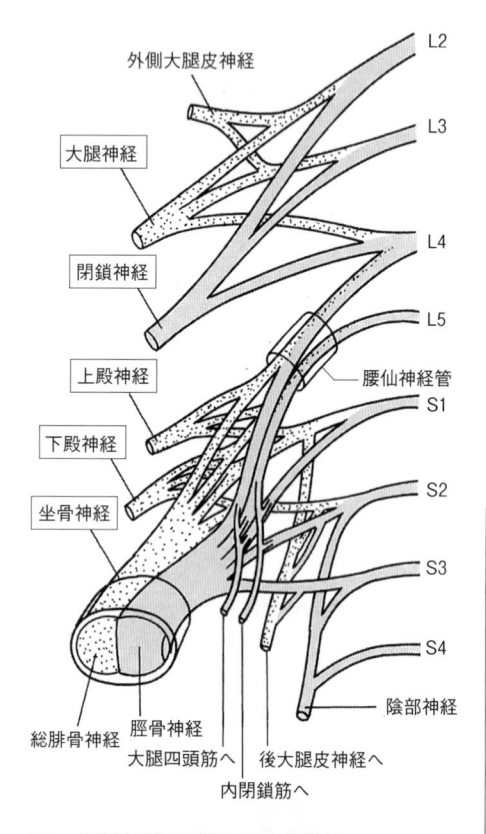

図1 腰仙神経叢の解剖と神経支配
網目の部分は posterior division,あるいはそれに由来する神経.
(Hollinshead WH. Functional Anatomy of the Limbs and Back. 4th Edition. Philadelphia: Saunders; 1976)

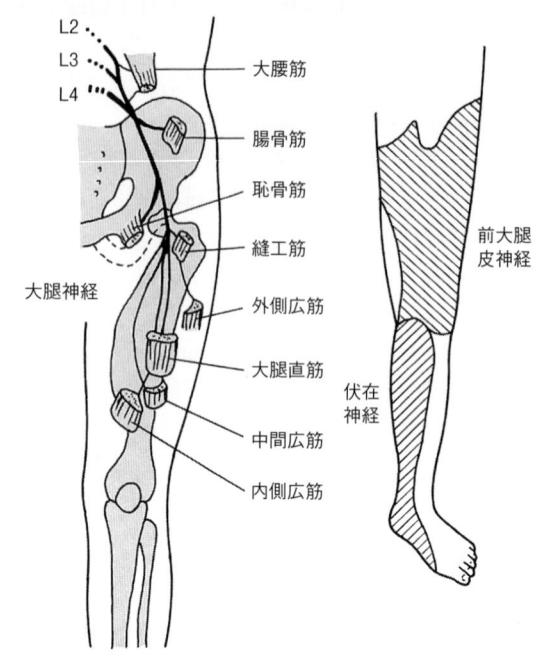

図2 大腿神経の筋および皮膚支配(Hollinshead)

Step Up 大腿神経麻痺

外傷によって生じた腸腰筋内血腫(a:矢印)による大腿神経麻痺の一例.知覚脱失(b:斜線)と膝伸展障害(c)

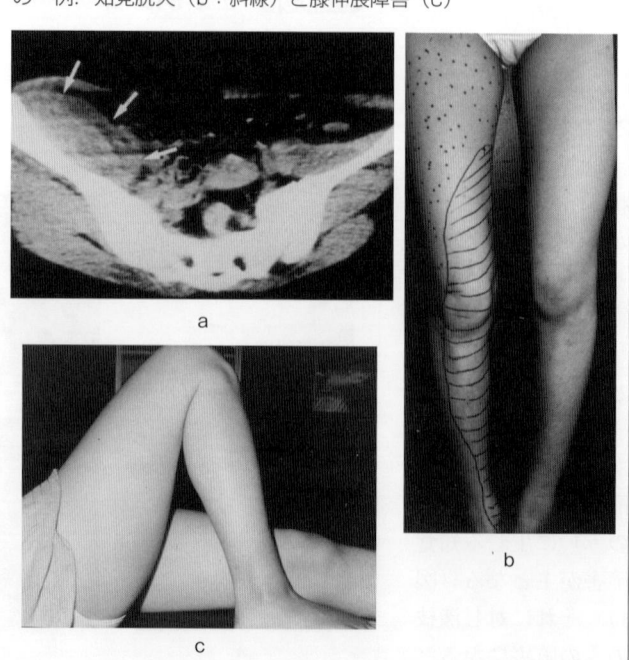

1 外側大腿皮神経と感覚異常性大腿痛

meralgia paresthetica

1. 概念

①純知覚性の外側大腿皮神経の障害で発生する．②外側大腿皮神経は上前腸骨棘の内側に達すると，股関節伸展時で約90°の角度で下方に曲がり大腿に出る．大腿に出ると分岐して大腿筋膜を貫き皮下に分布する．③この急角度の方向の変更する部分が絞扼部となって，股関節伸展により牽引力を受ける．このような解剖学的特徴により機械的摩擦や圧迫を生じやすく絞扼性神経障害が発生すると考えられる．さらに同部への直達外力や，腫瘍・肥満・妊娠・腹水などによる圧迫は本症の発生原因となる（図1）．

2. 症状

①大腿外側の外側大腿皮神経領域にしびれ感や不快感を覚え，症状が高度な場合は灼熱感を伴う疼痛として訴える．②外側大腿皮神経を伸展する肢位で疼痛・しびれ感は増強する（図2）．

3. 診断

①大腿外側にしびれ感・疼痛を訴え，肢位により症状が増減する所見がある．②絞扼部の鼠径部・上前腸骨棘内側に叩打痛があり，同部の神経ブロックで症状が軽快すれば診断は確定する．③股関節や膝関節疾患とも鑑別を要することがある．

4. 治療

①股関節伸展位で外側大腿皮神経が伸展される例が多く，また衣服での圧迫にも注意するよう生活指導を行う．②温熱・薬物療法も試みて良い．神経ブロックも有効である．

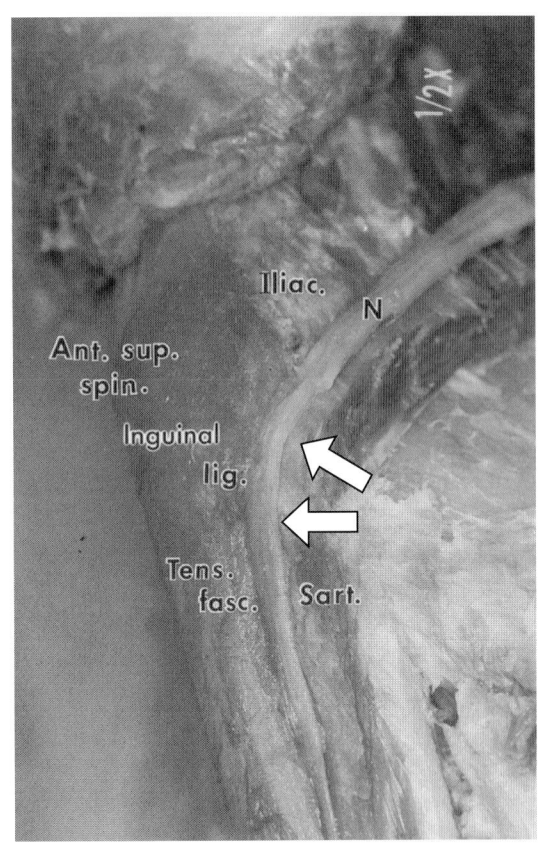

図1 外側大腿皮神経の走行（右側トンネルの断面）
外側大腿皮神経（N）は鼠径靱帯と上前腸骨棘にはさまれて90°の角度で曲がる（矢印）．N：外側大腿皮神経．Iliac：腸骨．ant. sup. spin.：上前腸骨棘．inguinal. l.：鼠径靱帯．tans. fasc.：大腿筋膜張筋．sart.：縫工筋．

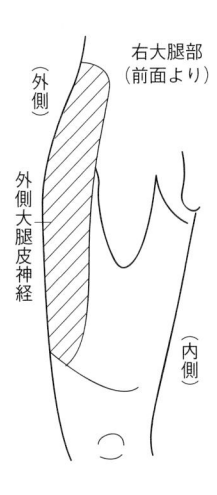

図2 外側大腿皮神経の皮膚支配

2 坐骨神経と梨状筋症候群 piriformis syndrome

1. 概念
①坐骨神経はしばしば梨状筋の間を貫くとき，梨状筋によって圧迫され扁平となって通過している．②股関節の屈曲によって本神経は梨状筋下孔においては中枢側に牽引され，長軸方向への移動に伴う摩擦が惹起する．③絞扼部は坐骨神経の梨状筋出口部である．④スポーツ特にランニングや筋力トレーニングによる機械的刺激も発症の誘因となる．

2. 症状
①主症状は坐骨神経痛であり，殿部・下肢に放散痛を生じる．②梨状筋部の圧迫でも同一の放散痛を訴える．③スポーツ選手では競技中に下肢の脱力感を訴えることがある．

3. 診断
①坐骨神経痛は腰椎椎間板ヘルニアとの鑑別が大切である．②股関節内旋位で疼痛が増強する．③梨状筋部に圧痛を認め，同部のブロックが効果的であれば本疾患の可能性は高い．

4. 治療
①鎮痛剤，末梢神経代謝改善剤などの薬物療法および低周波，温熱療法などの理学療法も適応である．②梨状筋内への局麻剤の注入は効果的で診断的価値もある．③スポーツ競技者ではトレーニングメニューの変更も必要である．④保存的治療に抵抗する症例では坐骨神経後方の梨状筋を切離する神経の除圧が適応となる．

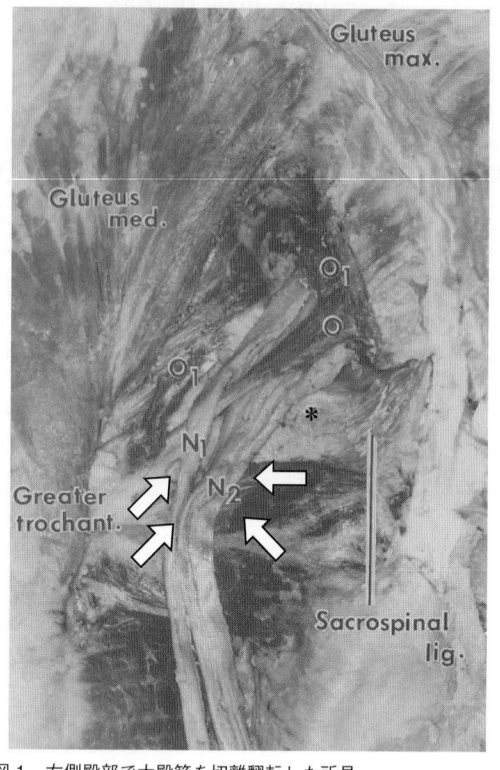

図1　左側殿部で大殿筋を切離翻転した所見
坐骨神経は梨状筋下孔を通って梨状筋(O)と坐骨棘($*$)にはさまれて骨盤腔を去るが，本例では総腓骨神経(N_1)と脛骨神経(N_2)に分かれて本孔を出る．総腓骨神経(N_1)は梨状筋を貫いている．梨状筋の上半分(O_1)は切取っている．
gluteus max.：大殿筋　　greater trochant.：大転子
gluteus med.：中殿筋　　sacrospinal lig.：仙棘靱帯

Step Up　神経自家移植術例
深腓骨神経の欠損(a. 矢印：両断端)に対する自家腓腹神経(8cm)による修復例(b. 矢印：縫合部)

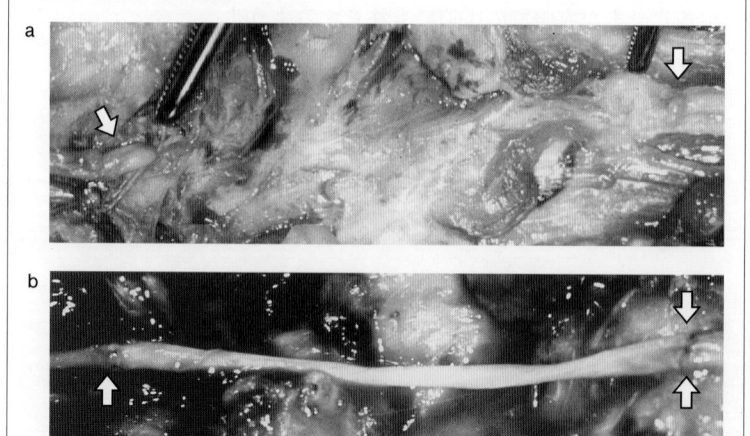

3 伏在神経と Hunter（ハンター）管症候群

Hunter canal syndrome

1. 病態

Hunter 管症候群は膝関節の内側と膝蓋骨遠位の感覚障害を訴える比較的稀な疾患で伏在神経が Hunter 管（内転筋管）にて絞扼されて生じる絞扼性神経障害である．伏在神経は大腿神経より分岐する知覚枝で，大腿動脈・静脈とともに Hunter 管を通る（図1）．Hunter 管を出る直前に膝蓋下肢，下腿内側枝と分岐し膝関節内側部，下腿内側部，足関節内側部の皮膚知覚を支配する（図1）．Hunter 管は大内転筋と内側広筋に結合している線維束により構成され，外側は内側広筋に，内・後方は大内転筋，長内転筋に，天井は縫工筋に囲まれている．

発症原因としてはこの部の打撲による内出血や下肢の over use，大伏在静脈炎といった炎症性疾患などが指摘される．

若年者から高齢者と幅広い年齢層でみられるが，きわめて稀な疾患である．そのため，不定愁訴として診断されやすく注意を要する．

2. 症状と経過

患者の主訴は膝関節内側部の疼痛と伏在神経領域の感覚障害である．特に疼痛は長時間の歩行や階段昇降またはスポーツ活動などによって悪化し，まれに夜間痛を訴えることもある．これらの症状は日によって波があるといわれている．

3. 検査と診断

Hunter 管部の限局性圧痛，Tinel 様徴候などが指標となる．圧痛を触知することは重要な指標で，伏在神経本幹は大腿骨内側顆より約 10 cm 近位の縫工筋の上を圧迫し，Hunter 管の走行に沿って触知する．

局所麻酔剤によって症状が軽快または消失すれば確実である．

4. 鑑別診断

膝周辺部の疾患の1つとして本症を念頭におくことが大切である．Hunter 管症候群の発生頻度が低いため，若年者の場合では成長痛と，青壮年では膝関節内部の障害と高齢者の場合では変形性膝関節症と誤認されることもあり鑑別を要する．

5. 治療

一過性のものが多く，保存療法で軽快するため局所の安静を図る．保存療法が無効な場合は絞扼の原因となる線維束の切離や神経剥離術などの手術療法が適応される．

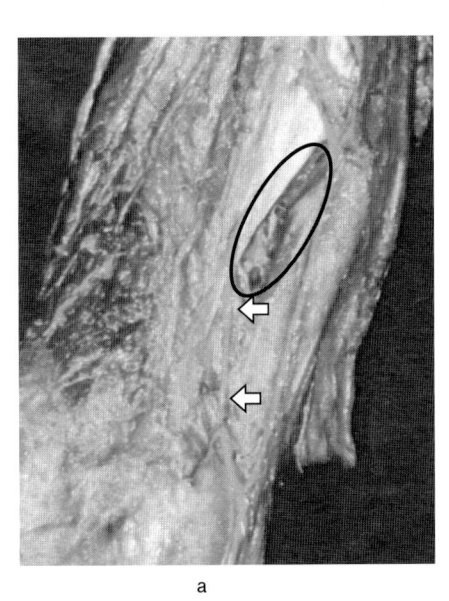

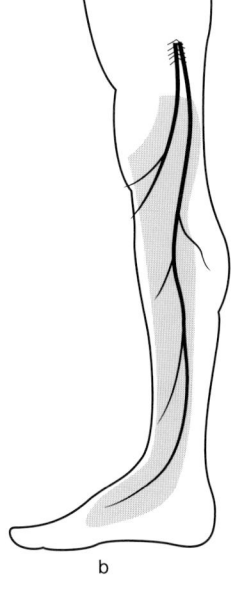

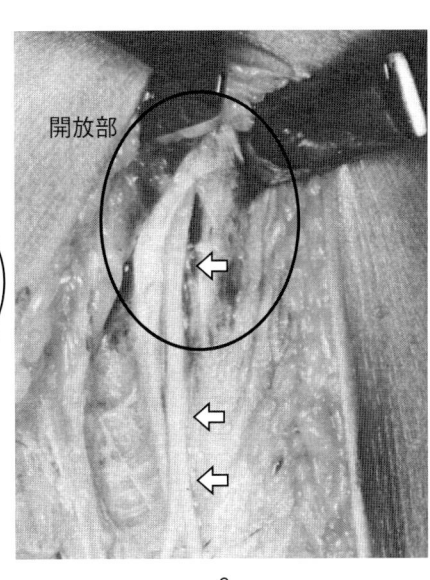

図1 Hunter 管
a Hunter 管（○印）の解剖所見（矢印：伏在神経）．b Hunter 管症候群の感覚障害．c 硬式ボールで打撲した例．出血による瘢痕形成が認められ，神経（矢印）を開放したところ．

4 総腓骨神経絞扼障害 fibular tunnel syndrome

1. 概念
　総腓骨神経は膝窩部では可動性があるが，下腿に入ると分肢を出すため可動性は乏しくなる．②絞扼部は腓骨頚部（図1○印）であり，同時にガングリオン，外骨腫，fabellaなどが存在すると発症を誘発する．長時間のしゃがみ姿勢，足関節内反強制，ギプス包帯による圧迫なども本症の発生原因となる．

2. 症状
　①感覚障害は足背および下腿外側に発生する．②前脛骨筋，長母趾伸筋，短趾伸筋および長短腓骨筋を本神経は支配しており，これらの筋の麻痺により足関節の背屈が不能となり（下垂足 drop foot）かつ内反する．また足部に脱力感を訴えることがある．

3. 診断
　①下腿外側から足背にかけての知覚異常を認め，腓骨小頭頚部に圧痛と叩打による放散痛を訴える．足部内反強制による症状の増悪は診断の参考となる．②下垂足やそれに伴う鶏歩（steppage gait）を生じる．③電気生理学的な検査は，椎間板ヘルニアなどの他部位での神経障害との鑑別に有効である．

4. 治療
　①消炎鎮痛薬，末梢神経代謝改善薬の投与や神経ブロックを施行する．②下垂足があれば足部外反位固定の矯正装具を作成する．③保存的療法で回復の徴候が無いときには神経の絞扼除去術や剥離術などの観血的療法も必要となる．

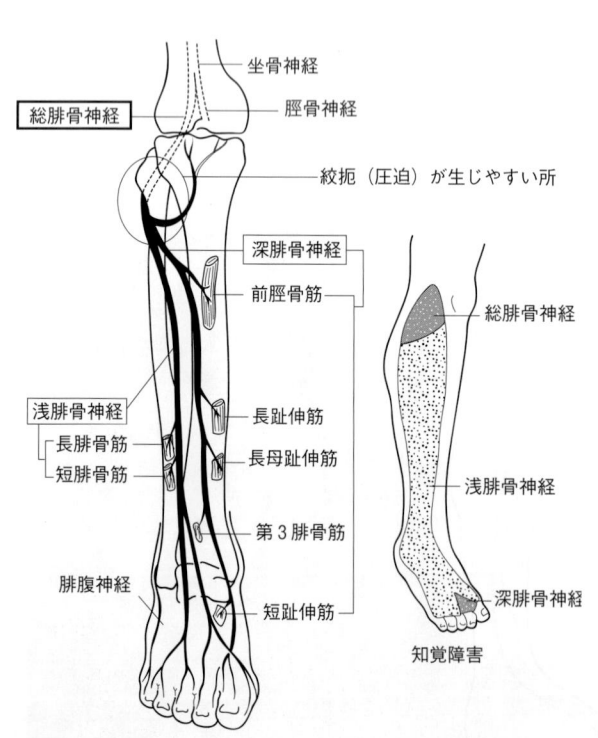

図1　総腓骨神経の分布
(Chusid and McDonald : Correlative neuroanatomy and functional neurology. 12ed, Lange Med Pub, 1964 より改変)

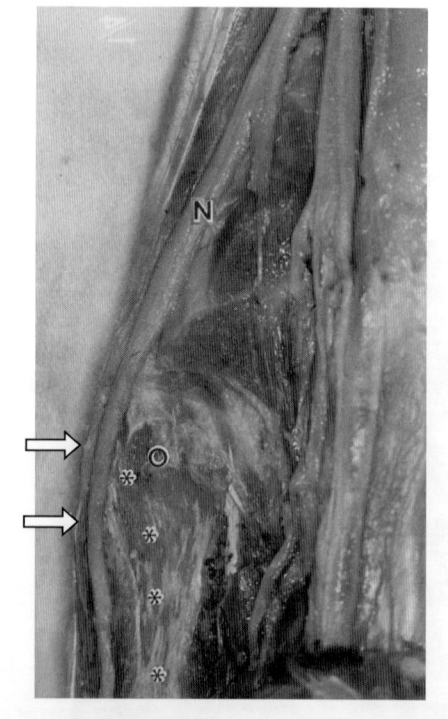

図2　膝窩部（左側後方より）
総腓骨神経(N)はトンネルの中で前下方に曲がるときに腓骨頭(O)に接し，同部は長腓骨筋の起始腱で被われている．ヒラメ筋の起始部(*)は剥離している．圧迫(絞扼)されやすい所(矢印)．

5 脛骨神経と足根管症候群 tarsal tunnel syndrome

1. 病態

足根管は脛骨内果後下方の足根骨と屈筋支帯により形成されるトンネル（図1）で，このトンネル内を後脛骨筋，脛骨神経，後脛骨動・静脈，長趾屈筋腱，長母趾屈筋腱が通る．足根管症候群は，脛骨神経あるいはその分枝が足根管内で種々の原因により絞扼されて生じる．

発症原因としては，約半数が足関節周辺部の外傷（足関節捻挫，脛骨遠位や足関節の脱臼骨折，踵骨骨折など）で，その他，長時間の起立や歩行，後脛骨神経や腱鞘から発生したガングリオン，軟部腫瘍，静脈瘤などの空間占拠性病変，外反扁平足（踵骨が外反位となり神経が伸張される）などのアライメント異常，妊娠などの内因性のもの，原因の明らかでない特発性のものもある．

2. 症状と経過

足底部の疼痛，灼熱感，しびれ感，足底や足趾への放散痛などがみられる．感覚障害は，拘扼された神経の支配領域にみられ（図2），長時間の起立や歩行，階段の昇降などで増強することがあるが，安静により軽減する．また，夜間痛（就眠時や明け方の疼痛）を訴える例もある．

3. 検査と診断

足根管部の圧痛，足根管部の叩打による放散痛，支配神経領域の感覚障害などにより判断する．

1) 誘発テスト

ターニケットテスト：下肢にターニケットを巻き加圧すると足底のしびれや疼痛が増強する．

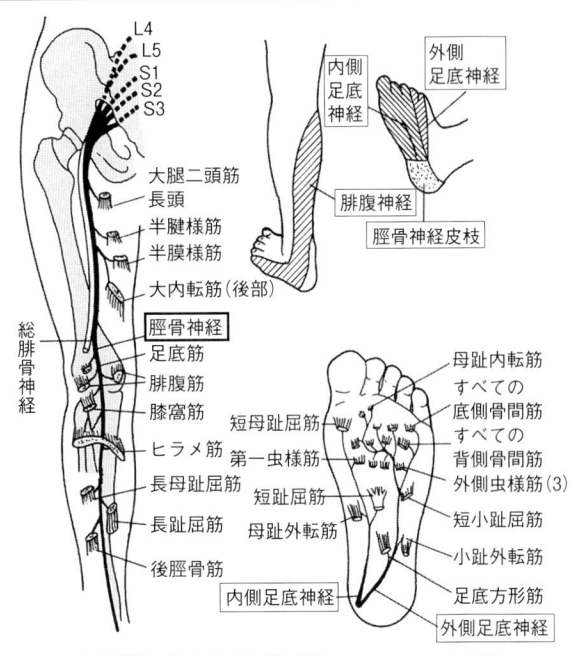

図2 脛骨神経の筋および皮膚支配(Hollinshead, W. H., 1969)

2) 足根管部の空間占拠性病変の診断

超音波検査や MRI が有用である．

3) 電気生理学的検査（運動神経伝導速度，感覚神経伝導速度）

経過の長いものでは波形が導出されないことが

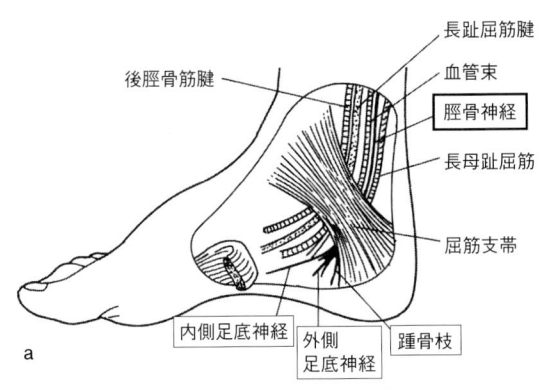

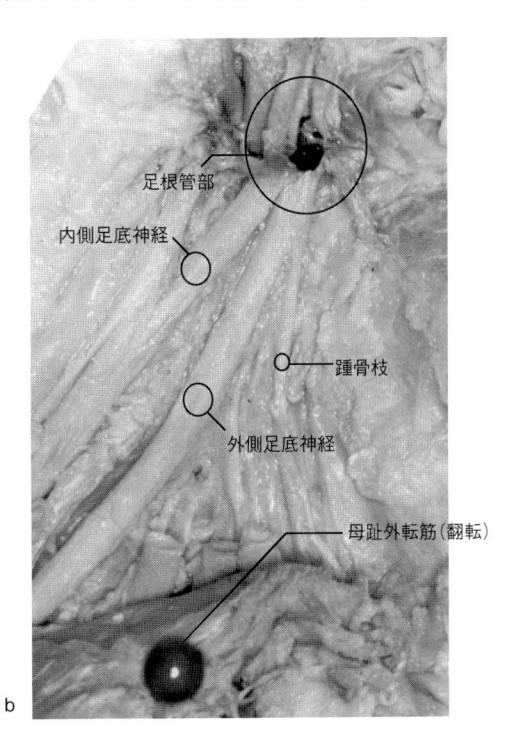

図1 脛骨神経の足底への分布
a 屈筋支帯と脛骨神経
b 足根管部からの脛骨神経の3分枝（**母趾外転筋を翻転**）

ある.

4. 鑑別診断
1) 腰椎椎間板ヘルニア
2) jogger's foot：内側足底神経の母趾外転筋入口部での絞扼神経障害
3) Baxter の踵部痛：外側足底神経第1枝が母趾外転筋, 踵骨隆起内側突起で拘扼されて生じる.
4) 足底腱膜炎
5) Morton（モートン）病
6) 閉塞性動脈硬化症

5. 治療
1）保存療法
局所の安静, 消炎鎮痛薬投与, 足根管内へのステロイド剤注入などが行われる. 外反扁平足が発症に関与している場合は足底板を処方する. また, 足に適した靴を履くよう指導する. 症状が軽快しない場合は早めに手術療法に移行すべきである.
2）手術療法
屈筋支帯の切開による除圧, 神経圧迫因子の除去, 神経剥離術などが行われる.

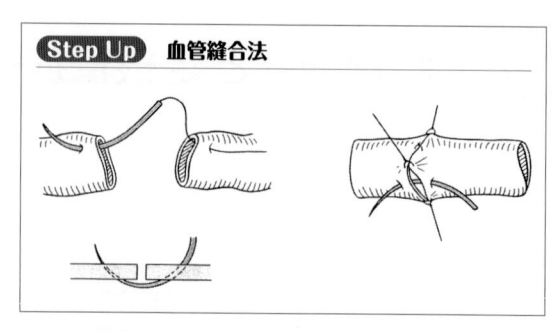

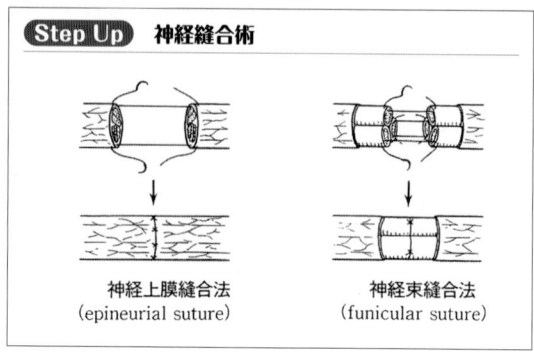

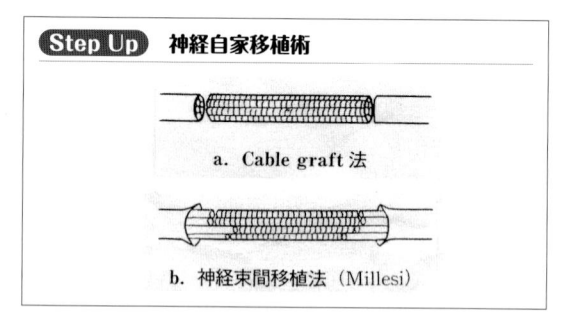

Step Up　血管縫合法

Step Up　神経縫合術

神経上膜縫合法 (epineurial suture)　　神経束縫合法 (funicular suture)

Step Up　神経自家移植術

a. Cable graft 法
b. 神経束間移植法 (Millesi)

Step Up　右母指挫滅による欠損に対しての母指への趾移植術 (toe-to-thumb transfer) 例

母指の挫滅による欠損 (a) に対して左第2趾を採取 (b) して母指欠損部へ移植 (c).

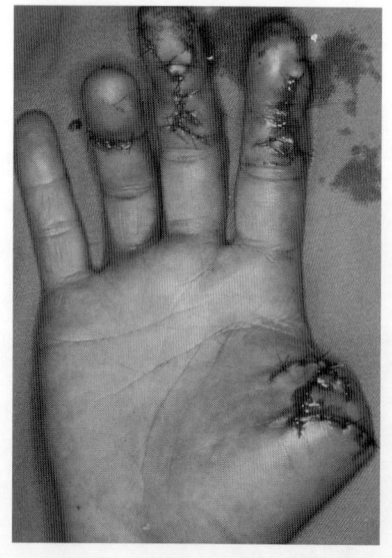

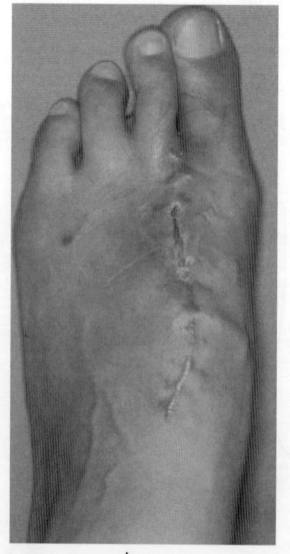

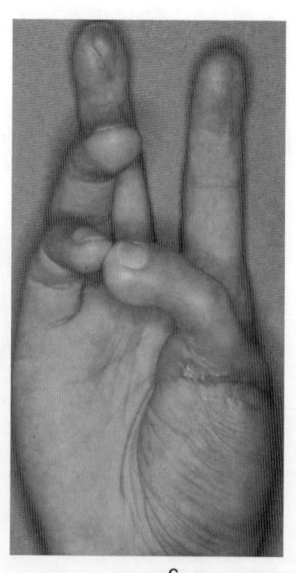

a　　b　　c

6 総底側趾神経とMorton(モートン)病 Morton disease

1. 病態

Morton(モートン)病は内側および外側足底神経より分岐した総底側趾神経が，中足骨頭間で圧迫・絞扼されて生じる絞扼性神経障害である(図1)．

中年の女性に多く，約15%が両側性とされる．好発部位は第3, 4趾(中足骨)間で，この部は外側足底神経からも交通枝を受けて太いため圧迫されやすい．次いで第2, 3趾間が多い．まれに2趾間に発症することもある．

発症要因としては靴の不適合があげられる．外反母趾の女性が，ハイヒールを履き大きな歩幅で歩くと生じやすい．スポーツ障害としてもみられ，バレエなどの足趾の過伸展を繰り返す競技や前足部への負荷が繰り返し生じる動作などが起因となる．

2. 症状と経過

起立時や歩行時，踵を浮かせてしゃがみ込むなどの際に前足部の疼痛が生じる．ハイヒールや前足部が狭い靴での歩行や足趾を強く踏み返した際などに症状が憎悪する．足趾への放散痛があるが，その程度は様々で，電撃性の激痛や刺すような疼痛を訴える場合もある．経過が長くなると疼痛のため歩行困難になる例もある．

3. 検査と診断

MTP関節背屈時の疼痛，趾間部から足趾にかけて感覚障害の有無，罹患部の中足骨頭間のやや遠位の圧痛と足趾への放散痛の出現を調べる．第1～第5中足骨頭部を内外側から握り疼痛が誘発されるかどうかを確認する(squeeze test)(図2)．

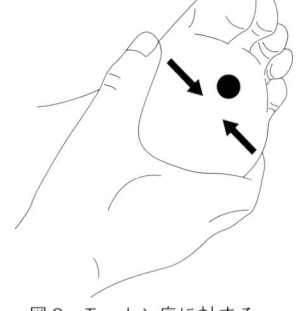

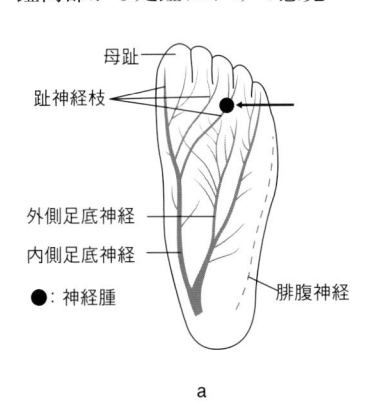

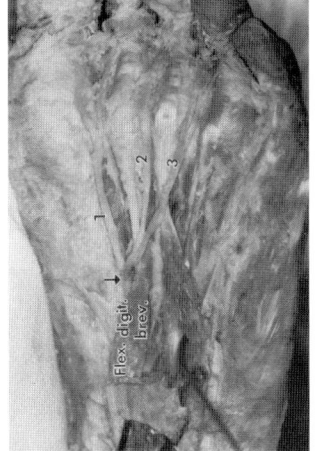

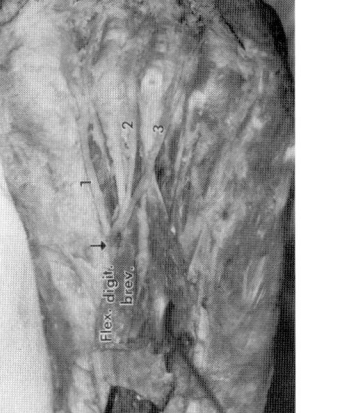

図2. モートン病に対する疼痛誘発テスト

4. 鑑別診断

足根管症候群，開張足に伴う中足痛(中足骨頭部有痛性胼胝)，MTP関節のリウマチ性関節炎，フライバーグ(Freiberg)病(第二ケーラー病)，中足骨疲労骨折，腰椎椎間板ヘルニア，ガングリオンなどとの鑑別を要する．

5. 治療

扁平足などの足部変形やアライメント異常などがあれば足底板により矯正を試みる．ハイヒールや前足部が狭い靴を履かないように指導する．スポーツ選手では，スポーツ活動を中止し，MTP関節の背屈を制限し負荷の軽減を図る．

症状に応じて神経ブロック注射や局所へのステロイド剤注射が行われる．頻回の注射は避け，症状が改善しない場合は手術療法により肥厚した神経の部分切除が行われる．

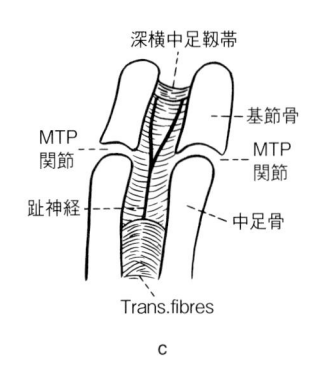

図1 足底部の神経分布
a 足底部における内側および外側足底神経
b 左側足底部：足底方形筋まで取り去っている．内側足底神経は短趾屈筋(Flex.digit.brev.)背内側で3本の総底側趾神経(1, 2, 3)に分かれるが，内側の2本の総底側趾神経(2, 3)は短趾屈筋の第2趾腱に接して外側方に曲がっている(→)．
c metatarsalトンネル(Morris MA, 1977)

C 複合性局所疼痛症候群 complex regional pain syndrome

1. 病態

①神経因性の疼痛に関しては以前から種々の分類が行われてきた．国際疼痛学会 International Association for the Study of Pain（IASP）において，1986年，反射性交感神経性ジストロフィー（reflex sympathetic dystrophy: RSD）とは"主要な神経の損傷が認められない骨折などの外傷後に，交感神経の hyperactivity と関連して四肢に生じる疼痛"と定義した．カウザルギー（causalgia）においては，末梢神経幹損傷後に，その神経の感（知）覚領域を超えて広範な疼痛を呈することが多い．

②1994年，IASPは，慢性疼痛のなかでも神経因性疼痛は複合性局所疼痛症候群と呼ばれるべきであるとして，complex regional pain syndrome（CRPS）と命名した．そのなかで，RSDをCRPSのtype I，カウザルギーをCRPSのtype II と分類した．（表1，2）

表1 国際疼痛学会（IASP）の CRPS 診断基準（1994）

1. 外傷の既往があるか，不動化の原因がある．
2. 不釣り合いな持続性疼痛，アロディニア，痛覚過敏
3. 疼痛部位に浮腫，皮膚温の左右差（1.1℃以上），発汗異常が病期のいずれかの時期に存在
4. 病態を説明する他の疾患を除外できる．

表2 本邦版 CRPS 判定指標
（厚生労働省 CRPS 研究班 2005～2008）

A. 病期のいずれかの時期に，以下の自覚症状のうち2項目以上該当すること．ただし，それぞれの項目内のいずれかの症状を満たせばよい．
  1. 皮膚・爪・毛のうちいずれかに萎縮性変化
  2. 関節可動域制限
  3. 持続性ないしは不釣り合いな痛み，しびれたような針で刺すような痛み（患者が自発的に述べる），知覚過敏
  4. 発汗の亢進ないしは低下
  5. 浮腫

B. 診察時において以下の他覚的所見の項目を2項目以上該当すること
  1. 皮膚・爪・毛のうちいずれかに萎縮性変化
  2. 関節可動域制限
  3. アロディニア（触刺激ないしは熱刺激による）ないしは疼痛過敏（ピンプリック）
  4. 発汗の亢進ないしは低下
  5. 浮腫

2. 症状

①CRPSは，持続性の有痛性損傷（あるいは疼痛），異常な交感神経反射，患者自身の素因の三つの要素の併存によって発生することが多い（図1）．

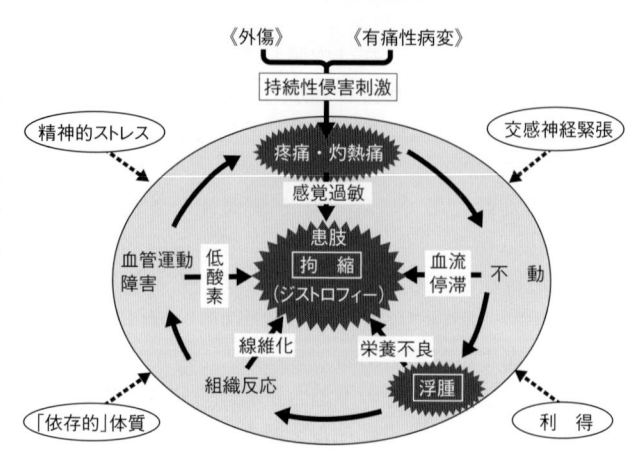

図1 CRPSにおける悪循環

②主な症状としては，患肢末梢部の高度の疼痛（ときに灼熱痛），皮膚の色調の変化などの血管運動神経の不安定性，二次的症状としては，骨萎縮，拘縮，皮膚温の変化，発汗異常，皮膚の萎縮などがある．

③疼痛の程度は，誘因となる外傷から予想されるよりはるかに大きいことが多い．また，軽い接触や風が当たるなど，通常では疼痛をきたさないような刺激によって疼痛が起こる状態（allodynia）を認めることもある．

3. 診断

①CRPS type I の診断にあたって，①詳細な問診，②allodynia や感覚過敏などに関する注意深い診察，③X線撮影による骨萎縮の評価，④thermography による皮膚温の異常の検査，⑤発汗テスト，⑥精神・神経科（心理テスト，性格分析を含めて）紹介などを行う．

②初診時には受傷の原因を考えられるもの，前医を含めた医療関係者の処置とその効果，労働災害や交通事故との関係の有無，加害者がある場合の相手の対応などについて，感情的にならないように問診して記録する．患者の身体と心の痛みを理解しつつ，愛護的に対応する．ことに前医の対応に不満をもっていることもあるので，それを増幅させないように配慮する．一方過度の同情は患者に大きな期待を抱かせることもあるので注意する．

4. 治療

①早期診断と早期治療が大切であるが患者の身体と心の痛みを理解しつつ，愛護的に治療にあたる．

②患肢の末梢神経に原因となる病態があると判断される場合には，神経修復術を考慮し，インフォームド・コンセントを得た上で早期対応を行う．"原因不明のCRPS"として治療する前に，正確な診断を行う．

③急性期には患肢の浮腫の予防に配慮する．同時に疼痛の緩和と拘縮の予防を行いつつ，可動域訓練を行う．敏感な瘢痕部には軟らかいpadをあてて外界の刺激から保護する（図2）．過敏な手掌部に対しては，皮膚に対する接触感からはじめて疼痛に対する耐性（tolerance）を徐々に獲得するように綿棒によるタッピング（図3）やフォームラバー球，大豆，砂などを入れた容器に手を入れて訓練を行う．セラピストの工夫と忍耐も必要である．この耐性の訓練は，経皮的電気神経刺激療法（TENS）（図4）や，作業療法を組み合わせて行う．温冷交代浴やブロック療法も併用すれば効果的である．

④このような疾患に理解の深い精神・神経科医や麻酔科医（ペインクリニック）を含めて，主治医が中心となって，セラピストや看護師などと十分な連携ととりあって，チームアプローチで対応する．明確な治療目標を設定して定期的な評価を行いつつ，最終ゴールを目指す．

5. ポイント

患者と医療チームとの信頼関係が重要で，相互の緊密なコンタクトによる心理的な接触を深めるよう配慮し，"全人的"な治療を行うよう心がける．

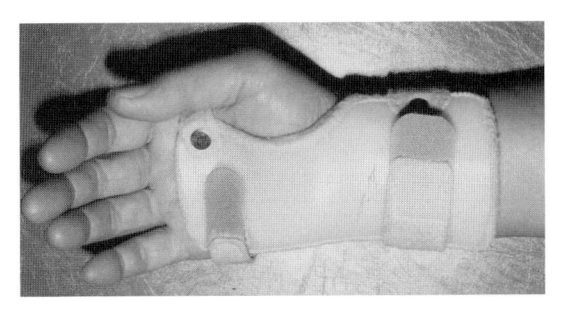

図2 疼痛過敏部（この部分，手根管部）にやわらかいpadをあてる．

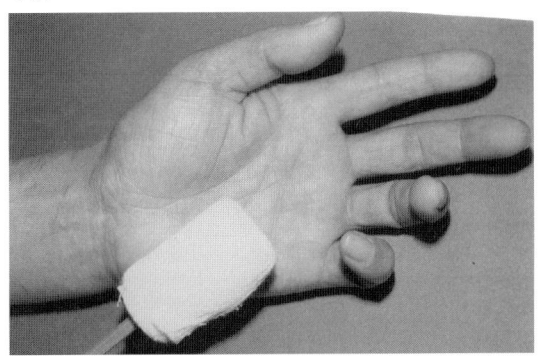

図3 綿棒によるタッピング

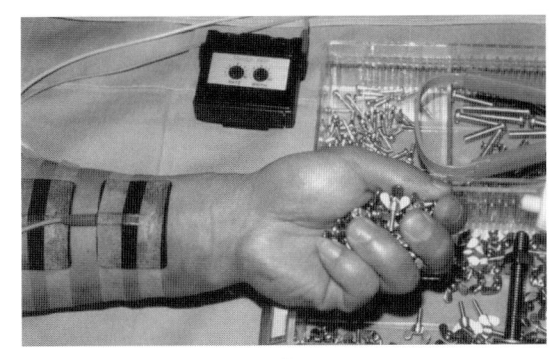

図4 TENSを併用した高度tolerance訓練

Step Up 神経剥離術 neurolysis

神経の連続性が保たれているが，神経幹内外の結合組織の肥厚や瘢痕，仮骨などにより，神経に圧迫，癒着，絞扼などが起こり，自然治癒を望めない場合に神経を遊離する手術操作を神経剥離術（neurolysis）という．神経幹内部に手術侵襲を加えずに，周囲の瘢痕組織より神経幹を遊離する場合を，神経外剥離術（external neurolysis）という．

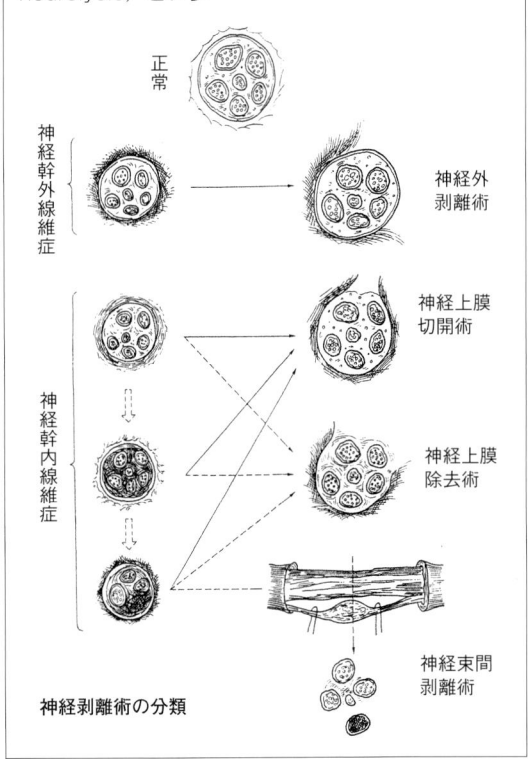

神経剥離術の分類

A 上肢の絞扼性神経障害（entrapment neuropathy）

	病名	障害神経	主なentrapment point	頻度	症状	診断のポイント
腕神経叢部	胸郭出口症候群（thoracic outlet syndrome）	腕神経叢（鎖骨下動脈伴走）	頚肋 （前・中）斜角筋 肋鎖間 烏口突起下	高	・血管，神経圧迫症状 ・肩こり，肩甲部痛 ・上肢のしびれ，痛み，だるさ，冷感 ・なで肩の女性に多い	Allen テスト Wright テスト Roos テスト EMG，NCV 血管造影など
肩甲骨部	肩甲上神経麻痺（suprascapular nerve palsy）	肩甲上神経	肩甲上切痕部 肩甲棘基部	稀	・鈍痛（肩関節部におよぶ） ・棘下筋（棘上筋）萎縮	EMG バレーボールや野球の選手の筋萎縮に注意
肩関節部	四辺形間隙症候群（quadrilateral space syndrome）	腋窩神経 橈骨神経 三頭筋枝	肩関節後部	稀	・肩外転障害 ・肩後面の鈍痛 ・肩外側感覚異常 ・三角筋（上腕三頭筋）筋萎縮	肩外転障害，肘伸展障害，Q-L space部圧痛，EMG，肩外側部感覚障害
肘関節周辺部	後骨間神経麻痺（posterior interosseous nerve syndrome）（回外筋症候群）	橈骨神経（後骨間神経）	短橈側手根伸筋部 arcade of Frohse（回外筋部）	中	・肘部外側の疼痛 ・drop finger deformity ・母指−小指伸展不能 ・母指外転低下 ・手関節の背屈は可能	EMG 典型的な臨床症状および肘外側の打撲，圧迫，手の強い屈伸・回旋の既往
	肘部管症候群（cubital tunnel syndrome）	尺骨神経	肘部管部： 骨棘（肘OAによる圧迫，外反肘による遅発性神経麻痺などが原因）	高	・小指，環指尺側のしびれ感 ・手の脱力，巧緻運動障害 ・肘部管部圧痛 ・鷲手変形 ・母指内転筋，第1骨間筋萎縮	鷲手変形，Froment徴候，肘部管圧痛 尺骨神経溝撮影など EMG，NCV
	円回内筋症候群（pronator syndrome）	正中神経	円回内筋部や浅指屈筋部のfibrous edge（線維性辺縁） 上腕二頭筋腱膜	低	・前腕掌側屈筋群の疼痛と圧痛 ・放散痛，感覚異常 ・母指−中指屈曲運動障害と母指対立運動障害	回内部の圧痛，叩打による放散痛，手関節と指を強く屈曲して回内運動をすると疼痛増強（ネジ締め動作）．EMG，NCV
	前骨間神経麻痺（anterior interosseous nerve syndrome）	正中神経（前骨間神経）	円回内筋部 浅指屈筋中枢部	中	・母指・示指の巧緻運動障害 ・バレーボールのレシーブ（打撲）やゴルフ（過度の回内外）に注意	perfect "O" 不可能（tear-drop sign を呈す） EMG，NCV
手関節周辺部	手根管症候群（carpal tunnel syndrome）	正中神経	手根管部	高	・疼痛，しびれ感，夜間痛 ・母指対立運動障害，短母指外転筋萎縮，妊婦・中年女性に多い ・腱鞘炎などによる滑膜肥厚，橈骨遠位端骨折など合併	・手根管部叩打による放散痛 ・wrist flexion test（Phalen test） ・手根管撮影 ・EMG，NCV ・感覚障害，筋萎縮
	尺骨神経管症候群（ulnar tunnel syndrome）	尺骨神経	尺骨神経管（Guyon 管）	低	・局所の圧痛 ・感覚障害 ・骨間筋，小指球筋萎縮 ・鷲手変形	・EMG，NCV サイクリング，ゴルフ，テニス，野球バットのグリップエンドでの反復衝撃など

B 下肢の絞扼性神経障害(entrapment neuropathy)

	病名	障害神経	entrapment point	頻度	症状	診断のポイント	治療	備考
股関節周辺	感(知)覚異常性大腿痛症 (meralgia paresthetica)	外側大腿皮神経	鼠径部	中	・大腿外側の不快感, しびれ感, 疼痛, 灼熱感, 知覚低下	・圧痛 ・叩打による放散痛	保存療法が原則	妊娠, 肥満, コルセットなどによる圧迫
股関節周辺	梨状筋症候群 (piriformis syndrome)	坐骨神経	梨状筋	稀	・坐骨神経痛(殿部以下の疼痛)	・股関節内旋で症状憎悪(Bonnet's sign) ・EMG, NCV(殿筋群は正常)	保存療法が原則	通常, 坐骨神経は梨状筋の下から出るが, ときに梨状筋の間を貫通し, 下肢内旋時に圧迫を生じることがある.
膝関節周辺	ハンター管症候群 (Hunter canal syndrome)	伏在神経	内転筋管	稀	・膝関節内側部の疼痛としびれ感 ・膝蓋骨遠位や下腿内側部のしびれ感	内転筋管部の圧痛と叩打による放散痛	保存療法が原則	打撲による内出血, 下腿の over use や人伏在静脈炎などによる. 膝関節の疾患と鑑別する.
膝関節周辺	総腓骨神経絞扼障害 (fibular tunnel syndrome)	総腓骨神経	腓骨頚部	低	・下腿外側や足部背側に放散する疼痛 ・足の脱力, 筋力低下(下垂足)	・足部の内反強制により症状憎悪 ・腓骨小頭頚部の圧痛 ・叩打による放散痛 ・EMG, NCV	原因除去, 下垂足矯正装具(足部外反位固定)	長時間のしゃがみ姿勢, 足関節内反強制, ギプス包帯による圧迫, fabella の慢性圧迫, ガングリオンなど. なお, 伏在神経が Hunter 管を出るところで絞扼されることもある(伏在神経障害).
足関節周辺	足根管症候群 (tarsal tunnel syndrome)	脛骨神経	足根管部(足関節内果後方)	高	・足底の疼痛, しびれ感, 灼熱感	・圧痛と叩打による放散痛 ・EMG, NCV ・足の内反位保持により症状憎悪	内因性:足底板装用 外因性:足根管開放など	登山靴による圧迫や捻挫, 腱鞘炎など Jogger's foot: 内側足底神経が母趾外転筋により絞扼される.
足趾	モートン病 (Morton's disease)	趾神経	第3,4趾間MP関節部(深足根横靱帯)	中	・第3,4趾の疼痛, 放散痛 ・足趾背屈や歩行により増強, 安静で消失	・圧痛, 放散痛 ・NCV	保存療法:足底板, 靴, 注射 手術療法:中足骨間靱帯切離, 神経腫摘出術	ジョギング, ハイヒールなど中年女性に多い

8章 腫瘍, 骨系統疾患

A 軟部腫瘍 soft tissue tumor

1 軟部良性腫瘍

頻度(順)	疾患名(好発年齢など)	好発部位	病理所見	備考
1	脂肪腫 lipoma（成人・女性）	体幹, 頸部, 大腿などの皮下	組織学的には正常な脂肪組織, 分葉状を呈す. 悪性像はない. MRI：T1・高信号(分葉構造).	成人の良性軟部腫瘍の中で, 最も頻度が高い腫瘍. 次に神経鞘腫, 血管腫の順に多い(図1).
2	神経鞘腫 nerve sheath tumor (Schwannoma, neurilemmoma, neurofibroma)（30～60歳代）	神経上膜内(図3)	Antoni A型（紡錘状のSchwann細胞が柵状に配列）, Antoni B型（腫瘍細胞は粗で, 間質は粘液状）（混合型もある）. 両型とも良性. MRI：T1・均一な等～高信号.	多発性に発生し, café au lait spot(カフェオレ斑), 側弯症, 下腿偽関節などを伴う neurofibromatosis(von Recklinghausen)がある(図2). (神経肉腫：中年に多い)
3	血管腫 hemangioma（生下時～生後6ヵ月で発見される）	皮膚に最も多い. 筋肉, 骨など	毛細管型(毛細血管の増殖), 海綿状血管腫(血管腔が著しく拡大したもの)などがある.	一種の過誤腫. 小児に最も多い良性軟部腫瘍(図4). 次いでリンパ管腫(図5), 脂肪腫の順に多い. (血管肉腫：壮年期以降)
4	滑膜骨軟骨腫症 synovial osteochondromatosis 10歳以降の男女	膝・肘・足・股関節など	滑膜の未分化細胞が化生して葡萄の房状に軟骨が生じる. 多発性で石灰化・骨化が起こる. 成熟して脱落すると遊離体となる.	炎症説や外傷説がある. 良性の軟部腫瘍の一つと考えられる. 滑膜を含めて腫瘤を摘出するが, 再発が多い(図6).
5	デスモイド(類腱腫) desmoid tumor（経産婦）	腹壁, 殿部, 大腿	増生した膠原線維の中に線維芽細胞と変性した筋線維を認める. 良性である. MRI：T2・高信号で分葉化.	本来経産婦の腹直筋鞘から発生する線維性腫瘍(図7)

〔付〕①ガングリオンは類腫瘍に属し, 70～80％は手部に発生し, 女性に多い.
②グロームス腫瘍は指尖部の皮膚の動静脈吻合部の特殊器官から発生する良性腫瘍である. 多くは爪下部にみられ, 激烈な疼痛が特徴である.
③VMA（バニリンマンデル酸）はノルアドレナリンおよびアドレナリンの最終代謝産物である. 従ってこれらを異常に産生する腫瘍である神経芽細胞腫や褐色細胞腫では血中および尿中に増加する. ただし, 診断にはほとんどが尿中VMAの測定が利用される.

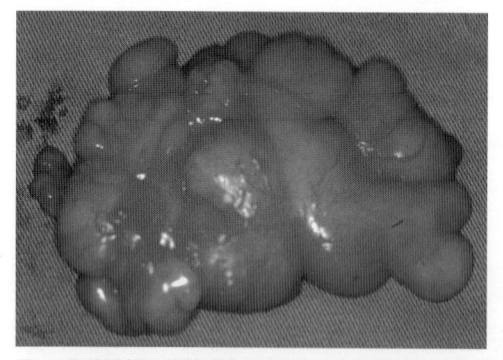

図1 脂肪腫(薄い線維性膜につつまれている)

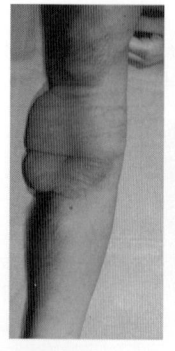

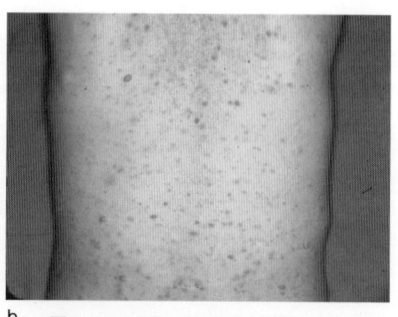

図2 von Recklinghausen病
a 多発性の皮下神経腫(右上肢)
b カフェオレ斑と皮下神経腫(体幹背側)

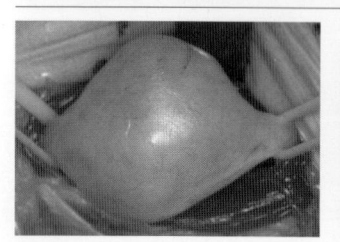

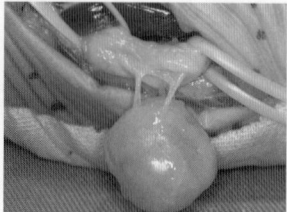

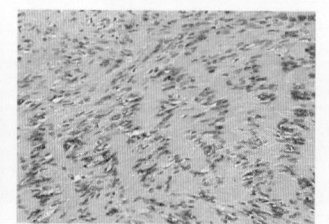

図3 神経鞘腫
a 左尺骨神経に生じた神経鞘腫.
b 同上. 核出術時の所見.
c 組織所見：Schwann細胞の柵状配列.

8章 腫瘍，骨系統疾患　185

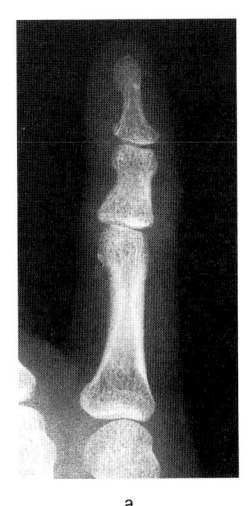

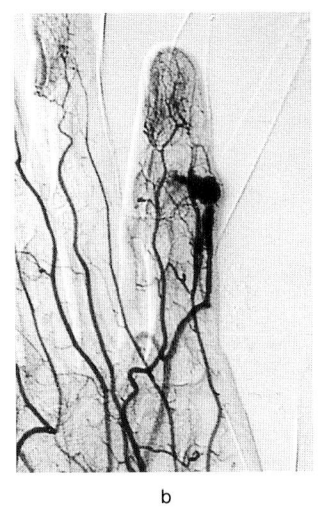

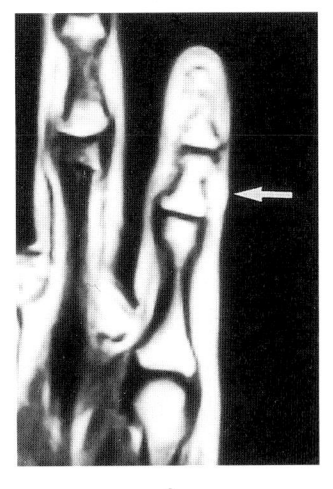

図4 血管腫．29歳女性．小指の疼痛
a 単純X線像：正面像にて異常は認められない．
b 血管造影検査：造影剤の貯留像が認められる．
c MRI像：ガドリニウム強調画像にて高信号の腫瘍が認められる．

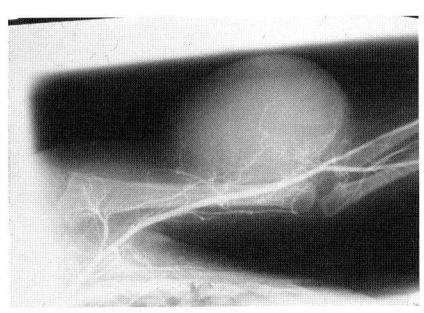

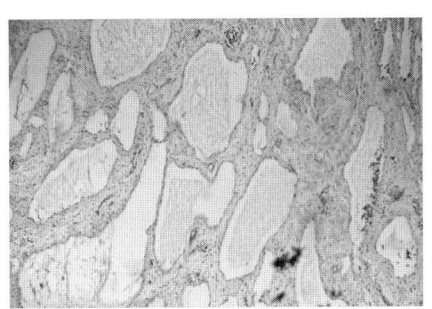

図5 リンパ管腫
a 小児の上腕に発生したリンパ管腫．
b 同上．血管造影所見．
c 同上．組織所見（HE染色）

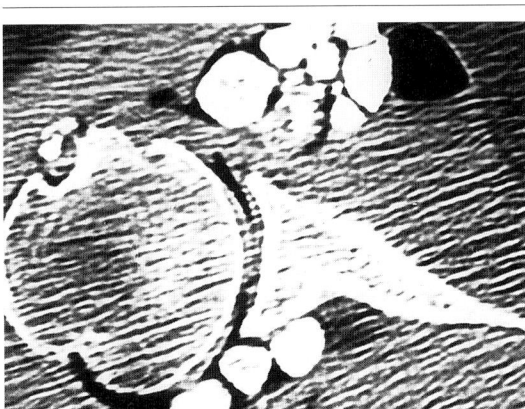

図6 滑膜骨軟骨腫症
32歳女性．左肩安静時痛．肩関節腔内およびこれと交通する烏口下滑液包内に多数の小円形陰影がみられる．

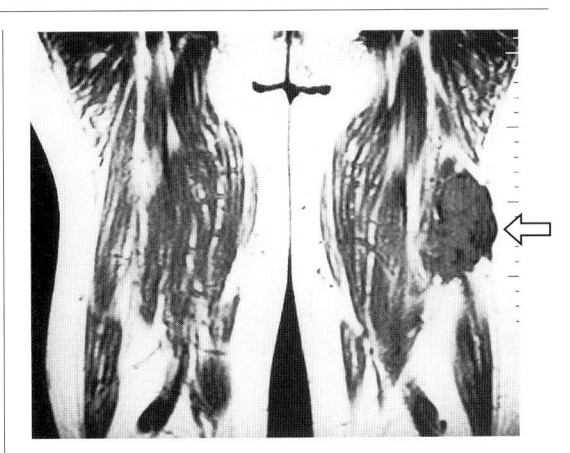

図7 デスモイド（左大腿部　白矢印）
MRI像で腫瘍は筋膜と強く癒着しているが，境界は明瞭である．

2 軟部悪性腫瘍

頻度(順)	診断			備考
	疾患名(好発年齢)	好発部位	病理所見	
1	悪性線維性組織球腫 malignant fibrous histiocytoma(MFH) (60歳代)	大腿，前腕，下腿，肩	線維芽細胞用細胞と組織球様細胞からなり，前者が形成する花むしろ様構築(storiform pattern)を伴う．	軟部肉腫のなかで最も頻度が高い．再発率63%，5年生存率：50〜60%，転移率：50%.
2	脂肪肉腫 liposarcoma (40歳以上)	大腿部	分化型，粘液型，円形細胞型，多形型，混合型に分類される．円形細胞型がもっとも悪性度が高い.	血行性転移(肺など) 5年生存率：60%(図1) MRI：T2・高信号(一部低信号)
3	滑膜肉腫 synoviosarcoma (壮年期)	膝関節周辺	上皮様の円形細胞と紡錘形細胞が二相性に増生する. MRI：T2・均一な高信号.	四肢関節包，粘液包，腱鞘より生じる．5年生存率：50% (図2, 4)
4	横紋筋肉腫 rhabdomyosarcoma (小児・成人とも発生. 男女：2:1)	頭・頸部，膀胱 (全体の20%が四肢に発生)	胎児型，胞状型，多形型に分けられ，前二者は小児に多い．横紋筋が起源.	小児で最も多い悪性軟部腫瘍. 系統的化学療法の発達で生存率は向上している(図3).
5	平滑筋肉腫 leiomyosarcoma (成人)	四肢の皮下 (1/3 は大腿部の皮下)	核の両端がやや鈍な細胞が束状または索状に配列する．線維肉腫によく似た像を呈する(図5).	子宮，消化器に原発することが多い．四肢では下肢に多く，皮下血管壁平滑筋に由来する.
6	線維肉腫 fibrosarcoma (中年男性)	下肢・肩甲部の皮下	被膜に包まれる．未分化の紡錘状細胞が密に，ときに整然と配列する．杉綾模様(herring bone 型)	予後比較的良好 5年生存率：70〜80%

図1 脂肪肉腫
a 大腿部に多発性に発生した脂肪肉腫(矢印).
b 同上．摘出所見. c 同上．組織所見.

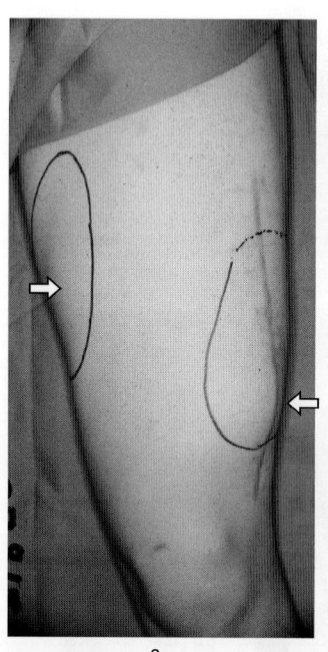

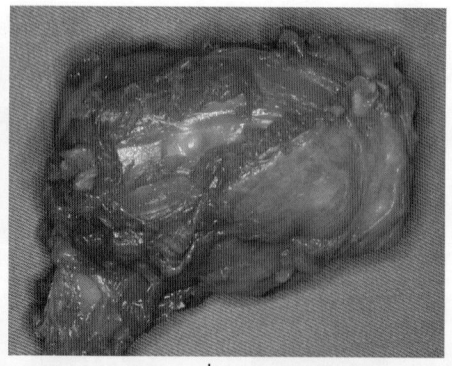

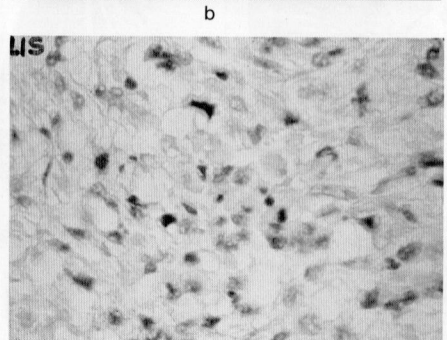

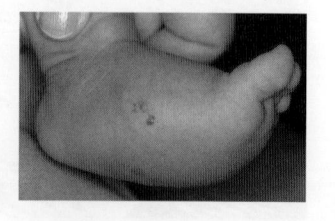

図2 滑膜肉腫
中年女性．右足関節部に発生した滑膜肉腫.

図3 横紋筋肉腫
小児の足部に発生した例.

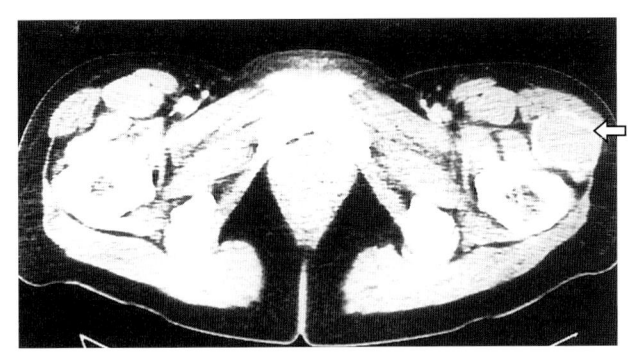

図4 滑膜肉腫
37歳女性. 1ヵ月前に左大腿外側に腫瘤を触知した.
a CT像：左大腿直筋の直下にmuscle densityのtumor massを認める. その辺縁は石灰化像でとり囲まれている.
b MRI像(T1強調横断像). 病巣内部は等～低信号でほぼ均一であるが, 周囲の石灰化像の領域はより低い低信号として描出されている.
c MRI像(T2強調冠状断像). 病巣は大腿筋膜張筋, 大腿直筋, 外側広筋と接した筋肉に存在していることが分かる.

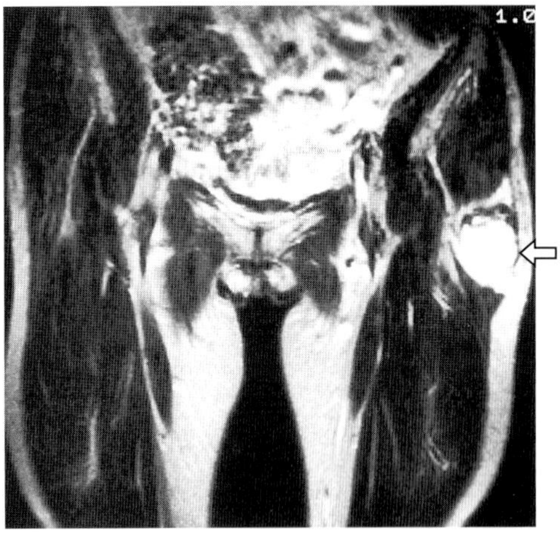

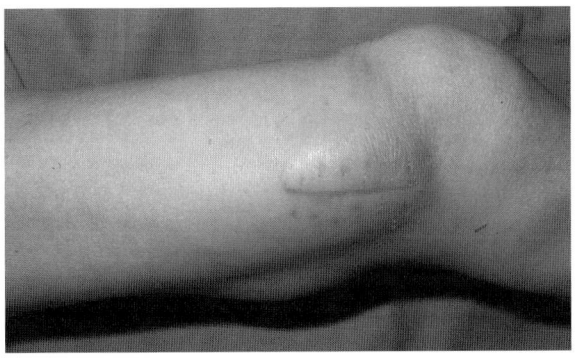

図5 平滑筋肉腫
a 中年男性の右大腿末梢部に発生した平滑筋肉腫.
b 同上. 摘出所見.
c 同上. 割断面所見.

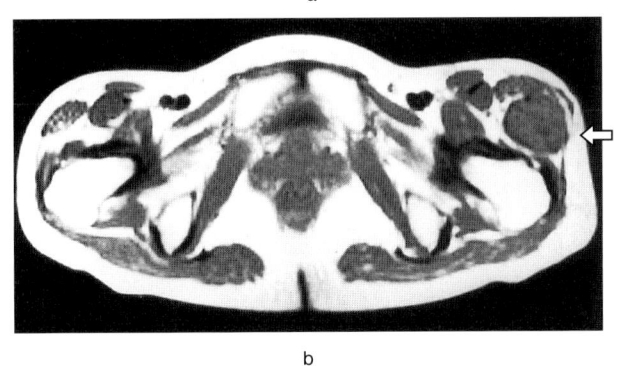

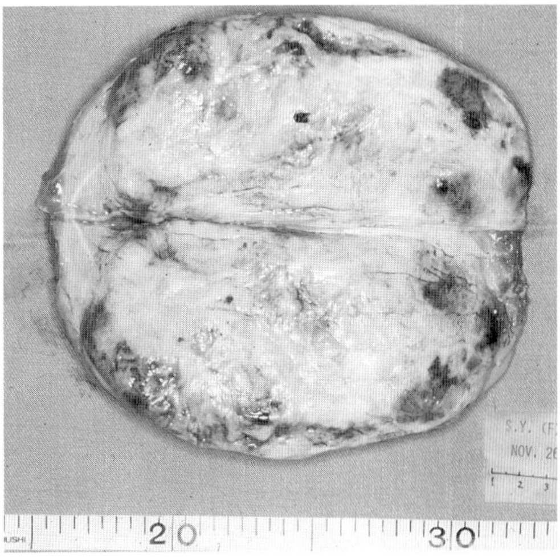

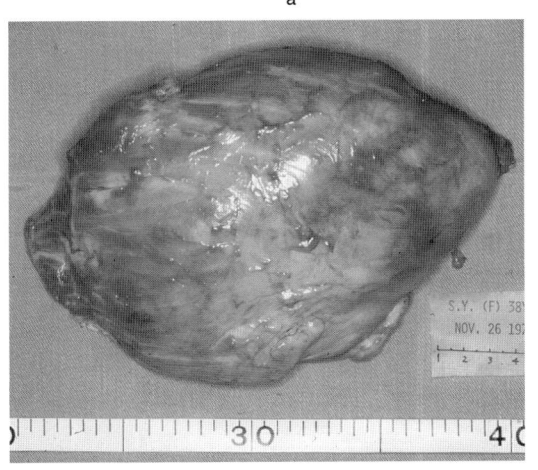

B 骨腫瘍 bone tumor

1 原発性良性骨腫瘍

頻度(順)	疾患名(好発年齢)	X線所見など	その他画像所見	備考
1	骨軟骨腫 osteochondroma, osteocartilaginous exostosis (5〜20歳) (45%が10歳代)	四肢骨の骨幹端に有茎性または広基性に骨突出	〈MRI〉 T1：低信号(軟骨帽) T2：軟骨帽が高信号 〈CT〉 骨突出像	骨腫瘍総数の19% 癌骨転移に次いで2位の頻度 多発性遺伝性外骨腫は悪性化(5〜25%)の傾向あり (図2)
2	(内)軟骨腫 (en)chondroma (20〜40歳)	手指や足趾に骨の膨隆，骨皮質の菲薄化，スリガラス状骨透亮像	〈MRI〉 T1：等信号 T2：高信号	原発性骨腫瘍の17% (図4)
3	骨巨細胞腫 giant cell tumor of bone (20〜40歳)	骨幹端および骨端部にまたがって，境界比較的明瞭な骨透亮像，内部に石鹸泡(soap bubble)状陰影	〈MRI〉 T1：中・低信号混在，T2：高・低信号混在し，まだら状 〈血管造影〉 腫瘍濃染像，crok screw状血管像	(大腿骨遠位，脛骨近位，橈骨遠位)再発率20〜50% (図1)
4	非骨化性線維腫 non-ossifying fibroma (5〜20歳)	骨皮質に辺縁硬化像を伴った多胞性骨透亮像	〈MRI〉 T1：中心部等信号，骨硬化部低信号 T2：高信号，骨硬化部は低信号	自然治癒が多い(図5).
5	類骨骨腫 osteoid osteoma (10〜25歳)	大腿骨(頚部)脛骨に発生 時に骨硬化像(nidus, φ1cm以下)	〈MRI〉 T2：nidus：高信号 〈^{99m}Tcシンチ〉 硬化像：up take ↑ 〈血管造影〉 nidus：濃染像	夜間痛，アスピリンの鎮痛効果あり．nidusの摘出が有効(図3)

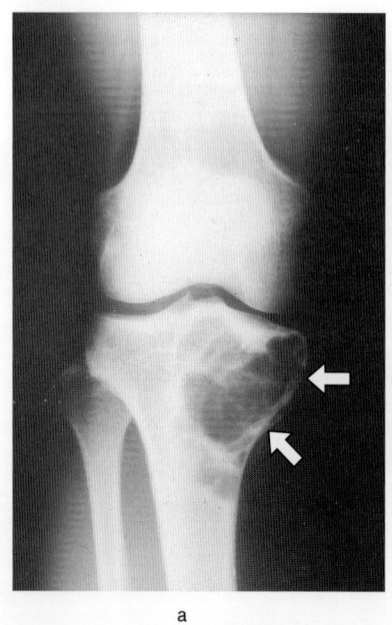

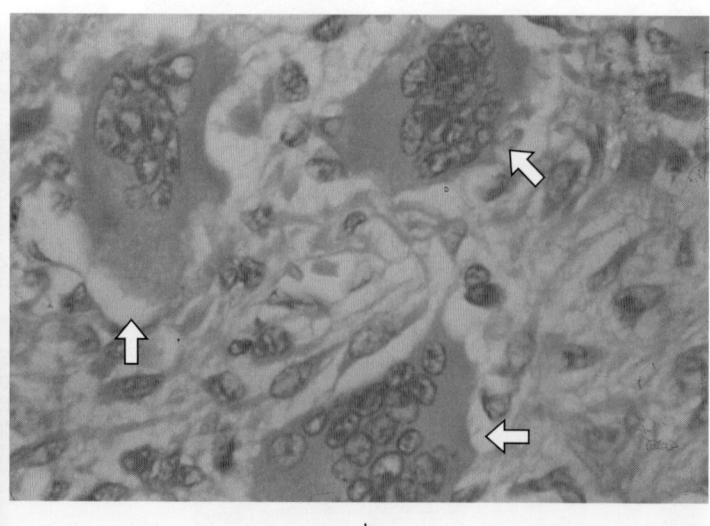

図1 骨巨細胞腫
a 30歳代の下腿近位部に発生した骨巨細胞腫(矢印).
b 同上組織所見：多核巨細胞(矢印)が散在する(HE染色，×400).

8章 腫瘍，骨系統疾患　189

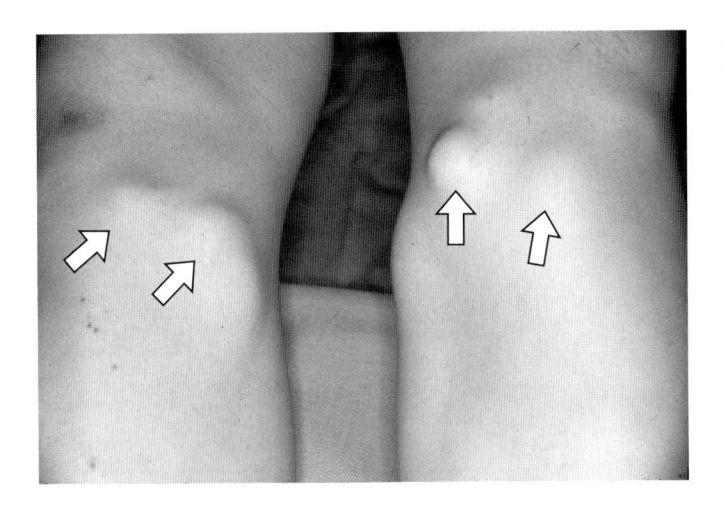

図2　多発性外骨腫
両下腿に発生した多発性外骨腫例．

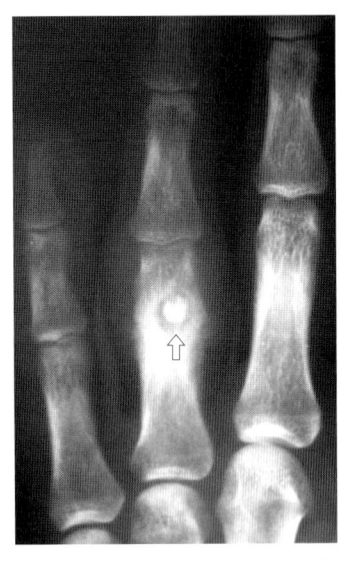

図3　手指基節骨に発生した類骨骨腫
（nidus：矢印）

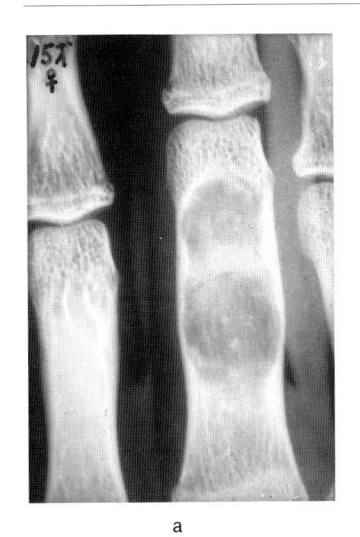

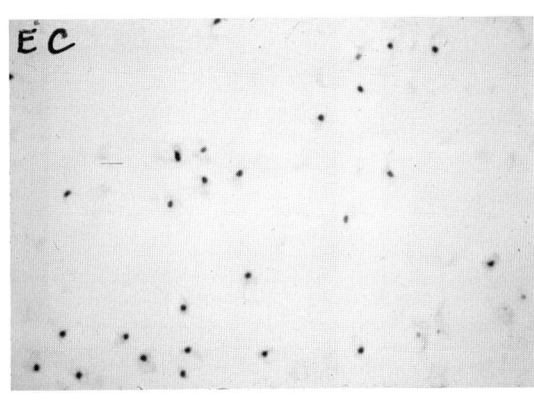

図4　（内）軟骨腫
a　中年．手指基節骨に発生した内軟骨腫．
b　同上組織所見：硝子様軟骨基質と異型性のない軟骨細胞が散在する（HE染色）．

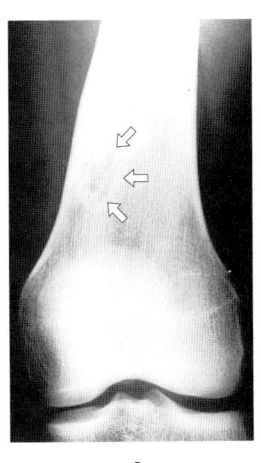

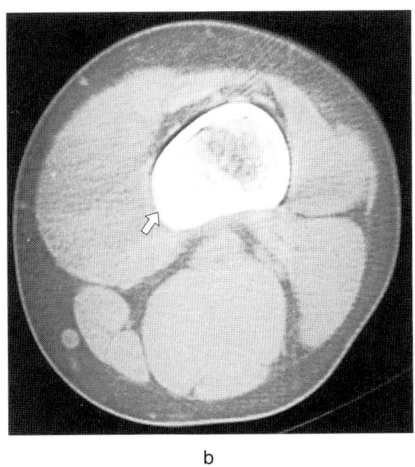

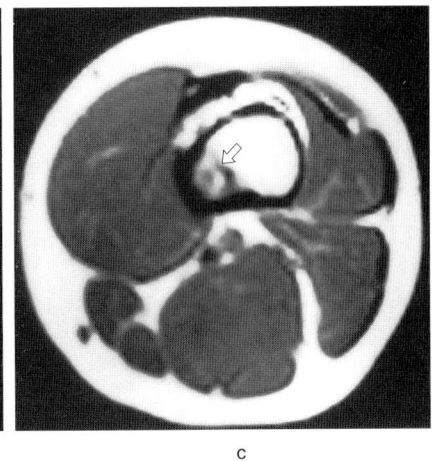

図5　非骨化性線維腫 non-ossifying fibroma
a　単純X線像．左大腿骨遠位の骨幹端から骨幹にかけて骨融解像とその周囲に反応性骨硬化像を認める．
b　CT像．骨髄内に骨硬化像を認める．
c　MRI像（T1強調横断像）．病巣部中心は等信号で骨硬化部は低信号，その間にやや高信号な領域が混在している．

2 骨腫瘍類似疾患

頻度(順)	疾患名(好発年齢)	X線所見など	その他画像所見	備考
1	単発性骨嚢腫 solitary bone cyst (8～20歳)	骨皮質の膨隆, 菲薄化を伴う境界明瞭な骨透亮像	〈MRI〉 T1：等信号 T2：均一な高信号 〈CT〉 内部均一な低濃度	(大腿骨近位, 上腕骨近位) 掻爬・骨移植再発率30% (図1, 2)
2	線維性骨異形成症 fibrous dysplasia (10～20歳)	スリガラス状骨透亮像, 境界明瞭で辺縁は骨硬化性, shepherd's crook deformity (羊飼いの杖状変形, 内反股)	〈MRI〉 T1, T2：低信号 〈^{99m}Tcシンチ〉 硬化像に一致してuptake↑	病的骨折と変形の予防が大切(図3)
3	動脈瘤様骨嚢腫 aneurysmal bone cyst (10～30歳)	骨皮質の膨隆ballooning, 菲薄化を伴い, 辺縁が薄く硬化している透亮像, soap bubble状陰影もある.	〈MRI〉 T1, T2：多房性の高信号 〈CT〉 皮質と隔壁が高濃度	腫瘍内切除術, 骨移植再発は少ない.

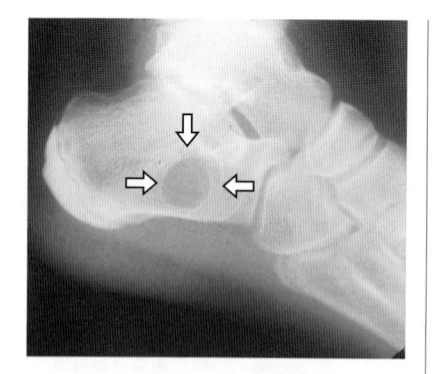

図1　踵骨に発生した単発性骨嚢腫

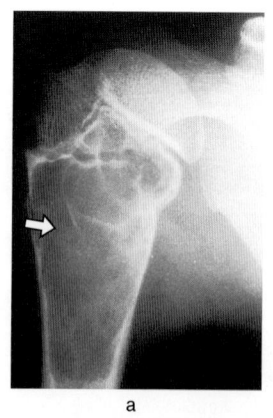

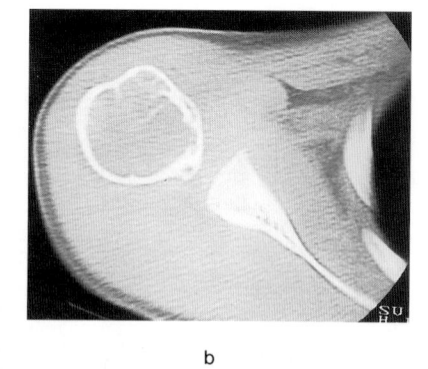

図2　上腕骨近位部に発生した単発性骨嚢胞
a　単純X線像：右上腕骨近位骨幹端から骨幹にかけて骨皮質の菲薄化と膨隆を伴う広範囲な骨融解像を認める. 病的骨折を生じている(白矢印).
b　CT像：内部は均一で筋肉と同程度のdensityであり, 内部に隔壁構造がみられる.

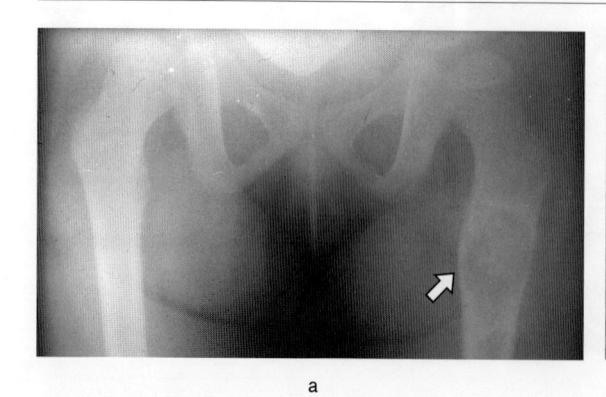

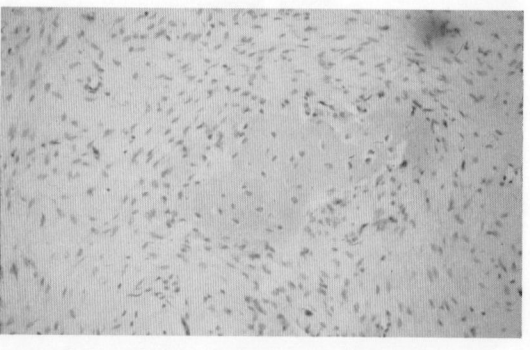

図3　線維性骨異形成症
a　小児左大腿部に発生した線維性骨異形成症.
b　同上. 組織所見：線維芽細胞の増殖と, その化生による線維性骨の骨梁の散在(HE染色, ×80).

step up　色素性絨毛結節性滑膜炎 pigmented villonodular synovitis(PVS)

1. 病態
①滑膜の良性腫瘍および腫瘍類似病変と考えられるもので，滑膜に絨毛状の増殖や結節を形成する疾患である．びまん型（滑膜全体に赤褐色の絨毛様の増殖と褐色の結節が混在）と限局型（孤立性の結節のみ）に分けられる．
②腫瘍説が有力である．
③関節内の滑膜から発生するPVS（図1）と腱鞘の滑膜から発生する腱鞘巨細胞腫（giant cell tumor of tendon sheath）（図2）とがある．

2. 症状
①膝関節（ときに股関節や足関節）に好発し，びまん型には関節全体の腫脹と鈍痛を訴え，関節血症を繰り返す．
②腱鞘巨細胞腫は手指の関節近傍に生じる．
③20〜30歳代の男女に好発する．
④滑膜にはヘモジデリンの沈着が生じ，赤褐色の関節液を認める．

3. 診断
①X線上初期には異常を認めないが進行例では軟骨下骨に骨嚢胞様の透亮像や骨破壊像を認めることがある．
②MRIでは病変の部位と大きさが把握できる．
③関節鏡検査では生検を兼ねて，鏡視下切除も行うことができる．

4. 治療
①限局型には結節切除を行い，びまん型には滑膜切除術が行われる．

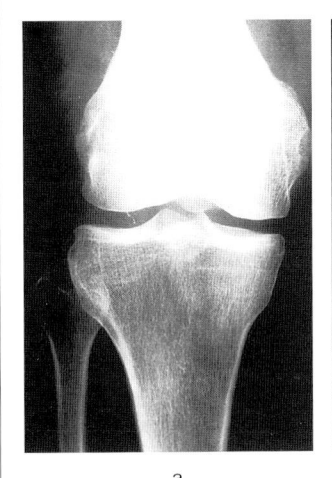

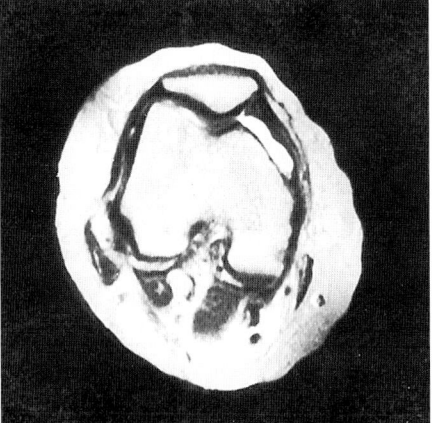

図1　色素性絨毛結節性滑膜炎　37歳，女性
現病歴：3年前より右膝関節痛を自覚した．初診時，右膝関節の滑膜肥厚，関節液の貯留を認め，関節穿刺にて茶褐色の関節液を得た．単純X線像にて軽度の骨萎縮を認める以外に所見はない（図a）．T2強調画像では関節液は高信号を示しているが，肥厚した滑膜はやはり低信号を示している（図b）．このように色素性絨毛結節性滑膜炎では関節液の貯留があり，肥厚した滑膜（結節状の場合が多い）がT1，T2強調の両方の画像において低信号となるのが特徴である．これは本疾患の滑膜に多量に存在するヘモジデリンの常磁性体としての作用により近傍に存在するプロトンの緩和時間が短縮することによるとされている．

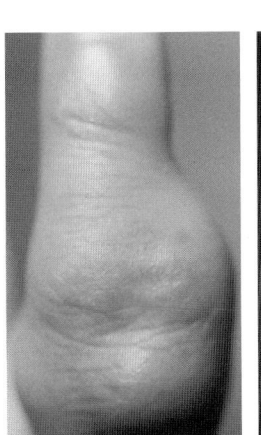

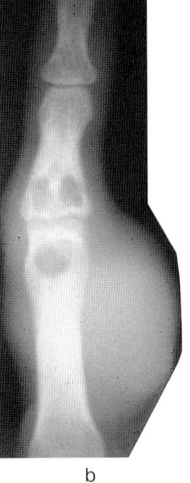

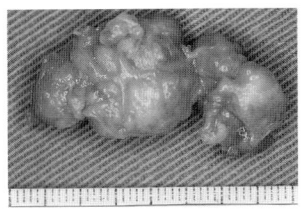

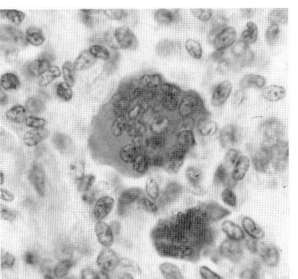

図2　腱鞘巨細胞腫，60歳女性
手指に結節状の膨隆(a)を認め，X線像にて骨嚢胞様の透亮像(b)を認める．摘出時の肉眼所見(c)と組織所見(d：巨細胞が認められる)．

3 原発性悪性骨腫瘍

頻度(順)	疾患名(好発年齢など)	好発部位	画像所見
1	骨肉腫 osteosarcoma (10〜20歳，男性にやや多い)	長管骨の骨幹端：大腿骨遠位端，脛骨近位端，上腕骨近位部	骨皮質消失，骨膜反応，Codman 三角，spicula，玉ねぎ様骨膜反応(onion peel appearance) MRI：T1：骨内病巣・低信号，骨外病巣・等・低信号混在(図1, 2)
2	軟骨肉腫 chondrosarcoma (40〜60歳代)	骨盤，四肢長管骨の体幹に近い部分	骨破壊と石灰化と反応性骨化による斑点状の石灰化像，骨膜反応が著明 MRI：T1：病巣は均一な等信号(図3)
3	骨髄腫 myeloma (40歳以上)	扁平骨(頭蓋骨，肋骨，脊椎，骨盤)，大腿骨	多発性の打抜き像(punched out lesion)，骨萎縮，病的骨折
4	Ewing 肉腫 Ewing's sarcoma (5〜15歳)	長管骨の骨幹：大腿骨，上腕骨，脛骨ときに骨盤	不規則な骨透明像，玉ねぎ様骨膜反応(onion peel appearance)，spicula，Codman 三角を認める(図4)
5	悪性線維性組織球腫 malignant fibrous histiocytoma (MFH) (各年代；10歳未満まれ)	長管骨の骨幹端，骨盤	骨幹端部に境界不鮮明な透亮性病巣，骨皮質の菲薄化，膨隆，破壊像
6	骨線維肉腫 fibrosarcoma of bone (10〜40歳代)	大腿骨，脛骨，骨盤	骨髄型は骨破壊と骨膜反応が著明で，周囲にも浸潤する．骨膜型は骨変化は少なく，骨周囲に紡錘形の軟部腫瘍陰影を示す．

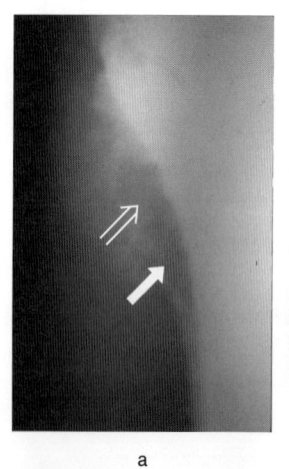

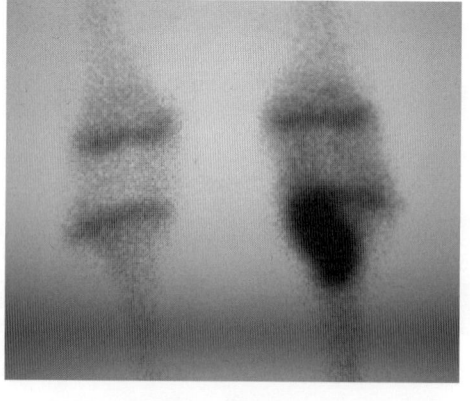

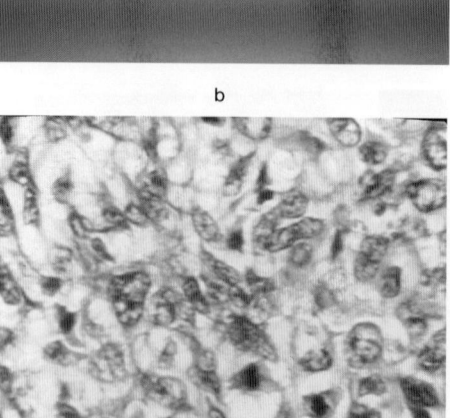

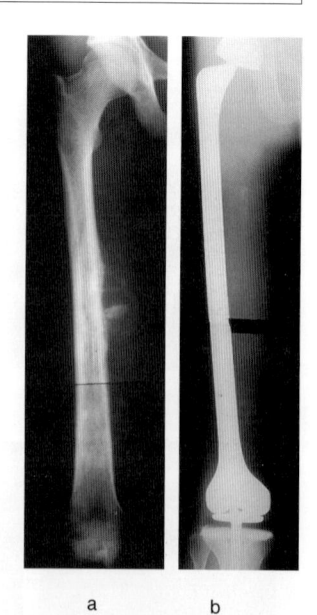

図2 右大腿骨に発生した骨肉腫に対する患肢温存手術例(a→b)
a 術前．b 術後

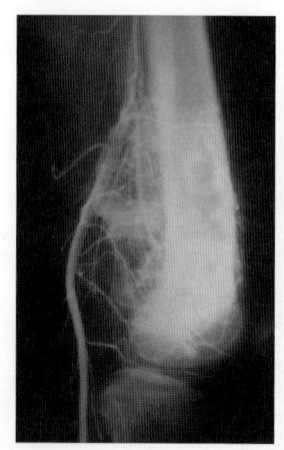

図1 骨肉腫
a 15歳男子に発生した骨肉腫(左下腿近位部)．Codman 三角(⇦)，spicula 形成(⇐)などの外骨膜反応がみられる．
b 骨シンチグラフィー所見．
c 血管造影所見．同部に著しい血管増生がみられる．
d 組織所見：異型性の強い腫瘍細胞が，類骨・骨を形成している(HE 染色，×強拡大)．

病理所見	備考
異型性の強い腫瘍細胞による類骨・骨形成	悪性骨原発性腫瘍のうち最も多い．シンチ・CTscan・血管造影を行う．血清 ALP 値上昇あり．肺転移による死亡．5 年生存率：50～70％
腫瘍細胞が軟骨基質を作る．形成された軟骨が二次的に骨に変わることがあるが，腫瘍細胞が骨肉腫のように直接類骨を作ることはない．	骨肉腫に比べ高齢者に発症する．骨肉腫より悪性度は低い．肺転移による死亡が多い．5 年累積生存率：77％
形質細胞起源の悪性腫瘍像を呈す．	免疫電気泳動で異常蛋白の出現がある．50％に Bence Jones 蛋白尿．
小型の円型細胞の密集群．腫瘍細胞の胞体はグリコーゲンに富む．	放射線感受性である．骨（頭蓋骨など）や肺に転移する．5 年累積生存率：45％
核異型を伴う紡錘形細胞が車軸状配列(striform pattern)を示す．多核巨細胞を伴う．腫瘍性の類骨形成を認めない．	前駆病変は骨パジェット(Paget)病，線維性骨異形成症など．全悪性原発性骨腫瘍の 6％．5 年累積生存率：60％弱．
腫瘍細胞は膠原線維を作るが，軟骨や骨の形成はない．	骨肉腫，軟骨肉腫とともに，原発性肉腫といわれる．全悪性原発性骨腫瘍の 1.8％．

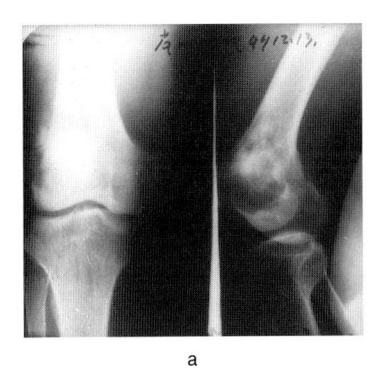

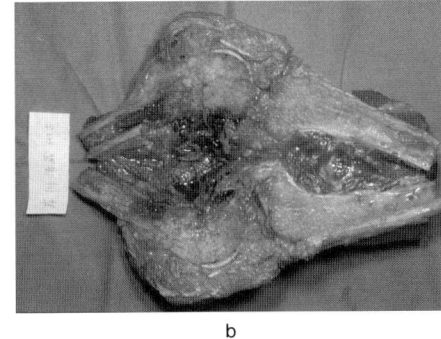

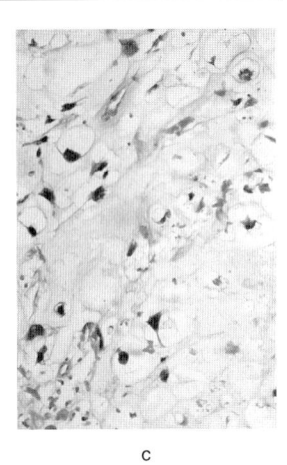

図3 軟骨肉腫
a 50 歳男性．右大腿遠位部に発生した軟骨肉腫．b 摘出所見．
c 組織所見：腫瘍細胞が硝子軟骨を形成している（HE 染色）．

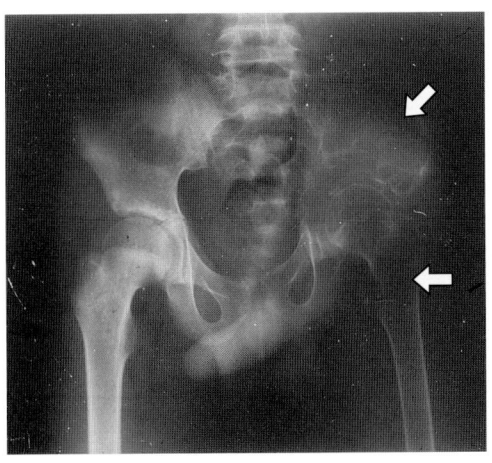

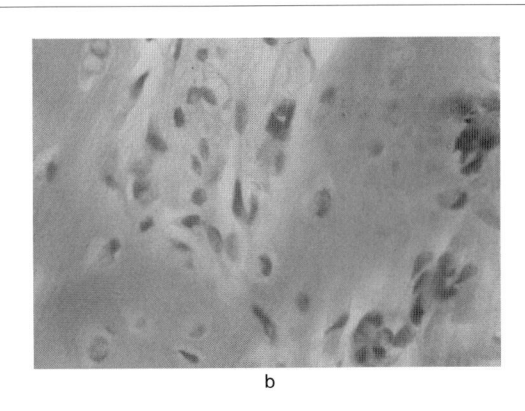

図4 Ewing 肉腫
a 10 歳男性．左骨盤，大腿骨に発生した Ewing 肉腫（矢印）．
b 組織所見：小型円型細胞が密に増殖している（HE 染色，×160）．

4 転移性骨腫瘍

疾患名(好発年齢)	診断			備考
	好発部位など	X線所見	病理所見	
癌 metastatic carcinoma (40歳以後)	脊椎に最も多い．肋骨，骨盤． 全骨腫瘍中最も多い． 女性の転移性骨腫瘍の原発巣では乳癌，肺癌，子宮癌の順で，男性では肺癌，前立腺癌，腎癌の順である．	溶骨性変化が主．前立腺癌や乳癌の転移では骨硬化型が多い．	上皮性の悪性腫瘍像を示すが必ずしも原発巣と一致しない．しかし，甲状腺，腎，消化器癌などでは転移巣の病理所見から原発巣を診断できる．	乳癌，消化器癌，肺癌，泌尿器癌より血行性ときにリンパ行性に転移．激しい疼痛，病的骨折，脊椎転移による麻痺が生じる．（図1）

〔付〕(1) 血清アルカリホスファターゼは骨肉腫，骨髄腫，癌の骨転移など腫瘍性あるいは反応性の新生骨形成が著明なときに上昇する．
(2) 前立腺癌の骨転移では血清酸ホスファターゼが上昇する．(3) α-フェトプロテインは肝癌などの時に上昇する．

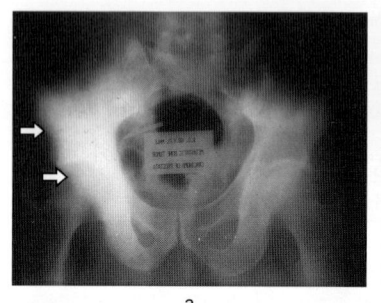

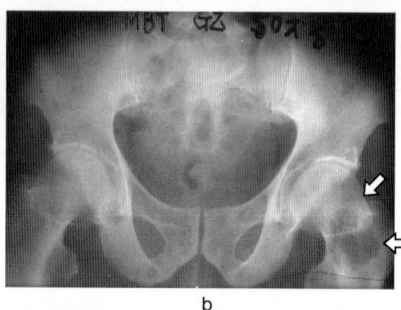

図1 転移性腫瘍
a 前立腺癌転移(硬化性骨病変を認める)(矢印)．
b 腎細胞癌(Grawitz)の転移(矢印)

5 脊椎腫瘍

①転移性脊椎腫瘍の原発巣は，肺癌，乳癌，前立腺癌が多く，その他，肝癌，腎癌，子宮癌などがある．前立腺癌は硬化性変化をきたすことが多い．

②脊椎の原発性良性腫瘍として血管腫，動脈瘤様骨嚢腫，巨細胞腫，脊椎骨組織球症(好酸球性肉芽腫)，骨芽細胞腫等がある．

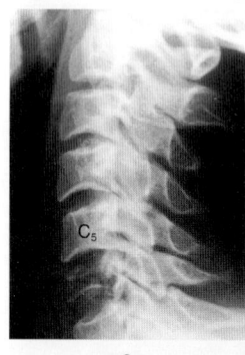

図1 転移性脊椎腫瘍(C6, Th1, Th2椎体，乳癌の転移)，41歳，女性．
a 単純X線像：C6椎体に病的骨折と骨透亮像を認める．
b 脊髄造影後CT(C6椎体高位)：椎体の皮質，海綿骨の溶骨性変化が明らかで，硬膜管の前方よりの圧排がみられる．
c T2強調矢状断像：C6椎体，Th2椎体に圧迫骨折を認めるが，硬膜，脊髄を圧排しているのはTh2椎体後壁において著しく，圧排所見の詳細も明らかである．

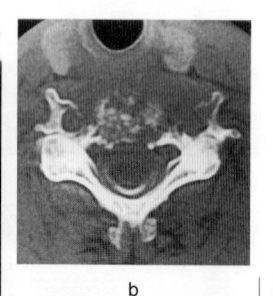

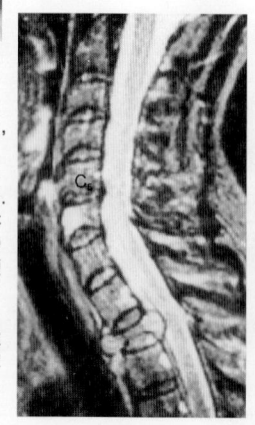

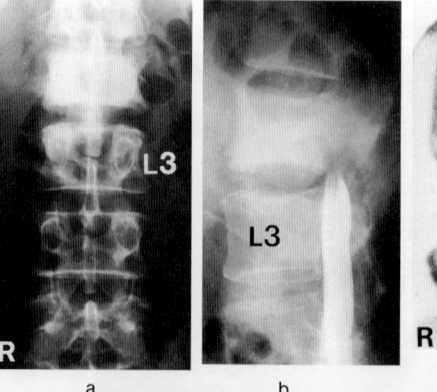

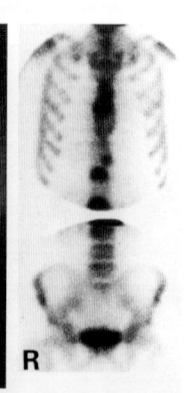

図2 転移性脊椎腫瘍(L2, L5, 仙骨，前立腺癌)，66歳，男性．
a 単純正面X線像：L2椎体に明らかな硬化性骨病変を認める．
b 脊髄造影側面像：上行性の造影剤はL2椎体高位にて完全な途絶像を呈する．
c 全身骨シンチグラム(^{99m}Tc)：腰椎に多椎体病変を認める．

C 脊髄腫瘍 spinal cord tumor

①硬膜外腫瘍としては転移性腫瘍が多く，原発性腫瘍は少ない．脂肪腫は原発性硬膜外腫瘍では比較的頻度が高い．

②硬膜内髄外腫瘍では神経鞘腫が頻度が高く，次いで髄膜腫がある．脊椎孔を通って脊柱管の内外にまたがる砂時計腫（hourglass tumor, dumbbell-typed tumor）は神経鞘腫が多い．

③髄内腫瘍は上衣腫，星状細胞腫（p.202, 脊髄空洞症の項参照），血管芽腫，海綿状血管腫が多く，転移性腫瘍は少ない．

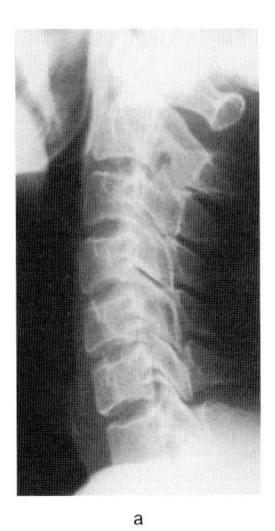

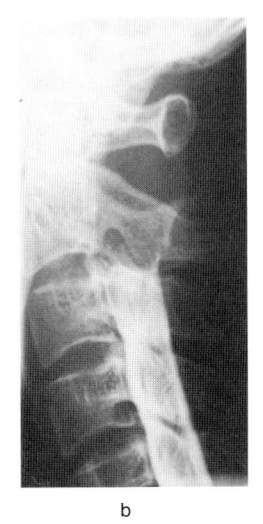

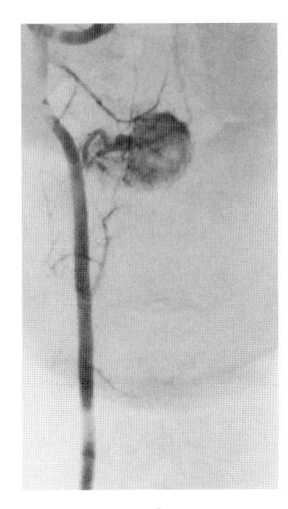

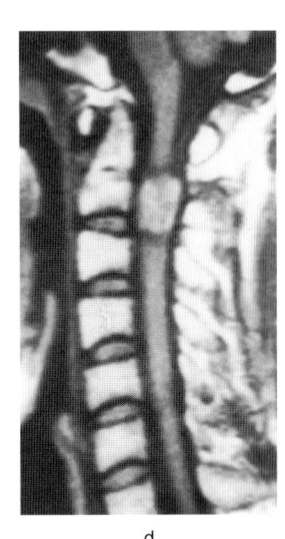

図1 硬膜内髄外腫瘍（神経鞘腫，28歳男性）
a 単純X線像（側面）：明らかなX線像上の所見を認めない．
b 脊髄造影像（側面）：上行性脊髄造影像においてC2/3高位にて造影剤の騎袴状停止像を認める．
c 血管造影像（側面，サブトラクション）：腫瘍陰影が明らかであり，feederも良好に描出されている．
d MRI（T1強調矢状断像）：髄外に腫瘍陰影を認める．

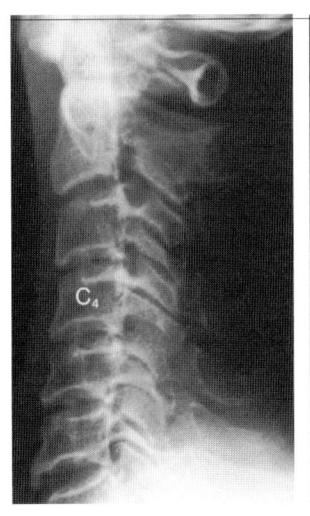

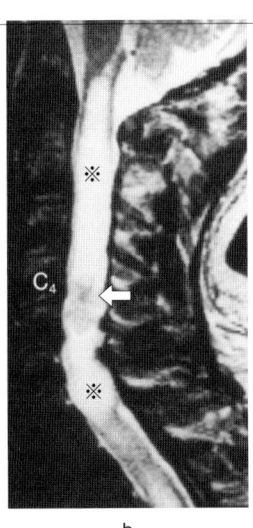

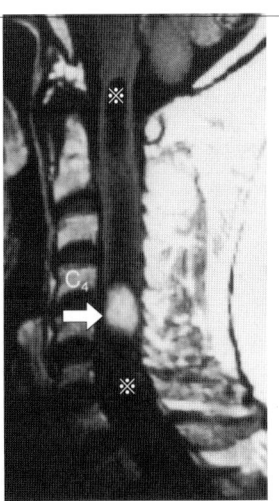

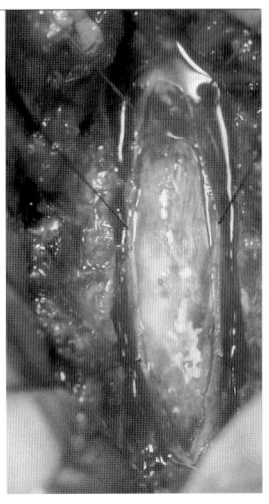

図2 頚髄髄内腫瘍（星状細胞腫 astrocytoma）にみられた脊髄空洞所見，61歳男性．
a 単純X線像：頚椎生理的前弯の消失と脊柱管前後径の拡大．
b MRI（T2強調画像）：高信号域の脊髄空洞所見（※印）．
c MRI（T1強調画像，ガドリニウム強調像）：C4/5高位に脊髄内に腫瘍性病変（矢印）．
d 星状細胞腫の術中所見．

D 骨系統疾患，脊髄疾患，筋疾患，他
skeletal dysplasia, motor neuron disease, neuropathy & myopathy, etc.

1 先天性骨系統疾患

疾患		素因または本態	診断	
			臨床所見など	X線所見など
軟骨無形成症 achondroplasia		常染色体性優性遺伝，四肢長管骨の骨端軟骨の内軟骨性骨化障害による長軸成長の低下	肢短縮型低身長，鞍鼻，O脚，腰部前屈増強による殿部突出．頻度は高い．血液・尿異常なし（図1-a，3左，4，5）	長管骨は短く太い．骨幹端拡大．仙骨形成不全．大坐骨切痕狭小化．尾側ほど狭くなる椎弓根間距離（ときに脊柱管狭窄）
ムコ多糖異常症	Morquio病	常染色体劣性遺伝，ムコ多糖症 骨端部の軟骨全体の内軟骨性骨化障害	体幹短縮型低身長．3〜4歳以後に発病し，X脚を呈す．胸腰移行部の後弯，鳩胸，知能正常．ムコ多糖症として最も多い．尿中ケラタン硫酸の過剰排泄（図1-b）．	椎体が低く，胸腰椎移行部では椎体の前部が舌状に突出．後弯．腸骨翼が大きく，臼蓋形成不全あり，外反股（図2，3右）
	Hurler症候群	常染色体性劣性遺伝，ムコ多糖症の典型	特有な顔貌，知能低下，肝脾腫を伴ったこびと．デルマタン硫酸，ヘパラン硫酸の尿中過剰排泄．	Morquio病と似ているが，platyspondylyは認めない．
骨形成不全症 osteogenesis imperfecta		常染色体優性遺伝 造骨細胞の機能不全による骨膜性骨形成障害．長径発育は正常，横径発育が少なく，骨は細長くなる．	青色強膜，難聴，頻回の骨折，治癒は速やか，過剰仮骨形成あり，骨の脆弱性：思春期以後は骨折しにくくなる．	全身の骨萎縮 骨皮質はきわめてうすい（図6）歯芽形成不全を伴うことがある．
大理石病 osteopetrosis		常染色体優性および劣性遺伝 破骨機能障害のために石灰化軟骨が吸収されずに残り，正常の骨構造が作れない．	骨はもろく骨折しやすい．脳神経孔が小さく，視神経，顔面神経麻痺などを生じる．貧血．	骨全体が骨硬化 髄腔は皮質様に濃い（図9）

先天性結合組織病

疾患	素因または本態	診断	
		臨床所見など	X線所見など
Marfan症候群	常染色体優性遺伝，先天性中胚葉形成不全，骨格・眼・心血管の異常が特徴	四肢は細く長い．全身の結合組織異常のために関節の異常可動性あり（図8）．	くも状指（趾），脊柱側弯症，心奇形や解離性大動脈瘤など（図8）
Ehlers-Danlos症候群	遺伝性疾患 全身性結合組織疾患	皮膚の異常な伸展性，脊柱後側弯症，関節の異常可動性（図10），出血性素因有り．	関節の変形 皮下結節の石灰化

図1 骨格異常の体型
a 短肢型小人症（achondroplasia）
b 体幹短縮型小人症（Morquio病）

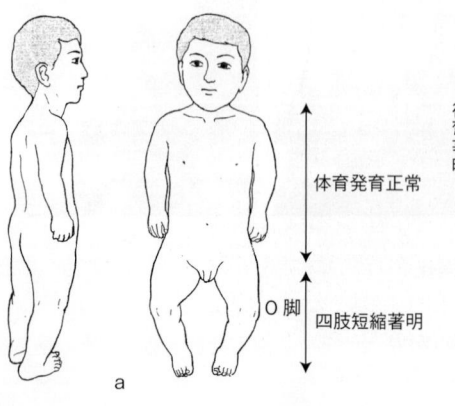

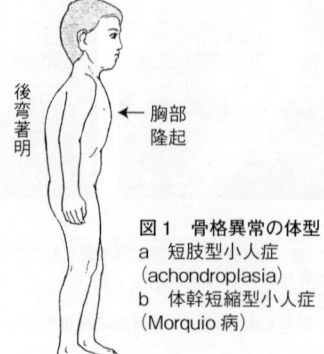

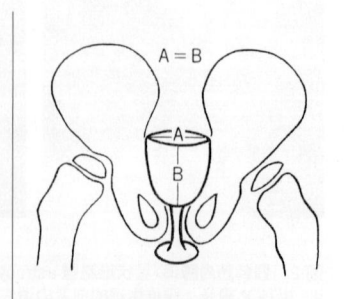

図2 Morquio病
腸骨翼が広がり小骨盤内縁は狭くワイングラスに似る．

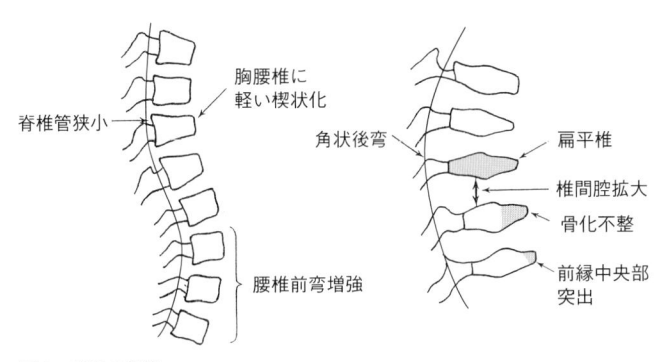

図3 椎体の変形
左：軟骨無形成症（achondroplasia），右：Morquio病

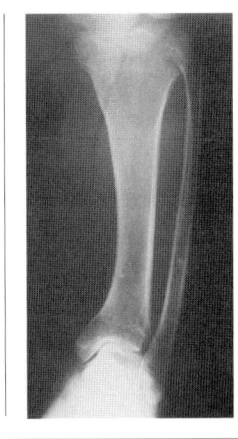

（図中ラベル）
脊椎管狭小
胸腰椎に軽い楔状化
腰椎前弯増強
角状後弯
扁平椎
椎間腔拡大
骨化不整
前縁中央部突出

図4 軟骨無形成症（achondroplasia）
骨端成長軟骨板の障害により長軸方向の成長が障害されている．

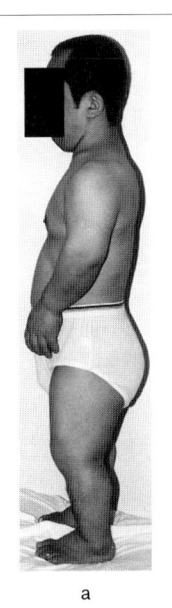

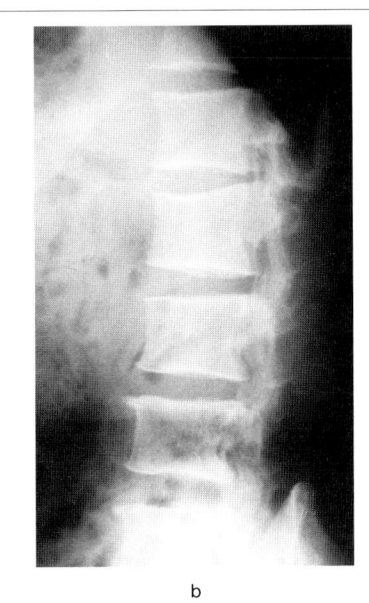

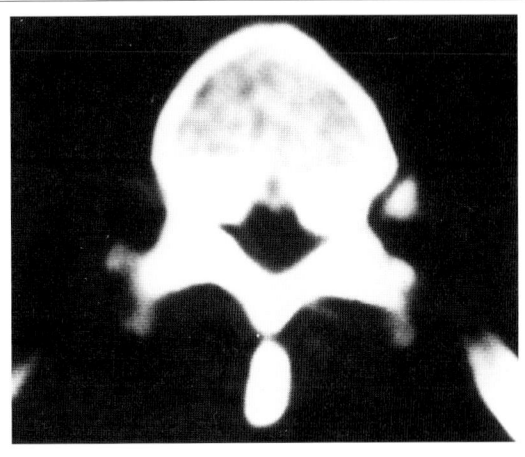

図5 軟骨無形成症 38歳，男性．肢短縮型低身長（a）
b 腰椎X線側面像．腰部脊柱管狭窄による下肢のしびれ，脱力，間欠跛行
c 腰部脊柱管狭窄（CT所見）

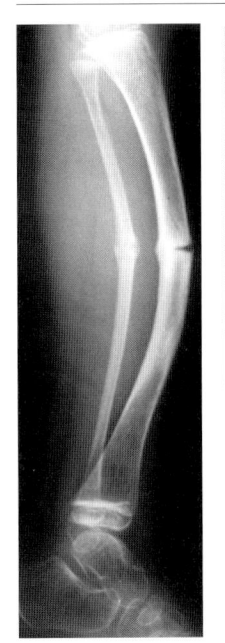

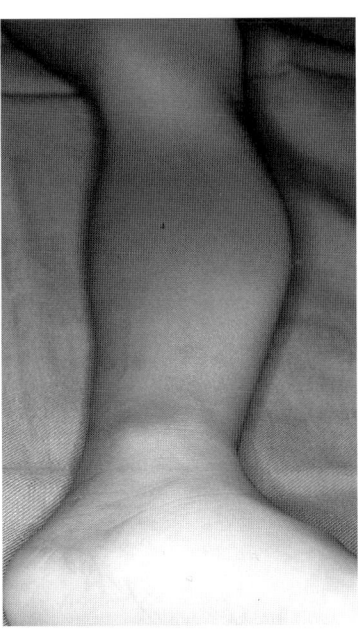

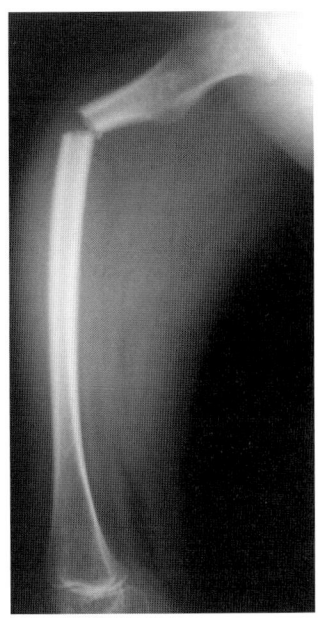

図6 11歳，女児．骨形成不全症
a，b：下腿骨骨折による変形
c：大腿骨骨折

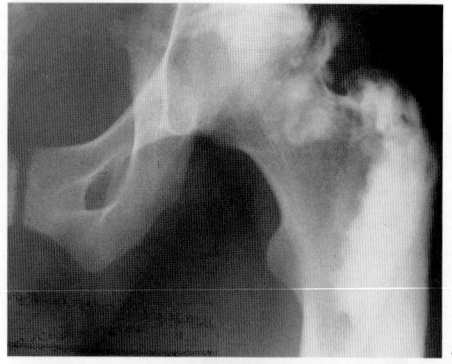

198　II部　運動器の疾患と外傷

図7　流蝋骨症・melorheostosis（限局性骨緻密症）　26歳，男性（a, b）

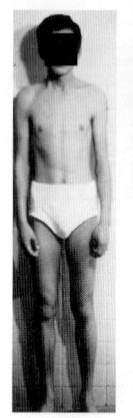

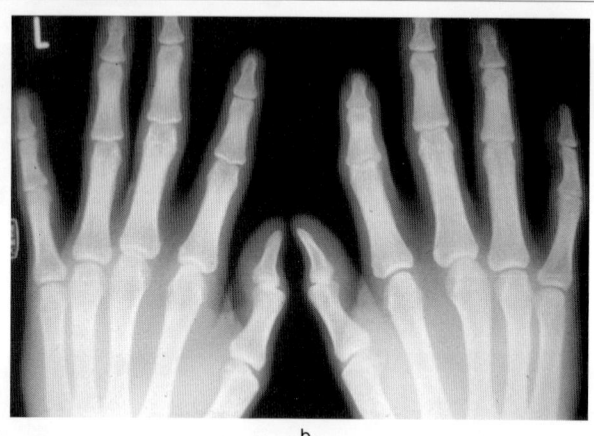

図8　Marfan症候群
四肢は長く，細い(a). くも状指を認める(b).

図9　大理石病
黒：骨硬化像

図10　全身性関節弛緩症の判定①〜⑤(Wynne-Davies)
肘，指，膝，足関節などの検査，少なくとも3関節に所見があれば全身性関節弛緩症と診断される．

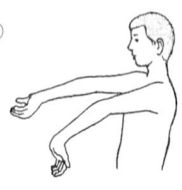

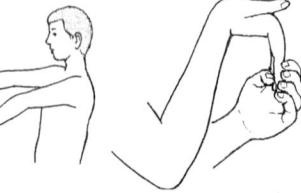

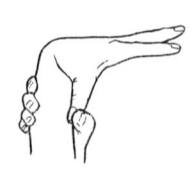

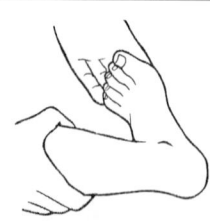

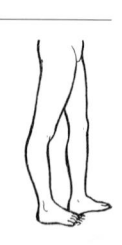

①左肘関節の過伸展　②手関節の異常可動性　③手指の異常可動性　④足関節の異常可動性　⑤右膝の反張膝

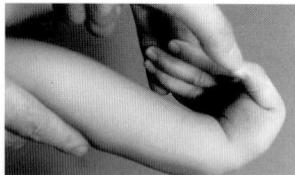

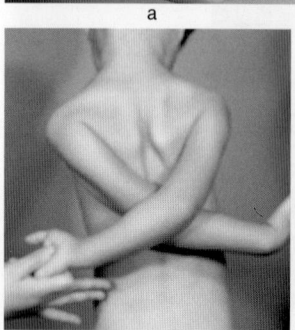

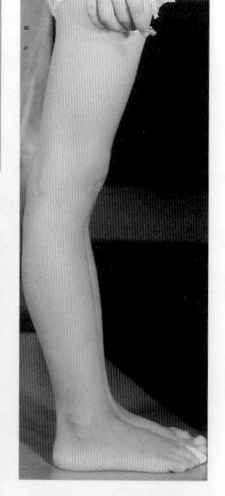

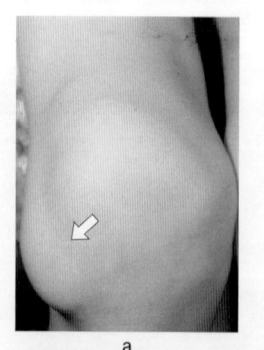

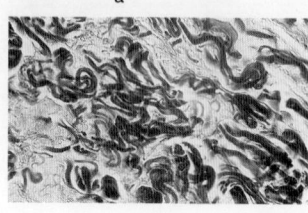

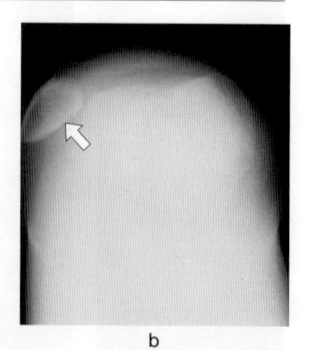

図11　関節弛緩症(a, b, c)

図12　両側習慣性膝蓋骨脱臼（矢印）例（12歳女児）
a. 肉眼所見
b. X線軸写像
c. 軟部組織の所見（弾性線維染色）

2 内分泌異常による骨疾患

疾患		病因	診断		
			臨床症状	X線所見	その他の検査所見
一次性（原発性）上皮小体（副甲状腺）機能亢進症 primary hyperparathyroidism		上皮小体の腺腫によるものが多い．進行性の骨吸収と骨の線維化が主な変化．骨の弯曲を生じる．	高Ca血症（腎結石など）骨の圧痛，病的骨折	全身の骨萎縮骨膜下骨吸収像歯槽硬線消失	血清：Ca増加，P低下，ALP増加．尿中：Ca増加，P増加．上皮小体機能検査，ホルモン測定，病理所見：褐色腫
二次性（続発性）上皮小体（副甲状腺）機能亢進症 secondary hyperparathyroidism		慢性腎不全など低Ca血症をきたす疾患	骨の変化は小児期ではくる病に類似し，成人では骨軟化症性変化が加わり，脊柱の変化などが現れる．	くる病，または骨軟化症と同様の所見．ときに線維性骨炎の所見を呈する．	血清：Ca低下，P増加，ALP増加．尿中：尿素窒素増加（図1）
成長ホルモン過剰症	巨人症 gigantism	骨端線閉鎖以前に下垂体成長ホルモンが過剰生産されたときに生じる．	骨格はすべて巨大で身長は異常に高く，とくに手足や下顎が巨大となる．筋力低下を示す．	全骨格が長さと厚さが大である．	成長ホルモンの過剰産生，糖代謝異常，下垂体腫瘍（CT，MRI所見）
	末端肥大症 acromegaly	成長完了後の成長ホルモン過剰症．骨膜下の骨芽細胞が刺激され，骨膜性骨化による骨肥厚が生じる．	手指末端，下顎，手足，耳，鼻などが肥大延長する．舌および内臓肥大なども起こる．	頭蓋骨の内層が肥厚し，トルコ鞍は拡大する．下顎や指末節の肥大もみる．関節部軟骨下の骨肥厚および硬化，変形性関節症の像を呈す．ときに骨粗鬆症	
成長ホルモン分泌不全性低身長症 GH deficiency 下垂体小人症 (pituitary dwarfism)		下垂体ホルモンの分泌不足による．トルコ鞍部の腫瘍や囊腫による下垂体の圧迫などによる．	四肢・体幹のバランスのよくとれた小人症・肥満体質，弱い筋力，性器の発育不全，知能低下を伴う．	骨端核の出現や骨端線の閉鎖が遅延する．骨端軟骨線の菲薄化，骨格の発育は不良	尿中17-KS，FSHの減少成長ホルモン分泌障害
Cushing症候群		副腎からの過剰なコルチゾール分泌によって生じる．	多毛症，moon face，体幹肥大，筋力低下，骨粗鬆症，糖尿病など	著明な骨萎縮（脊椎，肋骨など），しばしば病的骨折を起こす．	尿中17-KSコルチコイド増加

※ ALP：血清アルカリフォスファターゼ

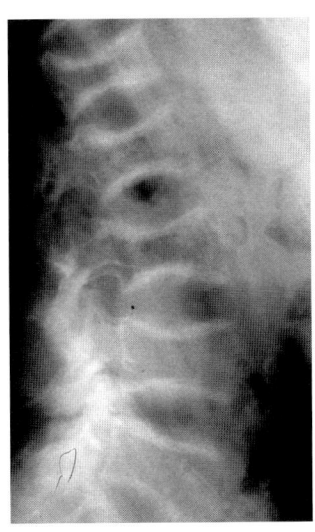

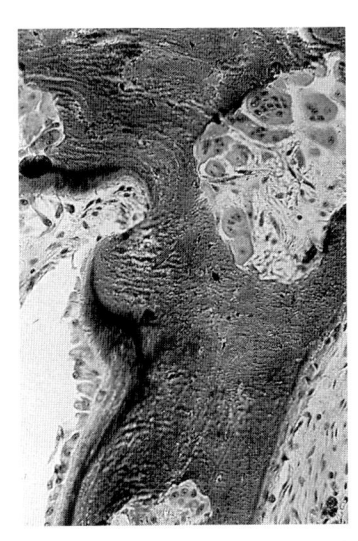

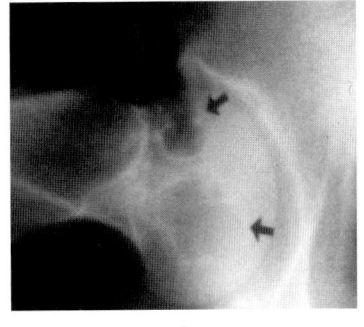

図1 二次性上皮小体機能亢進症（慢性腎不全による長期透析例：40歳女性）
a 脊椎病変の所見．
b 組織所見（線維性骨炎の所見を呈す）．
c 股関節病変（硬化性の辺縁を有する骨透亮像）．

3 いわゆる代謝性骨疾患

疾患	病因	診断		
		臨床所見		X線所見
くる病・骨軟化症 rickets, osteomalacia	Ca, P, vit.-D の代謝異常, 軟骨・骨基質への石灰化障害	発育期 / くる病	泉門閉鎖遅延, 肋骨念珠, 漏斗胸, 骨端部肥厚, O脚, X脚	骨端線拡大, 骨幹端幅広く, 予備石灰化層は毛筆様不鮮明で中央部は盃状に凹む.
		成人病 / 骨軟化症	骨軟化症, 骨関節痛, 胸郭変形, 病的骨折	骨軸に直角に走る透明帯, 骨改変層あり(Looser 改構層)
骨粗鬆症 osteoporosis	骨量が減少し, 骨の微細構造が劣化したため骨が脆くなり骨折しやすくなった状態 50歳以後の女性に多い	脊椎骨粗鬆症, 病的骨折. 骨量, 骨密度, 脆弱性骨折がポイント. (1)椎体圧迫骨折(2)大腿骨頸部骨折(3)Colles骨折(4)上腕骨近位部骨折		X線透過性の増加, 海綿骨梁の減少と萎縮, 骨皮質幅の減少, 楔状椎, 脊椎圧迫骨折.
変形性骨炎 骨 Paget (パジェット) 病, osteitis deformans	骨吸収と形成とが異常に亢進し, 骨の肥厚と変形をきたす. 欧米人に多発 40歳以後の男性に好発	骨関節痛, 骨肥厚と変形(大腿骨, 脛骨の前外方凸の弯曲, 脊椎後弯など) 病的骨折		骨梁の粗大化, 蜂窩状の骨吸収像, 骨皮質の海綿骨化, 不規則な骨硬化肥厚像
多骨性線維性骨異形成症 polyostotic fibrous dysplasia	多骨性に fibrous dysplasia を生じたもの 女児に好発	骨肥厚, 疼痛, 弯曲変形, 病的骨折. 皮膚に褐色斑(café-au-lait spot), 性的早熟.		長管骨骨幹〜骨幹端, 頭蓋, 骨盤などに好発. スリガラス様透明像, 骨皮質の膨隆, 菲薄化, 内反股, 病的骨折など
透析による骨・関節症 dialysis osteoarthropathy	透析療法に伴う腎性骨異栄養症(二次性上皮小体機能亢進症, アルミニウム骨症), アミロイドーシスによる骨・関節障害	腎性骨異栄養症では, 歩行あるいは安静時の下肢痛, 脊柱, 胸郭変形, 比較的軽微な外傷によって発生する骨折を認める.		手指骨膜下骨吸収, 脊椎骨での骨吸収と形成の混在, 頭蓋骨における骨吸収, 股関節, 膝関節および肩関節に好発する硬化性の辺縁を有する骨透亮像.

〈付〉 上皮小体機能亢進症は副甲状腺ホルモン(上皮小体ホルモン), クッシング症候群は副腎皮質ホルモン, 汎発性性腺機能低下症は性ホルモン

(次ページ a〜d)
図2 長期血液透析による骨関節症
a, b 破壊性脊椎関節症 (DSA).
c 手根管症候群の手術時所見.
d 同左, 屈筋支帯のアミロイド沈着(矢印)(コンゴーレッド染色)

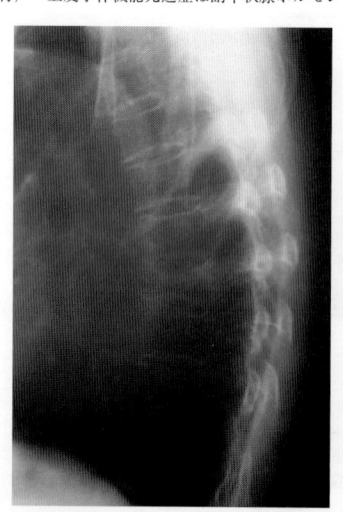

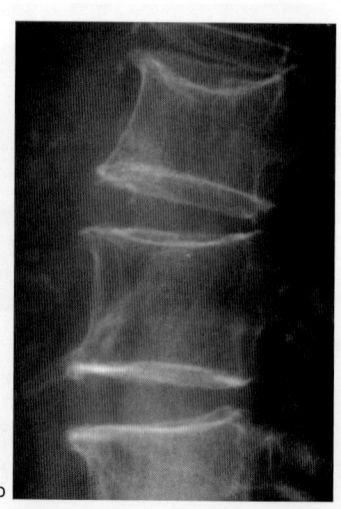

図1 骨粗鬆症(72歳, 女性)

診断		備考
臨床検査所見など	病理所見	
ビタミンD欠乏性くる病は血清：P低下，ALP上昇，尿中：Ca低下．ビタミンD製剤による治療中は定期的に血清Caをチェックする．	類骨osteoidが過剰に堆積 骨端線での軟骨内骨化が障害され，骨端軟骨幅は広くなる．	病因としてビタミンD欠乏，慢性腎不全，尿細管アシドーシス，Fanconi症候群，原発性低リン血症性くる病，腫瘍など．
	骨梁周囲の類骨層が厚くなる．	
血清：Ca，P，ALP正常 骨含有Ca量測定および骨生検（骨萎縮像）による補助診断	骨皮質は菲薄化し，海綿骨は骨梁の数と幅が減少する．骨の脆弱化が起こる．	X線所見：椎体側面像，第2中手骨，大腿近位端の骨梁の状態（Singh index）により程度の判定を行う（図1）．
血清：ALPの著明な上昇．Ca，P正常 尿中：OH-prolineの排泄増加	骨吸収と過剰骨形成を伴うモザイク構造を呈す．	稀に二次的に骨肉腫を併発する．カルシトニンが有効
血清：ALP上昇，Ca，Pは正常	線維性組織の著しい増生，島状に類骨や軟骨組織が散在	Albright症候群：多発性・色素斑・性的早熟が三徴候．
血中：PTH，P上昇．Caは正常から上昇．アミロイドはコンゴーレッド染色で淡赤色に染まり，偏光によりアップルグリーン色の発光を認める．	類骨の増加および破骨細胞活性の増加した線維性骨炎や，骨量が低下した骨軟化を呈する．靱帯付着部，滑膜，軟骨，軟骨下骨にアミロイドの沈着を認める．	アミロイドの構成タンパクであるβ2-m（ミクログロブリン）除去を目的にハイパフォーマンス膜透析器，β2-m吸着療法が最近行われている（図2）．

（エストロゲン，アンドロゲン）の異常をきたしており，続発性骨粗鬆症の原因となる．

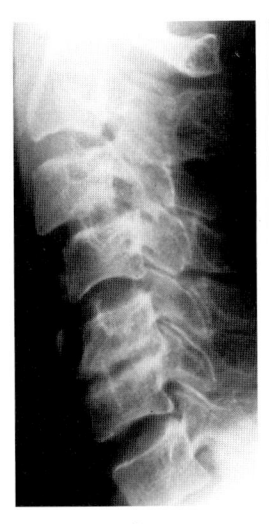

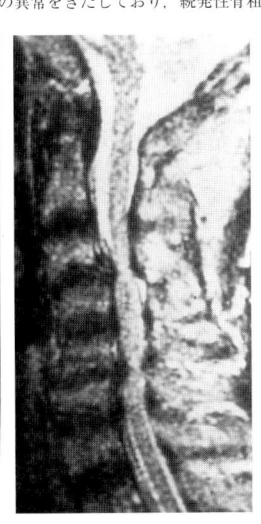

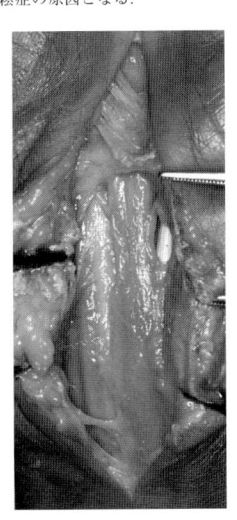

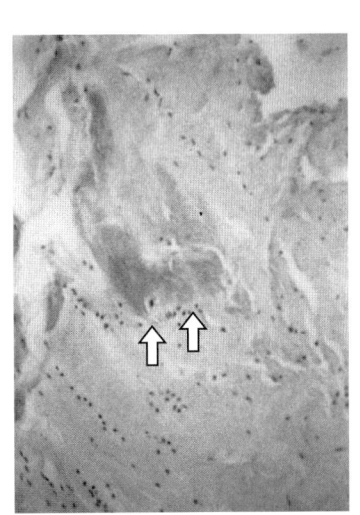

a b c d

4 系統的脊髄変性疾患

疾患	性・年齢など	遺伝性	診断		
			筋萎縮	知覚障害	腱反射
筋萎縮性側索硬化症 amyotrophic lateral sclerosis	男性に多い 20～60歳	±	手内在筋または肩甲帯の筋萎縮に始まる．脊髄前角細胞の脱落と錐体路変性による．	−	亢進 病的反射（＋）
脊髄性進行性筋萎縮症 spinal progressive muscular atrophy	中年男性に多い，常染色体劣性遺伝	＋	手内在筋に発生，鷲手変形など 脊髄前角細胞の変性による対称性筋萎縮と筋力低下		減弱または消失，病的反射（−）
脊髄空洞症 syringomyelia	男女差なし（図1）	±	手内在筋に始まる．	解離性感覚障害（温・痛覚低下，触覚・位置覚：正常）	罹患部の深部反射減弱・消失
急性灰白髄炎（脊髄性小児麻痺） poliomyelitis anterior acuta	1～2歳 男女差なし	−	麻痺筋に強度に発生する．	±	減弱または消失 弛緩性麻痺
脊髄癆 tabes dorsalis	壮年以後 男性に多い（図2）	−	±	＋ 電撃様疼痛を伴う	消失 Westphal徴候

〈付〉多発性硬化症：脱髄性疾患．脳・脊髄・視神経などに多巣性に限局性脱髄病巣が生じ，進行性．30～50歳女性．眼球運動障害，四肢対麻痺．

5 系統的筋疾患

疾患	性・年齢	遺伝性	診断		
			筋萎縮	反射	筋電図
進行性筋ジストロフィー dystrophia musculorum progressiva	男性に多い 小児型，中間型，青年型	＋	左右対称性の筋力低下，筋萎縮，近位（肩甲・上腕）筋に著明．動揺性歩行（あひる歩行）下腿屈側仮性肥大	腱反射消失 病的反射（−）	筋原性パターン，神経伝導速度正常 電気変性反応（−）
重症筋無力症 myasthenia gravis	10～30歳 女性にやや多い	−	眼瞼下垂にはじまる 全身性あるいは四肢筋・眼瞼挙筋，眼球運動筋など	正常	waning現象（低頻度刺激による筋活動電位の低下）
周期性四肢麻痺 periodic paralysis	少年期男子	＋	なし	発作時のみ減弱	
先天性筋緊張症（Thomsen病） myotonia congenita	幼少期男子	＋	筋肥大あり	正常	発作時 緊張性放電（＋）
多発性筋炎・皮膚筋炎 polymyositis, dermatomyositis	50～60歳 女性に多い	−	四肢近位筋，頚部筋 筋疼痛あり		短小多相性NMU, fibrillation 振幅大の放電など
若年性一側性上肢筋萎縮症（平山病） juvenile unilateral muscular atrophy	15～24歳 男性	−	一側上肢，ことに前腕の橈側近位部半分を残し，それより末梢の筋萎縮	正常	神経原性病変，運動神経伝導速度は正常

診断		備考
線維束攣縮	筋電図 その他の検査	
+	fasciculation synchronization	膀胱直腸障害,褥瘡はない. 構音障害,嚥下障害が出現する.
+	fasciculation 筋ジストロフィー,脊髄梅毒, 筋萎縮性側索硬化症などを鑑別	錐体路障害,感覚障害,膀胱直腸障害なし. Aran-Duchenne型とVulpian-Bernhardt型(肩甲型)がある.
+	MRI所見が重要	中心管周囲の脊髄の変性.頚髄,胸髄などにみられる. 痛覚障害などによる破壊性関節疾患(Charcot関節)も生じる.
+	髄液の細胞数・タンパク増加, 髄液圧上昇	ポリオワクチン普及により現在はほとんど発生をみない.
−	血清・髄液Wassermann(梅毒) 反応陽性,髄液のタンパク・細胞数増加,グロブリン反応陽性	Romberg徴候 Argyll-Robertson徴候陽性, 神経病性関節症(Charcot関節)

有痛性強直性痙攣,易疲労性,髄液中IgG上昇.

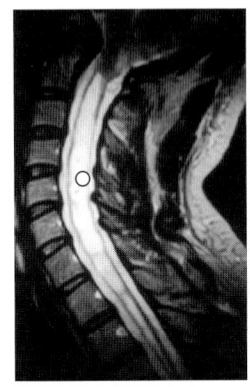

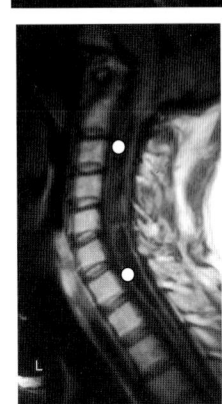

図1 脊髄空洞症 58歳,男性
Arnold-Chiari奇形(I型)を伴う.小脳扁桃の下垂あり.四肢痙性麻痺.MRI所見(a○印,b白●印:空洞部)

診断		備考
臨床検査	病理	
血清:GOT・GPT, aldolase・LDH・CPK 上昇 尿:クレアチン増加,クレアチニン減少	筋変性所見,筋線維間結合組織増生,脂肪組織浸潤	登攀性起立,弛緩肩,翼状肩甲骨 感覚障害なし X染色体劣性遺伝(図3)
	筋線維の変性とリンパ球浸潤	Tensilonテスト(+) 胸腺摘出が有効.予後良好
発作時血清:K低下,クレアチン減少	心筋や刺激伝導系に障害あり	
血清:K増加	筋線維の肥大	
血清:CPK・aldolase・GOT増加,クレアチン尿,血沈亢進,ときに好酸球増多症	I,II型筋線維の壊死と血管周囲の細胞浸潤	眼瞼浮腫,特異な皮膚症状(紅斑,強皮症様変化など)あり.自己免疫疾患と考えられている.
	神経原性病変	病状の進行は1〜3年で停止する.

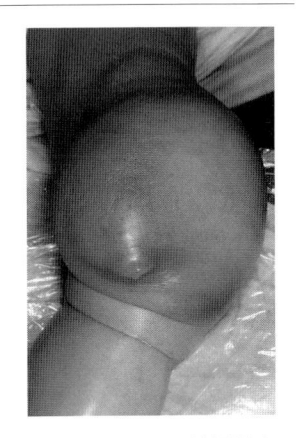

図2 脊髄癆による神経病性関節症(Charcot関節)60歳,女性(左膝関節)

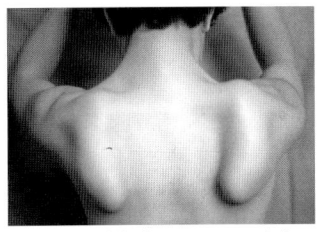

図3 進行性筋ジストロフィー患者の翼状肩甲骨

関節可動域表示ならびに測定法
（日本整形外科学会，日本リハビリテーション医学会制定）

上肢測定

部位名	運動方向	参考可動域角度	基本軸	移動軸	測定肢位および注意点	参考図
肩甲帯 shoulder girdle	屈曲 flexion	20	両側の肩峰を結ぶ線	頭頂と肩峰を結ぶ線		
	伸展 extension	20				
	挙上 elevation	20	両側の肩峰を結ぶ線	肩峰と胸骨上縁を結ぶ線	背面から測定する．	
	引き下げ（下制）depression	10				
肩 shoulder（肩甲帯の動きを含む）	屈曲（前方挙上）forward flexion	180	肩峰を通る床への垂直線（立位または座位）	上腕骨	前腕は中間位とする．体幹が動かないように固定する．脊柱が前後屈しないように注意する．	
	伸展（後方挙上）backward extension	50				
	外転（側方挙上）abduction	180	肩峰を通る床への垂直線（立位または座位）	上腕骨	体幹の側屈が起こらないように90°以上になったら前腕を回外することを原則とする．	
	内転 adduction	0				
	外旋 external rotation	60	肘を通る前額面への垂直線	尺骨	上腕を体幹に接して，肘関節を前方90°に屈曲した肢位で行う．前腕は中間位とする．	
	内旋 internal rotation	80				
	水平屈曲 horizontal flexion (horizontal adduction)	135	肩峰を通る矢状面への垂直線	上腕骨	肩関節を90°外転位とする．	
	水平伸展 horizontal extension (horizontal abduction)	30				
肘 elbow	屈曲 flexion	145	上腕骨	橈骨	前腕は回外位とする．	
	伸展 extension	5				

部位名	運動方向	参考可動域角度	基本軸	移動軸	測定肢位および注意点	参考図
前腕 forearm	回内 pronation	90	上腕骨	手指を伸展した手掌面	肩の回旋が入らないように肘を90°に屈曲する.	
	回外 supination	90				
手 wrist	屈曲(掌屈) flexion (palmarflexion)	90	橈骨	第2中手骨	前腕は中間位とする.	
	伸展(背屈) extension (dorsiflexion)	70				
	橈屈 radial deviation	25	前腕の中央線	第3中手骨	前腕を回内位で行う.	
	尺屈 ulnar deviation	55				

手指測定

部位名	運動方向	参考可動域角度	基本軸	移動軸	測定肢位および注意点	参考図
母指 thumb	橈側外転 radial abduction	60	示指 (橈骨の延長上)	母指	運動は手掌面とする. 以下の手指の運動は, 原則として手指の背側に角度計をあてる.	
	尺側内転 ulnar adduction	0				
	掌側外転 palmar adduction	90			運動は手掌面に直角な面とする.	
	掌側内転 palmar abduction	0				
	屈曲 (MCP) flexion	60	第1中手骨	第1基節骨		
	伸展 (MCP) extension	10				
	屈曲 (IP) flexion	80	第1基節骨	第1末節骨		
	伸展 (IP) extension	10				

部位名	運動方向	参考可動域角度	基本軸	移動軸	測定肢位および注意点	参考図
指 fingers	屈曲 (MCP) flexion	90	第2〜5中手骨	第2〜5基節骨		
	伸展 (MCP) extension	45				
	屈曲 (PIP) flexion	100	第2〜5基節骨	第2〜5中節骨		
	伸展 (PIP) extension	0				
	屈曲 (DIP) flexion	80	第2〜5中節骨	第2〜5末節骨	DIPは10°の過伸展をとりうる.	
	伸展 (DIP) extension	0				
	外転 abduction		第3中手骨延長線	第2, 4, 5指軸	中指の運動は橈側外転, 尺側外転とする.	
	内転 adduction					

下肢測定

部位名	運動方向	参考可動域角度	基本軸	移動軸	測定肢位および注意点	参考図
股 hip	屈曲 flexion	125	体幹と平行な線	大腿骨（大転子と大腿骨外顆の中心を結ぶ線）	骨盤と脊柱を十分に固定する. 屈曲は背臥位, 膝屈曲位で行う. 伸展は腹臥位, 膝伸展位で行う.	
	伸展 extension	15				
	外転 abduction	45	両側の上前腸骨棘を結ぶ線への垂直線	大腿中央線（上前腸骨棘より膝蓋骨中心を結ぶ線）	背臥位で骨盤を固定する. 下肢は外旋しないようにする. 内転の場合は, 反対側の下肢を屈曲挙上してその下を通して内転させる.	
	内転 adduction	20				
	外旋 external rotation	45	膝蓋骨より下ろした垂直線	下腿中央線（膝蓋骨中心から足関節外果中央を結ぶ線）	背臥位で, 股関節と膝関節を90°屈曲位にして行う. 骨盤の代償を少なくする.	
	内旋 internal rotation	45				

部位名	運動方向	参考可動域角度	基本軸	移動軸	測定肢位および注意点	参考図
膝 knee	屈曲 flexion	130	大腿骨	腓骨（腓骨頭と外果を結ぶ線）	屈曲は股関節を屈曲位で行う．	
	伸展 extension	0				
足 ankle	屈曲（底屈） flexion (plantar flexion)	45	腓骨への垂直線	第5中足骨	膝関節を屈曲位で行う．	
	伸展（背屈） extension (dorsiflexion)	20				
足部 foot	外がえし eversion	20	下腿軸への垂直線	足底面	膝関節を屈曲位で行う．	
	内がえし inversion	30				
	外転 abduction	10	第1，第2中足骨の間の中央線	同左	足底で足の外縁または内縁で行うこともある．	
	内転 adduction	20				
母趾 great toe	屈曲 (MTP) flexion	35	第1中足骨	第1基節骨		
	伸展 (MTP) extension	60				
	屈曲 (IP) flexion	60	第1基節骨	第1末節骨		
	伸展 (IP) extension	0				
足趾 toes	屈曲 (MTP) flexion	35	第2〜5中足骨	第2〜5基節骨		
	伸展 (MTP) extension	40				
	屈曲 (PIP) flexion	35	第2〜5基節骨	第2〜5中節骨		
	伸展 (PIP) extension	0				
	屈曲 (DIP) flexion	50	第2〜5中節骨	第2〜5末節骨		
	伸展 (DIP) extension	0				

体幹測定

部位名	運動方向		参考可動域角度	基本軸	移動軸	測定肢位および注意点	参考図
頚部 cervical spines	屈曲（前屈）flexion		60	肩峰を通る床への垂直線	外耳孔と頭頂を結ぶ線	頭部体幹の側面で行う．原則として腰かけ座位とする．	
	伸展（後屈）extension		50				
	回旋 rotation	左回旋	60	両側の肩峰を結ぶ線への垂直線	鼻梁と後頭結節を結ぶ線	腰かけ座位で行う．	
		右回旋	60				
	側屈 lateral bending	左側屈	50	第7頚椎棘突起と第1仙椎の棘突起を結ぶ線	頭頂と第7頚椎棘突起を結ぶ線	体幹の背面で行う．腰かけ座位とする．	
		右側屈	50				
胸腰部 thoracic and lumbar spines	屈曲（前屈）flexion		45	仙骨後面	第1胸椎棘突起と第5腰椎棘突起を結ぶ線	体幹側面より行う．立位，腰かけ座位または側臥位で行う．股関節の運動が入らないように行う．	
	伸展（後屈）extension		30				
	回旋 rotation	左回旋	40	両側の後上腸骨棘を結ぶ線	両側の肩峰を結ぶ線	座位で骨盤を固定して行う．	
		右回旋	40				
	側屈 lateral bending	左側屈	50	ヤコビー（Jacoby）線の中点にたてた垂直線	第1胸椎棘突起と第5腰椎棘突起を結ぶ線	体幹の背面で行う．腰かけ座位または立位で行う．	
		右側屈	50				

その他の検査法

部位名	運動方向	参考可動域角度	基本軸	移動軸	測定肢位および注意点	参考図
肩 shoulder（肩甲骨の動きを含む）	外旋 external rotation	90	肘を通る前額面への垂直線	尺骨	前腕は中間位とする．肩関節は90°外転し，かつ肘関節は90°屈曲した肢位で行う．	
	内旋 internal rotation	70				
	内転 adduction	75	肩峰を通る床への垂直線	上腕骨	20°または45°肩関節屈曲位で行う．立位で行う．	
母指 thumb	対立 opposition				母指先端と小指基部（または先端）との距離（cm）で表示する．	
指 fingers	外転 abduction		第3中手骨延長線	2, 4, 5指軸	中指先端と2, 4, 5指先端との距離（cm）で表示する．	
	内転 adduction					
	屈曲 flexion				指尖と近位手掌皮線（proximal palmar crease）または遠位手掌皮線（distal palmar crease）との距離（cm）で表示する．	
胸腰部 thoracic and lumbar spines	屈曲 flexion				最大屈曲は，指先と床との間の距離（cm）で表示する．	

顎関節計測

顎関節 temporo-mandibular joint	開口位で上顎の正中線で上歯と下歯の先端との間の距離（cm）で表示する．左右偏位（lateral deviation）は上顎の正中線を軸として下歯列の動きの距離を左右ともcmで表示する．参考値は上下第1切歯列対向縁線間の距離5.0 cm，左右偏位は1.0 cmである．

■文献

1章 関節疾患

1) American College of Rheumatology AD HOC Committee on Clinical Guide lines : Guidelines for the management of rheumatoid arthritis. Arthritis Rheum 39 : 713-722, 1996.
2) Eichhoff E: Zur Pathogenese der Tendovaginitis stenosans. Bruns' Beitrage z klin Chir CXXXIX: 746-755, 1927.
3) Finkelstein H: Stenosing tendovaginitis at the radial styloid process. J Bone Joint Surg 12: 509-540, 1930.
4) 福田宏明, 三笠元彦, 伊藤信之 編:肩診療ハンドブック. 医学書院, 1998.
5) 藤川隆祐:慢性関節リウマチにおける骨破壊の細胞メカズム. リウマチ 37 : 738-744, 1997.
6) 平澤泰介:変形性肘関節症による肘部管症候群の手術療法. 整形外科 Mook 増刊 C-1 : 293, 1983.
7) 平澤泰介, 松崎昭夫, 金田清志, 林浩一郎 編:関節リウマチの手術療法. OS NOW「新時代の整形外科治療」14. メジカルビュー社, 1994.
8) 平澤泰介:ベッドサイド栄養マニュアル, 森原武利 編. 101-105, 南江堂, 1995.
9) 平澤泰介:変形性膝関節症の疼痛因子. 整外・災外 38 : 39-46, 1995.
10) 平澤泰介 編:整形外科のMRI診断. 1-307, 金芳堂, 1999.
11) Hirasawa Y : Surgical approach to cubital tunnel syndrome with symptomatic osteoarthritic elbow. Orthopaedics & Traumatolgy. Urban & Vogel 10 : 130-137, 2002.
12) 平澤泰介:関節リウマチのリハビリテーション, 今日の治療指針, 山口徹ら 編:817, 医学書院, 2008.
13) 平澤泰介:脳の老化予防と運動器の役割. 日本手の外科学会誌 24 : 477-479, 2008.
14) 日本リウマチ財団教育研修委員会 編:リウマチ基本テキスト 第2版. リウマチ財団, 2005.
15) 野口昌彦:足関節および足. 整形外科のMRI診断, 平澤泰介 編. 233, 金芳堂, 1999.

2章 体幹と脊椎の疾患

1) 林浩一郎, 井上 一, 金田清志, 富田勝郎, 平澤泰介, 松崎昭夫, 山本吉蔵 編:新図説臨床整形外科講座 3, 頸椎・胸郭. 1-297, メジカルビュー社, 1995.
2) 平澤泰介:整形外科の検査, 診断(1). 新図説臨床整形外科講座 1, 山本吉蔵ら 編. 14-18, メジカルビュー社, 1995.
3) 平澤泰介, 長谷 斉, 久保俊一 編:新図解整形外科エッセンシャル. 1-198, 南江堂, 1997.
4) 平澤泰介, 高岡邦夫, 星野雄一:整形外科最新の治療. 1-456, 南江堂, 1999.
5) 井上 一, 金田清志, 富田勝郎, 林浩一郎, 平澤泰介, 松崎昭夫, 山本吉蔵 編:新図説臨床整形外科講座 2, 脊椎・脊髄. 1-270, メジカルビュー社, 1996.
6) 金田清志, 平澤泰介, 井上 一, 富田勝郎, 林浩一郎, 松崎昭夫, 山本吉蔵 編:新図説臨床整形外科講座 4, 胸腰椎・仙椎, 骨盤. 1-327, メジカルビュー社, 1995.
7) 金田清志, 松崎昭夫, 平澤泰介, 林浩一郎 編:OS NOW「新時代の整形外科治療」22, 胸腰椎・腰椎・仙椎疾患の手術療法. 1-215, メジカルビュー社, 1996.
8) 菊地臣一:腰痛. 医学書院, 2003.
9) 髙岸憲二ら:肩こりに関するプロジェクト研究. 日整会誌 82 : 901-911, 2008.
10) 辻陽雄, 高橋栄則 編:整形外科診断学 改訂3版. 金原出版, 1999.
11) 戸山芳昭 編:図説腰椎の臨床. メジカルビュー社, 2001.
12) 山内裕雄, 平澤泰介 監修:Patient Education Guide, No.1: 1-10, No.2: 1-12, No.3: 1-9, No.4: 1-12, No.5: 1-10, No.6: 1-12, No.7: 1-12, Nippon Zoki, Inter Medical Access, 1997.

3章 小児の疾患

1) Bado J L : The Monteggia lesion. Clin Orthop 50 : 71-86, 1967.
2) Catterall A : The natural history of Perthes' disease. J Bone and Joint Surg 53-B: 37, 1971.
3) Chiari K : Ergebnisse mit der Beckenosteotomie als Pfannendachplastik. Z Orthop 87: 14, 1955.
4) Engelhardt:小児の肘関節内骨折. シュプリンガー整形外科. 肘・シュプリンガー・フェアラーク東京, 65-75, 1990.
5) 船山寛一 編:先天性股関節脱臼・臼蓋形成不全. 図説整形外科診断治療講座 18, メジカルビュー社, 1991.
6) 平澤泰介:新外来の整形外科学. 南江堂, 2005.
7) 久保俊一:関節鏡検査・股関節. 新図説臨床整形外科講座 1. 216-221, メジカルビュー社, 1995.
8) Salter R B : Innominate osteotomy in the treatment of congenital dislocation and subluxation of the hip. J Bone and Joint Surg 43-B : 518, 1961.

4章 感染症

1) 天児民和 編:神中整形外科学. 南江堂, 1990.
2) 石井清一, 平澤泰介:標準整形外科学 第8版監修. 医学書院, 1-854, 2003.
3) 林浩一郎, 平澤泰介, 松崎昭夫, 金田清志 編:OS NOW「新時代の整形外科治療」19, 整形外科の小手術. メジカルビュー社, 1-199, 1995.
4) 平澤泰介 編:ナースのための整形外科学 第2版. 南江堂, 1989.
5) 富田勝郎, 井上 一, 金田清志, 林浩一郎, 平澤泰介, 松崎昭夫, 山本吉蔵 編:新図説臨床整形外科講座 12, 感染症. メジカルビュー社, 1-269, 1995.
6) 鳥巣岳彦:化膿性関節炎の病態. 日整会誌 65 : 1238-1244, 1991.

5章 外傷:骨折と脱臼

1) Garden R S : Low-angle fixation in fractures of the femoral neck. J Bone and Jiont Surg 43-B : 647, 1961.

2) Hirasawa Y, Sledge C B, Woo S L-Y (Eds): Clinical Biomechanics and Related Resarch. Springer Verlag: 1-429, 1994.
3) 平澤泰介：コンパートメント症候群．OS NOW「新時代の整形外科治療」20，整形外科の災害救急．メジカルビュー社，111-121, 1995.
4) 平澤泰介 監訳，マスト・ヤーコブ・ガンツ 著：骨折手術-手術計画と整復法-．シュープリンガー・フェアラーク，1991.
5) 平澤泰介，松崎昭夫，金田清志，林浩一郎 編：OS NOW「新時代の整形外科治療」20，整形外科医の災害救急．メジカルビュー社，1-151, 1995.
6) 平澤泰介，渡部欣忍：AE法による仮骨強度の評価．OS NOW「新時代の整形外科治療」25，創外固定器を用いた変形矯正，骨延長術．メジカルビュー社，163-167, 1997.
7) Hirasawa Y, et al: Biomechanical monitoring of healing bone based on acoustic emission technology. Clin Orthop 402: 236-244, 2002.
8) 平澤泰介：骨折，理論的治療と実際 改訂2版．J シャッカー／M タイル 著，平澤泰介 監訳．シュープリンガーフェアラーク東京：1-664, 2002.
9) Mubarak S J, et al: Acute compartment syndromes: diagnosis and treatment with the aid of the wick-catheter. J Bone and Joint Surg 60-A: 1091, 1978.
10) 日本整形外科学会：ロコモティブシンドロームパンフレット2009年度版．日本ロコモティブシンドローム研究会ホームページ，2009.
11) 三枝康宏，水野耕作：圧挫症候群．OS NOW「新時代の整形外科治療」20，メジカルビュー社，106-110, 1995.

6章 スポーツ外傷と障害

1) Aoki Y, Yasuda K, Tohyama H, et al: Magnetic resonance imaging in stress fractures and shin splints. Clin Orthop Relat Res 421: 260-267, 2004.
2) 富士川恭輔 編：図説 膝の臨床．メジカルビュー社，1999.
3) 原 邦夫，一色哲志，東 直哉，平澤泰介：膝後十字靱帯新鮮損傷の治療方針-スポーツ外傷を中心に-．整形・災害外科臨時増刊号．膝関節治療のチェックリスト，緒方公介．金原出版，389-396, 1996.
4) 平澤泰介 他：肩関節機能障害を来す種々の原因．整形・災害外科 23：989-999, 1980.
5) 平澤泰介，井上 一，金田清志，富田勝郎，松崎昭夫，山本吉蔵 編：新図説臨床整形外科講座5，肩・上腕・肘．メジカルビュー社，1-332, 1994.
6) 平澤泰介，黒川正夫：高齢者の肩腱板損傷．OS NOW「新時代の整形外科治療」16，メジカルビュー社，102-108, 1994.
7) 平澤泰介，玉井和夫：副神経，肩甲上神経，腋窩神経の損傷と診断．新図説臨床整形外科講座5，肩・上腕・肘．メジカルビュー社，143-159, 1994.
8) 平澤泰介，麻生伸一：スポーツによる軟部組織の損傷と障害．発育期のスポーツ障害．メジカルビュー社，42-50, 1994.
9) Hirasawa Y, Sakakida K: Sports and peripheral nerve injury. Am J Sports Med 11: 420-426, 1983.
10) 平澤泰介，堀井基行：肩関節周囲の絞扼神経障害．関節外科 21：52-58, 2002.
11) 平澤泰介，他：運動療法を処方するうえで理解すべき基本事項，整形外科運動療法実践マニュアル（白土 修，宗田大輔 編）．全日本病院出版会，1-9, 2002.
12) 平澤泰介，井上 一，高岡邦夫（編集主幹）：先端医療シリーズ22．整形外科の最新医療．先端医療技術研究所，2003.
13) 平澤泰介：義肢装具のチェックポイント，「上肢装具」の項分担．p.188-208, 医学書院，2007.
14) 武藤芳照，伊藤春夫，片山直樹 編：スポーツと疲労骨折．南江堂，1990.
15) 萬納寺毅智：スポーツからみたランニング障害．臨床スポーツ医学 1：161-165, 1984.
16) 中嶋寛之 編：スポーツ整形外科．南江堂，1987.
17) Slocum DB: The shin splint syndrome - Medical aspects and differential diagnosis. Am J Surg 114: 875-881, 1967.

7章 四肢のしびれと疼痛

1) Dellon A L: Review of treatment results for ulnar nerve entrapment at the elbow. J Hand Surg 14-B: 688-700, 1989.
2) Hakstian R W: Funicular orientation by direct stimulation. An aid to peripheral nerve repair. J Bone Joint Surg 50-A: 1178, 1968.
3) Hirasawa Y, Katsumi Y, Tokioka T: Evalution of sensibility after sensory reconstruction of the thumb. Journal of Bone Joint Surg 67-B, 5: 814-819, 1985.
4) Hirasawa Y, et al: An investigation of the digital nerves of the thumb. Clin Orthop 188: 191-196, 1985.
5) 平澤泰介，鎌田雄一郎，時岡孝夫：下肢の絞扼性神経障害．M B Orthop 22：47-55, 1990.
6) Hirasawa Y, Katsumi Y, et al: Clinical and microangiographic studies on rupture of the E. P. L. tendon after distal radial fractures. British J Hand Surgery 15-B, 1: 51-57, 1990.
7) 平澤泰介，岡島誠一郎：末梢神経の研究-この10年の進歩と将来展望．末梢神経，1-5, 2002.
8) 平澤泰介：高齢者の関節痛のとらえかた．J Clinical Rehabilitation 7：594-600, 2002.
9) Hirasawa Y: Treatment of Nerve Injury and Entrapment Neuropathy. Springer Verlag: 1-179, 2002.
10) 平澤泰介，岡島誠一郎：神経縫合・移植術．Browsing 整形外科手術 Vol.4．シネアトラス＆テキスト Hybrid. CD-ROM．南江堂，2004.
11) 平澤泰介，岡島誠一郎：末梢神経・自律神経疾患，3．外傷性疾患（分担），脳神経外科大学系11，脊椎・脊髄疾患，末梢神経・自律神経疾患．中山書店，403-407, 2005.

12) 黒川高秀, 長野 昭, 平澤泰介 編：神経の手術Ⅱ. 整形外科手術 11-B. 中山書店, 1-119, 1995.
13) Lundborg G : Regeneration, reconstruction, and cortical remodeling. Nerve injury and repair, 2nd edition. Churchill Livingstone, 2005.
14) Mackinnon SE, Dellon AL（平澤泰介 監訳）：末梢神経の外科. 京都, 金芳堂, 1992.
15) 越智光夫, 内尾祐司, 領家幸治：神経再生の最近の話題. 末梢神経 13, 28-32, 2002.
16) 落合直之：複合性局所疼痛症候群の診断と治療. 日整会ニュース, 81-86, 2010.
17) Seddon H J : Surgical Disorders of the Peripheral Nerves. Livingstone, 1972.
18) Sunderland S : Nerve Injuries and Their Repair. A Critical Appraisal. Churchill Livingstone, 1991.
19) 高梨芳彰, 平澤泰介：炎症性疾患（分担）, 脳神経外科大系 11, 脊椎・脊髄疾患, 末梢神経・自律神経疾患. 中山書店, 408-413, 2005.
20) 時岡孝夫, 平澤泰介：前腕・手の機能解剖. 新図説臨床整形外科講座 6, 前腕・手, 平澤泰介ら 編. メジカルビュー社, 2-24, 1995.
21) 津下健哉：私の手の外科−手術アトラス 改訂第4版. 南江堂, 2006.
22) 上羽康雄：手−その機能と解剖− 第6版. 金芳堂, 2006.

8章 腫瘍, 骨系統疾患

1) 朝貝芳美：痙直型脳性麻痺に対する整形外科手術とリハビリテーションのあり方. 医学のあゆみ 203：795-800, 2002.
2) Campanacci M : Bone and Soft Tissue Tumors. Clinical features, imaging, pathology and treatment. Wien-New York. Springer-Verlag, 1990.
3) Enneking W F : Musculoskeletal Tumor Surgery. Churchill Livingstone, 1983.
4) Hall CM : International nosology and classification of constitutional disorders of bone. Am J Med Genet 113 : 65-77, 2002.
5) 平澤泰介 編：骨腫瘍の診断と治療. OS NOW「新時代の整形外科治療」18, メジカルビュー社, 1995.
6) 平澤泰介, 小倉 卓, 今井 亮：長期血液透析患者における末梢神経障害・特集. 長期透析患者と整形外科. 整形・災害外科 39：227-235, 1996.
7) 平澤泰介, 楠崎克之：わかりやすい骨腫瘍の診断と治療. 南江堂, 1-182, 2000.
8) Hirasawa Y, Ogura T : Carpal tunnel syndrome in patients on long-term hemodialysis. Scand J. Plast Reconstn, Hand Surgery 34 : 373-381, 2000.
9) 岩谷 力, 土肥信之 編：小児リハビリテーションⅡ. 医歯薬出版, 2000.
10) 川野妙子：カルシウム代謝異常−くる病・骨軟化症. ホルモンと臨床 49（特別増刊号）：91-93, 2001.
11) 日本整形外科学会, 骨系統疾患委員会 編：骨系統疾患マニュアル. 南江堂, 1994.
12) 日本整形外科学会 骨・軟部腫瘍委員会 編：整形外科・病理 悪性骨腫瘍取扱い規約 第3版. 金原出版, 2000.
13) 日本整形外科学会 骨・軟部腫瘍委員会 編：整形外科・病理 悪性軟部腫瘍取扱い規約 第3版. 金原出版, 2002.
14) 折茂 肇：原発性骨粗鬆症の診断基準−2000年度改訂版（概要）. Osteoporosis Japan 9 : 9-14, 2001.
15) 富田勝郎, 井上 一, 金田清志, 林浩一郎, 平澤泰介, 松崎昭夫, 山本吉蔵 編：新図説臨床整形外科講座 13, 骨・軟部腫瘍および類似疾患. メジカルビュー社, 1-350, 1995.
16) 安井夏生：遺伝子診断に基づく骨系統疾患国際分類. 日本整形外科学会誌 75：3-17, 2001.

Part III
運動器のリハビリテーション

1章 運動器リハビリテーション

I. リハビリテーション医療の流れ

　運動器リハビリテーションを述べるまえに，リハビリテーション医療についてまとめてみる．
　"リハビリテーション"という言葉はわれわれの生活に馴染んできたが，その語源をみると，ラテン語のhabilis（適した）とre（再び）で，再び適したものにするという意味を持ち，以前は犯罪者の更生を指す言葉として用いられていたという．"リハビリテーション"という言葉の定義は，一般に心身に障害を有するものに対して，身体的，精神的，社会的，経済的に回復させるための行為すべてを指すものである．言い換えると受傷あるいは発症直後から退院，および社会・職場・家庭復帰までの医学的・社会的・職業的アプローチの総和を指すものである．
　世界保健機構（WHO：World Health Organization）は1981年にリハビリテーションに関して以下のように定めた．「リハビリテーション」とは，能力障害あるいは社会的不利を起こす諸条件の悪影響を減少させ，障害者の社会統合を実現することを目指すあらゆる処置を含むものである．その目的は障害者を訓練してその環境に適応させるだけでなく，障害者の直接的環境および社会全体に介入して彼らの社会復帰を容易にすることとしている．慢性疾患や後遺症に対しては「障害」という発想が不可欠となり，WHOは障害モデルを制定した．それによると患者の障害は，①機能・形態障害（impairment），疾患に直接起因する麻痺や変形などで，臓器レベルの障害．②能力障害（disability），機能・形態障害に起因する歩行や動作の障害などで日常生活能力の低下．③社会的不利（handicap），能力障害・機能・形態障害に起因する社会的不利益をいい，社会レベルの障害，というように三段階に分けられる[14,23,27]．「リハビリテーション」は，医学的，教育的，職業的，社会的なリハビリテーションの4つの分野に分けられる[17]．
　医療の面からみると，リハビリテーション医療は他の臨床医療に比較して新しい．

日本の医学は，戦前はドイツ，戦後は米国の影響を大きく受けた．リハビリテーション医学も同様であり，近年は北欧の影響を受けつつ発展してきており，米国的なリハビリテーション技術と欧州的な社会的施策を組み合わせた状況にある[1,3,16]．
　「寝たきり」の原因をみると，最近の統計では，65～69歳では「脳卒中」が約半数を占めるが，加齢とともに「転倒・骨折」が増加し，80歳を超えると「骨折」と「衰弱」の頻度が脳卒中を上まわり，90歳以上では約6割を占めるという．このように生活習慣病の予防のみならず，介護予防の重要性が認められ，予防的リハビリテーションが健康長寿達成のために必要とされるようになった．
　一方人口の高齢化や社会環境の変化に伴い，運動器疾患のみならず，脳血管障害，心臓疾患，精神障害に対するリハビリテーション医療の需要が増大してきた[20,22,26,29]．
　2008年厚生労働省の診療報酬の改定において，「疾患別リハビリテーション」が提案され，「心大血管疾患」「脳血管疾患」「運動器疾患」「呼吸器疾患」の4つのリハビリテーションに分けられることになった．
　医療におけるリハビリテーションサービスに関して，日本で最も頻度が多いといわれる脳卒中や骨折を対象にしてみると以下のようになる．この場合のリハビリテーションの流れは，急性期，回復期，そして維持期に分けられる．「急性期」リハビリテーションは発症直後から始められ，ベッドサイドにて筋力低下や廃用症候群の予防を中心として，疾患・リスク管理がリハビリテーション専門職によって行われる．症状が安定し座位耐久性が高まり，訓練室での訓練が可能となった時期，すなわち「回復期」リハビリテーションにおいては，回復状況に適した施設で，集中して機能回復訓練を行う．専門職などが指導にあたって，家庭・施設の日常生活が送れるように運動能力の獲得を目指し，また麻痺のある場合には，その改善を計る．日常生活を送りながら行われる「維持期」（慢性期）リハビリテーションにおいては家

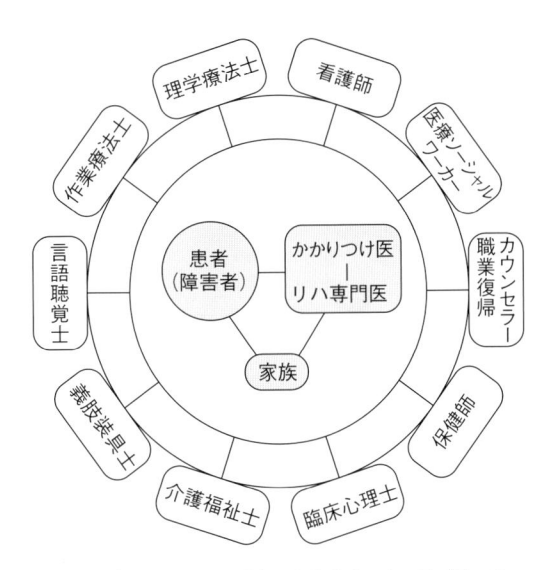

図1 リハビリテーション医療におけるチーム・アプローチ
図の種々の専門職の他，リクリエーション・リーダー，教師，栄養士，薬剤師，その他のコメディカルスタッフが含まれる．

庭・施設の日常生活や社会生活の維持・継続を支援しつつ，デイケアなどの施設で訓練を進めたり，自宅で運動が行えるように計り，「地域リハビリテーション」の推進を行う．この時期には老化の予防や運動能力を維持して転倒を防ぐための「予防的リハビリテーション」も大切となる．

リハビリテーション医療においては，全ての障害に対してアプローチすることを基本とする．医師はリハビリテーションチームのリーダーとして理学療法士，作業療法士，言語聴覚士，看護師，臨床心理士，義肢装具士，ケースワーカー，介護福祉士などと各症例に関してカンファレンスを開催する．チームメンバーからの多角的な意見を集約し，ゴールを設定し，リハビリテーションを推し進める．リハビリテーション医療を推進する上で，多くの専門職のメンバーの協力とチームワークが大切となる（図1）[5-11]．

II. リハビリテーション医療の現状と問題点

リハビリテーション医療に関しては未だ多くの問題点が含まれており，医療のみならず，行政や地域社会などの広い分野の協力によって改善しつつ，推し進めなければならない．

要介護者の増加をふまえて，介護予防とリハビリテーション医療の確立が急務となっている．

「急性期のリハ」は期間を決めて，リハ専門医，理学療法士，作業療法士などのセラピスト，看護師が緊密かつ良好なチームワークで実施しなければ良い結果は得られない．現状をみると急性期リハの行われている病院ではリハスタッフが不足しているにもかかわらず，短い入院期間で充分なリハが行われないまま，回復期リハの病院・施設に患者が送り出されることが多い．

一方，「回復期リハ」を行っている施設では，種々の基礎疾患を持つ高齢者が，程度の異なる回復状態で病棟におり，スタッフはその対応に悩まされている．個々の患者の情報が良好な病診連携によって急性期リハ病院からもたらされなければならないのであるが，実際にはそのネットワークは十分にできているとは言えない．また，脳卒中や骨折などを例にとっても回復期リハ施設の専門性に関する十分な情報がないのが現状である．

慢性期（維持期）リハに関しては，自宅復帰後の在宅リハを含めて多くの問題点がある．最近，「予防的リハ」も提案されているが，運動器の疾患で徐々に生活機能が低下して元に戻らない，いわゆる「廃用症候群」になってしまう高齢者が多い．予防検診によって運動機能をチェックして早期に患者の状態を把握し，廃用に陥らないようにすることも大きな課題となっている．「地域リハ」に関しても，現在訪問リハや予防的リハを地域で積極的に行っているが，そこにはリハ専門医が居ないことが多い．現場でのトレーニングを受けたセラピストが少ないのも課題である．地域リハの問題点解決へのアプローチとして，社会の情報化時代の特徴を生かして急性期リハ患者の状態を映像化して送り，訪問看護スタッフや家族に見せて，自信をもって患者の期待に沿える対応ができるような画像情報のネットワークを作ることも急務であろう（図2）[12,18]．

III. 運動器リハビリテーションについて

世界総人口に占める65歳以上の人口の割合は，1995年には約7％に過ぎなかったが，2025年には1割を超えることが見込まれている．最近，世界最長寿を享受している日本では，さらに急速な人口の高齢化が進むことが予測されている．

これまでは，いかに長く生きられるか，平均寿命を延ばすことを目標にしてきたが，長くなった寿命を「心身に障害のない期間」として，健康で

図2 高齢化社会におけるリハビリテーション医療

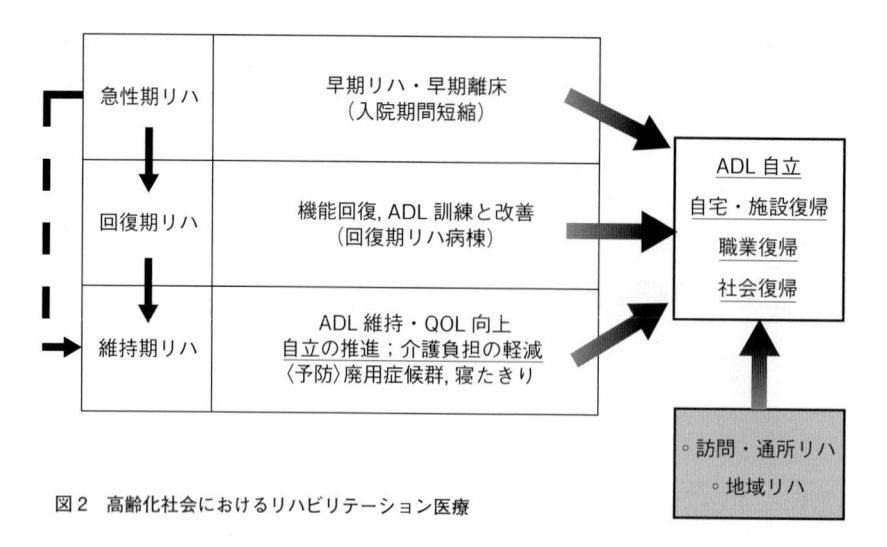

"自立"して暮らすことができること，すなわち「健康な長寿」（健康寿命）を実現していくことが，高齢者と社会にとって真に豊かな長寿社会の達成のために重要となる．このような社会の要請によって，2006年4月の診療報酬の改定によって運動器リハビリテーション料が認められるようになった．

わが国における有訴率の統計では腰痛・肩こり・関節痛が多い点をみても，筋骨格系疾患が日常生活に支障を与えていることが容易にわかる．このような高齢者人口の増加によって関節疾患，骨粗鬆症，関節リウマチ，腰痛など多くの運動器障害を有する患者数が増え，そのために各国は莫大な費用を負担しなければならない．そこで1998年，スウェーデンのルンド大学のリドグレンス教授の提案で2000年から「運動器の10年」という世界的プロジェクトが開始され現在に至っている．

日常生活での大切な生活活動は，四肢・体幹を中心とした運動器によって行われる．運動器の疾患によって生じる障害は，歩行，書字，食事，入浴，排泄など，さらには家事や仕事そして社会活動を自力で行うことに大きな困難を生じさせる．四肢の関節疾患，脊髄や末梢神経の損傷，脊柱の疾患などは運動器の代表的な疾患であり，転倒や骨折の原因となり，いわゆる"廃用症候群"を生じさせ，生活機能を低下させてしまう．ことに高齢者における運動器の障害は"要介護"になったり，"寝たきり"の状態へと進んでしまうことが多く，その対策が最近の重要課題となった．

このような運動器の異常によって障害は整形外科的疾患によって生じるだけでなく，多くの疾患に合併して生じることが多く，病態に応じた対応が大切となった．脳卒中，脳梗塞，そして心筋梗塞などの危険因子となる"生活習慣病"が注目されているが，この中には高コレステロール血症，肥満，高血圧，糖尿病などが含まれており，これらに対する早期の予防や改善が急務となり，メタボリックシンドロームとして注目されるようになった．例えば運動器を動かす主役となる筋肉のパワーは年とともに減少し，筋力が低下すれば転倒しやすくなり，骨折をきたす頻度も高くなる．それを予防するには適度の運動を継続する必要がある．そのため多くの危険因子を含む動脈硬化症の予防を行うためには脂質を低下させるためのバランスの取れた食生活，内臓脂肪を燃焼させるための有酸素運動，そして筋力を減少させないための筋力トレーニングも重要となる．しかし疾患によっては運動療法の禁忌となる状態もあり，運動負荷にあたっては多くの配慮すべき因子もある（図3）．

以上のように運動器疾患や生活習慣病などを予防し，改善するためのリハビリテーションの処方にあたっては，原疾患と合併症によるリスクを考慮に入れ，さらに二次障害の発生予防を念頭に入れて，運動療法，物理療法，作業療法，装具療法，心理療法などの適応を慎重に決定して，実行しなければならない．さらに定期的な機能の判定や測定を行って成果を評価し，次のステップの目標を設定して治療を進めていくことがポイントである．

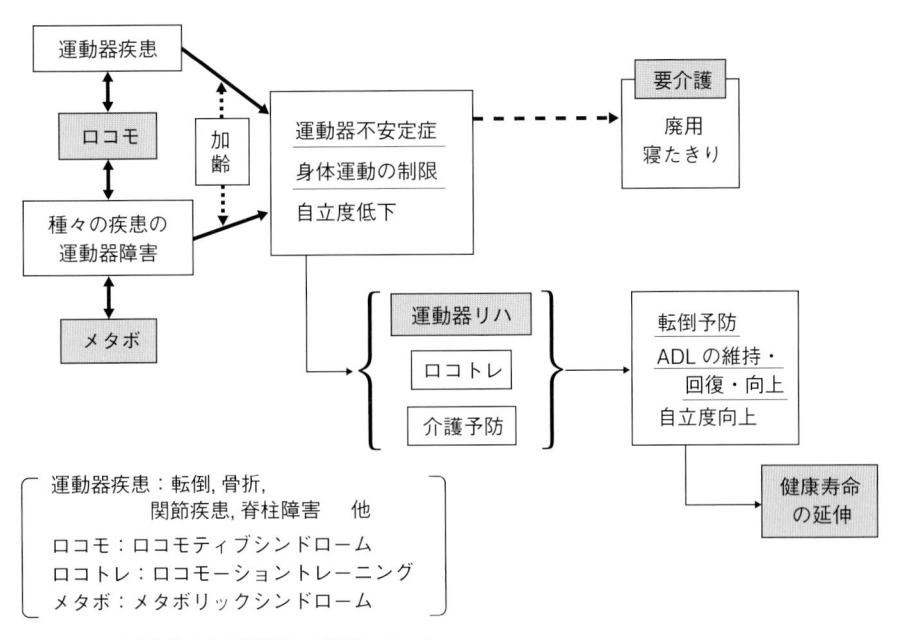

図3 高齢化社会と運動器リハビリテーション

運動器疾患：転倒, 骨折, 関節疾患, 脊柱障害　他
ロコモ：ロコモティブシンドローム
ロコトレ：ロコモーショントレーニング
メタボ：メタボリックシンドローム

疾患を持っていても，疾患によって生じる二次障害を的確に制御して心身ともに活動性を発揮し，向上できるように病態の内容を理解しつつ治療するのが運動器リハビリテーションの目的といえる．

最近，リハビリテーション医療の概念も細分化されて，高齢者に対してのみならずスポーツ外傷と関連したリハビリテーションも推進されるようになった．すなわち，スポーツ選手の外傷の治療，ことに手術のあとのリハビリテーションは大切であり，一般の「社会復帰」のゴールとは少し異なり，「元のスポーツレベル」に戻ることが要求される．スポーツ外傷専門医，理学療法士，トレーナーなどのチームアプローチで効率よく筋力，持久力，協調性などを獲得して元のスポーツレベルに早期復帰しなければならない．これを特にアスレチック・リハビリテーション（athletic rehabilitation）といい，注目されるようになった．

運動器リハビリテーションを推進するにあたって，中心となる運動療法に関して，EBM（evidence-based medicine）を出して，その効果を検証することが急務となった．最新のデータ[4,25]によると，①変形性膝関節症の患者142例に対して国内45施設で，下肢伸展挙上（SLR訓練）を8週間行い，対照のNSAIDs内服例と優るとも劣らない有意の改善を得た．②20〜65歳の3ヵ月以上継続する，著明な神経学的脱落所見のない慢性腰痛を有する患者249例に対して，腰痛体操単独施行例とNSAIDs投与群と比較して，腰痛体操施行例に，NSAIDs投与例より優るという無作為試験のデータを得た．このようにRCT（ランダム化比較試験）を行って種々の疾患に対する対応が急務となっている．

このような時期に日本整形外科学会が中心となって「運動器不安定症」が提唱された．すなわち「高齢化によって，バランス保持能力や移動歩行能力の低下が生じ，閉じこもり，転倒リスクが高まった状態」として，社会の注意を喚起するに至った．

生活習慣病のみならず，種々の運動器疾患は，疼痛，関節の可動域制限，麻痺，変形，体力低下などの運動器機能不全を生じさせる．そのため，日常生活動作や移動動作の遂行能力を低下させ，介護が必要とされる状態となる．このように介護予防と運動器リハビリテーションが大きくクローズアップされることとなった．

2009年，日本整形外科学会は「運動器の障害によって介護が必要な状態や介護が必要となるリスクの高い状態を表す状態」をメタボリックシンドロームに対応させて「ロコモティブ（locomotive）シンドローム」（運動器症候群）として，新しい概念を打ち出した[19]．運動器の疾患や障害による要介護のリスクの高い状態を早期に発見して予

防に役立てるための啓発活動であり，「運動器不安定症」の発生や進展を未然に防ごうというものである．これには「人間は運動器によって支えられていることを日々意識してほしい」というメッセージが含まれている．自覚症状が現れにくく，徐々に進行していく「沈黙の臓器」の一つとして注目しつつ，「医学的チェック」に基づいた症例ごとの対策や「運動処方」の確立というように，きめの細かい対応も大切な課題となった．

Ⅳ．運動器リハビリテーションプログラムの処方

1．疾患特性の把握と評価

運動器リハビリテーションプログラムを処方するにあたっては，患者の疾患特性を理解し，障害構造を把握していなければならない．その上で，リハビリテーションの観点から総合的な評価を行い，到達目標を設定した上で，治療戦略と手段すなわち運動器リハビリテーションプログラムが決定される．また，一定期間運動器リハビリテーションプログラムを適切に実施したのち，再評価を行い目標やプログラム内容についての再検討を行う．

1）疾患特性および障害構造の把握

疾患の種類や発生機序により，強化すべき組織や矯正すべき関節運動は異なってくる．そのため，先ずは正しく疾患の特性や傷害の発生機序を把握し，リハビリテーションの標的を定める．姿勢保持機能や移動能力，および四肢運動の障害が共通に見えても，個々の患者にとって必ずしも病因は共通ではなく，各症例に共通の治療目標も治療の共通にはならないことを把握しておく．

2）評価

リハビリテーションにおける基本的な評価は，治療の対象が疾患ではなく，疾病や外傷の結果生じた障害であることから，障害を（1）機能障害（impairment），その結果生じる（2）能力障害（disability），患者の実生活の上で受ける（3）社会的不利（handicap）の3つの側面から評価する．すなわち機能障害の評価法には，棘果長や大腿周径などの身体計測をはじめ，関節可動域測定，徒手筋力検査などがある．能力障害の評価法には，Barthel index や Functional Independence Measure（FIM）による日常生活動作の評価がある．社会的不利の評価法には，脳外傷患者を対象とした Community Integration Questionnaire（CIQ）や脊髄損傷患者を対象とした Craig Handicap Assessment and Reporting Technique（CHART）がある．

さらに細かな専門的な評価が必要であり，環境改善的アプローチには住環境コーディネーター，ソーシャルワーカー，社会福祉士，介護支援専門員などが，代償的アプローチには理学療法士，作業療法士，義肢装具士などが，治療的アプローチには医師，看護師，理学療法士，作業療法士などがこれを行い，患者本人とその家族を含めて意思疎通を図り，それぞれの評価の整合性を保つ．

3）目標設定

評価に基づいてリハビリテーション目標を設定する．運動器リハビリテーションの設定目標は，患者の安全を確保し，運動機能を改善し，運動効率を高めることである．評価内容を系統的に解析し，何を予防し，どこを治療し，何の代償が必要かを明確にすることで，短期的および長期的目標を的確に定めることができる．また目標設定に際しては，環境因子やそれぞれの患者の病状の背景にある個人因子（個人の人生や生活の特別な背景であり，健康状態や健康状況以外のその人の特徴）も含めた，患者の生活の視点も考慮に入れる．

4）運動器リハビリテーションプログラムの決定

疾患特性および障害構造を把握し，様々な評価を行った上で適切な目標を設定した後に，それに基づいた運動器リハビリテーションプログラムを決定する．運動器リハビリテーションプログラムの種類には，関節可動域訓練，筋力増強訓練，持久力訓練，協調性訓練，バランス訓練，リラクセーション訓練などがある．

段階的に各種訓練を組み合わせていく方法として，初期は患部の機能回復から始めて，徐々に全身的な複合運動に向かい，加えて廃用性症候群を避けるための当該患部以外の訓練などを行う．しかし，治療戦略に関する一般的なガイドラインはあっても，疾患の程度や患者の個人差が大きく影響するため，初期評価に基づいて個々に合ったプログラムを作成することに留意すべきである．加えて，呼吸機能，循環機能，代謝機能なども考慮されなければならない．

5）運動器リハビリテーションプログラムの実施

決定された運動器リハビリテーションプログラムを実施する際には，患者の全身状態が事前の評

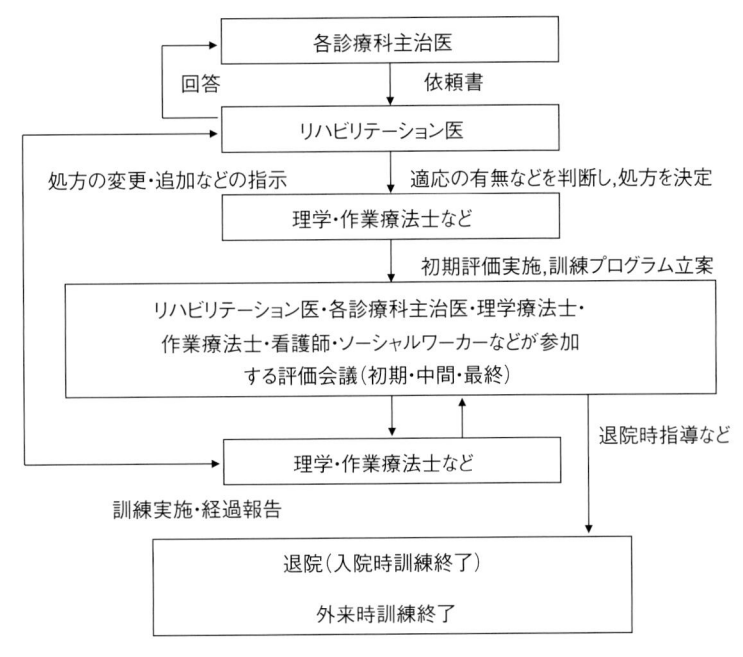

```
                    各診療科主治医
         回答  ↑        ↓ 依頼書
                    リハビリテーション医
    ←
   処方の変更・追加などの指示    適応の有無などを判断し，処方を決定
                    理学・作業療法士など
                        ↓ 初期評価実施，訓練プログラム立案
        リハビリテーション医・各診療科主治医・理学療法士・
        作業療法士・看護師・ソーシャルワーカーなどが参加
             する評価会議（初期・中間・最終）
                        ↓           退院時指導など
                    理学・作業療法士など
         訓練実施・経過報告
                    退院（入院時訓練終了）
                       外来時訓練終了
```

図4　運動器リハビリテーションにおけるフローチャート

価時と変わりがないか，問診や脈拍，血圧などのバイタルサインを通じて確認する．患者の状態が事前の評価時と変化していれば詳細に記録し，それを確認しながら治療を進めることが重要である．

6) 運動器リハビリテーションプログラム実施後の評価

運動器リハビリテーションプログラムを実施した後には，再評価を行う．再評価は，プログラム設定時にプログラムを施行することで予測された結果と，実際にプログラムを施行した後の評価を照合する．これにより実施されたプログラムが，設定したリハビリテーション目標を達成するために適しているか否かの検証を行う（図4）．

2. 運動器リハビリテーションの目標とその具体的方法

運動器リハビリテーションは総合的なリハビリテーションの中の様々な目標を担っている．したがって，対象に応じて，いくつかの運動を組み合わせて処方されることが多い[13, 21, 24, 28]．

1) 運動器リハビリテーションの目標

運動器リハビリテーションの目標（ゴール）は，次のように分類される．

①四肢・体幹運動の回復
②動作技術の回復または習熟
③代償動作の習得
④鎮痛
⑤組織の循環改善
⑥廃用症候群の予防と治療
⑦体力の維持，回復，増進
⑧義肢装具，自助具などの使用指導
⑨日常生活動作の活発化

2) 運動器リハビリテーションの具体的方法

運動器リハビリテーションの目的を達成するため，様々な運動療法が行われる．以下に，運動療法の種類とその具体的方法を述べる．なお，肩こり体操，腰痛予防体操，膝体操については p.250, p.255 をそれぞれ参考参照のこと．

(1) 関節可動域訓練

関節可動域訓練を行う際には，まず関節可動域を制限の原因を明らかにすることが必要である．関節拘縮を起こしている原因によって運動療法の方法は異なる．筋の短縮が原因の場合は持続伸張を行う．その際，二関節筋の関与をあらかじめ評価する（図5）．関節周囲の結合織その他の軟部組織が原因の場合は弱い強度で繰り返し伸張を行い，コラーゲン線維の走行に方向性を持たせる．関節包や靭帯の短縮に対してはモビライゼーションが効果的な場合もある（図6）．筋スパズムが原因の場合は横断マッサージを行っても良い（図7）．急性期の局所の熱感がある場合はアイスパック（図8）などの寒冷療法を，あるいは慢性期の関節拘縮

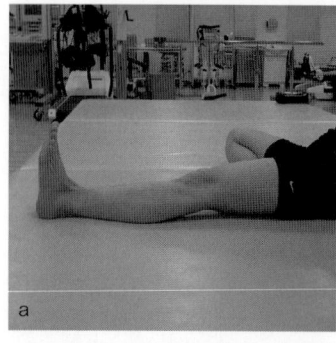

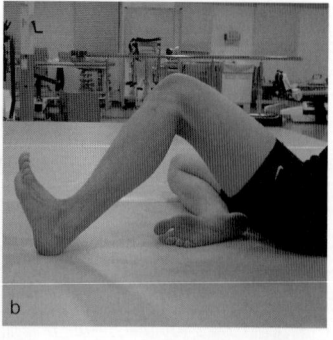

図5 関節可動域訓練における二関節筋の関与
腓腹筋は足関節と膝関節にまたがる二関節筋であるため，膝関節伸展位では足関節背屈角度は少ないが，膝関節を屈曲すると足関節の背屈角度は増加する．

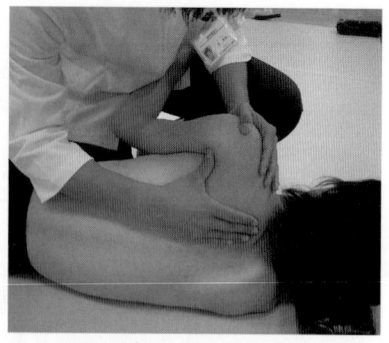

図6 肩甲胸郭関節に対するモビライゼーション

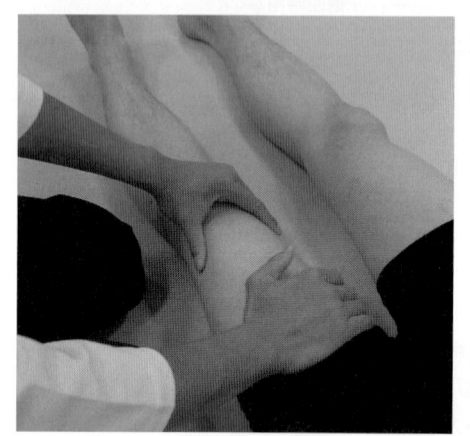

図7 大腿四頭筋に対する横断マッサージ

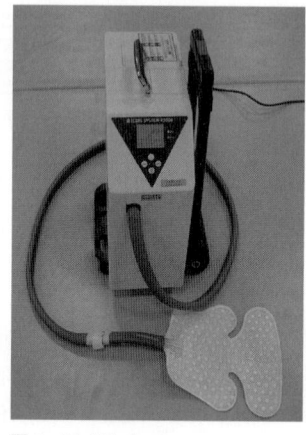

図8 アイスパック

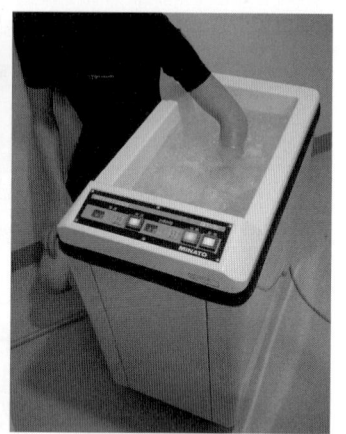

図9 渦流浴

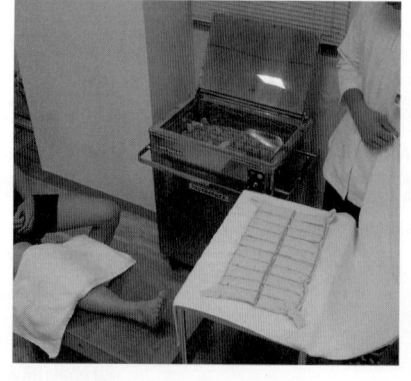

図10 ホットパック

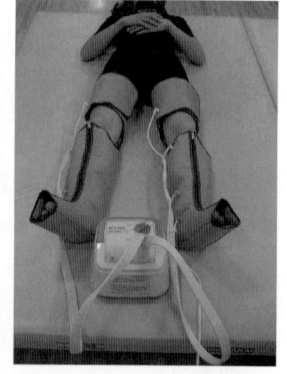

図11 ハドマー（メドマー）

に対しては渦流浴（図9）やホットパック（図10）などの温熱療法を併用しても良い．腫脹・浮腫によって関節可動域が制限されている場合は浮腫の部位を挙上した位置で運動させ筋のポンプ作用を利用する，あるいはハドマー（メドマー）（図11）や弾性包帯などにより物理的な圧迫を加える．

(2) 筋力増強訓練

麻痺あるいは廃用性筋萎縮によって低下した筋力を回復するために筋力増強訓練を行うが，この際特に代償運動に注意する（図12）．代償運動防止のために運動の目的や方向を患者に十分理解させる．また表面筋電図を用いたバイオフィードバック（図13）により，正しい筋収縮を促す．筋力増強訓練を行うには，過負荷の原則と特異性の原則が重要である．過負荷の原則とは，訓練強度が通常用いているものよりも強くなければ，筋力増強効果は期待できないという原則であ

り，運動の強度，運動の持続時間，運動の頻度という三つの基本条件があり，これらの3条件が満たされてはじめて訓練効果が期待できる．特異性の原則とは，ある種の能力は同類の運動を用いた訓練によって効果的に高められるという原則である．これらのことを考慮して，会得させたい動作，運動の効率，リスクの管理から方法を検討する[2, 15, 17, 24]．

筋力増強訓練に際し，筋の収縮の形から以下の

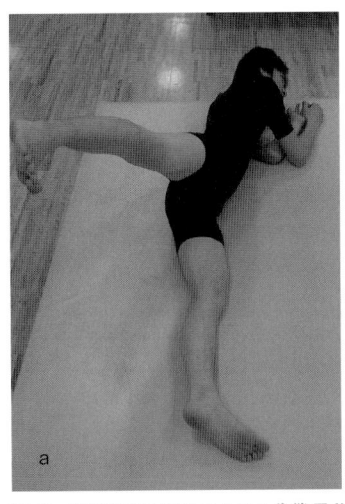

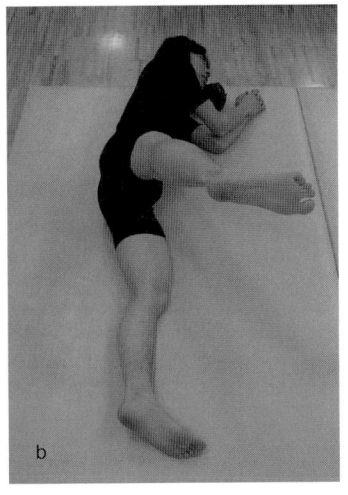

図12 股関節外転運動における代償運動
aは中殿筋を使用した股関節外転で，股関節は中間位である．bは大腿筋膜張筋を使用した代償運動による股関節外転運動で，股関節は軽度屈曲位である．

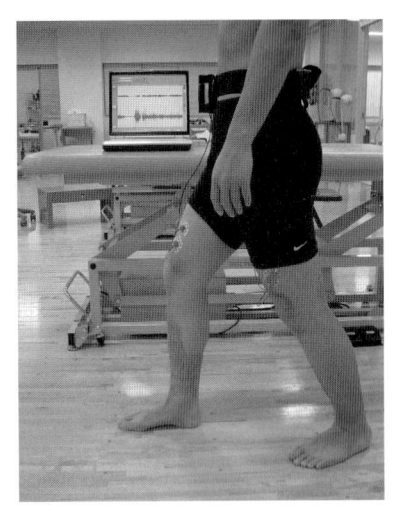

図13 表面筋電図を用いたバイオフィードバックによる大腿四頭筋の筋力増強訓練

三つの方法がある．

①等尺性運動：ギプス固定中などの関節運動を伴わない筋収縮により廃用性萎縮を防止する．あるいは強い抵抗を加え，強力な筋力増強を行う方法もある．

②等張性運動：関節可動域全域にわたって運動させる．患者の筋力に応じて抵抗運動（図14），自動運動，介助運動を選択する．

③等速性運動：関節可動域全域にわたって最大抵抗を加えて筋力増強効果を得ようとするもので，機器を必要（図15）とする．

①〜③の運動には，運動により筋の起始と停止が接近する求心性運動と，スクワット動作時の大腿四頭筋のように筋収縮と反対方向に筋の起始と停止が離れる遠心性運動がある．

また運動の方法から，手や足を床面から離した非荷重位での運動である開運動連鎖（open kinetic chain：OKC）と，手や足を床面につけた荷重位での運動である閉運動連鎖（closed kinetic chain：CKC）がある．大腿四頭筋の筋力増強訓練を例にとると，OKCでの運動は下肢伸展挙上（straight leg raising：SLR）（図16-a）であり，CKCでの運動はスクワット（図16-b）である．

(3) 筋萎縮予防・筋力増強のための電気療法

①低周波療法：従来より，筋力増強や筋萎縮予防の目的に10〜50Hzの低周波療法が行われている．

② EMG biofeedback療法：この方法は治療目的とする麻痺筋または麻痺筋群の活動電位の筋電

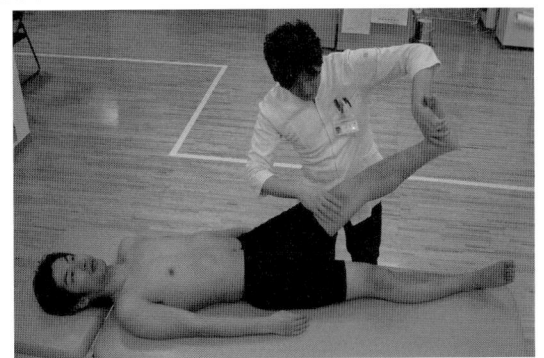

図14 proprioceptive neuromuscular facilitation (PNF)を用いた等張性運動による筋力増強訓練

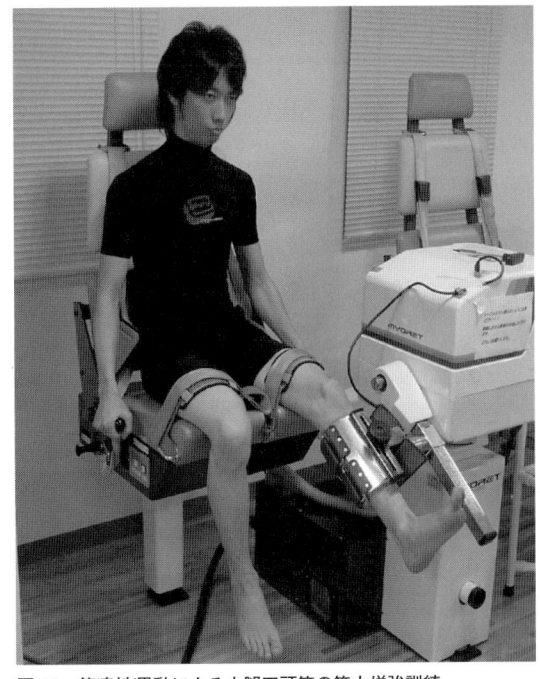

図15 等速性運動による大腿四頭筋の筋力増強訓練

図を利用して，音あるいは光などの信号に変え，障害された感覚入力を外から補い，聴覚あるいは視覚入力に換えて運動出力を促進する訓練方法である．聴覚あるいは視覚により筋電位活動を確認させ，患者の意欲を高めることが目的である．

③機能的電気刺激療法（functional electrical stimulation；FES）：脊髄損傷による対麻痺や脳卒中による片麻痺などに対して電気刺激を用いて，失われた動作機能を回復させるものである．歩行機能や手指機能の改善のためにコンピュータシステムを併用して，軽量な装具に装着させる研究も進められている．

④治療的電気刺激（therapeutic electrical stimulation；TES）：障害された機能の回復のために用いられるもので，筋痙縮や不随意運動の抑制，筋力の増強をはかるための電気刺激療法である．

(4) バランス訓練

バランス制御には感覚系，神経系（末梢神経，神経伝導路，中枢神経系），筋・骨格系，さらには認知機能も関与している．したがって，バランス訓練を行う際には，バランス異常をきたした原因を明らかにしなければならない．

バランス訓練は，支持基底面の広さと重心の高さを基本として，課題を決定する．支持基底面の広さと重心の高さは姿勢の変化を示しており，臥位，坐位，四つ這い位，膝立ち位，立位，片脚立位となるにしたがい，保持の難しい姿勢となる．同じ姿勢でも足を開脚したり，継ぎ足位をとったりすることで，支持基底面の広さを調節することができることから，特異的な姿勢保持の戦略を訓練することができる（図17）．また不安定な支持面を利用したボールエクササイズは，普通ではできない三次元的な動きが可能である（図18）．このほかに，環境条件，複数課題の提示など，様々な要素を組み合わせたプログラムを作成する（図19）．

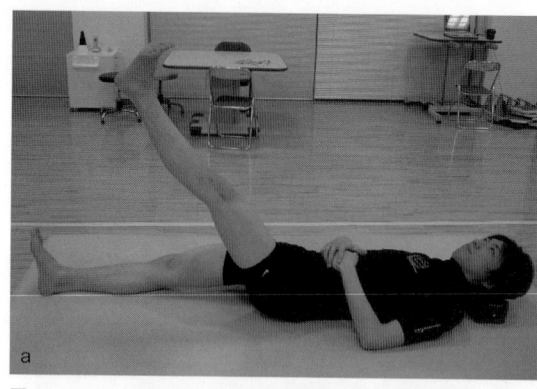

図16　OKCとCKCによる大腿四頭筋の筋力増強訓練
aはOKCによる運動で下肢伸展挙上(SLR)訓練．bはCKCによる運動でスクワット訓練．

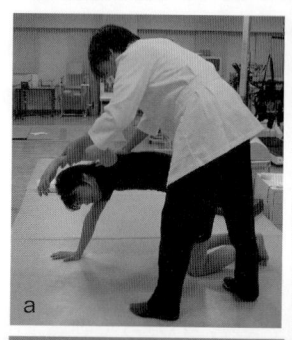

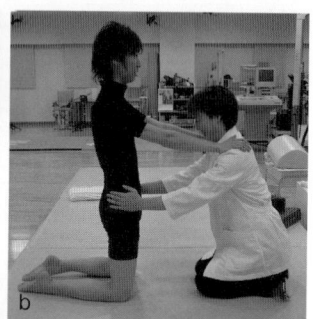

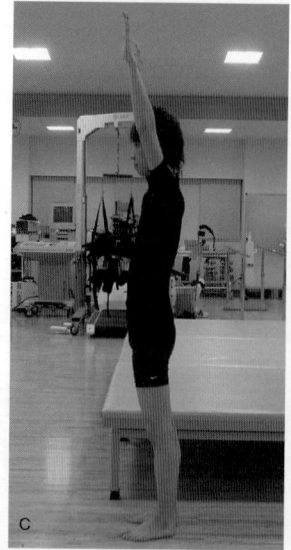

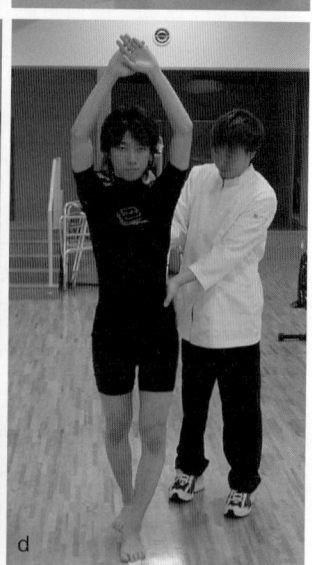

図17　各姿勢におけるバランス課題
aは四つ這い位における一側上肢挙上．bは膝立ち位の保持と側方重心移動．cは立位での両上肢挙上．dはタンデム肢位での両上肢挙上．

(5) 歩行訓練

歩行訓練は大きく分けて二つの目的に用いられる．ひとつは間接汎化型介入として用いられ，他の目的を達成するために歩行訓練を行うもので，例えば循環機能やバランス能力を向上させるため

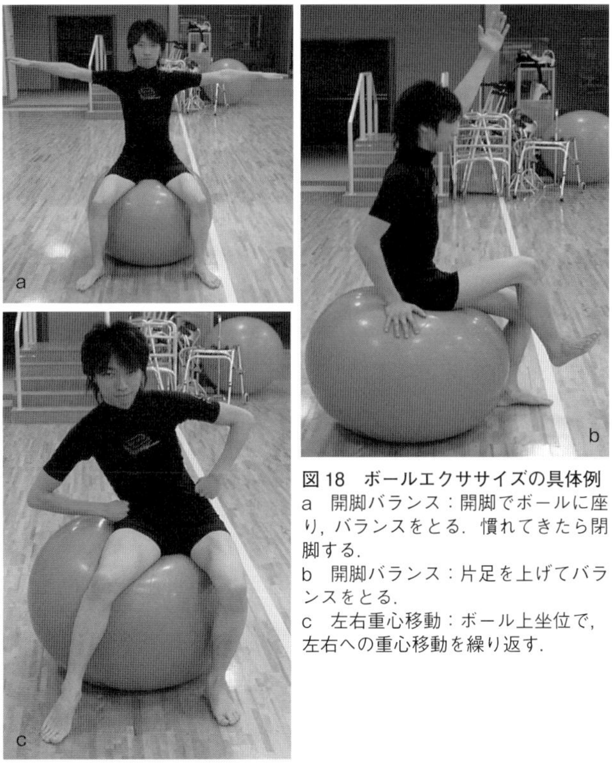

の歩行訓練である．もう一方は直接限定型介入として用いられ，歩行が確実に遂行されるように反復した歩行訓練を行うものである．前者は安定した歩行能力を有していることが条件であるが，後者の歩行能力は不安定である．運動器リハビリテーションでは，直接限定型介入としての歩行訓練が重要となる．

下肢骨折のリハビリテーションでは，初期には完全免荷歩行（図20）を行い，徐々に部分荷重歩行（図21）に移行する．完全免荷期間が長期にわたる場合はPTB装具（図22）を用いた歩行訓練を行う．部分荷重歩行が正確に行えない場合は，体重免荷歩行トレーニングシステム（図23）を用いて骨折部に適切な部分荷重刺激を加える．

(6) 日常生活動作（activities of daily living: ADL）訓練

運動器リハビリテーションの最終目標は，日常生活動作の獲得や社会復帰である場合が多い．

日常生活動作の評価は診察室での問診や訓練室での模擬動作だけで終わらず，患者の生活環境を詳しく調査し，患者の生活環境にできるだけ近い状況で実際に行わせる必要がある．その上で，日常生活動作訓練は患者の生活環境にできるだけ近い状況で行われることが望ましい．そのためには，様々な生活環境場面が設定できる訓練室が必要になる（図24）．

(7) 感覚異常に対する治療法

①経皮的電気神経刺激療法（transcutaneous electrical nerve stimulation; TENS）：CRPSの項（p.180）に述べたような患者へのアプローチの方法を守って，TENS療法が併用される．この場合，刺激電極は疼痛の原因となっている神経の走行に沿って装着するか，あるいは圧痛点に固定する．刺激は高周波（100〜150pps）で40〜500μsecの波幅のものを，個々の症例に合わせて調節し，治療時間は30分ないし1時間行う．この方法は妊娠や心臓にペースメーカーを用いている人，また頸動脈洞の上に使用することは禁忌となっている．

図18　ボールエクササイズの具体例
a　開脚バランス：開脚でボールに座り，バランスをとる．慣れてきたら閉脚する．
b　開脚バランス：片足を上げてバランスをとる．
c　左右重心移動：ボール上坐位で，左右への重心移動を繰り返す．

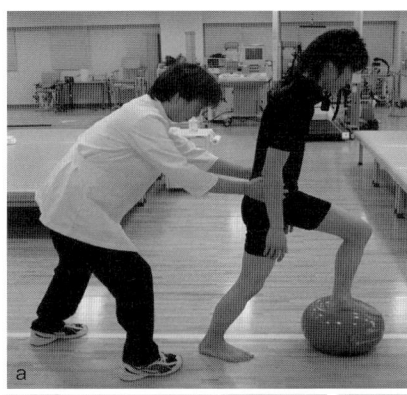

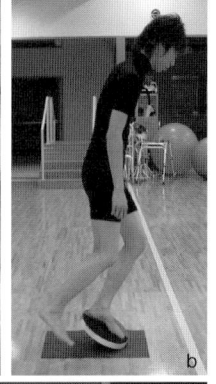

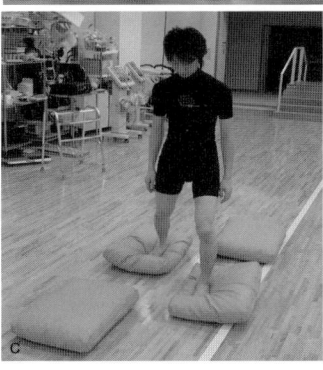

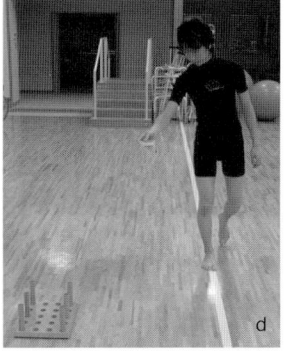

図19　接地面が不安定な状況でのバランス訓練
aはボールを用いた荷重訓練．bはバランスボードを用いた下肢の振り出し訓練．cは軟らかいマット上の移動．dは歩行中に輪投げ課題を組み込んだdual task訓練．

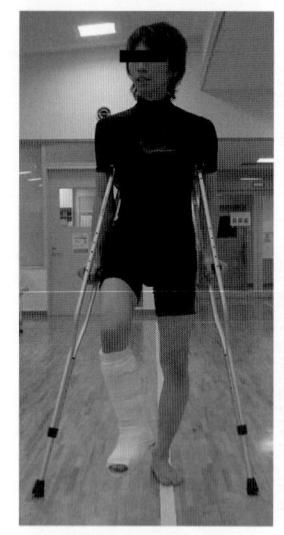

図20 松葉杖を用いた3点歩行による完全免荷歩行訓練

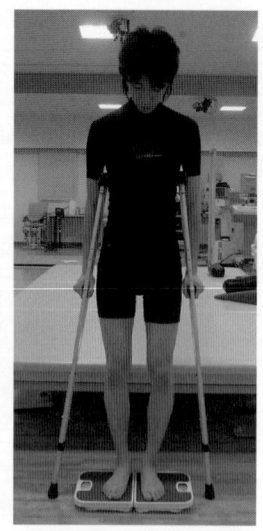

図21 体重計により荷重量を確認しながらの部分荷重歩行訓練

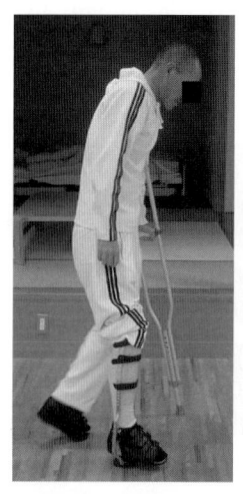

図22 PTB装具を用いた完全免荷歩行訓練

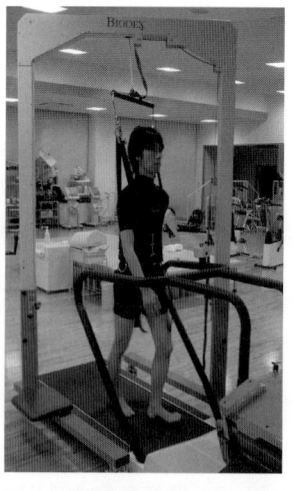

図23 体重免荷歩行トレーニングシステムを用いた部分荷重歩行訓練

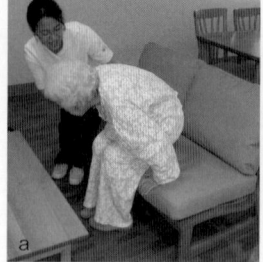

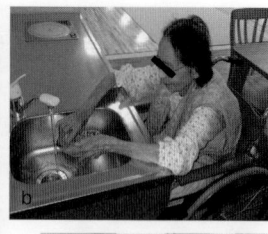

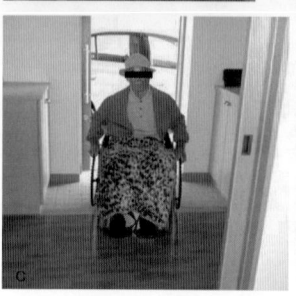

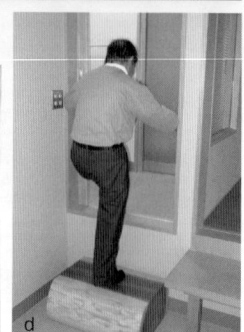

図24 体験空間を設置した訓練室でのADL訓練
a 人工股関節置換術後患者の洋式生活訓練. b 車椅子での家事訓練. c 車椅子での移動訓練. d 旧家屋での段差昇降訓練.

②神経修復手術後に行われる感覚再教育法：神経縫合術や移植術などの後に，再生神経のmisdirection（過誤支配）が生じ，大脳でのperception（認知）に混乱が生じる．ことに，指神経損傷などの修復術後に，手指感覚の認知障害が生じる場合が多い．これらの感覚異常の回復を図ることは大切であり，最近，感覚再教育の重要性が叫ばれるようになった（Dellon）．著者らはこれらのsensory reeducationの一環として2点間識別能力の訓練と指腹部に種々の図形や字を描いて行う指腹書字訓練（pulp writingテスト）を術後から併用して，より正常に近い感覚の認知ができるように努める．

■文献

1) Anderson MH: Upper extremities orthotics. C.C. Thomas Publisher, USA, 1965.
2) Basmajian J, et al: Biofeedback treatment of foot drop after stroke compared with standard rehabilitation technique. Arch. Phys. Med. Rehabil, 56: 231-236, 1975.
3) Brunnstrom S: Movement therapy in hemiplegia. Harper & Row Publisher, New York, 1970.
4) Doi T, Akai M, Fujino K, Iwaya T, Kurosawa H, Hayashi K, Marui E :Effect of Home Exercise of Quadriceps on Knee Osteoarthritis Compared with Non Steroidal Anti Inflammatory Drugs: A Randomized Controlled Trial American Journal of Physical Medicine & Rehabilitation 87: 258-269, 2008.
5) Hirasawa Y: Orthopadische Rehabilitation. Orthopadisdhe Praxis, 38（2）, 93-97, 2002.
6) 平澤泰介：リハビリテーション・スペシャリスト・ハンドブック（監訳）．南江堂，1-677，2002．
7) 平澤泰介：「整形外科学の最新医療」（編集主幹），1-431，先端医療技術研究所，2003．
8) 平澤泰介：整形外科における術後リハビリテーションの日米（欧）比較．総合リハビリテーション，31. 10: 909-911, 2003．
9) 平澤泰介：義肢装具のチェックポイント，「上肢装具」の項分担，190-210，医学書院，2003．
10) 平澤泰介：リハビリテーション医学・医療，臨床医学全科（渡辺決ら編），653-657，金芳堂，2006．
11) 平澤泰介：上肢装具（分担），義肢装具のチェックポイント（第7版），188-208，医学書院，2007．
12) 平澤泰介：リハビリテーション医療，金芳堂，2007．
13) 平澤泰介，松本和久，内座保弘；慢性疼痛の治療方法：リハビリテーション（分担執筆），慢性疼痛の理解と医療連携（宮崎東洋，北出利勝編）246-255，真興交易社，2008．
14) ICF（International Classification of Functioning, Disability and Health）. World Health Organization, 2001.

15) 市橋則明 編：運動療法学. 文光堂, 東京, 2008. 7.26.
16) 今田拓, 千葉直一：リハビリテーション医療社会学, 医歯薬出版, 1989.
17) Krusen FH: The scope of physical medicine and rehabilitation. in Handbook of Physical Medicine and Rehabilitation (ed. By Krusen FH, Kottke FJ, Ellwood PM). WB Saunders. Philadelphia. pp1-11. 1965.
18) 京都府地域リハビリテーション協議会・京都府保健福祉部健康医療総括室編：京都府地域リハビリテーション連携推進事業, 中間報告書. 京都府, 2005. 9.1
19) 中村耕三：ロコモティブシンドローム（運動器症候群）－超高齢社会における健康寿命と運動器. 日整会誌. 83：1-2, 2009.
20) 中村隆一編：リハビリテーション概論, 第4版, 医歯薬出版, 東京, 2005.
21) 成瀬昭二, 平澤泰介, 勝見泰和, 田中忠蔵：functional MRI の運動器疾患およびリハビリテーションへの応用（分担）, リハビリテーション医療, 394-399, 金芳堂, 2007.
22) 日本リハビリテーション医学会（千野直一）監修：リハビリテーション医学白書, リハビリテーション医学会, 東京, 2004.
23) Rusk HA: Rehabilitation Medicine. 3rd ed., The C. V. Mosby Co., Saint Louis, 1971.
24) 佐藤祐造 編：運動療法と運動処方. 文光堂, 東京, 2008, 10. 13
25) Shirado O, Doi T, Akai M, Hoshino Y, Fujino K, Hayashi K, Marui E, Iwaya T: Multicenter randomized controlled trial to evaluate the effect of home-based exercise on patients with chronic low back pain: The Japan Low Back Pain Exercise Therapy Study. Spine 35（17）: E811-E819, 2010.
26) 津山直一：わが国におけるリハビリテーション医学の発展を妨げるもの. リハ医学, 1994；31：9-10
27) 内山 靖：症候障害学序説. 文光堂, 東京, 2006, 6.20
28) 米本恭三, 石神重信, 浅山滉, 木村彰男, 平澤泰介編集：実践リハ処方. Clinical Rehabilitation 別冊, 1-278, 医歯薬出版, 1996.
29) 米本恭三 監修：リハビリテーション医学. 医歯薬出版, 東京, 1999, 4.30

2章 運動器リハビリテーションの新しい流れ
運動器の抗老化（anti-senescence, anti-aging, アンチエイジング）と運動の役割

1 運動器のアンチエイジング（抗老化）へのアプローチ

1. 運動器の退行変性と老化について

　高齢化社会において，健康かつ自立して暮らすこと，すなわち「健康な長寿」を実現することが大切な目標となった．その中で本邦の「健康寿命」は男女ともに世界トップレベル（男性72歳，女性77歳，平成19年）となった．平成20年9月統計では，日本の全人口の10.3％が75歳以上と報告されている．しかし，整形外科の外来診療においては，種々の疼痛を訴えて来院する患者は多い．国民生活基礎調査（平成10年）の有訴率をみると，1000人に対し第1位が腰痛（92.5人），第2位が肩こり（91.0人），第3位が四肢関節の痛み（53.8人）と運動器に関する訴えが多く，日常生活においてquality of life（QOL）に大きな支障を与えていることがわかる．

　「運動器の10年」として世界的に運動器疾患を撲滅しようという動きが起こった．最近では「運動器不安定症」の概念もとりあげられ，介護予防の立場からロコモティブシンドロームの対策も提唱されるようになった．同様に，以前の「成人病」の対策として「メタボリックシンドローム」の概念の下で，食生活や運動習慣などを改善して生活習慣病を防ぎ，「健康長寿」の獲得の動きが活発となった．

　一方，抗老化（アンチエイジング）の動きも大きくなり，各領域において種々の組織の老化を防いでQOLの向上がはかられるようになった．

　しかし，加齢や老化によって生じる運動器の障害の予防対策に関してはあまり注目されていなかったといえる．ことに脊椎や体幹，そして下肢の大関節に生じる老化現象をslow downさせる対策が積極的に行われているとはいえない．

　運動器を組織的にみると，骨・関節・筋・靱帯などに分けられるが，これらの器官に生じる老化に伴う機能障害をとりあげて，身体活動や運動との関係，ことに老化防止の効果を検討し，健康寿命に及ぼす効果についての研究を進める時期にきたといえる．

2. 関節および筋・腱組織の退行変性と老化

　関節の退行変性の代表的な疾患，一次性変形性関節症の病因は不明である．加齢が最も強いリスクファクターと考えられている．関節の重要な構成体である関節軟骨は，荷重や筋肉の収縮による圧力を受けており，プロテオグリカンやコラーゲンなどで構成される軟骨基質は，この圧力に対する緩衝作用を維持しており，関節軟骨を保護している．

　関節を固定し，関節運動を制限すると数週間のうちに軟骨中のプロテオグリカンの密度が著しく減少する．一方，関節に生理的限界を超えて過度の圧力が加わると，軟骨基質は障害されて変形性関節症を生じる可能性がある．このような変形性関節症は荷重部から変化が生じることが推察できる．正常の関節において，荷重面は非荷重面より関節軟骨が厚く，プロテオグリカンの密度が高く，生理学的に適度な圧力は関節軟骨基質の維持に不可欠と考えられる．血管支配のない関節軟骨は関節液によって栄養されているので関節液が軟骨組織にしみ込み，充分にゆきわたるためには適度な関節運動の維持が必要となる．

　関節軟骨に加わる圧力を分析すると，張力，剪断力や静水圧などがあげられるが，軟骨代謝の面からみると，静水圧が最も大きな影響を与えると考えられる．正常の人間の股関節に関してみると，歩行中は3MPa（メガ・パスカル）から10MPaが加わるといわれ，種々の動作によって20MPa近くまでの圧力が生じると報告されている．変形性関節症の例のように異常な病態となると更に高い静水圧が関節面に作用していると考えられる．

　ヒト軟骨細胞様細胞株を用いた実験によると，5MPaの静水圧負荷後は，transforming growth

factor-β1（TGF-β1）mRNA の発現が上昇し，プロテオグリカン代謝が亢進することがわかった．一方，50MPa の過度の静水圧が加わると TGF-β1 mRNA の発現が抑制され，プロテオグリカン代謝が抑制された．また，50MPa の静水圧の負荷後は interleukin-6（IL-6）や tumor necrosis factor-α（TNF-α）mRNA が誘導された．これは変形性関節症や関節リウマチの関節液中で増加しているものであり，炎症や免疫反応に伴って誘導されるサイトカインと理解されていたが，圧力でも誘導されることが明らかになった．この事実は変形性関節症の病態を考える上で大切な事実と考えられる[14, 15, 16]．

細胞に種々のストレスが加わった際に，細胞内に誘導される分子量 70kDa の heat shock protein（HSP70）は変形性関節症の重症度と相関して軟骨細胞間に発現することが報告されている．上述の実験で 50MPa の静水圧負荷後には HSP70 の発現が著明に亢進することを認めた．異常に高い，非生理的な静水圧負荷後に誘導された HSP70 は，圧力によって変性したタンパク質と結合して修復を促していると考えられる点が興味深い[9, 13]．

さらに軟骨下組織を構成する海綿骨は，荷重を分散させるような構造となっており，荷重の支持や運動という関節の重要な働きを果たしている．この部分の骨梁の萎縮や骨折が生じると関節軟骨の変性へと進む．骨粗鬆症は多因子疾患ではあるが，この部分の骨梁や骨密度の減少は重要なリスクファクターである．骨を形成する働きをもつ骨芽細胞には静水圧の適度な負荷が加わることによって TGF-β1 の産生が亢進するという報告がある[2, 5, 7, 10]．

一方，軟部組織を構成する線維芽細胞では，圧力とは逆に張力が適度に作用することによって platelet-derived growth factor と insulin like growth factor-1 の働きによって DNA 合成が刺激されるという[4]．

また，筋組織にも適度の収縮による緊張によって，サイトカインの発生が生じると考えられ，それによって関節によりよい代謝亢進が起こると考えられる．その反面，臨床上よく発生する筋組織の断裂は，急激な筋肉の過伸展によって生じることが多く，素因としては，拮抗筋との筋力のアンバランス，筋肉の柔軟性の不足，ストレッチ不足などが考えられる．一般に有害と考えられるストレスでも，微量に与えられた場合には逆に生理的な刺激作用を発生させるという hormesis（p.239 参照）という考え方もあり，温熱作用や運動なども同様と考えられる．適度な早期運動療法の有用性についても今後分析される必要がある[19]．

また同時に骨粗鬆症や骨減少症などと同様に，加齢によって進行すると考えられ，骨格筋および筋力の減少，いわゆる骨格筋減少症（sarcopenia）についても研究され，その対策を進めなければならない．

3. 脊椎の退行変性と老化

体幹の中心をなす脊椎には，個々の推体間のクッションであり，ショックアブゾーバーである椎間板が重要な役割を果たす．椎間板は上下の推体を連絡する位置にあり，脊柱の支持性と運動性の中心的な役割を持ち，脊柱に加わる荷重や衝撃などの外力からの負荷吸収や緩衝の役割を持つ．この組織は，若い頃から退行変性が生じやすいことが知られている．

胎児の頃は，脊索（notochordal）細胞によって満たされていた椎間板中央部の髄核では，成長と成熟によってその細胞の数は急に減少し，結合識性の細胞が出現してくる．髄核の中には壊死した細胞が，胎児の頃の約 2%から，成人では約 50%と増加する．加齢によって細胞代謝産物が堆積する．このような椎間板中央部の細胞の急激な減少は椎間板の体積の増加に対する栄養物質の拡散不足や代謝産物の蓄積によるものと推察される．このように加齢とともに外側の線維輪によって囲まれた椎間板の内部は，全体が線維軟骨によって構成され，その中心に亀裂が生じてくる[18]．

この椎間板は一生を通じて外界からの力学的負荷にさらされる．すなわち，10歳代後半から髄核内に含まれているプロテオグリカンの減少が起こり，個体差も大きいが髄核をとりまく線維輪に亀裂が入り始める．これは後方線維輪に多く生じ，この亀裂を貫通して髄核が脱出して神経根や脊髄を圧迫し，腰痛や下肢痛を引き起こす．一方，年齢とともに，推体辺縁では外層線維輪の付着部で化生による骨化が生じ，骨棘へと進展する．推体の支持性が障害されれば脊椎不安定症が生じて脊椎周辺の感覚終末が刺激されて，これも腰痛の原因となって進展する．種々の異所性骨化とあいま

って，脊柱管狭窄症へと進行し，神経性の間欠跛行などの発症となる[3,8]．

4. 運動器のアンチエイジングと運動の効果について

　人間の臓器や器官の機能は，加齢とともに一律の勾配をもって低下していくと考えられている．しかし老化の始まりや進行についてはすべての人々に共通するものではなく個人差が大きい．外観からみると頭髪や顔のしわをみても分かるように，老化のスピードにもかなりの幅の個人差をもって進んでいくことが理解できる．

　一般に運動器の退行変性と考えられる変形性脊椎症や変形性関節症は"遺伝的素因"，"後天的環境因子"そして"加齢・老化"による変性などが複雑にからみあって，様々な症状を作り出すと考えられる．最近，老化の予防すなわち抗老化に関する研究が進められるようになり，"健康寿命"をいかに長く保つかについて注目されるようになった．老化を最小限に予防し，健康で充実した人生すなわち"successful aging"を目標とした研究も進められている．遺伝子的な要素や不慮の事故による障害などは避けられるものではないが，食事の工夫や適度な運動によって老化の過程を抑制することが出来れば，その目標に近づくことが出来ると考える．

　今まで，運動器に関してはQOL向上のための日常生活活動の獲得や疾病・障害の治療のための運動療法などが開発されてきたが，老化予防のための運動や身体活動に関する研究はあまり積極的に行われていない現状である．

　宇宙飛行士によれば「"無重力"の状態で，人間は宇宙空間で長く生活することは不可能」という．運動器には適度の荷重負荷が必要なためと考えられる．抗老化（アンチエイジング）を考える上で，"運動"は基本的な要素と考える．ここでいう抗老化のための"運動"とは，家事，仕事，社会活動を円滑に行う日常生活動作から種々の競技のパフォーマンスを向上させる動作を中心とした"身体活動"である．過度な運動によって体の抗酸化物質が減少してしまうようなものは対象外であり，あくまでADL，QOLを高め，健康寿命に貢献する身体活動をいう[20]．

　アメリカのRoizenは，以下のような運動のポイントをあげている[12]．医師に運動をひかえるようにいわれている人をのぞいて，一般に，毎日20分間の散歩を20週続ければ，心筋梗塞と脳卒中の発症率が15～30%減少するという．また，1週間の運動が，2000 kcalに満たない男性は，それ以上に運動を行っている男性と比べて64%も心筋梗塞の発症率が高く，ほどほどの身体活動でも総コレステロール値とLDL/HDL比をさらに引き上げると述べている．またスウェーデンの調査では，日常の活動レベルの低い人は，通常の3倍，大腸癌になりやすいことがわかった．ハーバード大学の研究では，4000 kcal/週を超える運動を行う男性は前立腺癌の発症率が著しく低く，それに対して1000 kcal/週以下の運動量では発症率が高いことがわかった．しかし，運動の方法にも程度が大切で，一種類の運動にのみ熱中すると，老化を招く危険性があり，著しく激しい運動では，体内の酸化物質の蓄積による老化現象，筋組織の損傷や種々の外傷を生じる可能性がある．50 km/週以上走るマラソン選手の中では，走行中に発生する事故や傷害によってレースの出場を断念する人が1年間に40%も発生しているという．

　以上のことから，運動を行うにあたって，広い種目の運動を組み合わせて全身を使うように配慮し，有酸素運動のみならず，筋力を獲得できる運動を行い，柔軟性を養うストレッチングを加えて徐々に身体に合ったものを続けていく必要があろう．無理をせず，体調に合わせ，ウォーミングアップとクールダウンに気を使い，脱水症状にならないように水分補給して，長続きのする運動を活用することが大切といえる[11]．

　今まで行われてきた身体活動，種々の有酸素運動や抵抗運動，あるいはストレッチングの効果を中心としたデータを分析し，応用して，運動器の抗老化へと進むべき時がきたといえる[6,17]．

5. まとめ

　脳の老化の一つと考えられている認知症も，高齢とともに発現し進んでいくと考えられる．認知症の原因はアルツハイマー（Alzheimer）病や，脳血管障害によるものなどが考えられている．脳血管障害の代表的なものは脳梗塞や脳内出血などがあり，その原因となる高血圧症，高脂血症，糖尿病などの生活習慣病がクローズアップされてい

る．そのような生活習慣病であるメタボリックシンドロームを減少させる対策が注目をあびている．頭を使う趣味をもつことや，人と接する社会活動，そして適度な運動，食餌療法などである．このように認知症の発現が避けられないのならば，その発現を遅らせ，できるならば死ぬ直前まで"先送り"する研究も大切である．

運動器の老化についても同様なことが考えられる．たとえば，スポーツ万能の健康老人が脊柱管狭窄症などで車椅子生活になってしまう例も臨床上認められる．認知症の場合と同様に，骨・関節・脊椎などを含む運動器の老化も避けられないことであるが，その発現と進行を予防し，"先送り"（老化遅延）して自立した生活を全うできれば幸せなことである．

ここで最も大切なことは，関節を構成する硝子軟骨や脊柱を構成するクッション役の髄核は現時点では再生がほとんど不可能という現実である．種々の生活活動や運動によって，これらの再生不能な大切な構成要素をいかに長く，健常に保つかということも運動器の"抗老化"に課された一つのテーマと考える．

■文献

1) Afoke NY, Byers PD, Hutton WC : Contact pressures in the human hip joint. J Bone Joint Surg Br 69: 536-541, 1987.
2) Arai Y, Kubo T, Kobayashi K, Takeshita K, Takahashi K, Ikeda T, Imanishi J, Takigawa M, Hirasawa Y. : Adenovirus vector-mediated gene transduction to chondrocytes: in vitro evaluation of therapeutic efficacy of transforming growth factor-beta 1 and heat shock protein 70 gene transduction. J Rheumatol 24: 1787-1795, 1997.
3) 東　博彦，生田義和，井上　一他：新版整形外科学・外傷学．324-385, 文光堂，東京，1995.
4) Kletsas D, Basdra EK, Papavassiliou AG : Mechanical stress induces DNA synthesis in PDL fibroblasts by a mechanism unrelated to autocrine growth factor action. FEBS Lett 430: 358-362, 1988.
5) Bjelle AO : Content and composition of glycosaminoglycans in human knee joint cartilage. Variation with site and age in adults. Connect Tissue Res 3: 141-147, 1975.
6) 福永哲夫：ストレッチングとアンチエイジング．アンチエイジング医学の基礎と臨床：195-199, メジカルビュー社，東京，2004.
7) Ikeda T, Kubo T, Nakanishi T, Arai Y, Kobayashi K, Mazda O, Ohashi S, Takahashi K, Imanishi J, Takigawa M, Hirasawa Y. : Ex vivo gene delivery using an adenovirus vector in treatment for cartilage defects. J Rheumatol 27: 990-996, 2000.
8) 石井清一，平澤泰介（監修）：標準整形外科学第8版：pp.42, 233, 471, 医学書院，東京，2003.
9) Kubo T, Arai Y, Takahashi K, Ikeda T, Ohashi S, Kitajima I, Mazda O, Takigawa M, Imanishi J, Hirasawa Y : Expression of transduced HSP70 gene protects chondrocytes from stress. J Rheumatol 28: 330-335, 2001.
10) Klein-Nulend J, Roelofsen J, Sterck JG, Semeins CM, Burger EH : Mechanical loading stimulates the release of transforming growth factor-beta activity by cultured mouse calvariae and periosteal cells. J Cell Physiol 163: 115-119, 1995.
11) 中村好男：アンチエイジング身体活動（運動）処方．アンチエイジング医学の基礎と臨床：200-202, メジカルビュー社，東京，2004.
12) Roizen MF : Real Age : Are you as young as you can be? Cliff Street Books, New York, USA: 223-261, 1999.
13) 高橋謙治，久保俊一，大塚悟朗，新井裕志，平澤泰介：変形性関節症における熱ショックタンパク質（HSP70）．Hip Joint 21: 440-443, 1995.
14) 高橋謙治：軟骨様細胞におけるサイトカインおよびストレスタンパク質の静水圧負荷による発現動態に関する研究．京都府立医大誌 105（7）：815-826, 1996.
15) Takahashi K, Kubo T, Kobayashi K, Imanishi J, Takigawa M, Arai Y, Hirasawa Y : Hydrostatic pressure influences mRNA expression of transforming growth factor-beta 1 and heat shock protein 70 in chondrocyte-like cell line. J Orthop Res 15: 150-158, 1997.
16) Takahashi K, Kubo T, Arai Y, Kiajima I, Takigawa M, Imanishi J, Hirasawa Y : Hydrostatic pressure induces expression of interleukin 6 and tumor necrosis factor alpha mRNAs in a chondrocyte-like cell line. Ann Rheum Dis 57: 231-236, 1998.
17) 坪田一男：運動が体によいのはなぜか？―ミトホルミーシス仮説―アンチエイジング医学．日本抗加齢医学会誌 4（3）：95-97, 2008.
18) Weinstein S, Buckwatler JA : Turek's Othopaedics. 5th ed. Lippincott Williams & Wilkins, Philadelphia, USA: pp.4, 47, 530, 1994.
19) 山口鉄生，跡見順子：骨格筋の老化は防ぐことができるか―細胞分子生物学的な視点からみた「よいストレス」．日整会誌 81：877-883, 2007.
20) 山田　茂：有酸素運動とアンチエイジング．アンチエイジング医学の基礎と臨床：189-194, メジカルビュー社，東京，2004.

2 食と運動による加齢性筋減弱症の防止

1. はじめに

　高齢化が進み，わが国における介護認定者数は450万人を超えている．骨格筋の減弱にともなう運動機能の低下は，虚弱，転倒・骨折につながり，要介護状態に陥る主因となる．そのため，介護予防の観点から行政的にも骨格筋機能を維持することの重要性が指摘されるようになった．また，筋肉量の減少は運動機能の低下だけでなく，エネルギー代謝能の低下にもつながり，体脂肪の蓄積やインスリン感受性の低下を誘発する（図1）．このように，加齢による骨格筋の減弱は生活の質，健康寿命を著しく低下させることになり，これを防止することはアンチエイジングにおいて重要な課題である．本稿では，加齢性筋減弱症の防止における食と運動の果たす役割について取り上げる．

2. 加齢にともなう骨格筋の減弱

　一般に筋力は筋横断面積に依存することから，骨格筋の萎縮は筋力低下を惹起する．骨格筋は不活動，ベッドレスト，感染症などによって萎縮するが，特に加齢にともなって起こるものを加齢性筋減弱症（サルコペニア）という．筋線維数は40歳を過ぎた頃より減りはじめ，60歳以降に急激に減少，80歳代では若齢期と比較して約40%も失うことが報告されている[1]（図2）．また，1本1本の筋線維の萎縮も同様な曲線を描いて起こり，筋タンパク質合成能が中年以降持続的に低下することがわかっている．このような筋線維数の減少や筋線維の萎縮は，特に高い筋出力特性を有する速筋線維においてみられ，筋萎縮が筋力低下に直結することが伺える．実際に70歳以上の高齢者の最大筋力は20歳代の若者と比較して30-45%低下し[2,3]，加齢による筋量の減少とともに筋力の低下が認められる．

　加齢にともなう筋減弱進行のメカニズム詳細は明らかでないものの，サテライト細胞の増殖・分化能の低下，筋細胞のアポトーシス，タンパク質分解の亢進などが関与すると考えられている．これらの背景として，酸化ストレスによる細胞構成成分の障害，炎症，内分泌機能の低下，血管機能の低下にともなう血流障害などが示唆されており[4,5]，様々な要因が複合的に筋減弱を誘発し

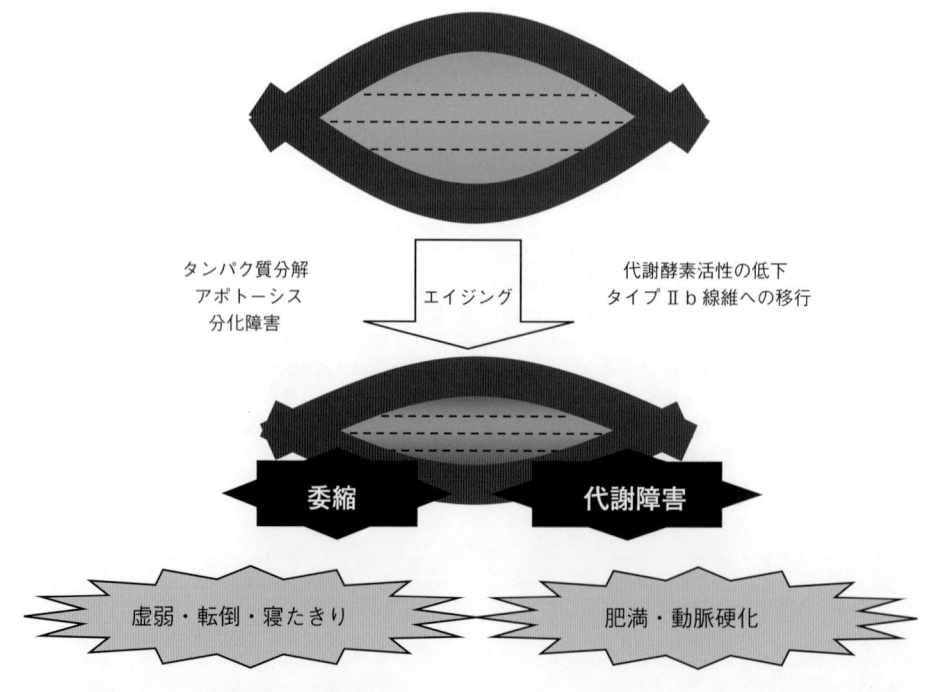

図1　加齢にともなう筋機能の低下と健康問題

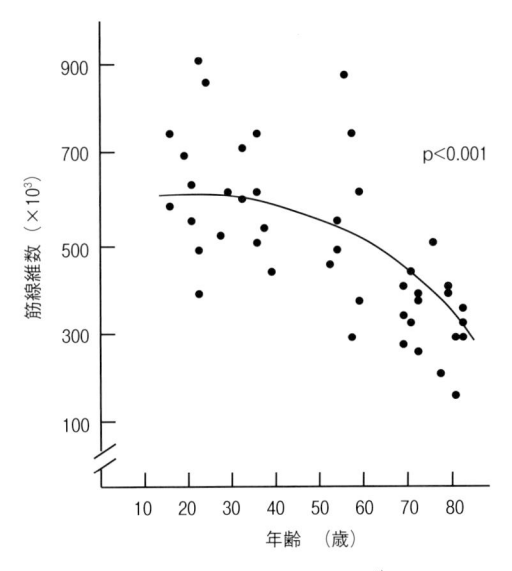

図2 年齢とともに減少する筋線維数（文献[1]を改変）

ていると考えられる．運動習慣や食習慣は，そのような筋減弱に関与する全ての因子に影響しうる．さらに，actinin3やmyostatinのような筋力や筋肥大に関連する遺伝子も報告されており[6,7]，筋減弱に関連する遺伝子多型についても検討が進められているところである．

3. 食と運動による加齢性筋減弱症の防止

筋減弱の防止にはレジスタンス運動が効果的であることが多くの研究によって示されている．これは，レジスタンス運動が筋タンパク質の合成を高める作用を持つ成長ホルモンを著しく分泌させることに起因する．その他，insulin like growth factor 1（IGF-1）をはじめとする成長因子の増大，myostatinやtumor necrosis factor α（TNF-α）の減少なども生じ，タンパク質の合成に寄与する[8,9]．また，筋サテライト細胞の分化・増殖の促進やアポトーシス抑制にもレジスタンス運動が効果的であることが報告されており[10]，筋線維数減少の抑制に寄与することが示唆されている．一般に，レジスタンス運動の筋減弱抑制効果を期待するには，一つの筋群につき8～12回の挙上を1～3セット，少なくとも週に1回行うことが望ましい[11]．健康増進を目的としたレジスタンス運動への取り組みは従来軽視されてきたが，その有効性は若齢者だけでなく高齢者においても有益である認識が一般化され，日常生活における取り組みが推奨されている．パワー系アスリートが行うような高重量を用いなくても，自重負荷や2～3 kgのダンベルを使った軽レジスタンス運動であっても十分効果が期待できる．Fronteraらは，高齢者にレジスタンストレーニングプログラムを12週間介入したところ，大腿筋横断面積の増大（11.4%）とともに顕著な筋力向上が認められたことを報告している[12]．また，在宅ケアを受ける虚弱高齢者においても8週間のレジスタンストレーニングにより大腿部筋横断面積（9%），筋力の増大とともに歩行能力の改善が認められている[13]．

近年，効率的に骨格筋量を得るための新しいトレーニング法も提案されている．四肢をCuffで加圧することにより局所血流を制限した状態で行うレジスタンス運動'加圧トレーニング'は，成長ホルモンの分泌や速筋線維の選択的動員などを背景に，最大挙上重量の30～50%という軽重量で高強度トレーニングと同等あるいはそれ以上に筋を肥大させることができる[14]．このトレーニング法は軽重量で行えるため関節への負担も軽微である点で有用であると考えられている．通常のトレーニングにおいてもゆっくりと挙上・降下動作を行い，また動作終止部において関節を完全に伸展させない，いわゆる'ノンロック・スロートレーニング'を行うことにより，活動筋組織における血流を制限でき，類似した効果が期待できることもわかってきている[15]．

介護予防を目的としたレジスタンストレーニングにおいては，特に自立度に影響する筋肉を優先する必要がある．寝たきりを誘発する最大の原因は，歩行能力の低下に起因する転倒による大腿骨の骨折であり，一度骨折すると回復困難な状態となる場合が多い．したがって，大腿筋や股関節を構成する筋群を鍛えて歩行機能の低下を抑制することが重要となる．さらに，腕力や握力も自立度に影響する．更衣，洗顔，食事などを自立して行うには握力が大きく貢献し，握力13kgを下回ると自立した生活活動が困難になることが示されている[16]．腕や肩の筋力とともに握力を鍛えることが日常生活活動の維持に重要であることは明白である．

また，骨格筋は基礎代謝量を規定する重要な代謝臓器であり，筋肉量の減少は筋力の低下だけでなく基礎代謝量の低下を招く．そのため，レジスタンス運動によって筋量を増やすことは基礎代謝

さらには活動代謝を増やしてエネルギー消費に寄与する．さらに，レジスタンス運動も有酸素運動同様にインスリン感受性を増大させる作用のあることが報告されており[17]，機能的側面からも骨格筋に好影響を与えることが示唆されている．

一方，運動効果を効率的に得るためには，運動とともに最適な栄養摂取，食事療法を行うことが不可欠である．運動時における栄養摂取で考慮すべき点はいくつか挙げられるが，特に筋減弱を防止するためには，運動とともに体タンパク質合成に見合ったタンパク質摂取量を確保することが重要である．すなわち，筋タンパク質の基質となる筋内アミノ酸プールおよび血中のアミノ酸濃度を維持するために，食事からのタンパク質摂取量を増やして体内の窒素出納を正にしておく必要がある．わが国における中高年のタンパク質推定平均必要量は0.85g/kg体重/日であるが，一般にレジスタンス運動を行う際にはタンパク質合成が活発となるために食事からの必要量は増大する．Campbellらは，高齢者におけるレジスタンストレーニング時に，通常の2倍量のタンパク質を摂取させた群では筋量増大効果が促進したことを報告している[18]．また，消化の必要が無く，摂取したあと素早く吸収されるアミノ酸を利用するのも効果的であろう．特に分岐鎖アミノ酸（バリン，ロイシン，イソロイシン）は筋肉で直接代謝され，筋グリコーゲン量が減少したときなどにはエネルギー基質としても利用されるだけでなく，筋タンパク代謝を調節して合成促進および分解抑制を促す作用をもつ[19]．さらに，筋アミノ酸プールに最も多く含まれるアミノ酸であるグルタミンは，筋細胞容積を増大させることによりタンパク質分解を抑制することで筋成長を促進すると考えられている[20]．

4. 食品由来機能性成分による加齢性筋減弱症防止の可能性

近年，疾病予防，アンチエイジングに有用な食品成分の機能評価・探索が急速に発展しているが，その中で筋委縮の防止に寄与する可能性のあるものもいくつか見出されている．先に述べた分岐鎖アミノ酸やその派生物は，単に筋タンパク質の基質供給源としてだけでなく，タンパク質合成を高めて筋萎縮を防止する作用も有する．また，アミ

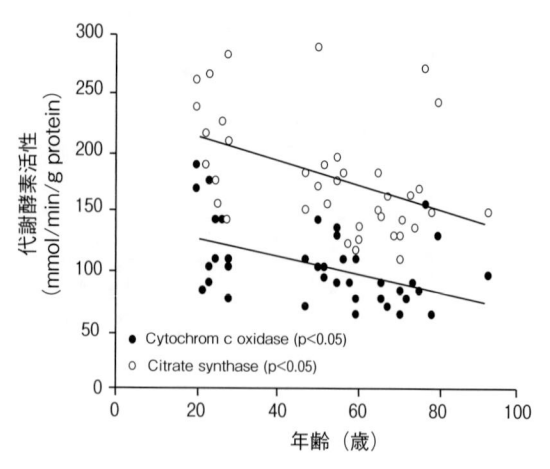

図3　年齢とともに減少する代謝酵素活性（文献[23]を改変）

ノ酸が2つあるいは3つ結合したオリゴペプチドについても，アミノ酸やタンパク質（ポリペプチド）とは異なる独立した機能を有することもわかってきた．一方，高齢者の骨格筋では，酸化生成物の蓄積がみられることは以前から指摘されていたが，筋細胞を用いた試験において酸化剤刺激によりタンパク質の分解がみられ，酸化ストレスが筋タンパク質分解を直接誘導することが証明された[21]．さらに，酸化ストレスはCaspase-3の活性を高め，アポトーシスを誘導することで筋線維数の減少にも寄与する．そのため，我々は抗酸化，抗炎症能を有する機能性成分が骨格筋の異化防止に有用であると考えている．たとえば，鮭やマスの魚肉中に多く含有されるアスタキサンチンは，高い抗酸化能を有する天然のカロテノイド成分の一種であるが，哺乳類の骨格筋にも蓄積され筋タンパク質の分解を抑制することで筋肉量の減少を阻止することがわかってきた[22]．

また，エネルギー代謝改善の観点からも，機能性食品成分の有用性が報告されている．骨格筋は加齢によって減量するだけでなく，単位重量当たりの代謝酵素活性も持続的に低下する[23]（図3）．したがって，肥満やメタボリックシンドロームを予防する上では総エネルギー摂取量の制限に留意することは言うまでもないが，骨格筋の糖代謝や脂質代謝を改善する食品成分の摂取も効果的であろう．たとえば，ケルセチンは骨格筋のミトコンドリアおよび有酸素代謝関連酵素を増量することにより脂質代謝を改善する[24]．また，αリポ酸は運動による骨格筋の糖取り込み作用を促進することが報告されている[25]．さらに，クロミウムや共

役リノール酸などの微量栄養素も骨格筋のインスリン感受性を改善させるものとして注目されている[26]．

5. おわりに

運動器のアンチエイジングを実践するにあたり，食と運動はその主役を担うものである．食と運動の質，量，タイミングの重要性を理解し，個々に応じた適切な食条件や運動法を身につけることが重要であるとともに，日常生活の中でいかに継続し習慣化できるかがポイントとなる．また，場合によっては運動代替・補完器具や機能性食品を利用することも有用であろう．高齢化が急速に進行しているわが国においては，筋機能低下の抑制を念頭においたアンチエイジングシステムを発展させることが急務である．

■文献

1) Lexell, J., et al.: What is the cause of the ageing atrophy? Total number, size and proportion of different fiber types studied in whole vastus laterlies muscle from 15-to 83-year-old men. J. Nuetrol. Sci., 84: 275-294, 1988.
2) Vendervoot, A.: Aging of the human neuromuscular system. Muscle Nerve, 25: 17-25, 2002.
3) Larsson, L. et al.: Muscle strength and speed of movement in relation to age and muscle morphology J. Appl. Physiol., 46: 451-456, 1979.
4) Rossi, P. et al.: Human skeletal muscle aging and the oxidative system: cellular events. Curr. Aging Sci., 1: 182-191, 2008.
5) Greenlund, L.J. et al.: Sarcopenia--consequences, mechanisms, and potential therapies. Mech. Ageing Dev., 124: 287-299, 2003.
6) McPherron, A.C. et al.: Regulation of skeletal muscle mass in mice by a new TGF-beta superfamily member. Nature, 387: 83-90, 1997.
7) Yang, N. et al.: ACTN3 genotype is associated with human elite athletic performance. Am. J. Hum. Genet. 73: 627–631, 2003.
8) Kraemer, W.J. et al.: Hormonal responses and adaptations to resistance exercise and training. Sports Med. 35: 339-361, 2005.
9) Greiwe, J.S. et al.: Resistance exercise decreases skeletal muscle tumor necrosis factor α in frail elderly humans. FASEB J. 15: 475-482, 2001.
10) Roth, S.M., et al.: Skeletal muscle satellite cell characteristics in young and older men and women after heavy resistance strength training. J. Gerontol. A. Biol. Sci. Med. Sci., 56: B240-B247, 2001.
11) Taaffe, D.R.: Sarcopenia-exercise as a treatment strategy. Aus. Fam. Physician, 35 : 130-134, 2006.
12) Frontera, W.R. et al.: Strength conditioning in older men: skeletal muscle hypertrophy and improved function. J. Appl. Physiol., 64: 1038-1044, 1988.
13) Fiatarone, M.A. et al.: Exercise training and nutrition supplementation for physial frailty in very elderly people. N. Engl. J. Med., 330: 1769-1775, 1994.
14) Takarada, Y. et al.: Effects of resistance exercise combined with moderate vascular occlusion on muscular function in humans. J. Appl. Physiol., 88: 2097-2106, 2000.
15) Tanimoto, M et al.: Effects of low-intensity resistance exercise with slow movement and tonic force generation on muscular function in young men. J. Appl. Physiol., 100: 1150-1157, 2006.
16) 鈴木正成: 実践的スポーツ栄養学. 文光堂, 東京, 2006.
17) Brooks, N et al.: Strength training improves muscle quality and insulin sensitivity in Hispanic older adults with type 2 diabetes. Int. J. Med. Sci., 4: 19-27, 2006.
18) Campell, W.W. et al.: Effects of resistance training and dietary protein intake on protein metabolism in older adults. Am. J. Physiol. Endocrinol. Metab., 268: E1143-E1153, 1995.
19) 下村吉治: アミノ酸代謝と運動・ホルモン. 体育の科学, 54: 18-22, 2004.
20) Antonio, J., et al.: Glutamine: A potentially useful supplement for athletes. Can. J. Appl. Physiol., 24: 1-14, 1999.
21) Aoi, W, et al.: Contribution of oxidative stress to protein catabolism in skeletal muscle. Med. Sci. Sport. Exerc., 39: S313, 2007.
22) 芝口翼ら: 長期間のアスタキサンチン摂取がサルコペニアに及ぼす影響. Jpn Soc. Physic. Fit. Sport. Med., 57: 541-552, 2008.
23) Nair, K.S.: Aging muscle. Am. J. Clin. Nutr., 81: 953-963, 2005.
24) Nieman, D.C. et al: Quercetin's influence on exercise performance and muscle mitochondrial biogenesis. Med. Sci. Sports Exerc., 42: 338-345, 2010.
25) Henriksen, E.J.: Exercise training and the antioxidant alpha-lipoic acid in the treatment of insulin resistance and type 2 diabetes. Free Radic. Biol. Med., 40: 3-12, 2006.
26) McCarty, M.F.: Nutraceutical resources for diabetes prevention--an update. Med Hypotheses, 64: 151-158, 2005.

3 関節軟骨の老化と変形性関節症

1. 変形性関節症と老化

変形性関節症（osteoarthritis；OA）は，運動器疾患の中でも最も多い疾患の一つである．わが国のコフォート研究では，推定有症有病者数が約1000万人と推測されている．

OAは関節軟骨の変性とその後の骨の新生増殖および二次性滑膜炎を生じる進行性の変性疾患である．原因が明らかでない一次性OAと外傷など原因が明らかである二次性OAに分類されるが，発生および病態進行に最も重要な因子はいずれも関節軟骨に加わる非生理的な力学的ストレスである．このことはOAの軟骨変性が荷重部から生じること，動物OAモデルの多くが力学的不安定性を関節に加えて作成されることから説明されている．さらに，発生，進行には軟骨細胞自身あるいは関節内の滑膜組織から産生される炎症性サイトカインやそれらに誘導されるプロテアーゼなどの生物学的・化学的ストレスが関与していると考えられている（図1）．一方，わが国に多い臼蓋形成不全に続発する二次性股関節OAの自然経過をみると，関節軟骨の力学的環境が悪いにもかかわらず，多くの症例で軟骨変性が生じる時期は青壮年期以降である．また，一次性OAの多い膝OAの発症のピークは老年期である．これらの臨床的特徴から関節軟骨が老化にともなってストレスに対する防御作用を失うことが，OAの発生および進行に深く関与していると考えられる．以下に関節軟骨の老化についての最近の知見を軟骨細胞と細胞外基質にわけて紹介する．また軟骨細胞の老化によるストレス応答の変化について考察する．

2. 関節軟骨細胞の老化

老化をきたす細胞生物学的な機構には二つの経路が考えられている．一つはあらかじめ細胞が老化によって死ぬことをプログラムされているという説である．一般的に細胞は老化にともないNAが不安定になるが，この際にDNA末端に存在して分解酵素からDNAを保護する役目を担う「テロメア」が短縮する．テロメアは細胞分裂のたびに短くなり，ある程度まで短くなると細胞は分裂不可能となって細胞死がおとずれる．この細胞の状態を cellular senescence という．軟骨細胞は関節軟骨の基質代謝を担う唯一の細胞であるが，高齢者の軟骨細胞ではこのテロメアが短縮していることが報告されている[1]．そして軟骨細胞はOAの病態進行中にアポトーシスを生じ細胞死にいたることが知られている[2]．

一方，細胞は炎症，紫外線および酸化ストレスなど物理化学的ストレスを受けると細胞内のDNA，蛋白質および脂質などがダメージを受けて劣化していくことによって生命活動を維持できなくなる．物理化学的ストレスの中で特に活性酸素による酸化ストレスが高齢者の様々な疾患（動脈硬化，脳変性疾患，筋肉萎縮など）で重要な役

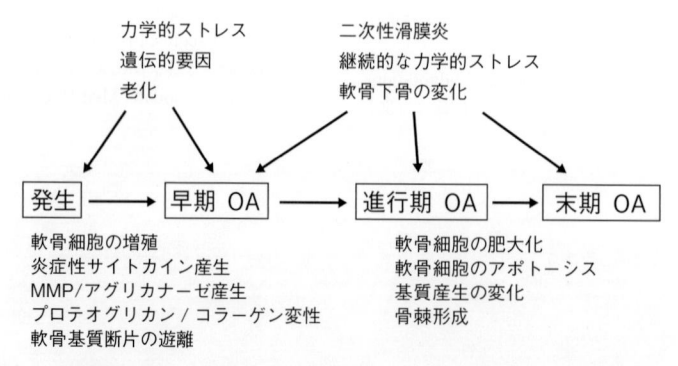

```
力学的ストレス        二次性滑膜炎
遺伝的要因          継続的な力学的ストレス
老化              軟骨下骨の変化
  ↓    ↓            ↓        ↓
発生 → 早期OA → 進行期OA → 末期OA

軟骨細胞の増殖        軟骨細胞の肥大化
炎症性サイトカイン産生   軟骨細胞のアポトーシス
MMP/アグリカナーゼ産生  基質産生の変化
プロテオグリカン/コラーゲン変性  骨棘形成
軟骨基質断片の遊離
```

図1 変形性関節症（OA）の病態 (Goldring MB et al. J Cell Physiol. 2007 より改変)
OAの発生には関節軟骨，軟骨下骨，筋肉，靱帯など関節構成体の老化が影響する．

割を果たしていることが判明している．関節軟骨でも加齢にともなって酸化ストレスが大きくなり，これによって軟骨細胞の基質産生の低下，液性因子に対する反応性の低下，細胞死を引き起こす[3]．軟骨細胞の抗酸化の働きが老化とともに低下することと相まって，高齢者の軟骨細胞は酸化ストレスに傷害されやすい状態となっている[4]．

さらに，軟骨細胞は老化とともに成長因子やサイトカインの産生状況が変化する．高齢者の軟骨細胞はインターロイキン-1（IL-1）を多く産生している．このIL-1刺激によって若年者の軟骨細胞に比べて多くのメタロプロテアーゼ（MMP）を産生する[5]．MMPは軟骨基質の変性に関与する．また，高齢者の関節軟骨で成長因子の産生は低下し，成長因子による基質代謝亢進などの反応も悪いと報告されている[6]．

3. 関節軟骨基質の老化

関節軟骨基質はⅡ型を中心とするコラーゲン線維とプロテオグリカンから構成されており，多くの水分を含有することにより力学的ストレスに対する緩衝作用を有する．関節軟骨は老化とともに軟化し，伸張力の低下が認められるようになるが，これらの物理的特性の変化はプロテオグリカンやⅡ型コラーゲンといった細胞外基質の構造変化によるものである[7]．軟骨の主要なプロテオグリカンであるアグリカンは老化によって分子量が小さくなるとともに蛋白質成分の割合が増加し，糖鎖の割合が減少する．糖鎖の減少はプロテオグリカンの抱水能の低下をもたらし，関節軟骨の弾力性の低下の一因になると考えられている．

コラーゲンの老化に関しては架橋形成が注目されている．軟骨基質の骨格にあたるコラーゲン線維の間には，しなやかで弾性のある基質を維持するために「架橋」がかかっている．生理的な架橋はコラーゲン線維の結合を強化するとともに，線維と線維の間に水分を蓄える重要な役割を果たしている．これに対し，老化が進むとコラーゲン線維の中に終末糖化産物（advanced glycation end products；AGEs）が蓄積することが知られている．この現象はコラーゲン線維が他のタンパク質と比べて代謝回転が極めて遅いため，エネルギー源として利用しているグルコースによって糖化反応（glycation）が起こることが関係している．老

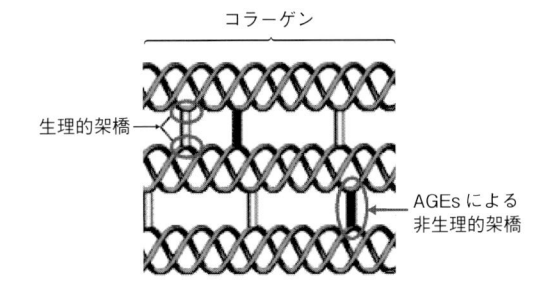

図2　終末糖化産物（AGEs）蓄積によるコラーゲン内の非生理的架橋
老化にともない関節軟骨のコラーゲン内にAGEsが蓄積し非生理的架橋が形成される．非生理的架橋は老化架橋とも言われ，関節軟骨の弾性を失わせる．

化産物であるAGEsの蓄積は分子内に生理的架橋以外の糖化架橋（老化架橋）を形成することになる（図2）．老化架橋は軟骨の弾性を失わせ[8,9]，OAの下地をつくるのではないかと注目されている．

さらにAGEsは特異的なレセプター（receptors for AGE；RAGE）を介して生物学的なシグナルを細胞内に惹起する．例えばRAGEが活性化すると様々な炎症性サイトカイン[10]を誘導する．OA軟骨細胞の多くはRAGEを発現しており[11]，AGE-RAGEシステムによってMMP[12]，プロスタグランジンE2（PGE2）および一酸化窒素[13]などを誘導する．これらの液性因子は力学的ストレスとともにOAの発症進行に関与する．このような研究結果から，軟骨基質の老化とそれに続くOA発生の原因としてAGE-RAGE系が脚光をあび，この系に対するさまざまな阻害薬によって軟骨の老化を防ぐ試みが行われている．

4. 老化によるストレス応答の変化

細胞はストレスを受けると熱ショックタンパク質（heat shock protein；HSP）と呼ばれる蛋白質を産生して応答する．HSPは細胞にストレスが加わった際に細胞内に誘導されるタンパク質群の総称であり，変性したタンパク質を修復してさまざまなストレスから細胞を防御する役目を果たしている（図3）．OA自然発症マウスを用いた研究で各種HSPがOAの初期から関節軟骨で発現亢進していることが示されている[14]．また臨床材料を用いた研究で，主要なHSPであるHSP70がOAの重要度と相関して軟骨細胞において発現が

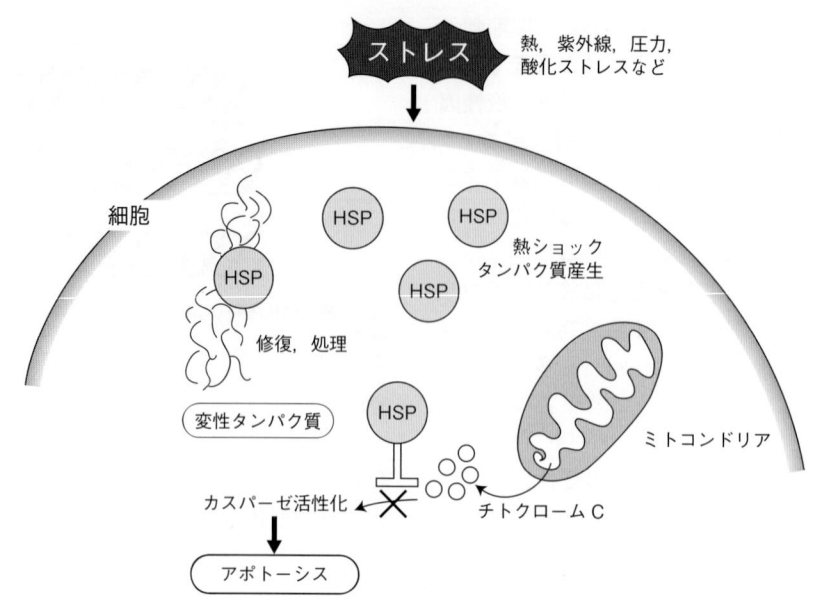

図3 熱ショックタンパク質による変性タンパク質の修復とアポトーシス阻害
熱, 紫外線, 圧力, 酸化ストレスなど様々なストレスが細胞に加わると熱ショックタンパク質(HSP)が産生される. HSPはストレスによって変性したタンパク質を修復する. また, ストレスによって誘導されるアポトーシスを阻害する.

亢進していることが報告されている[15,16]. OAの軟骨細胞にHSP70を誘導している因子は不明であるが, OAの病態に大きく関与している非生理的な力学的ストレスが軟骨細胞にHSP70を誘導しうることが報告されている[17,18].

関節軟骨細胞におけるHSP70の役割を検討するため, 軟骨細胞にHSP70発現を誘導する研究が行われてきた. In vitroで軟骨様細胞にアデノウイルスを用いてHSP70遺伝子を導入すると軟骨代謝が促進され[19], 細胞傷害性ストレスから軟骨細胞が保護される[20]. また関節軟骨細胞に対するHSP70遺伝子の導入が一酸化窒素によって誘導される軟骨細胞のアポトーシスを劇的に抑制する[21]. この機序は一酸化窒素の刺激によってミトコンドリアから放出されるチトクロームCのレベルに影響を与えるのではなく, カスパーゼ3の活性化を阻害することによる (図3). HSP70の誘導剤であるMG132およびグルタミンは, 培養軟骨細胞に添加すると細胞傷害性ストレスに対して保護作用があること[22,23], OA動物モデルの関節内投与により関節軟骨変性が軽減されること[24]が明らかにされている. HSP70遺伝子をラットの膝蓋軟骨に導入すると, 化学的に誘導される軟骨変性が抑制される[25].

以上の研究結果から, HSP70が軟骨保護作用を持ち, 軟骨細胞のアポトーシスを抑制することが判明している. 軟骨細胞のアポトーシス増加はOAの病態進行に重要であることから, HSP70誘導がOAの進行抑制に有用である可能性がある. ヒトのOAにおいてHSP70の発現が亢進しているのにもかかわらず病態が進行する理由として, OA関節軟骨では, ①軟骨細胞に加わるストレスに対し, HSP70の発現量が不十分である, あるいは②HSP70の細胞保護作用が正常に機能していない, といった可能性が考えられる.

老化による細胞変化とHSP発現によるストレス応答の低下が密接に関係している可能性が近年次第に明らかになっている[26](図4). 細胞のストレス応答を加齢にかかわらず維持する, あるいは損なわれたストレス応答を正常化する方法として, ポリフェノール摂取や物理刺激法が研究されている. 軟骨細胞のストレス応答維持のための運動療法の開発は今後の研究課題であろう.

まとめ

OAはわが国の要介護理由の約20%を占めており, その対策は急務である. OAの末期には人工関節手術を行い, 関節機能を回復させることがで

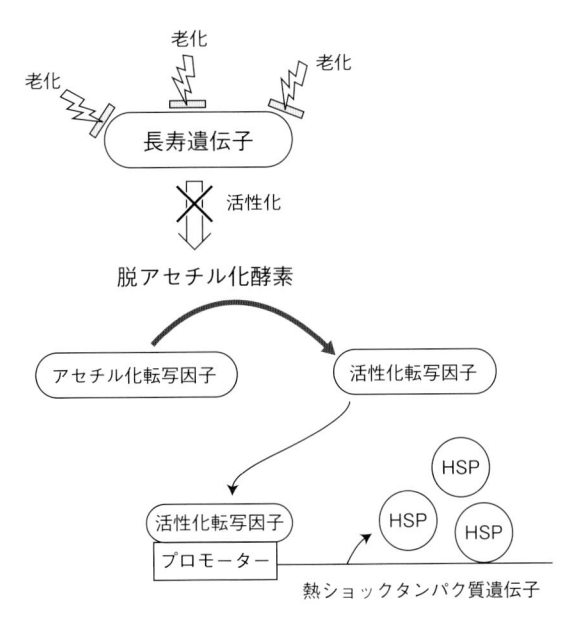

図4 老化とストレス応答
老化によって脱アセチル化酵素の活性化が抑制され，ストレス応答が減弱する機構が解明されつつある．

きるが，膨大な医療コストと手術侵襲の問題がある．薬物療法に関してはヒアルロン酸製剤やサプリメントがOA初期にはある程度の治療効果があるが，末期には効果が少ない場合も多い．これらの点からOA対策としては，その予防が極めて重要である．関節軟骨の老化予防の研究がOA克服のブレークスルーとなることが期待される．

●文献

1) Martin JA, Buckwalter JA. Telomere erosion and senescence in human articular cartilage chondrocytes. J Gerontol A Biol Sci Med Sci 56:B172-9, 2001.
2) Hashimoto S, Takahashi K, Amiel D, Coutts RD, Lotz M. Chondrocyte apoptosis and nitric oxide production during experimentally induced osteoarthritis. Arthritis Rheum 41:1266-74, 1998.
3) Henrotin Y, Kurz B, Aigner T. Oxygen and reactive oxygen species in cartilage degradation: friends or foes? Osteoarthritis Cartilage 13:643-54, 2005.
4) Jallali N, Ridha H, Thrasivoulou C, Underwood C, Butler PE, Cowen T. Vulnerability to ROS-induced cell death in ageing articular cartilage: the role of antioxidant enzyme activity. Osteoarthritis Cartilage 13:614-22, 2005.
5) Forsyth CB, Cole A, Murphy G, Bienias JL, Im HJ, Loeser RF Jr. Increased matrix metalloproteinase-13 production with aging by human articular chondrocytes in response to catabolic stimuli. J Gerontol A Biol Sci Med Sci 60:1118-24, 2005.
6) Guerne PA, Blanco F, Kaelin A, Desgeorges A, Lotz M. Growth factor responsiveness of human articular chondrocytes in aging and development. Arthritis Rheum 38:960-8, 1995.
7) Aigner T, Haag J, Martin J, Buckwalter J. Osteoarthritis: aging of matrix and cells--going for a remedy. Curr Drug Targets 8:325-31, 2007.
8) Verzijl N, DeGroot J, Ben ZC, Brau-Benjamin O, Maroudas A, Bank RA, Mizrahi J, Schalkwijk CG, Thorpe SR, Baynes JW, Bijlsma JW, Lafeber FP, TeKoppele JM. Crosslinking by advanced glycation end products increases the stiffness of the collagen network in human articular cartilage: a possible mechanism through which age is a risk factor for osteoarthritis. Arthritis Rheum 46:114-23, 2002.
9) Chen AC, Temple MM, Ng DM, Verzijl N, DeGroot J, TeKoppele JM, Sah RL. Induction of advanced glycation end products and alterations of the tensile properties of articular cartilage. Arthritis Rheum 46:3212-7, 2002.
10) Hofmann MA, Drury S, Fu C, Qu W, Taguchi A, Lu Y, Avila C, Kambham N, Bierhaus A, Nawroth P, Neurath MF, Slattery T, Beach D, McClary J, Nagashima M, Morser J, Stern D, Schmidt AM. RAGE mediates a novel proinflammatory axis: a central cell surface receptor for S100/calgranulin polypeptides. Cell 97:88-901, 1999.
11) Loeser RF, Yammani RR, Carlson CS, Chen H, Cole A, Im HJ, Bursch LS, Yan SD. Articular chondrocytes express the receptor for advanced glycation end products: Potential role in osteoarthritis. Arthritis Rheum. 52:2376-85, 2005.
12) Nah SS, Choi IY, Yoo B, Kim YG, Moon HB, Lee CK. Advanced glycation end products increases matrix metalloproteinase-1, -3, and -13, and TNF-alpha in human osteoarthritic chondrocytes. FEBS Lett. 581:1928-32, 2007.
13) Nah SS, Choi IY, Lee CK, Oh JS, Kim YG, Moon HB, Yoo B. Effects of advanced glycation end products on the expression of COX-2, PGE2 and NO in human osteoarthritic chondrocytes. Rheumatology (Oxford)47:425-31, 2008.
14) Takahashi K, Kubo T, Goomer RS, Amiel D, Kobayashi K, Imanishi J, Teshima R, Hirasawa Y. Analysis of heat shock proteins and cytokines expressed during early stages of osteoarthritis in a mouse model. Osteoarthritis Cart 5:321-329, 1997.
15) Kubo T, Towle CA, Mankin HJ, Treadwell BV. Stress-induced proteins in chondrocytes from patients with osteoarthritis. Arthritis Rheum 28:1140-5, 1985.
16) Takahashi K, Kubo T, Arai Y, Imanishi J, Kawata M, Hirasawa Y. Localization of heat shock protein in osteoarthritic cartilage. Scand J Rheumatol 26:368-75, 1997 .
17) Takahashi K, Kubo T, Kobayashi K, Imanishi, J, Takigawa M, Arai Y, Hirasawa Y. Hydrostatic pressure influences mRNA expression of transforming growth factor-beta 1 and heat shock protein 70 in chondrocyte-like cell line. J Orthop Res 15: 150-8, 1997.
18) Nakamura S, Arai Y, Takahashi KA, Terauchi R, Ohashi S., Mazda O., Imanishi J, Inoue A, Tonomura H, Kubo T. Hydrostatic pressure induces apoptosis of chondrocytes cultured in alginate beads. J Orthop Res 24: 733-9, 2006.
19) Arai Y, Kubo T, Kobayashi K, Takeshita K, Takahashi K, Iekda T, Imanishi J, Takigawa M, Hirasawa Y. Adenovirus vector-mediated gene transduction to chondrocytes: in vitro evaluation of therapeutic efficacy of transforming

growth factor-beta 1 and heat shock protein 70 gene transduction. J Rheumatol 24:1787-95, 1997.
20) Kubo T, Arai Y, Takahashi K, Ikeda T, Ohashi S, Kitajima I, Mazda O, Takigawa, M, Imanishi J, Hirasawa Y. Expression of transduced HSP70 gene protects chondrocytes from stress. J Rheumatol 28:330-5, 2001.
21) Terauchi R, Takahashi KA, Arai Y, Ikeda T, Ohashi S, Imanishi J, Mazda O, Kubo T. Hsp70 prevents nitric oxide-induced apoptosis in articular chondrocytes. Arthritis Rheum 48:1562-8, 2003.
22) Grossin L, Etienne S, Gaborit N, Pinzano A, Cournil-Henrionnet C, Gerard C, Payan E, Netter P, Terlain B, Gillet P. Induction of heat shock protein 70 (Hsp70) by proteosome inhibitor MG 132 protects articular chondrocytes from cellular death in vitro and in vivo. Biorheology 41: 521-534, 2004.
23) Tonomura H, Takahashi KA, Mazda O, Arai Y, Inoue A, Terauchi R, Shin-Ya M, Kishida T, Imanishi J, Kubo T. Glutamine protects articular chondrocytes from heat stress and NO-induced apoptosis with HSP70 expression. Osteoarthritis Cartilage 14:545-53, 2006.
24) Etienne S, Gaborit N, Henrionnet C, Pinzano A, Galois L, Netter P, Gillet P, Grossin L. Local induction of heat shock protein 70 (Hsp70) by proteosome inhibition confers chondroprotection during surgically induced osteoarthritis in the rat knee. Bio-medical Materials and Engineering 18:253-260, 2008.
25) Grossin L, Cournil-Henrionnet C, Pinzano A, Gaborit N, Dumas D, Etienne S, Stoltz JF, Terlain B, Netter P, Mir LM, Gillet P. Gene transfer with HSP70 in rat chondrocytes confers cytoprotection in vitro and during experimental osteoarthritis. Faseb J 20:65-75, 2006.
26) Calderwood SK, Murshid A, Prince T. The shock of aging: molecular chaperones and the heat shock response in longevity and aging--a mini-review. Gerontology 55:550-8, 2009.

4 関節に対するストレッチングからみたアンチエイジングの可能性

　私達は歳を取るとともに，身体や体内臓器の働きが低下して，精神・身体の働きが鈍くなってくる．これを一般に老いる：「老化」としているが，これは誰でも一律に同じペースで進行するものでないことは理解されている．

1. 運動器の老化

　私達の身体を支える運動器（骨・関節・靱帯・筋，さらにはこれを制御する脳，脊髄，神経を含む）については，その機能は，加齢に伴って低下してくるが，特に筋の萎縮と筋力の低下は理解され易く，筋の萎縮は20歳代に比較して70歳代では，その断面積，繊維数は40～50％減少することが知られている[1]．この老化を抑制するためには，一般に運動（筋力を鍛える）を行うことによって，加齢性筋萎縮の進行を抑えるように，また骨粗鬆症予防に対する骨への刺激としての運動など，運動によるQOL・ADL維持・向上に役立つ数多くの指導が行われている．

　しかし地上で生活している私達は，常に重力の下で生活をしているが，ほとんど気付くことなく過ごしている．

　一方1961年から有人宇宙飛行が成功して以来，宇宙医学の研究が進むに従い，地球を離れて，無重力状態での生活は，重力による負荷がなくなると筋の変化は，収縮の速い速筋が残り，収縮の遅い遅筋（抗重力筋）が著しく減少すること，これは人の加齢による変化と極めて類似していることが明らかとなっている[2,3]．

　人の日常生活において，ベッドで寝ている，坐っている，立っている，活動しているときなど，その姿勢が変わると重心の位置が変わり，常に骨格筋はその姿勢を制御しており，主動作筋，拮抗筋は相反性抑制の働きによって，極めてバランス良くその姿勢を維持している．しかしながらこの重心の移動に際して，本来，重力に逆らって働く筋が，四肢，体幹の異常な姿勢を長期間保持するような状態では，筋の作用を変えてしまうことになると考えられる．すなわち加齢による異常姿勢は，我々人が地上で生活する姿勢に適さない状態に，神経・筋の機能不全に陥ることが容易に理解される．言い換えれば身体のある特定の部位が局所的に無重力状態（重量負荷が架からない状態）に置かれることになる．

　長期にわたる膝屈曲位，脊柱の円背など，初期にはその姿勢，肢位の異常に特に気付かない程度であるが，徐々に変形が進行するに従って，老人特有な姿勢が明確になってくる．すなわち相反性抑制が行われている各筋の抗重力筋線維の萎縮が，局所的に起こってくると考えると理解し易い．特に二・多関節筋においては，このような現象が発生し易く膝，股，肘，脊柱，などにこの現象がみられる．

　最近の研究では，適度な酸化ストレスは定期的な運動が抗老化作用を示し，加齢関連疾患のリスク低減のメカニズムとして重要であるとして「運動ホルミシス[注]」の概念，が提唱されている[4,5]．

2. 運動器の抗加齢対策（加齢による脊柱・四肢の変形拘縮に対する対策）

1) ストレッチング：筋のstretching（伸張）and flexibility（柔軟性）[6]

　常に重力の負荷が架かった状態で，脊柱・四肢の拘縮を改善するためには，少なくとも拘縮した筋を弛緩した状態にする必要がある．

　一般的にはこれまで広く行われてきたstretching（伸張）によって，筋のflexibility（柔軟性）を得ることが可能であり，関節の可動域が改善されることから，中高齢者においては，長年経過した筋の拘縮を変えるためには，出来るだけ筋を無重力な状態（重量負荷の少ない）において，即ち筋に緊張を与えない状態で，ストレッチングを行うことが重要である．

　特に高齢者においては，ストレッチングに際して，二・多関節筋においては，一方の関節を十分

注：ホルミシス（hormesis）抑制的濃度以下の毒物の生体に対する刺激効果．縮刷医学英和大辞典　南山堂　昭和34年

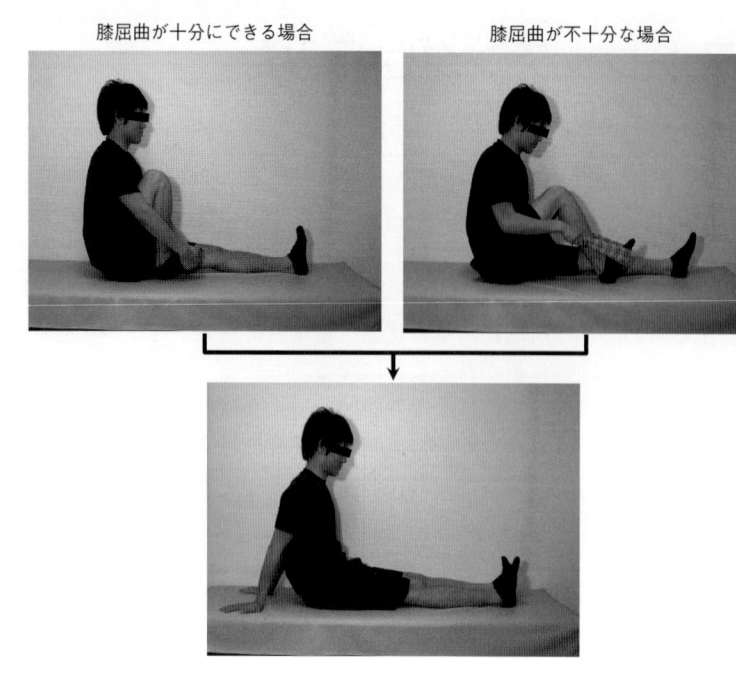

膝屈曲が十分にできる場合　　　膝屈曲が不十分な場合

図1　メディカルストレッチ

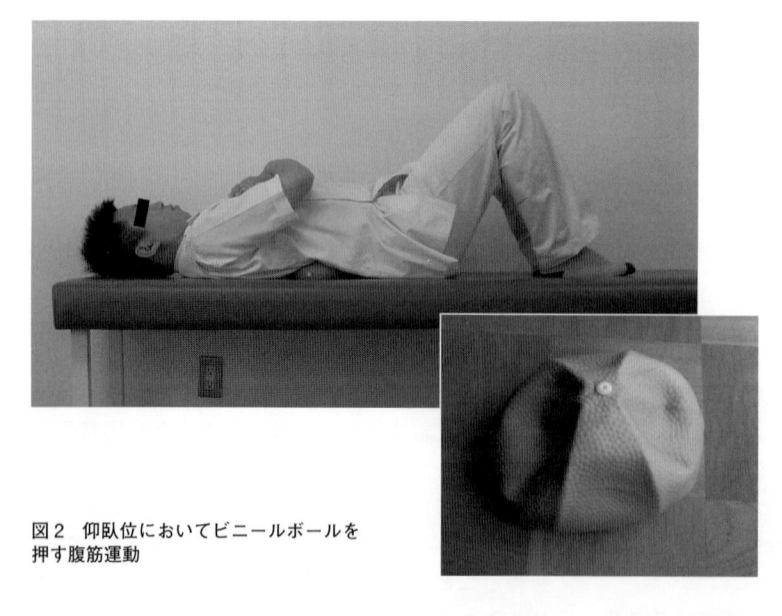

図2　仰臥位においてビニールボールを押す腹筋運動

屈曲して，筋を十分に弛緩させた状態で他方の関節を伸展する手技（メディカルストレッチング）が有効である（図1）[7]．

脊柱に対しては，ベッド上で仰臥位として体幹にかかる筋（腹筋，背筋）をほとんど無重力状態（重量負荷の少ない）でストレッチングを行う．

特に背筋群では，仰臥位（無重力な状態）で膝抱えをゆっくり行うことによって，十分な背筋のストレッチングが可能となる．拘縮した背筋は柔軟性・弛緩が得られて強い腰椎前弯変形が改善する．

腹筋群では，高度の円背，swaybackにおいては，立位では体前屈しているため，腹筋は正常の長さの1/3以上短縮，弛緩しており，重心が体の前方に位置するため，常に体は前屈位をとり，背部は強い緊張のため痛み，重力に逆らって収縮することも出来ない状態である．立位でのこのような状態は，腹筋を収縮することは極めて困難である．しかし仰臥位（重量負荷の少ない状態）をとり，ベッド上で脊柱の十分な伸展が可能であれば，腹筋は十分ストレッチング（伸展）され正常な筋の長さを回復し，この位置での腹筋の収縮が可能となる．

ベッドと腰椎の間に空気を十分抜いたビニールボール，または術者の手掌を挿入することにより，患者にボール，または手掌を腰部で押さえつけるように指示することにより，腹筋運動が可能となる．この運動によって背筋の柔軟性・弛緩も得られ，円背，swaybackの矯正が容易となり，背部痛も軽快する（図2，3）．

また図に示すように，立位で円背，または体前屈位を取らざるを得ない姿勢では，この体幹前面の筋群（腹筋，腸腰筋）が，本来の筋の長さの約20〜30%短縮，弛緩しているため，筋を引き伸ばすことが出来ないだけでなく，筋を緊張することも出来ない状態となっていると考える．

従ってベッド上で全身腹臥位をとり，前胸部に柔らかいまくらを入れて，腰部脊柱に軽い前弯の姿勢（いわゆる，パピーポジション）を，2分間保持させることにより，これはほぼ無重力状態になっている体幹の前面にある腹筋群，腸腰筋群が，約2〜3cm伸展され，この腹部前面の筋群が，2

腹筋運動前（2009/7/6） 腹筋運動後（2009/10/5）

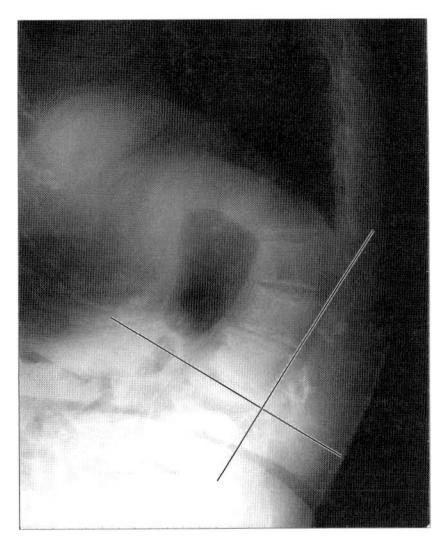

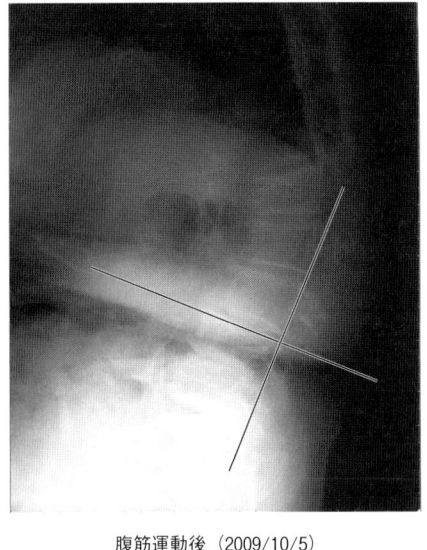

図3 円背症例(75歳, 女性)に対するビニールボールを用いた腹筋運動前後における腰椎の側面X線像

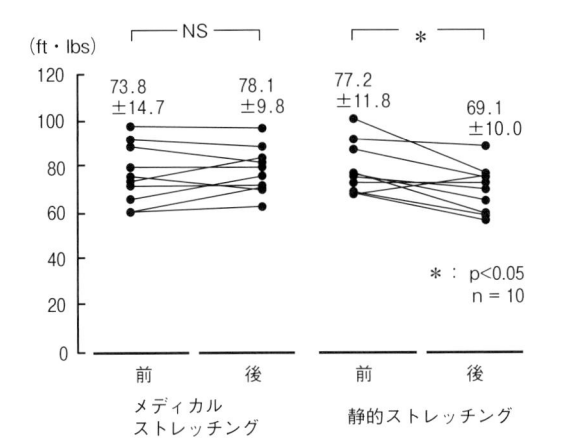

図4 CYBEX 770-NORM による腓腹筋等速性最大足関節底屈運動時における筋出力[8]

分間持続的に本来の筋の長さ約10数％引き伸ばされ（ストレッチング），保持されることになる．

この現象は四肢関節におけるメディカルストレッチングと同様な現象が発生しているのではないかと推察している．多関節筋に対するストレッチング（メディカルストレッチング）において筋の起始，または停止のいずれか片側を緩めてストレッチングすることにより，苦痛なく，十分なストレッチングが可能であり，また筋力の低下を認めていないので，その効果が期待できる[8]（図4）．

無重力に近い状態における筋に対するストレッチングが筋の機能を回復することは興味深い．この手技により腹筋群の緊張が刺激され，筋緊張が回復すると推察される．この結果（背筋＝抗拮抗筋である多裂筋など）の十分な弛緩が得られ，腰背部の疼痛が改善され，60～120分間，立位を維持することが可能な症例を多く経験している．[9,10]

図5～8は，2分間のパピーポジションの結果，脊柱の可動性の改善を示したものである．

またこの姿勢を保持することにより，腹臥位，仰臥位姿勢はほとんど局所的には，無重力に近い状況にあり，この位置での腹筋，腸腰筋のストレッチングは，長期間弛緩してきた筋群に良い緊張を与え，脳を活性化すると推察している．

このパピーポジションの継続期間については，現在検討中であり，2～3週間の宇宙飛行士の報告では，3日間で無重力状態の感覚が消失し地上での感覚に戻るとの報告もあることから，その患者さんの姿勢の持続期間により，また日々の生活習慣の姿勢の長さにより，この体操の効果の持続期間の鍵があるかも知れない．

ストレッチングによって柔軟性・弛緩が得られれば，関節，脊柱の可動域が拡大し，姿勢，肢位がより正常な重心の位置に戻ることによって，無理をすることなくより良い ADL が得られる．

2) ストレッチング概説

a) ストレッチングの歴史的背景

スポーツの筋コンディショニング作りにおいて，これまで行われてきたストレッチングに対して，Herbert A. de Vries ははずみをつけないストレッチング（静的ストレッチング）が，筋の柔軟性を高めること[11]，また傷害防止[12]にきわめて効果的であることを発表し，その後米国で多くの研

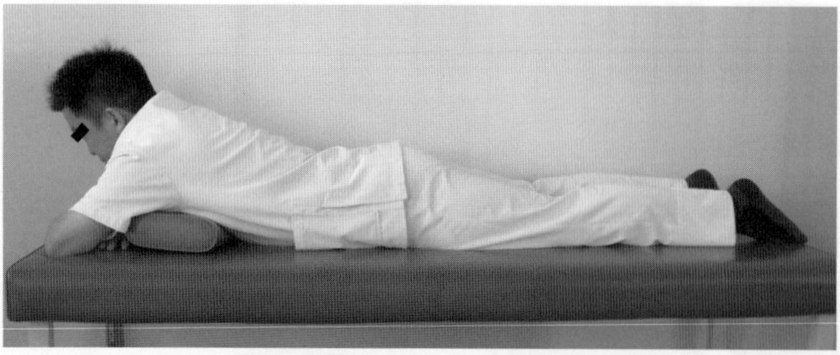

図5 パピーポジションによるストレッチング

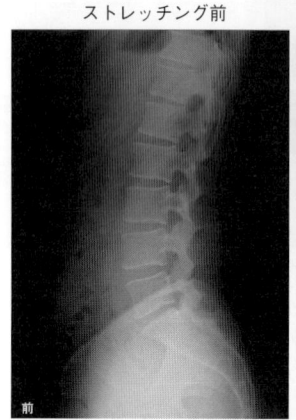

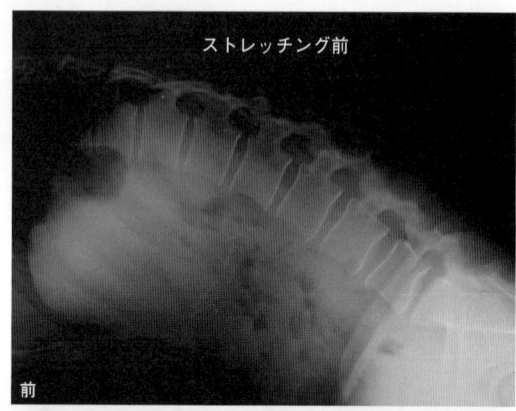

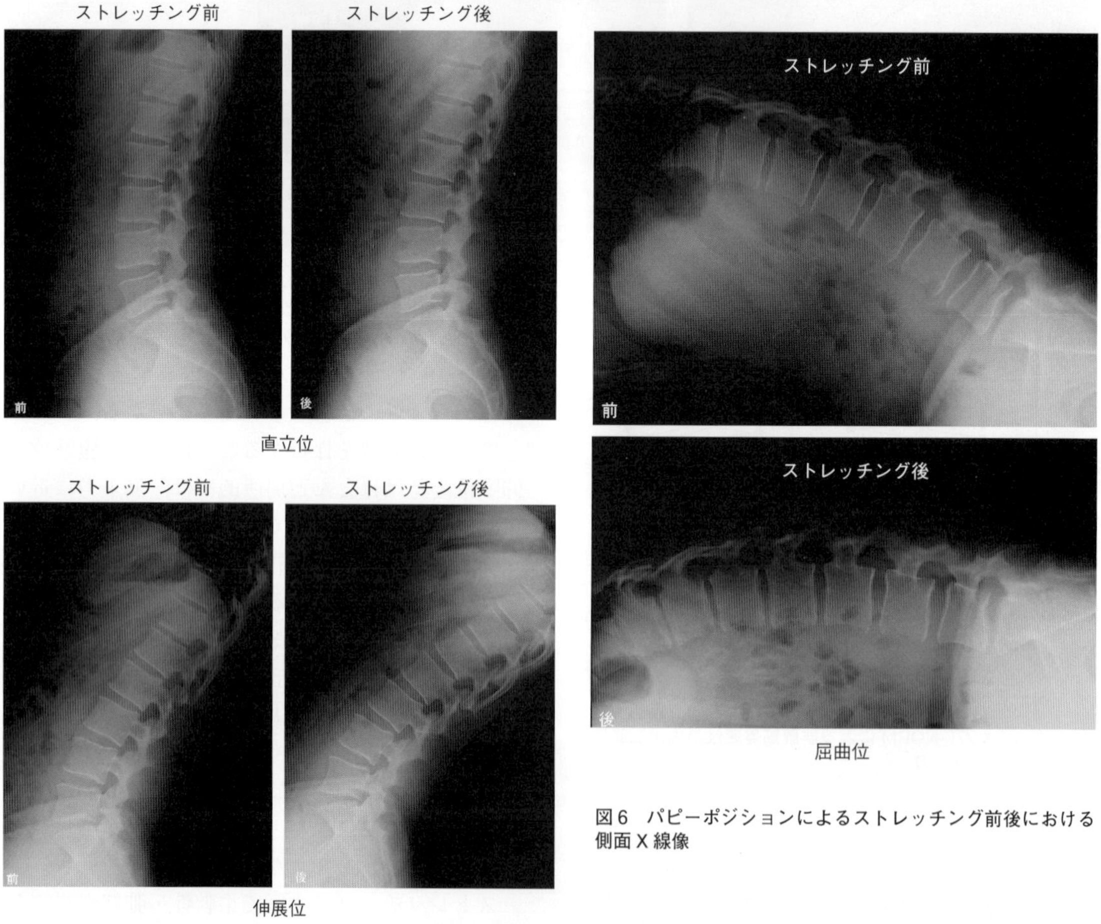

直立位　ストレッチング前／ストレッチング後

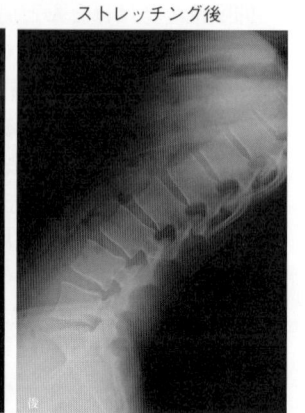

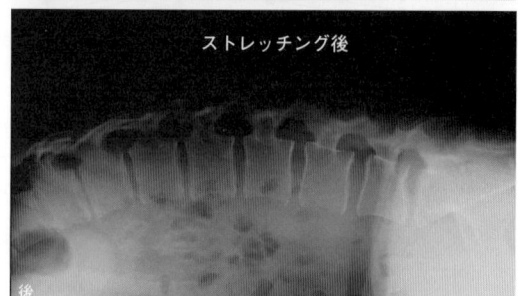

伸展位　ストレッチング前／ストレッチング後

屈曲位　ストレッチング前／ストレッチング後

図6 パピーポジションによるストレッチング前後における側面X線像

究者によって静的ストレッチングがコンディショニング作りに有効であることが明らかにされている．Bob Andersonの図説書"STRETCHING"[13]が出版されて以来，広くわが国においてもその有効性が知られるようになっている．

わが国においては小林義雄，竹内伸也による新しい紹介図説書"ストレッチング"[14]が，また栗山節郎による"ストレッチングの実際"[15]が出版され，現在，スポーツ関係では，コンディショニングづくり，傷害防止に，リハビリテーション医療において，ストレッチングは，運動器治療の機能回復の標準的な手技として，また特に中高齢者の健康維持，増進のためにも広く用いられている．

米国では歴史的に古いこともあり，その理論，手技，目的，期待する効果など，いわゆるFitness Centerを中心として確立されている．また最近ではstretching and flexibilityとして，「stretching」は筋を伸ばす手段であり，その結果筋の「flexibility」柔軟性が高まることを，そして各種手技による効果，問題点も詳しく述べられてきている[6]．

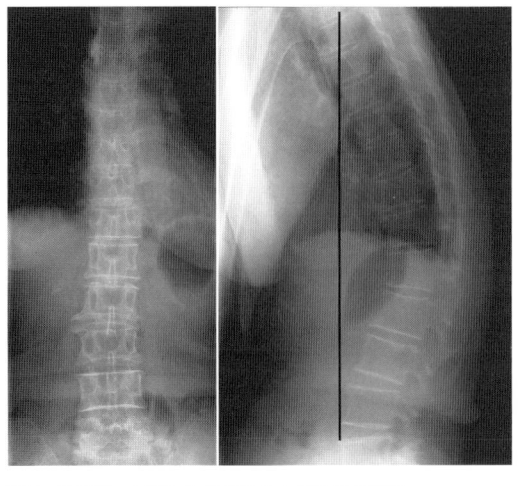

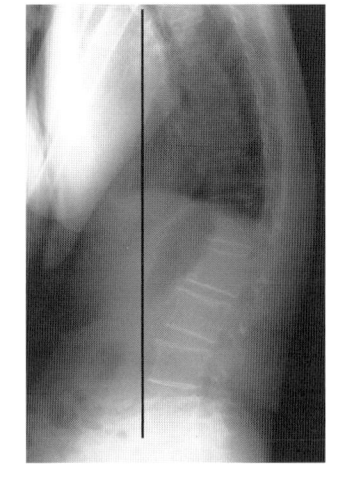

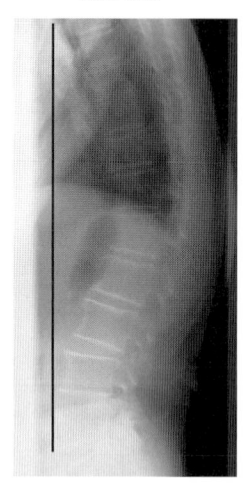

図7 体操前，1週後および約1カ月後のX線像．
82歳女性，農業．パピーポジションによるストレッチング2分を毎日継続．

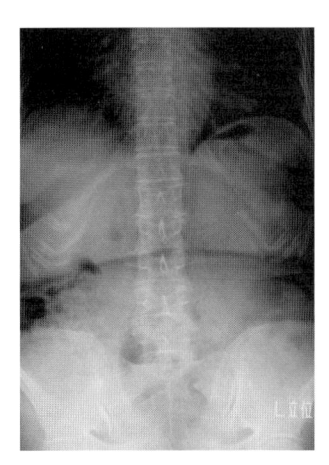

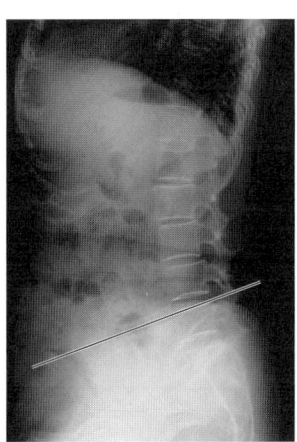

体操前

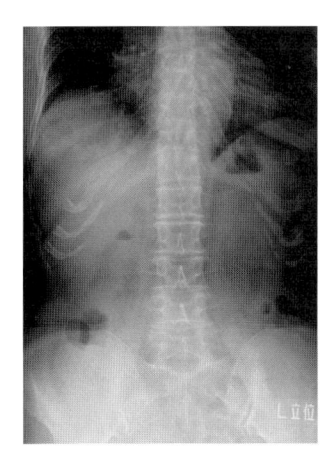

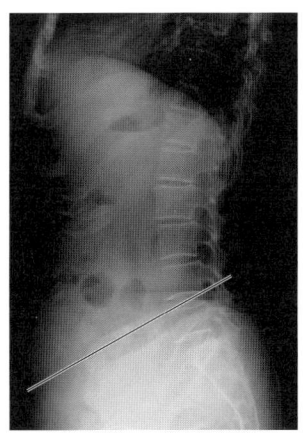

4週間後

図8 体操前および4週後のX線像．
75歳女性，農業．パピーポジションによるストレッチング2分間を1〜2回．朝，昼，夕／1日

b）Stretching and flexibility

Stretching（伸張）の最終目標は筋のflexibility（柔軟性－関節の可動域）を高めることであり，当然のことながらそのperformance（成果，成績，記録など）の向上を期待するものであることから，リハビリテーション医療においては，筋の柔軟性（flexibility），および成果（performance）を高めるためには，この手段であるストレッチングを十分理解して行うことが重要となっている．

ストレッチングされる筋が一関節筋か，二・多関節筋であるかを十分認識することが必要である．目的とする筋に対して，単に関節を伸展する動作によって筋の伸展を十分に行うのでなく，二・多関節筋では，特に拘縮している筋においては，十分な伸展が出来ないか，時には疼痛を伴うため不可能である．

一関節筋の機能は関節の安定性を保持し，二・多関節筋の機能は動的な力を発揮することを理解することによって，よりきめの細かい運動処方（筋のコンディショニング作りのためのストレッチング）が必要である．

中高齢者に対して運動指導を行う時，筋の柔軟性にも考慮を払うことが重要である．若年者では立った姿勢で，膝完全伸展位で下肢を，股関節を屈曲し，

楽に水平位以上に挙上することが可能であるのに，高齢者ではこれが不可能である．しかし膝関節を十分屈曲して行えば股関節は最大屈曲が可能であるが，その位置では膝は伸展が出来ない．このことは柔軟性が如何に低下していることを示している．これは股関節，膝関節の可動性を制御している筋が，ほとんど二・多関節筋であるためこの現象が起こる[16]．

この二・多関節筋に対しては，多関節筋の一方を最大屈曲することにより，ストレッチングが容易であり，疼痛もなく，十分その筋の伸展が可能であり，ストレッチ後の筋力が低下しないことを見出している．これをメディカルストレッチングとしている[17]．この現象は二・多関節筋が関連している身体の各関節，肩甲関節，肘関節，手関節，指関節，腰部，股関節，膝関節，足関節，足底部などに観察される．

3）ストレッチングの基本

ストレッチングは毎日の活動を容易にし，運動中の障害を予防する助けになる．ストレッチングは常にウォームアップの後，運動を開始する前に行われるべきである．これは運動に対して筋を準備状態にするもので，傷害の機会を減らすものである．常に行う運動のなかに，規則的なストレッチングのプログラムを組み入れる．

ストレッチングに際して，主動作筋，拮抗筋の相反抑制が重要な働きをしており，その肢位と，目的とする筋に注意を向けるだけでなく，拮抗筋についても十分なチェックが必要である．仰臥位で腹筋群を収縮させるとき背筋は弛緩した状態になる．しかし，立位でこの動作を行っても腹筋の収縮は難しいことは，背筋が常に働いていることも認識する必要がある．

ストレッチングは筋をゆっくりと伸ばしていくことによって，筋の柔軟性を獲得することを目標としているが，期待される効果は以下の如くである[6]．

- 運動後の痛みとこわばりの減少
- 血液の循環の改善
- 関節可動域の改善
- 姿勢の改善
- 筋の緊張の低下
- 筋の痛みの低下
- 緊張状態を緩める能力向上
- はっきり心に描けるような精神的ゆとり

4）メディカルストレッチングの実際（膝関節の伸展制限に対して）

ベッド上，被験者を長座位とし，膝関節はできるだけ屈曲位をとり，さらに足関節背屈を被験者の手で強制するように指示する．膝関節が十分屈曲できない場合（肥満で体前屈が十分できない場合）は前足部に適当な長さの布，タオルをかけ足関節を背屈するように引く．このような肢位を20〜30秒間，2〜3回行うことにより20度程度の伸展制限は軽快する（図1）[7]．

このメカニズムについて考察すると膝関節拘縮（正確には伸展制限）は大腿の後面にあるハムストリング，下腿後面にある腓腹筋の拘縮が主体である．ハムストリング，腓腹筋はともに二関節筋である．この矯正肢位においては，両者とも筋は弛緩した状態でストレッチングされることになる．

ハムストリングの起始は坐骨結節に，停止は下腿骨中枢部に，腓腹筋の起始は大腿骨下端内，外顆後部に，停止は踵骨にある．ハムストリングは筋の停止の部位で，腓腹筋は起始の部位で弛緩されている．この状態で，それぞれの筋にストレッチが加わる．

膝関節に伸展制限があるときは，二関節筋である腓腹筋とハムストリングは十分な長さと伸展性を持たないため，また加齢により筋の伸びが低下しているため，長座位で股関節屈曲位ではハムストリングの伸びに限界があり，また腓腹筋も足関節背屈による伸びも同様に限界がある．膝関節を最大屈曲した状態では，足関節は十分背屈ができ，ヒラメ筋も含めて腓腹筋が，またハムストリングは十分弛緩が得られているので，この筋の拘縮の矯正にストレッチングが効果的に働く[17]．

まとめ

中高齢者では，身体各関節において二・多関節筋の拘縮がみられることが多いため，関節の動きの低下が必然的にみられる．このような状態に対して，重力を考慮にいれた状態（仰臥位，腹臥位）をとるようにしての運動が，筋の相反性抑制を軽減する可能性があり四肢，脊柱の運動が容易となり筋活動が活発となり，可動域の拡大，運動の効果が期待される．

■文献

1) 高柳清美, 松川寛三：第13章 運動系, スタンダード生理学（二宮石雄他編）：p302, 文光堂, 2003.
2) ジョーン・ヴァーニカス著, 向井千秋／日本宇宙フォーラム監修, 白井修一訳：宇宙飛行士は早く老ける？ 重力と老化の以外な関係：97-105, 朝日新聞社, 2006
3) 後藤勝正, 大平充宣：宇宙環境暴露および老化による骨格筋の萎縮. 宇宙航空環境医学 44（2）：49-58, 2007.
4) 後藤佐多良：老化学説, アンチエイジング-オーバービュー. 日老医誌 46：218-221, 2009.
5) Radak Z, Chung HY, Koltai E, Taylar AW, Goto S.：Exercise. oxidative stress and hormesis. Ageing Re Rev 7：34-42, 2008.
6) Doug Lawrenson：http://www.muscleandstrength.com/articles/stretching-and-flexibility.html
7) 丹羽滋郎, 高柳富士丸, 宮川博文：変形性膝関節症の伸展制限に対するストレッチング. 臨床スポーツ医学 22（6）：657-662, 2005.
8) 稲見崇孝, 清水卓哉, 宮川博文他：下腿三頭筋に対する各種他動的ストレッチングの筋出力に及ぼす影響, 日本整形外科スポーツ医学会雑誌 29：168-172, 2009.
9) 井上雅之, 宮川博文, 丹羽滋郎他：高齢者における円背改善運動の検討（第一報）第22回日本運動器リハビリテーション学会, 仙台, 1020.7.10.
10) 太田邦昭, 丹羽滋郎：腕支え上体起し（パピーポジション）と腹筋運動の組み合わせによる効果について, 第23回日本臨床整形外科学会学術集会, 横浜, 1010.7.19.
11) Herbert A. de Vries：Prevention of musclar distress after exercise. Res. Quart. 32：177-185, 1960.
12) Herbert A. de Vries：Evaluation of static stretching procedures for improvement flexibility. Res. Quart. 33：222-29, 1961.
13) ボブ・アンダーソン著, 堀居 昭訳, ボブ・アンダーソンのストレッチング, 1981.
14) 小林義雄, 竹内伸也：ストレッチング, 講談社, 1981.
15) 栗山節郎, 山田 保：ストレッチングの実際, 南江堂, 1986.
16) 長松英一：関節運動ヨリミタル筋学, 第6章一関節性筋と多関節性筋：pp122-128, 金原書店, 1936.
17) 丹羽滋郎, 高柳富士丸, 宮川博文, 山本隆弘：メディカルストレッチング, 筋学からみた関節疾患の運動療法. 金原出版 2008.

5 頚椎症の運動療法からみたアンチエイジング

はじめに

頚椎・頚部は人間が２足動物として自由に活動する上で非常に重要で特殊な部位である．すなわち，重さ４〜５kgもある頭部を細い頚で支え大きな可動域を有し，そこには脊髄，神経根，交感神経，大血管，気管，食道などの重要臓器があり，嚥下・呼吸・言語機能も備えている．さらに，頚部には両上肢が肩甲骨とともに筋肉・靱帯で繋がり，これで自由度の大きな人間固有の優れた上肢機能が獲得されている．しかも，人間として歩き出してから一生を終えるまでの間，頚椎・頚部は常に大きな負荷と外傷の危険性に曝されている．すなわち小児期から高齢期に至るまでさまざまな外傷を受け，疾患に曝され，加齢による変化が生じつづけている部位といえる．

この頚椎・頚部につき古くよりさまざまな保存療法，手術療法が実践され多くの研究がなされてきた．しかし，アンチエイジング（抗加齢，抗老化）としての運動療法の効果についてはまだ不明な点が多い．

本稿では今まで行われてきた頚椎症の保存療法のノウハウから頚椎のアンチエイジングの可能性について述べる．

1. 頚椎症の自然経過

1）頚椎症の病態

頚椎症は頚椎の椎体，椎間板，椎間関節，靱帯などに加齢や力学的な負荷によって生じた退行性変化によって生じた頚椎病変の総称であり，頚椎椎間板ヘルニアも広義には頚椎症に含まれる．X線像変化は40〜50歳以上のほとんどの中高齢者に認められ，頚椎疾患の中で最も頻度が高い．

まず椎間板の退行性変化が生じ，椎間腔の狭小化，椎間関節の変形性変化，椎体の骨棘形成，脊柱管・椎間孔の狭小化などが起きる．また変性した椎間板腔から髄核や線維輪が突出，脱出して椎間板ヘルニアが起こる．その結果，局所症状として頚部痛，肩こり，肩甲骨周囲痛，頚椎可動域制限などをきたし，神経根の圧迫による支配領域の神経根症状，さらに脊柱管狭窄による脊髄圧迫高

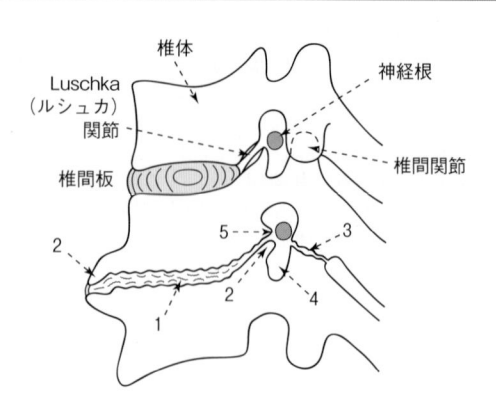

図１ 頚椎症の病態図
1 椎間腔の狭小．2 骨棘の形成．3 椎間関節の変性．4 椎間孔の狭小．5 神経根の圧迫．

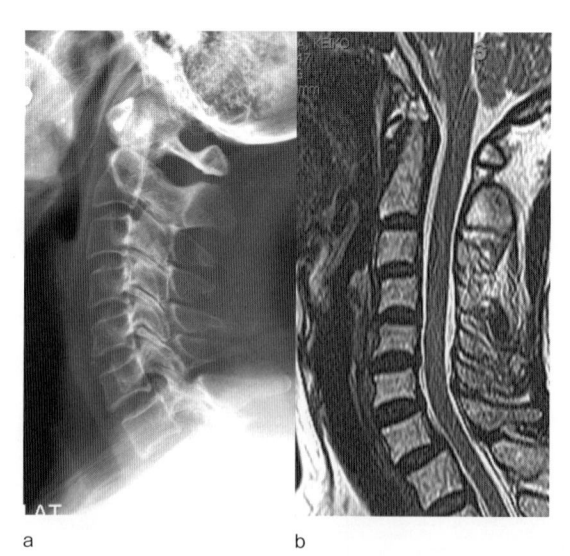

図２ 症例１ 58歳 女性 頚椎症（変形性頚椎症）
受診時の主な症状は頚部痛および肩こり．５年前に腰部脊柱管狭窄症で手術を受け，腰痛・下肢痛・間欠跛行は消失し日常生活活動上とくに制限はない．頚部の自主的な体操により頚部痛，肩こりは軽減した．
a 受診時頚椎側面X線像．b 頚椎MR画像（T2）．

位以下の脊髄症をきたす疾患である[8,9,16,20]．

2）頚椎症の症状と診断

頚椎症は症状により以下の３つに分けることができる[3]．

①頚椎症 cervical spondylosis
（変形性頚椎症 spondylosis deformans）

診断は局所症状とX線像上の変形性変化でなされる．主な症状は頚部痛，頚部の圧痛，可動域制限などでいずれも局所にとどまる．痛みは起床

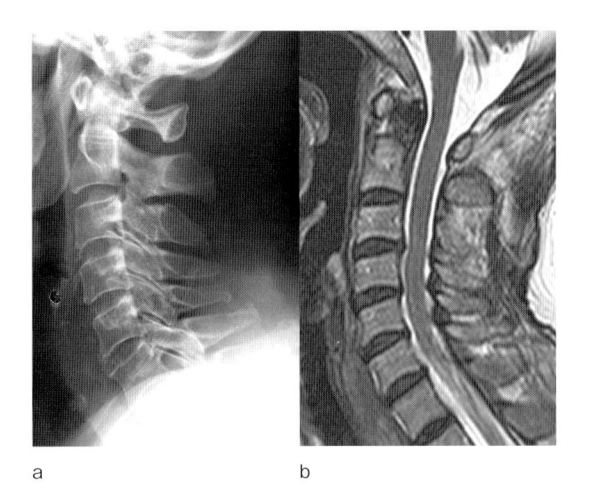

図3 症例2　86歳　女性　頚椎症（変形性頚椎症），胸椎黄色靱帯骨化症術後
頚椎由来の症状は肩こりのみ．下肢については60歳時に胸椎黄色靱帯骨化症に対して胸椎椎弓切除術（T8-12）を受けたが下肢痛，歩行障害は軽快し，現在1本杖自立歩行可能で独居生活継続．肩こりについては時にマッサージを受けている．肩こり予防体操の指導を行い実践中である．
a　受診時頚椎側面X線像．b　頚椎MR画像（T2）．

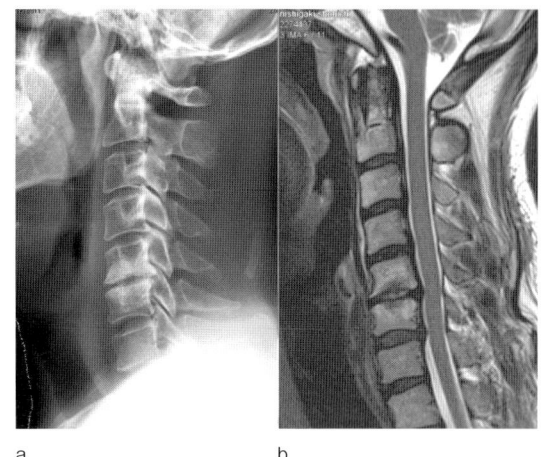

図4 症例3　38歳　男性　頚椎症性神経根症
受診時の主な症状は頚部痛および左手母指・前腕の痛みとしびれ感および両上肢の脱力感であった．X線像とMR画像でC3/4/5/6/7に椎間板の狭小化，C5/6に椎間板消失と椎体の硬化像，椎間板膨隆による硬膜管の軽度圧迫などを認めた．保存療法として体操と頚椎のADL上の注意で経過観察し症状はほぼ消失し時に肩甲部の痛みを自覚するだけとなった．
a　受診時頚椎側面X線像．b　頚椎MR画像（T2）．

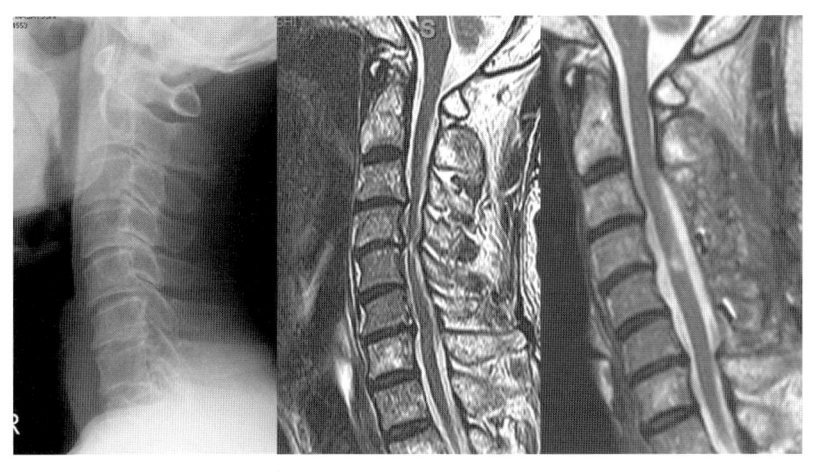

図5 症例4　65歳　男性　頚椎症性脊髄症
受診時の主訴は両手足のしびれ感および両手巧緻運動障害，歩行障害（痙性歩行）であった．a, b：C3/4/5/6に椎間板狭窄，脊柱管狭窄による頚髄圧迫所見と髄内輝度変化を認めた．c：経過観察し症状が次第に進行し，受診3ヵ月後に頚部脊柱管拡大術を受けた．術後，早期からの頚椎のリハビリテーションにより両上下肢の脊髄症状の改善を認め原職に復帰した．体操やADL上の注意は実践中である．
a　受診時X線像．
b　受診時頚椎MR画像（T2）．
c　術後頚椎MR画像（T2）．

時や動作の開始時に強く，椎間板，椎間関節由来と考えられている[2,3]．神経根症状や脊髄症状などの神経症状はない．

②頚椎症性神経根症
cervical spondylotic radiculopahty（CSR）

1）の所見に神経根症状が加われば頚椎症性神経根症の診断がなされる．発症は50〜60歳代が多い．神経根症は上肢症状が中心であり，下肢症状はなく頚部痛や一側性の上肢の痛みが特徴で，罹患した神経根支配の知覚領域に一致して放散痛やしびれ感，知覚障害，筋力の低下，腱反射の低下などが認められる．頚椎の患側への伸展で罹患神経根由来の上肢痛が再現される（Spurling test）は重要な所見である．

③頚椎症性脊髄症
cervical spondylotic myelopathy（CSM）

1）もしくは2）の所見に脊髄症の症状が加われば頚椎症性脊髄症（図4　CSMのMRI）と診断される．発症は60〜70歳代が多いが，先天性の脊柱管狭窄があれば発症時期は早くなり40〜50歳台の発症もある．脊髄症は頚髄の圧迫症状であり，上位運動ニューロン障害として手の巧緻運動障害，痙性歩行障害，手足の末梢優位で髄節に限局しないしびれ感や感覚障害を特徴とする．日常生活上では箸が使いにくい，字が書きにくい，ボタンがとめにくいなどの障害がでる．下肢では痙性歩行

障害が明らかになり，立ち上がってからの歩き始め，階段の昇降困難，とりわけ下行が難しくなる．四肢の腱反射は圧迫髄節高位では低下し，それ以下では亢進する．とくに上肢では上腕三頭筋反射，下肢では膝蓋腱反射が亢進しやすい．膀胱直腸障害として頻尿や排尿遅延，便秘傾向なども出現する[11]．神経根症と脊髄症が合併することもしばしばあり，画像診断ではMRIが有効であるが無症候性の脊柱管狭窄や脊髄圧迫所見があるので臨床症状との整合性が重要である．

3）頚椎症の発症機序

いずれの頚椎症においても発症には静的因子に動的因子が加わって発症する．静的因子としては，固有脊柱管狭窄，椎体・椎間関節の骨棘形成，椎間板膨隆，黄色靱帯の肥厚，頚椎後弯などである．動的因子として椎間の異常可動性，すべり症，頚椎外傷などである．これらの動的状態の評価には単純X線像や脊髄造影後の動態撮影，最近ではMRIの動態撮影の有用性が報告されている[5]．

ときにめまいなどの椎骨動脈閉塞，狭窄症状をきたすことがあるが，これは頚椎症性変化が椎骨動脈の通る横突孔を狭窄したり，不安定性による頚椎の異常な動きにより椎骨動脈が狭窄したり，動脈硬化性変化による虚血性変化によるとされている．

2. 頚椎症の保存療法と手術適応

1）頚椎症（変形性頚椎症）

頚部痛，項頚部痛，肩こり症状などの局所症状には保存療法が効果的であり，手術適応はない．

2）頚椎症性神経根症

神経根症状に対する治療法はあくまで原則は保存療法である．しかし，保存療法に反応せず，上肢痛・感覚障害・筋力低下などが持続し，日常生活や仕事に影響が生じる場合には手術療法（除圧・固定）も考慮する．

3）頚椎症性脊髄症

手足のしびれ，巧緻運動障害，歩行障害などの脊髄症状が軽くて，日常生活にとくに支障のない場合には，現在の画像所見を本人，家族に十分に説明し理解してもらい，日常生活や仕事において不慮の転倒や交通事故などの外傷が症状悪化に繋がることなどのアドバイスをし，まず保存的に経過を診てゆく．しかし，手指の巧緻運動障害，歩行障害，排尿障害など日常生活上の制限が具体的になれば手術適応を考慮する．とくに画像上脊髄圧迫所見が明らかで，短期間で症状が進行する場合や膀胱直腸障害を合併する場合には早期の手術が必要である[12-15, 17, 18]．

症例呈示の4例からみると，症例1（頚椎症）は頚部痛，肩こりの訴えで受診したが58歳の年齢の割には椎体・椎間板の変性・変形はまだ少なかった．肩こり予防体操を中心とした保存療法で症状は軽減し，再発もなく経過した．

症例2（頚椎症）は肩こりが主な症状で86歳という年齢の割には，椎体・椎間板の変性・変形や狭窄変化はとくに少なく，また不安定性もなく極めて良好に維持されていて，理想的な頚椎といえた．

症例3（頚椎症性神経根症）は38歳とまだ若年ではあるが，年齢の割にはすでにC3-7の多椎間において椎間板腔狭小やC5/6高位の椎間板膨隆による硬膜管圧迫などが認められた．右上肢のしびれ感，痛みと上肢の脱力から右C6神経根由来の症状と診断された．保存的に症状はほぼ消失した．とくに不安定性や脊柱管狭窄も軽度であることからとくに手術適応はなく，今後も体操やADL上の注意で十分に対応が可能と考えられた．

症例4（頚椎症性脊髄症）は65歳で椎体・椎間板・椎間関節の変性・変形がすでにC2からC7までの多椎間に認められた．とりわけC3/4/5においては脊柱管の狭窄により高度の脊髄圧迫とC4/5高位ではMR画像上T2高輝度と脊髄の萎縮が認められた．受診後も脊髄症状は進行し，一時歩行困難となり受診後3ヵ月で後方除圧が施行された．両上下肢のしびれ感・巧緻運動障害，歩行困難などの脊髄症状は術直後から順調に回復し原職に完全に復帰している．除圧手術のタイミングを失わなかったことで良好な結果を得たと考えている[7]．

このように，頚椎症といっても病態や年齢によってその内容に非常に大きなバラツキ，個体差が大きいことが解る．医療を提供するものとしては，頚椎症の何れの段階においても，現在の症状を詳しく聞き，画像所見（X線写真，MRI，CTなど）を共に観ながら，患者本人，家族に病態を説明し十分に理解してもらうことが重要である．今後どのような症状が出てくれば，どう対処してゆ

くのかをイメージしてもらい，自分自身でその度に適切な対処ができるように指導していくことが重要である．

3. 運動療法，日常生活指導からみたアンチエイジングの実践

1）頚椎症の自然経過は加齢変化そのもの

頚椎症は加齢による自然経過の変化である[2]．しかも中高年からの変性・変形が進むに従って，症状も明らかになってくる．画像上の治癒や若返りの変化は期待できず，年齢とともに変化が徐々に上乗せされてゆく．

頚椎症から神経根症に進まさない，また神経根症から脊髄症に進まさない，さらに神経根症および脊髄症が手術適応にならないためのノウハウは従来の保存療法の中で多くが実践されてきている．

アンチエイジングとして頚椎症の発症を予防し，その進行も予防してゆく．まず中高年では①自覚症状のない場合にも各年齢における一般的な自然経過についてその病態を理解し，アンチエイジングの運動療法を行う．②何らかの症状がすでにある場合には医療機関で診察を受け，画像分析から個々の頚椎の診断・病態を知り，それに見合った指導を受ける．

2）頚椎におけるアンチエイジングの実践

①頚椎症（椎間板症，変形性頚椎症）

肩こりおよび頚部痛，項背部痛，肩こりなどの急性期には局所安静を原則とし，頚椎への負荷や後屈動作は避ける．薬物療法が有効であり鎮痛消炎薬，筋弛緩薬の他，外用の湿布や塗り薬も用いられる．また局所への局所麻酔薬によるブロック療法も有効である．

慢性期の治療こそアンチエイジングである．頚部痛，肩こりに対して，物理療法として温熱療法は患部を温め，血行を促進させるので筋肉の緊張をとり，痛みを軽減させる．医療機関では電気・超音波治療，ホットパックなどが処方され，自宅では温湿布，カイロ，風呂，シャワーなどが使いやすい．運動療法は緊張した筋肉へのストレッチング効果，循環の改善として有効である．痛みのある頚部に負荷のかかる運動は避け，歩行は肩こりに効果的である．主に頚部に関連する肩甲帯の可動域運動，肩関節周囲筋を中心に行う（図6 肩こり予防体操[4, 10, 19]）．また症状の軽減，再発予防の目的で日常生活上注意は重要である．長時間にわたる前屈の同一姿勢や過度・頻回の後屈運動などを避け，1時間以上の持続した業務をする場合には肩周囲可動域運動，自己牽引（図7[1]）などを職場，家庭で自主的に取り入れ，定期的な休憩時間をとる習慣をつくる．

②頚椎症性神経根症

頚椎の動きが神経根圧迫症状を増強させるので，急性期ではまず局所安静が重要である．痛みが強い場合には頚椎カラーも有効である．薬物療法として痛みに対して鎮痛消炎薬，筋弛緩薬，しびれ感に対してビタミン製剤（ビタミン B_{12}，ビタミンE），循環改善薬（ビタミンE製剤，プロスタグランディン製剤），抗不安薬などが用いられる．神経ブロック療法として当該神経根周囲への局所麻酔薬やステロイド剤の注射も有効である．物理療法として温熱療法，牽引療法も効果的である．頚椎牽引は椎間板への圧迫を軽減し，局所のストレッチ効果，安静効果が期待できる．また自己牽引は職場，家庭内どこでもできることから神経根症状からの関連痛や2次的な筋・関節の拘縮に対して，頚部・肩甲周囲筋のストレッチング目的で積極的に取り入れるべきである．

根性疼痛が強い場合には短期間のベッド上の持続牽引も効果的である．頚椎カラー固定ではカラーが硬すぎたり，高すぎないように，適度の硬さで頚椎が伸展位にならないものを処方する必要がある．また頚椎牽引で頚椎が過伸展になると症状を逆に悪化させるので，軽度前屈位で症状の軽減を確認しながら，また牽引による下顎，顎関節に発生する痛みに注意して軽度の牽引から始めなければならない．

慢性期には温熱・電気治療を併用しながら，自主運動として頚部の等尺性筋力強化訓練，ストレッチングを主体として，運動の習慣を持ち，気分転換に努め，頚椎を自己管理ができるようになることが大事である．

保存療法にも拘らず，痛みやしびれ感が持続し，数ヵ月を越えて日常生活，仕事に支障をきたす場合には手術（除圧，固定術）も考慮すべきである[4]．

③頚椎症性脊髄症

脊髄症の保存療法は局所痛や神経根症状と異なり，一般的には根治療法ではなく手術療法のタイミングを逸しないための注意深い経過観察の手段

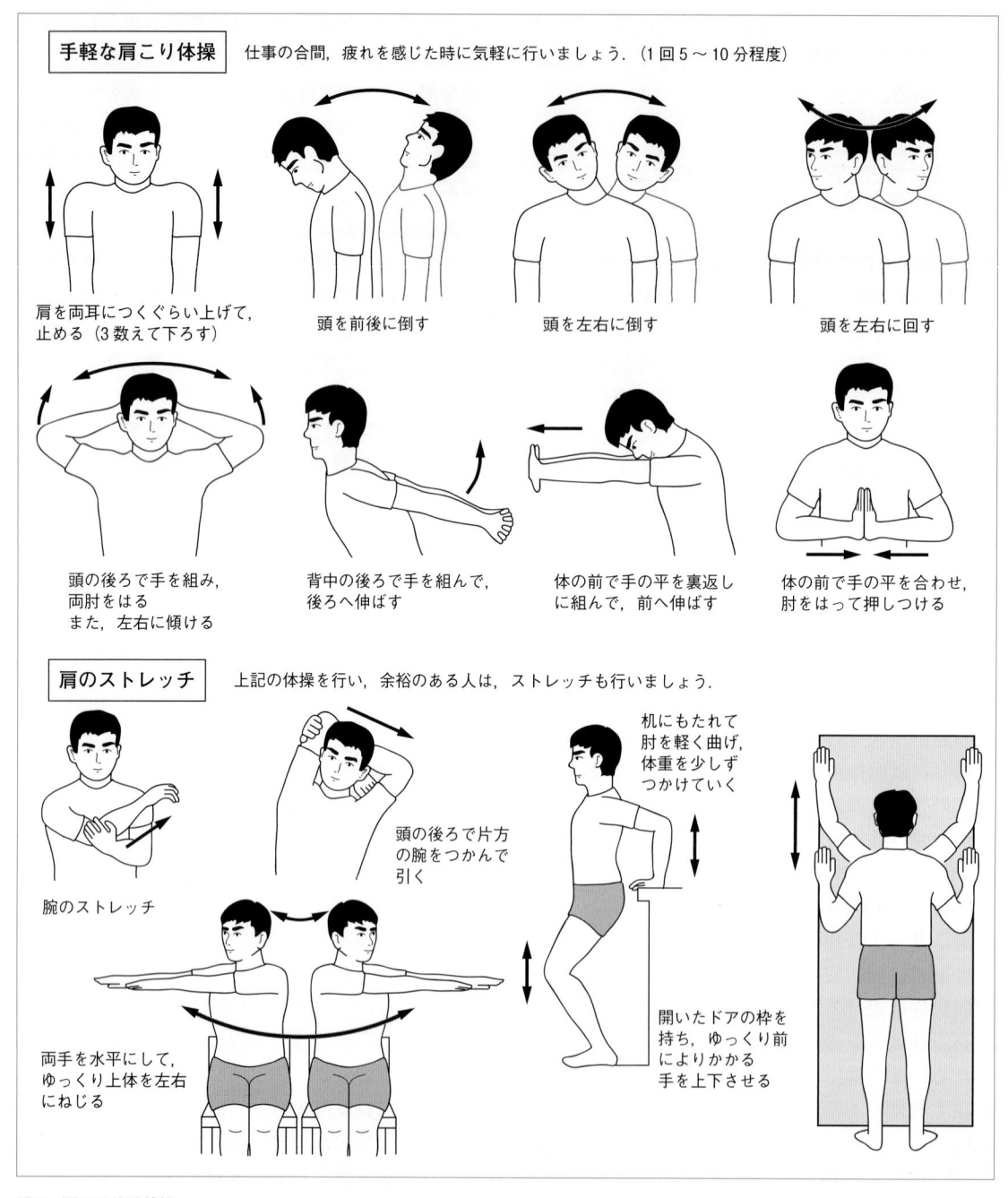

手軽な肩こり体操 仕事の合間，疲れを感じた時に気軽に行いましょう．（1回5〜10分程度）

肩を両耳につくぐらい上げて，止める（3数えて下ろす）

頭を前後に倒す

頭を左右に倒す

頭を左右に回す

頭の後ろで手を組み，両肘をはる　また，左右に傾ける

背中の後ろで手を組んで，後ろへ伸ばす

体の前で手の平を裏返しに組んで，前へ伸ばす

体の前で手の平を合わせ，肘をはって押しつける

肩のストレッチ 上記の体操を行い，余裕のある人は，ストレッチも行いましょう．

腕のストレッチ

頭の後ろで片方の腕をつかんで引く

両手を水平にして，ゆっくり上体を左右にねじる

机にもたれて肘を軽く曲げ，体重を少しずつかけていく

開いたドアの枠を持ち，ゆっくり前によりかかる手を上下させる

図6 肩こり予防体操

であることを認識しておく必要がある．なぜなら手指のしびれ感，巧緻運動障害，歩行障害，排尿・排便障害が進む場合，また日常生活に影響を及ぼす中等度以上の脊髄症状が長引くと，手術で良好な除圧・固定が得られても脊髄障害の回復が困難で，症状が遺残しやすくなるからである．

急性期では局所の安静目的で頚椎カラーにより頚椎の動きを制限して頚椎への動的因子を軽減さ

せる．装着は就労時，自宅での家事，作業時，外出時など頚椎への負荷が予測される時を中心に装着し，夜間は除去する．装着時間は症状の経過を見ながら短くしてゆく．枕は頚椎を全体的に支えて，後屈にならず，また硬さも寝返りの度に頭が沈み込んで不安定にならない高さが有用である．

ベッド上での持続牽引は症状が重篤な場合には短期間では有効である．間欠牽引は局所安静の観点

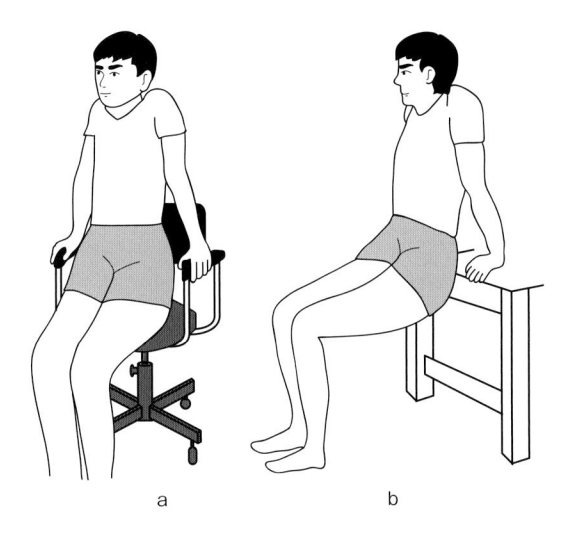

図7 自己牽引
a 肘掛け椅子を用いた自己牽引.
b 机やベッドを用いた自己牽引.

から禁忌である．四肢の痛みや強いしびれ感には鎮痛消炎薬，筋弛緩薬，循環改善薬が処方されるが，四肢の運動障害に対する効果は期待できない．

慢性期にはしびれ感，巧緻運動障害，歩行障害，膀胱直腸障害の定期的な評価と進行のチェックが重要である．治療としては鎮痛消炎薬，循環改善薬，温熱療法がなされ，運動療法としては患部外関節，筋肉のストレッチング，ROM運動，自己牽引が中心となる．日常生活動作上の注意は重要であり，長時間の同一姿勢による頚椎への負荷，上を見ながらの後屈動作などを避ける必要がある．また頚髄症では痙性歩行があり些細な段差などで不意の転倒が非常に危険である．転倒した場合には上肢の運動障害も伴うことから手が使えずに，前額部を打撲し頚椎の過伸展により，結果として頚髄損傷をきたすことがある[6]．

すなわち，頚椎のアンチエイジングでは疾患の発症から治療，さらに進行予防を末長く続けていくことになる．これを実現するためには通常の治療行為とはやや異なり，いずれの年代でもまず現在の仕事，生活，趣味の上で，さまざまなことができている自分を実感し，将来もこのような活動を少しでも長く継続したいというポジティブなイメージが湧いてくれば，今後も自己管理を愉しんでやって行くことができるのではないかと考える．

まとめ

人間の頚椎は生後間もなくから，歩き出して一生を終えるまで常に大きな負荷と外傷の危険性に曝され，加齢による影響も受けやすい部位である．従来からさまざまな頚椎疾患・外傷に対してすでに保存的治療として多くの運動療法，ストレッチング，日常生活上の注意などがなされてきた．これらの治療法の意図するところをアンチエイジングとして応用することで，各年齢層の個人に見合った骨・軟骨・靱帯・筋・軟部組織への運動療法，ストレッチング，日常生活上の注意が加齢による変化・進行を予防し，できるだけ先送りする大きな可能性を有している．

■参考文献

1) Cameron MH (編著), 眞野行生, 渡部一郎 (監訳): 自己牽引, EBM 物理療法, 235-236, 2003.
2) Connell MD, Wiesel SW: Natural history and pathogenesis of cervical disk disease. Orthop Clin North Am 23: 369-380, 1992.
3) Kokubun S, et al: Cervical myelopathy in the Japanease. Clin Orthop 323: 129-138, 1996.
4) 小峰美仁ほか：頚椎の運動療法. 頚椎疾患・頚椎障害のリハビリテーション，頚椎症のリハビリテーション. MB Med Reha 74: 59-64, 2006.
5) Kurtz LT: Non operative treatment of degenerative disorders of the cervical spine, Clark CR(ed), The cervical spine, 3rd ed, 779-783, JB Lippincott, Philadelphia, 1998.
6) Harada T, et al: The clinical usefulness of preoperative dynamic MRI to select decompression levels for cervical spondylotic myelopathy. Magnetic Resonance Imaging 28: 820-825, 2010.
7) Hase H, Watanabe T, Hirasawa Y: Bilateral open laminoplasty using ceramic laminas for cervical myelopathy. Spine 16: 1269-1276, 1991.
8) 長谷 斉：脊椎疾患 1. 頚椎疾患. MB Orthop, 13(9): 145-151, 2000.
9) 長谷 斉：頚部痛のみかた. 臨床リハ 8(6): 520-525, 1999.
10) 長谷 斉：頚椎症のリハビリテーション. 頚椎疾患・頚椎障害のリハビリテーション. Mb Med Reha 74: 59-64, 2006.
11) Hatta Y, et al: Is posterior spinal cord shifting by extensive posterior decompression clinically significant for multisegmental cervical spondylotic myelopathy? Spine 30: 2414-2419, 2005.
12) 服部 奨ほか：頚部脊椎症ミエロパチーの病態と病型, 臨整外 10: 990-998, 1975.
13) Hayashi H, et al: Cervical spondylotic myelopathy in the aged patient. A radiographic evaluation of the aging changes in the cervical spine and etiologic factors of myelopathy. Spine 13: 618-625, 1988.
14) Nakamura K, et al: Conservative treatment for cervical myelopathy: achievement and sustainability of a level of "no

disability". J Spinal Disord 11(2): 175-179, 1998.
15) 西山隆之ほか：頸部脊髄症軽症例の手術治療成績：保存療法による成績との比較検討．整形外科 50(2): 133-136, 1999.
16) 小田裕胤：疫学・自然経過．越智隆弘，菊地臣一（編），NEW MOOK 整形外科, 6, 頚椎症, 22-29, 金原出版, 1999.
17) Saal JS, et al: Non operative management of herniated cervical intervertebral disc with radiculopathy. Spine 21: 1877-1883, 1996.
18) Shiraishi T: Skip laminectomy. A new treatment for cervical spondylotic myelopathy, preserving bilateral muscular attachments to the spinous processes: a preliminary report. The Spine J 2: 108-115, 2002.
19) Shiraisi T: A new technique for exposure of the cervical spine laminae. Technical note. L Neurosurg 96(Spine 1): 122-126, 2001.
20) 白土　修：生活指導と体操療法，菊地臣一（編），整形外科外来シリーズ 5，頚椎の外来，103-107, メジカルビュー社, 1998.
21) 田中靖久ほか：頚部神経根症と頚部脊髄症の症候による診断．NEW MOOK 整形外科: 30-38, 1999.

6 慢性腰痛に対する運動療法

はじめに

　アンチエイジングは「抗加齢または抗老化」と訳される．日本抗加齢医学会によれば，抗加齢医学（アンチエイジング医学）とは，加齢という生物学的プロセスに介入を行い，加齢に伴う動脈硬化や，がんのような加齢関連疾患の発症確率を下げ，健康長寿をめざす医学，と定義される[1]．加齢により生じる疾患は，動脈硬化や癌などの内科的疾患に限らない．骨・関節・筋肉・神経など運動器に生じる整形外科疾患も加齢と密接な関係を有する．特に，腰痛は椎間板や椎間関節，体幹筋，脊柱周囲靱帯などの加齢性変化，つまり退行性変化を基盤として発症することが知られている．従って，この変化のプロセスに何らかの介入を行い，腰痛の発症頻度を減少させ，健康長寿を目指すことがそのまま腰痛疾患に対するアンチエイジング（抗老化）医学といえる．

　本稿では，腰痛の基盤となる退行性変化への対策として近年，注目を集める運動療法に焦点を絞り論述する．さらに，アンチエイジングの概念と共に，その適応，具体的方法に関して報告する．

ロコモティブシンドロームとアンチエイジング

　骨・脊椎・関節・筋肉など運動器の機能が衰弱すると，生活の中の自立度が低下する．その結果として介護が必要となり，寝たきりになる可能性が高くなる．平成19年国民生活基礎調査によれば，介護が必要となった主な原因の中で，関節疾患や骨折・転倒によるものが最も多く，全体の21.5%を占める．このように加齢に伴う運動器障害のため，要介護状態や，要介護になる危険性の高い状態がロコモティブシンドローム（以下，ロコモと略す）と定義される[2,3]．この概念は近年，中村らによって提唱され，整形外科の分野はもちろん，一般医家，一般大衆にも認知されつつある．社会認識の浸透とともに，年々増加の一途を辿る要介護認定者数を減じるための大きな流れとなりつつある．

　運動器疾患に対する抗老化のアプローチは，近年のロコモティブシンドロームに対する整形外科的アプローチに類似する．ロコモの原因は，「運動器自体の疾患」と「加齢による運動器機能不全」の二つに大別される．その診断は7種類からなる簡単なチェック項目（ロコチェック）により簡便になされる．この簡易検査によりロコモに該当する可能性がある場合，その対策としてロコモーショントレーニング（ロコトレ）が推奨されている．代表的なロコトレには，片脚立ちやスクワットをはじめとして，一般的なウオーキング，ランニング，水泳などの運動が推奨される．その他のトレーニングとして，身体の局所に限局したトレーニングが実施される[2,3]．つまり，加齢により発症する恐れのある腰痛を克服することにより，健康かつ豊かで，介護不要な長寿社会を形成しようとするものである．これは，腰痛に対するアンチエイジングの試みと何ら変わるものではない．

腰痛に対する運動療法

　ロコモティブシンドロームの重大な要因の一つ，腰痛に対する運動，すなわち腰痛体操は文字通り腰痛を有する患者への治療を目的として処方・指導される一連の運動療法である[4-6]．治療のみならず，腰痛予防の意味合いで実施される場合も多い．近年，EBM（evidence-based medicine）の観点に基づき行われた欧米の研究から，腰痛症に対する有用性については高い科学的根拠が報告されている[7,8]．本邦における最近の研究でも，慢性腰痛症に対する優れた効果が実証された[9,10]．腰痛は健全な社会生活の障害となり，かつ長寿社会の障壁となる．治療のみならず予防の観点から腰痛体操を積極的に導入することが理想である．

1. 腰痛の病態

　腰痛はいうまでもなく一つの疾患単位ではない．「腰痛症」という表現からもわかるように，あくまで症状を表現する言葉であり，一つの症候群と考えなければならない．従って，常にその原因が何であるかを念頭に接しなければならない．

1）退行性（加齢性）変化による腰痛

　腰痛の原因は症例により様々であるが，その多くは脊椎の退行性（加齢性）変化により生じる．脊柱を構成する椎骨や椎間板，椎間関節などの変

性・加齢変化は腰痛の発生元となる．加齢による腹筋・背筋力の低下，筋力のアンバランスも腰痛を引き起こす．これらは非特異的腰痛とも呼ばれる．病態は前述のごとくであるが，腰痛発生の正確な部位を横断的かつ高位診断することは困難な場合が多い．変性腰部脊柱管狭窄症は，間欠性跛行（歩行により生じる下肢痛・しびれにより歩行不可能となり，立ち止まる．しかし，前屈位での短時間の休憩により再度歩行が可能となる）を特徴とする疾患である．この疾患では，腰痛を併発する場合も多く，注意を要する．骨粗鬆症は一般的に圧迫骨折を併発する場合，腰痛の原因となる．さらに圧迫骨折によって生じる椎体の楔状変形は，経過と共に脊柱弯曲の異常を引き起こし（後弯変形など），慢性期の腰痛の原因となる．

2）腰痛診療の「赤信号 red flags」

腰痛の原因が，①腫瘍（癌の腰椎転移や原発性腰椎腫瘍），②感染症（化膿性椎間板炎，脊椎カリエスなど），③外傷（特に圧迫骨折などの脊椎骨折）である場合，手術治療を含めた特殊な治療が必要となる場合がある．これらを腰痛診療の「赤信号 Red flags」と呼び特に注意が必要である．

2. 腰痛体操の意義・適応・具体的方法[4-6,9]

腰痛体操の目的は，疼痛の緩和・軽減のみに留まらず，身体機能の向上とQOLの改善が主眼となる．

1）腰痛体操の意義

腰痛体操の意義は，下肢・体幹の柔軟性，筋力・筋持久力，心循環器系機能の4点を維持ならびに改善させることにある．骨粗鬆症を有する患者では，腰痛体操が骨塩量を増加させる効果を有するか否か興味ある点である．運動プログラム，特に荷重運動か非荷重運動か，あるいは瞬発力を有するか持久力を必要とするプログラムかで異なる結果が報告されている．運動を行う対象者が若年者か高齢者かによっても様々な報告がなされている．著者らの研究では，腰痛体操を行った群と行わなかった群との比較では，1年後の骨塩量に統計学的有意差はなかった[11]．しかし，少なくとも骨塩量を減少させることはなく，何らかの効果があると考えられた．さらに，体幹筋力・筋持久力は体操施行群で有意に増加していた[11]．

2）適応

腰痛を有する患者では，腰痛発症後3～7日の急性期は原則として安静や薬物療法が適応となり，腰痛体操は適応外である．しかし，体幹筋の萎縮・弱化，筋・筋膜・靭帯など軟部組織の拘縮が進むため，無用な長期間安静は極力避けるべきである．近年のEBMでは，三日以上の安静は避けるべきとされ，可及的早期に低負荷の腰痛体操から開始すべきである[12]．腰痛体操の最も良い適応は，急性期を過ぎた発症後3ヵ月以内（亜急性期）またはそれ以降（慢性期）の腰痛症である．この時期には，長期に及ぶ活動性の減少や疼痛に対する生体の防御機構により，廃用性の筋力低下および椎間関節や靭帯，筋肉などの軟部組織の拘縮状態・柔軟性の低下が生じている．この改善が，腰痛体操の主たる目的である．さらに，腰痛のない症例においても予防的見地から適応となる．

3）具体的方法

腰痛体操には数多くの種類がある[12]．しかし，その目的・意義は概ね前述した通りである．その効果は短期間で現れるものではない．長期間，継続して行って初めて効果を発揮するものである．複雑な体操を，数多く行う必要は全くない．出来るだけ少ないプログラムで，効果が得やすいものを選択して実施すべきである．対象者の理解力が高く，余裕がある場合に限って，少しずつ多くのプログラムを試みるべきである．以下に，代表的な腰痛体操プログラムを紹介する．これらは，前述した全国規模の研究に採用されたものであり，最も基本的なプログラムである[9,10]．

①ストレッチング[13]（図1）

下肢・体幹柔軟性の向上は，腰痛治療・予防の観点から最も重要である．具体的な訓練方法として，手軽に，場所を選ばず施行可能であるという観点から，患者本人が行う自動的ストレッチングが推奨される．主に，腸腰筋，腰背筋，大殿筋，ハムストリングスのストレッチングを行う．

②体幹筋力強化訓練

a）等尺性腹筋強化訓練（図2）

まず仰臥位を取る．この時，膝および股関節を屈曲させることにより，腰椎前弯を減弱させることが肝要である．次に，この安静肢位から体幹を徐々に挙上させ，約45度の位置でその姿勢を5秒間保持する．その後，再び体幹を床上まで戻す．この一連の運動を1セットとし，適当な回数を実

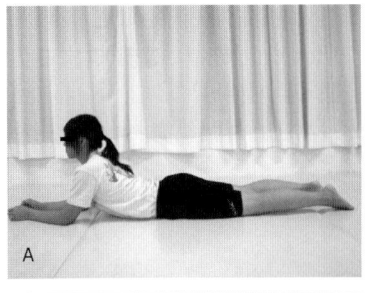

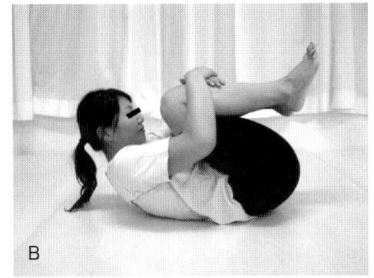

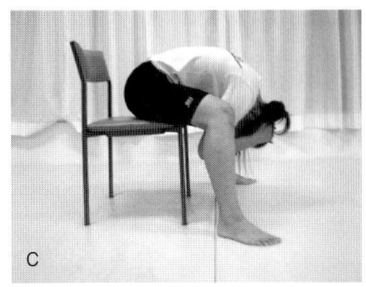

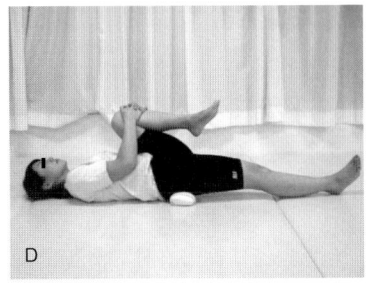

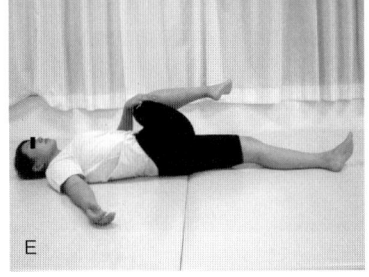

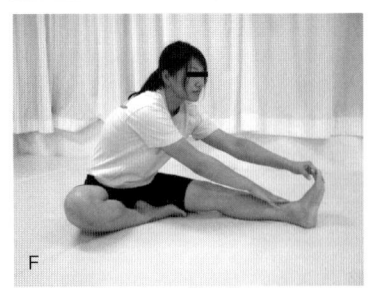

図1　代表的なストレッチング
A　腹直筋のストレッチング：腹臥位となり，手は前方に置く．ゆっくりと上体を起こす．
B　脊柱起立筋のストレッチング：仰臥位となり，ゆっくりと膝を抱え背中を丸める姿勢を保持する．
C　脊柱起立筋のストレッチング：仰臥位が困難な場合，椅子に座り，手を後頭部に置き，ゆっくりと上体を前屈させる．
D　腸腰筋のストレッチング：仰臥位となり，片側の下肢を伸ばした状態で，対側の膝をゆっくりと抱える．
E　大殿筋のストレッチング：仰臥位となり，一側の股関節をゆっくりと屈曲し，対側に捻じる．
F　ハムストリングスのストレッチング：床の上に座り，片側の膝を曲げる．対側の膝を伸ばしたまま，ゆっくりと上体を足趾の方へ倒していく．

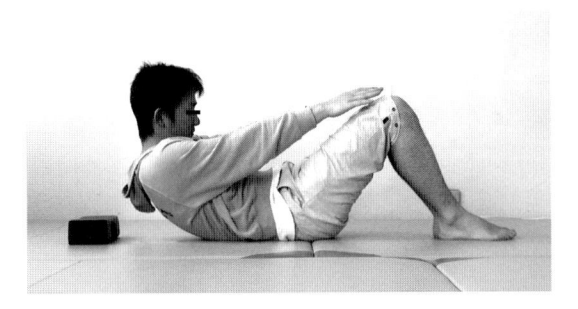

図2　腹筋筋力強化訓練

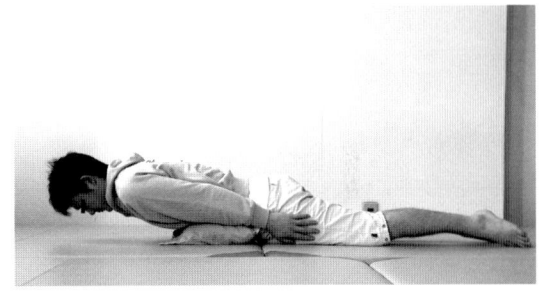

図3　背筋筋力強化訓練

施する．腹筋力が弱く，体幹の挙上が困難な者では，可能な限り挙上の努力をすることによっても訓練の効果は得られる．この運動の際に，頸椎を最大前屈位とし（顎を可能な限り引く），体幹の挙上と同時に大殿筋を収縮させる（お尻を窄める様に意識させる）ように注意する．この姿勢を取ることにより，体幹筋の筋活動は増大し，最大の訓練効果が得られることが著者の研究により判明している[14]．

b）等尺性背筋強化訓練（図3）

まず，腹臥位となる．同様に，腰椎前弯を減少させることを目的に，下腹部に枕などを置き，骨盤の後傾を図る．この位置から，体幹を胸骨が床から離れるまで徐々に挙上し，その位置を保持する．腰椎前弯の増強につながるため，体幹の過度な挙上は不要である．約5秒間保持後，再び，安静腹臥位に戻させる．同様に，適当な回数を実施する．この訓練時にも，頸椎を最大前屈位とし（顎を可能な限り引く），体幹の挙上と同時に大殿筋を収縮させる（お尻を窄める様に意識する）ように注意する．同様に，最大の体幹筋収縮が得られる[12]．

c）端坐位で行う腹筋筋力増強訓練（図4）

椅子に座って行う．背もたれから背中を離した状態で，両脚を軽く上げる．

d）背筋筋力増強とストレッチングの同時訓練（図5）

壁を背もたれにするように椅子を設置し，顎を

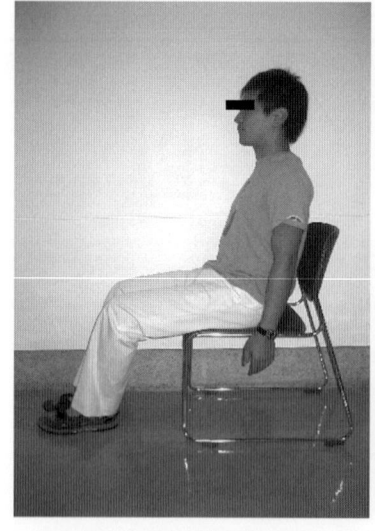

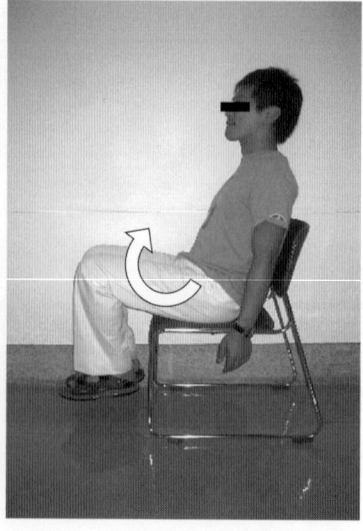

図4 端坐位で行う腹筋筋力強化訓練

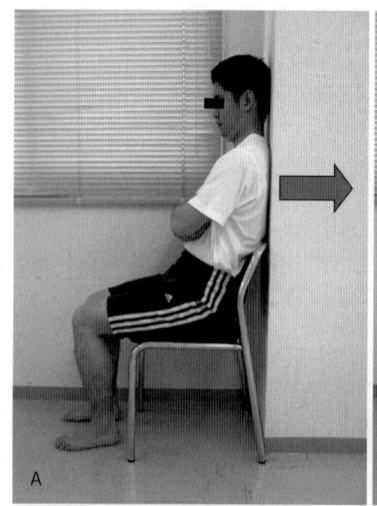

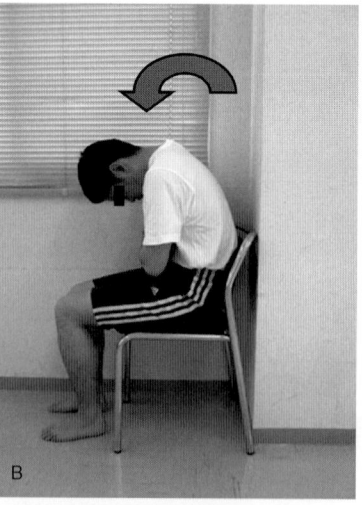

図5 椅坐位での背筋強化およびストレッチングの同時訓練(右がA, 左がB)
A 壁を背もたれにするように椅子を設置し, 顎を引き, 吸気に合わせて約3〜5秒間壁をゆっくりと押す. 背筋強化運動.
B その後, 呼気に合わせて, ゆっくりと可能な範囲で体幹前屈を行う. 過度の前屈は避ける. 背筋ストレッチング運動.

群(global muscles)と深層筋(deep muscles)に分類する方法が提唱されている. 前者には, 腹直筋, 外腹斜筋, 脊柱起立筋が含まれ, 後者には腹横筋, 内腹斜筋, 多裂筋, 棘間筋などが含まれる. 体幹筋を全体として捉えた場合, その働きは脊柱全体の支持である. 一方, 深層筋と浅層筋の二つに分類した場合, 前者の働きは, 体幹の運動に関与し, 後者は脊柱の局所的・分節的安定性(segmental stability)に関与するとされる. すなわち, 深層筋が脊柱の分節的安定柱を保持し, 表層筋が脊柱を能動的に動かす. 従来の体幹筋力増強訓練では, 体幹筋全体をmassとして捉え, これを一括として鍛えるものであった. しかし, 腰部安定化運動では脊柱の分節的安定性に着目し, これに関与する深層筋を選択的に鍛えるものである. 効果的訓練法の科学的証明や, 実際の具体的効果など未だ解明されるべき点は多いが, 今後期待されるべき有力な運動療法のプログラムの一つである.

4) 処方・施行上の留意点
①具体的な処方について

腰痛体操の種類には, 数多くの方法があるが, 患者が継続して実施することが一番の問題と

引き, 吸気に合わせて約3〜5秒間壁をゆっくりと押す(図5A). これが背筋強化訓練となる. その後, 呼気に合わせて, ゆっくりと可能な範囲で体幹前屈を行う. 過渡の前屈は避ける(図5B). これが, 増強訓練に引き続く背筋ストレッチング運動となる.

③**腰部安定化運動**(lumbar stabilization exercises)[5](図6, 7)

体幹筋の分類では, 従来から腹筋群と背筋群の二つに分ける方法が一般的であった. これに対して, 近年, 体幹の安定性保持の観点から, 浅層筋

なる. 従って, 始めはより平易な方法を1〜2種類だけ処方するように努め, 複雑で種類の多い方法は控えるべきである. 腹筋と背筋訓練のどちらに重点を置くかについての一致した見解は未だ無いが, バランスの取れた脊柱を維持するためには両者の訓練が必要である[4-6, 9, 12].

②**腰痛体操の実施に際しては, 医師・患者ともに以下の点に留意する.**

a) 運動量が過大にならないように指導する. 体操時に腰痛が悪化したり, 疲労感が残るようであれば逆効果である. 実際には, 一日約15分

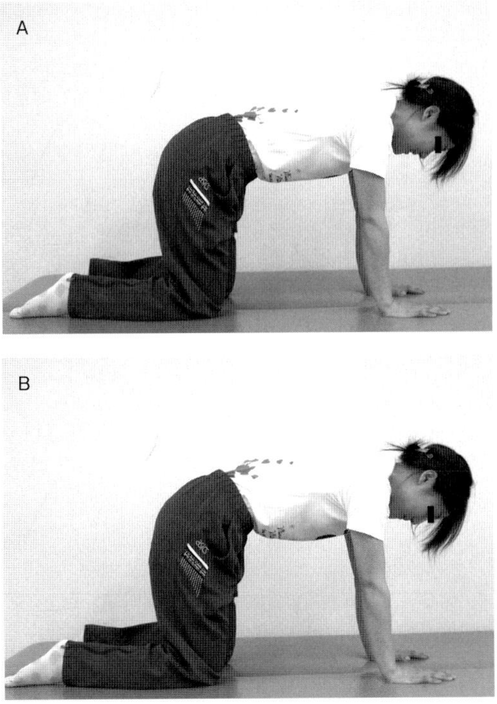

図6 腰部安定化運動 lumbar stabilization exercise の基本形である abdominal drawing-in action を示す．まず四肢による4点支持での四つん這いの安静位を取り，体幹筋を十分に弛緩させる（A）．この状態から，腹横筋を収縮させ，下腹部を背側に持ち上げた状態を約10秒間保持する（B）．下腹部が凹み，腰椎が軽度背側に持ち上がる様子が見える．

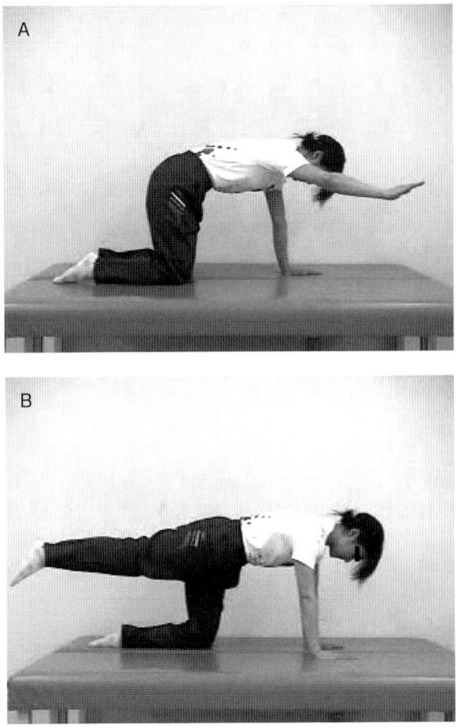

図7 腰部安定化運動の応用形の一つである Four-point kneeling with arm and leg extension. 図3に示す腹横筋を収縮させる abdominal drawing-in action の状態を保ったまま，片側上肢（A）または片側下肢（B）を交互に挙上させる．

程度の体操を指示する．
b）腰椎前弯の増強は，腰・下肢痛を悪化させる．腰椎前弯を十分取った肢位での体操を指導する．
c）懇切に，何回も繰り返し指導する．体操療法の効果は，短期間では得られない．3～6カ月，時には年単位という長期間継続して，初めて効果が上がるものである．

3. 腰痛体操と同時に行う生活・運動指導：「腰みがき」の勧め[15]

腰痛症の治療のみならず，予防のためには，日常生活の注意が重要である．特に，「姿勢」と「体操」は，腰痛予防のための二つのキーワードとして患者に徹底的に指導・教育すべき事項である．著者は，これを「腰みがき」と称して患者への啓蒙を図っている．この言葉は著者の造語であり，「歯みがき」をヒントに命名した．虫歯の予防には毎日歯を磨く．歯みがきは習慣として，無意識に行われる動作である．「歯みがき」という行動を通じ，「虫歯」という病気の予防を行っている．腰痛に関しても，これと同様である．歯と違い，腰を実際に「磨く」ことは出来ない．しかし，腰痛を惹起しないように日常生活肢位・運動の些細なことにでも注意し，「歯みがき」に匹敵することを行えば腰痛を予防することは可能である．「腰みがき」の具体例が，腰痛を発症・悪化させる「姿勢」に気を付け，腰椎を支持する「体幹筋・下肢筋」の「体操」を行うことに相当する．正しい姿勢（良肢位）に気をつけ，適切な体操を行うことは腰痛予防において表裏一体の関係にある．これが腰痛に対するアンチエイジングの第一歩である．

おわりに

体幹の重要な構成要素である脊柱は，人間の身体活動の中でも，文字通り，「屋台骨 backbone」の役割を果たす．腰痛の有無にかかわらず，脊柱・体幹の機能不全・障害は著しい QOL の低下を引き起こす．従って，運動療法によって腰痛を

治療・予防し，これを克服することは健康な長寿社会達成のための一里塚となる．本項で解説した腰痛体操は，近年，日本整形外科学会が主導で行った大規模多施設前向き無作為試験（JALETS, Japan Low back pain Exercise Therapy Study）においても，NSAIDs（非ステロイド性抗炎症薬）より有効であるという画期的結果が出た[10]．アンチエイジングの一手段として，積極的に取り入れるべきものと考える．

■参考文献

1) 日本抗加齢医学会ホームページ：http://www.anti-aging.gr.jp/
2) 中村耕三：INTERVIEW「ロコモの目標は人生80年時代に寝たきりを作らないこと」．Nikkei Medical 12月号, 6-8, 2008
3) 日本整形外科学会：ロコモティブシンドローム（ロコモ）．ロコモパンフレット2009年度版．2009
4) 白土 修, 伊藤俊一, 金田清志：腰痛体操—その意義と効果—．脊椎脊髄ジャーナル 8: 847-853, 1995
5) 白土 修, 伊藤俊一：いわゆる「腰痛症」に対する運動療法．白土 修, 宗田 大 編集：「運動療法実践マニュアル」全日本病院出版会（東京）, 142-150, 2002
6) 白土 修：腰痛症に対する患者教育と運動・装具療法．日本整形外科学会編：整形外科卒後教育研修用ビデオ, 2003
7) Hayden JA, van Tulder MW, Malmivaara A, et al. Exercise therapy for treatment of non-specific low back pain. Cochrane Database Syst Rev 2005: CD000335.
8) Abenhaim L, Rossignol M, Valat JP, et al. The role of activity in the therapeutic management of back pain. Report of the International Paris Task Force on Back Pain. Spine 2000; 25: 1S-33S.
9) 白土 修, 土肥徳秀, 赤居正美, 星野雄一, 藤野圭司, 岩谷 力：慢性腰痛症に対する運動療法の効果．黒澤 尚編集：「運動器慢性疾患に対する運動療法」金原出版（東京）, 109-117, 2009
10) Shirado O, Doi T, Akai M, Hoshino Y, Fujino K, Hayashi K, Marui E, Iwaya T: Multicenter Randomized Controlled Trial to Evaluate the Effect of Home-based Exercise on Patients with Chronic Low Back Pain: The Japan Low Back Pain Exercise Therapy Study (JALETS). Spine E811-E819, 2010
11) 白土修ほか：閉経後骨粗鬆症に対する運動療法の効果．別冊整形外科 33：82-86, 1998
12) 伊藤俊一, 白土 修：腰痛症の運動療法．MB Med Reha 12: 42-48, 2001
13) 山副孝文, 高石真二郎, 浦川 宰, 間嶋 満, 白土 修：腰痛に対する予防指導と運動指導：腰痛予防としてのストレッチング—「腰みがき」の一環としての重要性—．MB Orthopaedics. 21 (6): 31-40, 2008
14) Shirado O, Ito T, Kaneda K, Strax TE: Electromyographic analysis of four techniques for isometric trunk muscle exercise. Arch Phys Med Rehabil 76: 225 - 229, 1995
15) 白土 修：腰が痛い患者の対処法—「腰みがき」の勧め—．糖尿病診療マスター 3: 199-201, 2005

7 変形性膝関節症と運動

1. はじめに

　心身の老化に対抗することはそう簡単な話ではないが，いわゆる「健康寿命の延伸」課題は現時点でも取り上げることが出来る．少子高齢化の渦中にある我が国がどの様な問題に直面しているかを知ることでもある．

　日本人の平均寿命は 2008 年度で男性 79.29 歳，女性 86.05 歳であるが，最終期の各々 4~6 年間は病気がちとなり，他者の介護を要し，入退院を繰り返すことも多い．その原因としては図1に見る如く，女性を中心に，骨折・転倒，関節疾患の割合以上に高齢による衰弱が多くなっている[1]．従来「老衰」という表現がなされていたが，「徐々に足腰が弱る」との病態に対応するものである．近年運動器リハビリテーションや運動器不安定症が注目される由縁である．

要介護者の状況

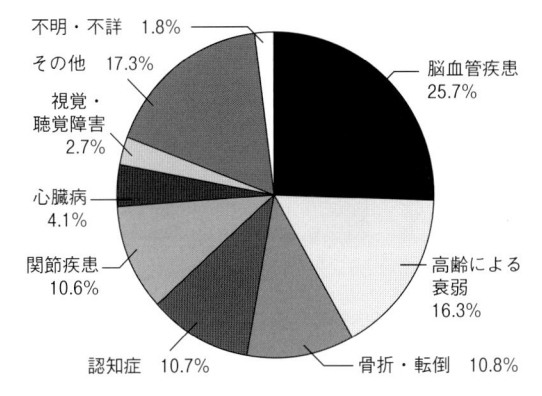

不明・不詳　1.8%
その他　17.3%
視覚・聴覚障害　2.7%
心臓病　4.1%
関節疾患　10.6%
認知症　10.7%
骨折・転倒　10.8%
高齢による衰弱　16.3%
脳血管疾患　25.7%

図1　高齢者における「要介護者」の原因疾患
（平成 16 年国民生活基礎調査）

　国策としての健康日本 21 施策[2]においては，「安全に歩行可能な高齢者の増加」をその目標に掲げている．

　この移動・歩行障害の予防軽減がテーマであり，本章では運動器疾患の中で有症者 820 万人，X 線診断上では 2400 万人ともいわれる変形性膝関節症[3]を取り上げる．

2. 高齢者における膝関節障害

　進行した変形性膝関節症には人工関節置換術を代表とする手術療法があるが，より早期の場合には装具や薬物療法などを含む保存療法の適応となる．

　しかるべき手順を踏み実施された臨床比較試験の結果がエビデンスとして重要視されるので，変形性膝関節症の保存療法において有効性の立証を経ているものとしては，下肢伸展挙上運動（SLR: straight leg raising）による大腿四頭筋の筋力増強訓練がある．

　以下に日本整形外科学会等の主導で行われた多施設臨床試験の内容を紹介するが，細かなデータは英文の full paper や和文の学会委員会報告を参考にしてもらいたい[4-6]．

3. 臨床比較試験の概要

　2003 年 7 月～2004 年 4 月にかけて，全国の登録施設（最終の患者登録は大学病院 14，病院 5，医院 26 計 45 施設）において，Altman らによる変形性関節症の臨床的定義[7]を満たした 50 歳以上 80 歳未満の患者に試験参加を依頼して 142 名のデータを集積，最終的に 121 名を解析した．

　アウトカム測定尺度には，膝疾患特異的尺度である Japanese Knee Osteoarthritis Measure（JKOM）[8,9] と Western Ontario McMaster Osteoarthritis Index（WOMAC）[10]，および包括的尺度である Short Form 36（SF36）[11]を用いた．

　運動療法群には下肢伸展挙上訓練（SLR）を，医師ないし理学療法士などの医療職が指導したのち，20 回を 1 セットとするホーム・エクササイズとして午前，午後 2 セット，一日計 4 セットを実施した．

　対照群として，胃腸薬併用のもとに NSAID 常用量（1 日 3 回服用）を服用した．

　その結果，変形性膝関節症患者に対する SLR 運動，NSAID 内服による 8 週間の治療は，両群ともに有意の改善が認められた．問題の両群間の比較では，JKOM スコアにおける運動療法群の改善率は内服群の改善率よりも有意に高かったが，

WOMAC スコアと SF36 スコアの改善率には有意差は認められなかった.

すなわち変形性膝関節症に対する SLR 訓練は，すでに効果の確立している NSAID 内服[12]に勝るとも劣らない結果であった.

4. 運動訓練の実際

本章での運動療法はホーム・エクササイズとしての大腿四頭筋強化の SLR 訓練単独を選択しているが[13]，以下図2にその実際を示す.

ただし，今回の臨床試験は
① Altman らの変形性膝関節症診断基準を用いて，
② 整形外科医が診断と運動処方を行うもので，
③ 疾患・治療に対する説明ののちにインフォームド・コンセントを得て，
④ 医療専門職（理学療法士など）による運動指導に基づくホーム・エクササイズが行われ，
⑤ その実施状態を毎日，治療日記に記録し，
⑥ 1～2 週に一回の外来受診でコンプライアンスを確保する

という疾患管理体系で得られた試験結果である.「ホーム・エクササイズ」として改善効果とともに，医師を中心にした治療者側の環境設定の意義も注目すべきである.

こうした専門家の適切な疾患管理下に，ホーム・エクササイズとして行われる SLR 運動療法は，患者が疾患を自己管理する患者参加型治療（セルフ・マネージメント）と考えられる. 運動療法による疼痛の改善，日常生活活動の向上にも注意を向け，患者の運動持続性を高める手法が重要になろう.

脚あげ体操の方法

1) 仰向けで行う方法

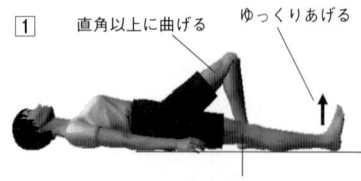

1. 直角以上に曲げる / ゆっくりあげる / 膝は伸ばしたまま
   仰向けに寝て片方の膝を直角以上に曲げる. もう片方の脚を，膝を伸ばしたまま，床から 10 cm の高さまでゆっくりとあげる.
2. 床から 10 cm の高さで，5 秒間脚を挙げたままで停止する. その後にゆっくり床までおろす.
3. 床に脚をつけたら 2～3 秒休む. ①～③を 20 回くり返す.
4. 左右脚を替えて①～③を同様に 20 回くり返す.

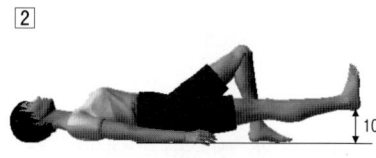

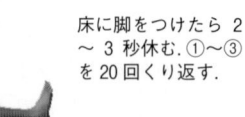

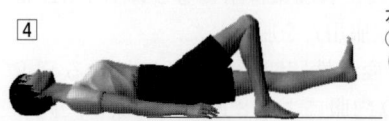

2) 椅子に座って行う方法

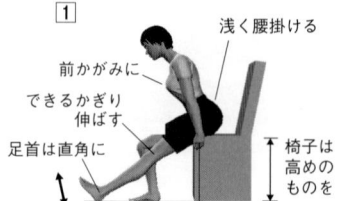

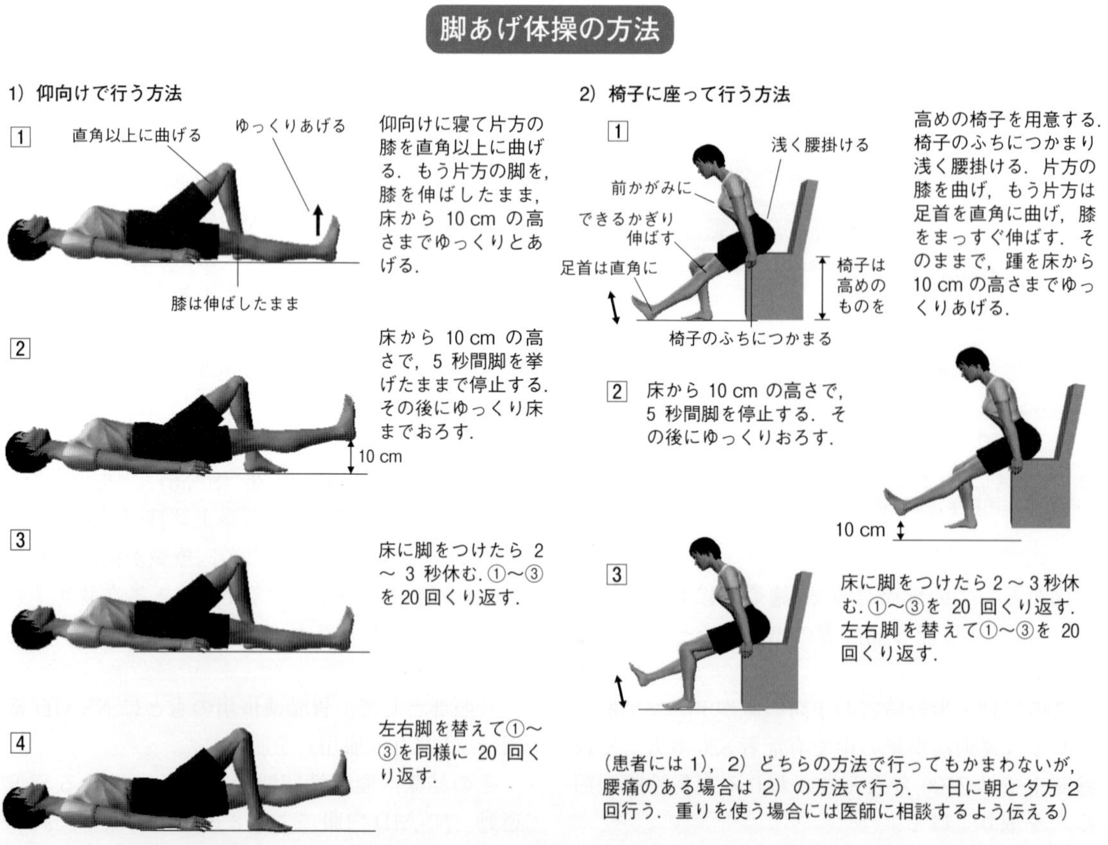

1. 浅く腰掛ける / 前かがみに / できるかぎり伸ばす / 足首は直角に / 椅子のふちにつかまる / 椅子は高めのものを
   高めの椅子を用意する. 椅子のふちにつかまり浅く腰掛ける. 片方の膝を曲げ，もう片方は足首を直角に曲げ，膝をまっすぐ伸ばす. そのままで，踵を床から 10 cm の高さまでゆっくりあげる.
2. 床から 10 cm の高さで，5 秒間脚を停止する. その後にゆっくりおろす.
3. 床に脚をつけたら 2～3 秒休む. ①～③を 20 回くり返す. 左右脚を替えて①～③を 20 回くり返す.

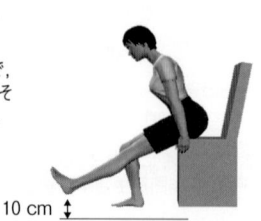

（患者には 1），2）どちらの方法で行ってもかまわないが，腰痛のある場合は 2）の方法で行う. 一日に朝と夕方 2 回行う. 重りを使う場合には医師に相談するよう伝える）

図2 下肢伸展挙上運動の実際
下肢伸展挙上訓練（SLR）を，医師または理学療法士などの医療職が指導したのち，ホーム・エクササイズとして午前，午後2セット，一日計4セットを行う. 患者との合意のもと負荷として重り 0.5 kg を加え，さらに漸増してもよい.

5. 考察

変形性膝関節症は関節の退行性疾患の代表である．その病因は生化学的側面，生体力学的側面を中心に研究が進んでいるが[14]，十分に解明されていない．関節軟骨や軟骨下骨の力学的環境が変化して衝撃吸収能力が低下し，関節運動における動的な不安定性が目立ってくると考えられている．

変形性膝関節症に対する運動療法の効果を無作為化比較試験によって検証した論文を対象としたシステマチック・レビューによると，運動療法は鎮痛に役立ち，身体機能を改善させる効果があると報告されていた[15]．レビューに含まれた運動療法は，筋力増強訓練，有酸素運動，機器による等運動性運動など複数の手法の組み合わせが多い．

今回の臨床比較試験はホーム・エクササイズとしてのSLR単独の効果を確認したが，股関節周囲筋の強化訓練の効果も認められている[16]．

重要な点は運動療法がどのような機序で効果を発揮するかにあろう．これまでにも，膝関節の安定性向上，局所血流の促進，筋力・協調性・俊敏性などの改善に加え心理的改善といったマクロな機序が想定されているが[13]，力学的な負荷に対する関節内構成体の代謝，細胞組織の反応というミクロの視点の研究も広く行われている．

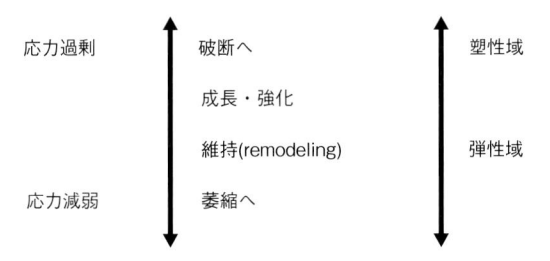

応力過剰	破断へ		塑性域
	成長・強化		
	維持(remodeling)		弾性域
応力減弱	萎縮へ		

図3　力学負荷と組織の反応

細胞の様々な機能発現にはメカニカルストレスに代表される物理的刺激が重要な役割を果たしているとの考え方である[17,18]．すなわち適切な刺激が加わり続けることが，代謝維持に不可欠であり，外部から運動系への人為的な働きかけを用いることにより，固定・安静による運動器官の廃用性変化の軽減，さらには加齢による変化の遅延・軽減を目指すことが可能になるのではないかとの立場である．

高齢者における運動負荷のこうした抗老化の視点に立った可能性については生化学的立場からの研究も多い[19]．

6. おわりに

変形性膝関節症を有する患者に対して，整形外科医の適切な疾患管理のもとに，ホーム・エクササイズとして行われるSLR運動療法は，患者が疾患を自己管理する患者参加型（セルフ・マネージメント）治療と考えられる．

高齢者の健康増進や介護予防，加齢・退行変化に抗する可能性を含め，今後の研究が望まれる．

■文献
1) 平成16年国民生活基礎調査の概況
   http://www.mhlw.go.jp/toukei/saikin/hw/k-tyosa/k-tyosa04/4-2.html
2) 健康日本21
   http://www.kenkounippon21.gr.jp/kenkounippon21/
3) 川口浩，阿久根徹，村木重之，他：変形性関節症の疫学研究の現状と問題点；ROAD（Research on osteoarthritis against disability）研究．日整会誌 83: 978-981, 2009.
4) Doi T, Akai M, Fujino K, et al: Effect of home exercise of quadriceps on knee osteoarthritis compared with non steroidal anti inflammatory drugs: A randomized controlled trial. Am J Phys Med Rehabil 87: 258-269, 2008.
5) 岩谷力，赤居正美，黒澤尚，他：変形性膝関節症に対する大腿四頭筋訓練の効果に関するRCT．リハ医学 43: 218-222, 2006.
6) 赤居正美，岩谷力，黒澤尚，他：運動器疾患に対する運動療法の効果に関する実証研究；無作為化比較試験による変形性膝関節症に対する運動療法の効果．日整会誌 80: 316-320, 2006.
7) Altman R, Asch E, Bloch D, et al: Development of criteria for the classification and reporting of osteoarthritis; Classification of osteoarthritis of the knee. Arthritis Rheum 29: 1039-1049,1986.
8) Akai M, Doi T, Fujino K, et al: An outcome measure for Japanese people with knee osteoarthritis. J Rheumatol 32: 1524-1532, 2005.
9) 赤居正美，岩谷力，黒澤尚，他：疾患特異的・患者立脚型変形性膝関節症患者機能評価尺度；JKOM（Japanese Knee Osteoarthritis Measure）．運動・物理療法 16: 55-62, 2005および日整会誌 80: 307-315, 2006.
10) Bellamy N, Buchanan W, Goldsmith CH, et al: Validation study of WOMAC: A health status instrument for measuring clinically important patient relevant outcomes to antirheumatic drug therapy in patients with osteoarthritis of the hip or knee. J Rheumatol 15:1833-1840, 1988.
11) Ware JE, Sherbourne CD: The MOS 36-Item Short-Form Health Survey（SF-36）. I. Conceptual framework and item selection. Med Care 30: 473-483, 1992.
12) Huskisson EC, Berry H, Gishen P, et al. Effects of anti-inflammatory drugs on the progression of osteoarthritis of the knee. J Rheumatol. 22: 1941-1946, 1995.

13) 黒沢尚:変形性膝関節症に対するホームエクササイズによる保存療法. 日整会誌 79: 793-805, 2005.
14) 黒沢尚:変形性関節症に対する運動療法. 運動器慢性疾患に対する運動療法（黒沢尚編）. 金原出版, 東京, pp.172-181, 2009.
15) Chard J, Lohmander S, Smith C, et al. Osteoarthritis of the knee. Clin Evid 14: 1506-1522, 2005.
16) 永野康, 内藤健二, 深野真子, 他:変形性膝関節症患者における歩行時膝関節運動への運動療法介入効果の検討. 運動・物理療法 20: 379-386, 2009.
17) Stoltz JF, Wang X: From biomechanics to mechanobiology. Biorheology 39: 5-10, 2002.
18) 赤居正美:筋骨格系に対するメカニカルストレスの効果. 現代医療 32: 1484-1489, 2000.
19) 山口鉄生, 跡見順子:骨格筋の老化は防ぐことができるか；細胞分子生物学的視点からみた「よいストレス」. 日整会誌 81: 877-883, 2007.

8 障害者の運動と抗老化

1. はじめに

　抗老化（アンチエイジング）とはQOL（Quality Of Life）の改善と健康長寿を目指すことである．その内容は，介護予防，生活習慣病およびそれに起因する疾患の予防，認知症の予防，癌の予防，皮膚の老化予防などである．治療内容としては，食事療法，運動療法，精神療法に加え，サプリメントの補充，抗酸化療法・免疫強化療法・ホルモン補充療法・美容皮膚科的治療などがある．運動器領域においては，運動機能の低下による転倒・骨折の予防，障害者（骨関節疾患患者および脊髄損傷者など）の運動能力向上を含めた健康管理が重要であると考えられる．これらを達成するためには，有酸素運動，筋力増強訓練などの運動療法が非常に重要である．

2. 障害者の運動と抗老化（アンチエイジング）

　障害者は身体能力が低下しており，運動不足がより顕著に現れると考えられる．身体能力の低下が不活動を助長し，不活動が身体能力を低下させるという悪循環に陥ってしまうからである（図1）．
　例えば，脊髄損傷者は，対麻痺あるいは四肢麻痺に加え，起立性低血圧，自律神経過反射，体温調節障害，褥瘡など様々な合併症を有している．麻痺筋の萎縮により代謝量が低下し，運動に動員される筋量が少ないため消費エネルギーが少なくなる．また，車いす駆動は消費カロリーが少なく，一定距離当たりの消費カロリーはウォーキングの半分程度である．その上デスクワークを中心とした職業に従事していることが多い．さらに，合併症の発症がそれに輪をかける．そのため，身体の不活動が助長されやすく[1]，健常者と比較して心血管系や2型糖尿病などの合併症が多いことが分かっている[2,3]．運動習慣によって身体能力の維持，体内環境の改善ができれば，QOLの向上および生活習慣病の予防につながる．つまり，運動が障害者に対するアンチエイジングとして働くのである．日常生活において車いすでの運動量を増加させるためには，車いす走行速度を上げたり，勾配を登ったりする必要がある．しかし，実際には危険性もあり現実的でない場合が多い．したがって，運動強度や運動時間を増やすためには，スポーツの役割が重要であると考えられる．スポーツは身体面だけでなく，精神面や社会面での効果も大きく脊髄損傷者にすすめられる．主な車いすスポーツには，マラソン，バスケットボール，テニス，バドミントンなどがある．

3. 運動の意義（表1）

表1　運動の意義
① 生活習慣病の予防・改善
② 中心動脈スティッフネスの改善
③ 頚動脈の内膜中膜肥厚予防
④ 骨形成が促進
⑤ 関節の代謝改善，可動域維持
⑥ 筋・腱の代謝および強度の維持改善
⑦ 転倒・骨折予防
⑧ 免疫機能向上
⑨ 抗酸化作用
⑩ 認知機能維持
⑪ ADLおよびQOLの維持や改善

　習慣的な身体活動や運動は，脳卒中や虚血性心疾患などの発症ならびにこれらによる死亡のリスクを低下させることは，いくつもの大規模疫学研究で明らかとなっている．この機序として，習慣的な身体活動や運動が，高血圧，糖尿病，高脂血症，肥満という生活習慣病を予防および改善するからであると考えられている．またこれらの代謝性危険因子に加えて，最近では，中心動脈スティ

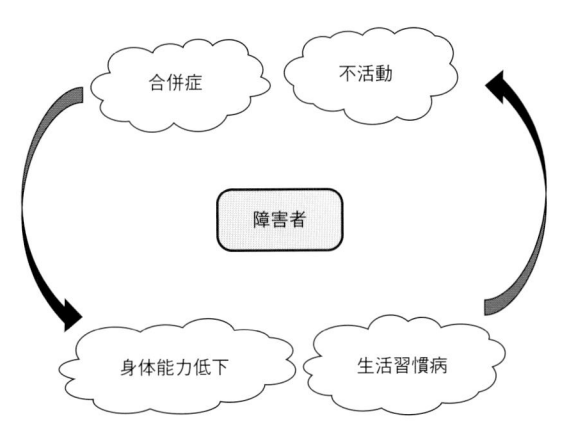

図1　障害者の悪循環

ッフネスや頚動脈の内膜中膜肥厚（intima-media thickness：IMT）なども独立した循環器病発症の予測因子になっており，運動によって改善が見込めることが明らかになってきている．

内分泌系に対する影響としては，運動によりカテコールアミン分泌を促し，成人期以降でも成長ホルモン分泌を刺激して骨代謝に好影響をもたらす．骨に対しては，圧負荷により生じる電圧変化が直接あるいはサイトカインを介して，骨芽細胞を活発化させ，また骨血流量が増加し骨形成が促進される．若年時にスポーツを行った者は，高齢になってからの骨折のリスクが低いことが知られている[4]．関節の代謝改善，可動域維持，筋・腱の代謝および強度の維持改善の効果もある．運動の抗酸化作用も明らかになりつつあり，徐々に始めて定期的に行う場合は，抗酸化系遺伝子の発現を誘導し，抗酸化能力を高めると考えられている．ウォーキング励行者の認知機能は高齢になっても保たれる率が高く，有酸素運動や筋力トレーニングの継続者では高齢になっても脳萎縮が軽微である．筋力およびバランスの向上により転倒・骨折予防が見込まれる．ADLおよびQOLの維持や改善効果がある．運動自体を楽しむことによるQOL向上も含まれる．

以上のような効果をもたらすためには，有酸素運動と筋力増強訓練とを組み合わせた運動を行う必要があり，また，運動を継続して行うことが大切である．

運動の重要性は国家レベルでも認識されており，厚生労働省は「健康づくりのための運動指針2006」を策定し，「身体活動」と「運動」の両方の基準を，大規模疫学研究を対象としたシステマティックレビューにより設定した．身体活動量は「1週間あたり23METs/時」，運動量は「1週間あたり4METs/時」が基準として示された．つまり，身体活動量の基準は，「1日1万歩」，運動量の基準は「軽く汗をかく程度の運動を週60分」となる．運動量の基準を満たしている国民の割合は約30％，身体活動量の指標である歩数の平均値は7,000～8,000歩である．したがって，現在の国民の身体活動量および運動量は，健康を改善するためには不足しているということである．特に，70歳以上では，1日2,000歩未満の者が3割，全く運動を行わない者の割合も3割にものぼる．

しかし，1日1万歩のみでは，血圧改善など一定の効果はあったものの，体力増強効果は全くないことが判明している．体力増強には，筋力トレーニングの併用が重要であるが，マシンを用いたトレーニングは施設，スタッフ面に限界がある．また，歩数だけでは個人に合わせた運動量の設定は困難である．そこで能勢らは，産官学と連携し「熟年体育大学事業」を立ち上げ携帯型運動量連続測定装置の「熟大メイト」を開発し[5]，「インターバル速歩」を発明[6]，インターネットを利用した「e-Health Promotion System」を導入することによって，これらの諸問題を解決し，少数の専門家が大勢を相手に個別の運動処方を行えるシステムを構築し，「いきいき健康広場事業」を展開した（図2）．4,000名規模のデータベースがあり，確実に効果があり費用対効果も優れていることが分かっている[7]．体力低下者にはより一層の効果があり，介護度1～2の高齢者には生活習慣病改善，体力増強効果が著明であり[8]，変形性関節症患者に対しては温水プール内で実施することにより腰痛膝痛の改善も認めた[9]．

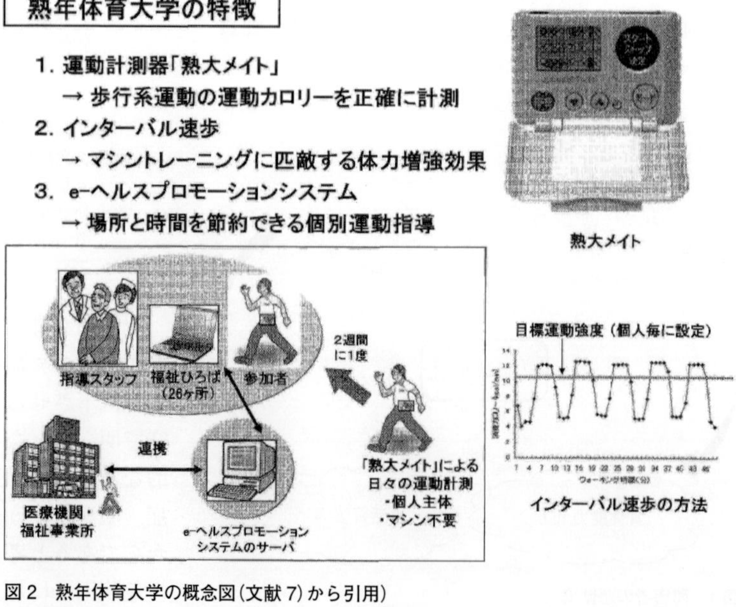

図2　熟年体育大学の概念図（文献7）から引用）

このシステムはオーダーメイドの運動処方，運動継続への動機づけ，対象者の規模拡大が考慮されており非常に優れているため，今後全国的に広まっていくと思われる．障害者の運動量設定という点では，歩行困難な車いす生活者を対象とした簡便かつ有用な運動方法および運動量測定方法の開発が望まれる．

1）糖代謝と運動

不活動な障害者にとって，糖代謝の改善は非常に重要である．一般的に加齢のみによる糖処理能力低下とインスリン抵抗性悪化はそれほど明らかでないが，身体的不活動が加わると，糖処理能力の低下が明らかとなり，インスリン抵抗性が著明に悪化する．しかし，このインスリン抵抗性悪化は運動により予防可能である．筋肉では大量のエネルギーが消費されるため，食後の運動実施は食事による急激な血糖上昇を抑制し，血糖コントロール改善が期待できる．糖尿病運動療法に関するメタアナリシスによれば，運動療法実施はHbA_1Cを低下させ，合併症の危険性を減少させる[10]．運動効果の機序には，①筋性要因：筋量増加，筋解糖系，TCA回路系，β酸化酵素活性およびGLUT4蛋白量やtranslocation速度変動など，および，②脂肪組織性要因：食事制限と運動による体脂肪量減少，脂肪細胞サイズの縮小によるTNF-a（インスリン抵抗性）などアディポサイトカインの分泌低下が関与している．

運動による骨格筋への糖取り込み促進は，①インスリン非依存性糖輸送促進，②インスリン依存性糖輸送促進という2つのメカニズムを介して行われ，運動は骨格筋糖代謝を数時間から数日間にわたって活性化する．運動による骨格筋への糖取り込み促進がインスリンシグナル伝達系とは別のメカニズムも介していることは，インスリン抵抗状態にある2型糖尿病でも，運動により糖取り込みが促進され，血糖値を低下させ得ることを示唆している．

また，最近Petersenらは高齢者の耐糖能低下の主要原因であるインスリン抵抗性が，筋肉内のミトコンドリア活性の低下と関連することを報告し，また運動によりミトコンドリア機能が回復することも示している[11]．疾患予防の点から検討すると，糖尿病治療において脳血管保護効果を示すのは，強化インスリン療法やスルホニル尿素薬ではなく，食後高血糖を抑制するαグルコシダーゼ阻害薬や，インスリン抵抗性改善薬であった[12,13]．したがって，食後高血糖やインスリン抵抗性を改善する運動は，脳血管保護の役割もあると示唆される（図3）．

2）脂質代謝と運動

高脂血症の改善に対して運動療法が重要なことはよく知られている．特に，血中トリグリセリド（TG）濃度低下，血中HDL-コレステロール濃度上昇には効果がはっきりしている．

運動は脂肪組織や骨格筋の毛細血管内皮細胞に存在するリポ蛋白リパーゼ（LPL）の活性を上昇させ，VLDL中のTGの分解を亢進させる働きがあり，血中TGを低下させる．また，運動はレシチン・コレステロール・アシルトランスフェラーゼ（LCAT）の活性を高める．LCATの作用によりコレステロールをエステル化させてHDL内に貯留させる．さらに，運動はコレステロール・エステル・トランスファープロテイン（CETP）の活性を低下させ，HDL-コレステロール濃度を上昇させる．

脂質代謝改善のためには，特に有酸素運動が有効である．また，低強度・高頻度・長持続時間のレジスタンストレーニングであるローイング（ボート漕ぎ）などが高脂血症に有効である可能性がある[14]．

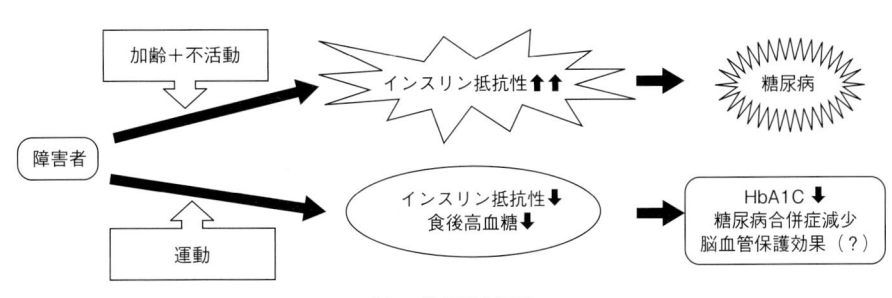

図3 糖代謝と運動

脊髄損傷対麻痺者を対象とした研究では，血中脂質については運動量の増加により改善することを支持する報告が多い[15]．

4. 運動療法

1) 有酸素運動

適度な有酸素運動の実践は，①禁煙やアルコール摂取量の適正化につながり，生活習慣を改善させる．②睡眠の質を改善させる．③インスリン抵抗性を改善させる．④脂質代謝を改善させる．⑤natural killer 細胞活性を増強し免疫機能を向上させるが，過度な運動は逆効果になる可能性がある[16,17]．⑥体内の抗酸化能を高める[18]．抗酸化酵素活性は運動により高まりその効果は 4～5 日持続する．運動時に生じる微量フリーラジカルが酵素誘導や酵素活性上昇をもたらす．

健常人では歩行，ジョギング，自転車，水泳といった大筋群を使う有酸素運動を行う．障害者では，歩行，水中歩行，上肢および下肢エルゴメーター，車いす駆動などが行われる．インスリン抵抗性を改善し，内臓脂肪の蓄積を防止し，メタボリックシンドロームを予防・改善するような運動は，脂質をエネルギー基質として利用する強度で行うのが望ましく，乳酸性作業閾値（LT）を超えない程度にするのが妥当である．すなわち，最大酸素摂取量の 50% 程度がこれに相当し，脈拍にして 50 歳以下で 120 拍/分，60～70 歳代で 100 拍/分くらいになる．この強度の運動を 1 回 10～30 分，週に 3～5 日以上実施することが推奨される．

2) 筋力増強訓練

一般に筋肉量は 20 歳～30 歳をピークとして 50 歳までは 10 年間で 4% 低下するが，50 歳以降の筋肉量は 10 年間ごとに 10% ずつ低下し，60 歳以降ほとんど改善しないとされている[19]．筋線維数の減少や筋線維の萎縮は，高い筋出力特性を有する速筋線維において顕著であり，筋肉量低下が筋力低下に直結する．部位別に検討すると，上肢の筋肉量は加齢による低下がみられない一方，大腿伸筋群では加齢とともに著しい筋量の減少傾向がみられる[20]（図4）．筋力低下が進行すると日常生活動作（ADL）が低下し，また，転倒しやすくなる．筋肉量の喪失に伴い安静代謝率（安静時に消費するカロリー率）の減少も生じ，10 年間で

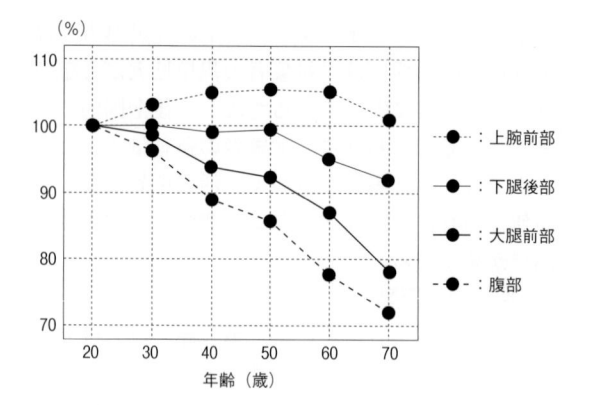

図4 筋肉の加齢(福永哲夫：アンチエイジングのためのお勧め運動療法．アンチ・エイジング医学：77-79, 2007)

平均 2～5% 減少する．これは体脂肪量に対して大きな影響を与える．

筋力増強訓練の効用としては，体重減量，安静時血圧の低下[21]，血糖値低下，骨強化と骨粗鬆症のリスク減少，腰痛予防，気分改善などがある．また，血流中の成長ホルモン，DHEA，テストステロンのレベルが上昇することにより内分泌年齢が若返る[22]．

一方，筋力増強訓練に伴う悪影響としては，筋力増強訓練が加齢に伴う頚動脈や大腿動脈の内膜中膜複合体肥厚度（IMT）増加を促進し，頚動脈コンプライアンスの低下を助長することが示唆された[23]．しかし，筋力増強訓練と有酸素性運動を組み合わせて実施するトレーニングでは，筋力増強訓練だけの実施でみられた頚動脈スティフネスの増加が抑制されることが示されている[24]．

筋力増強訓練効果の機序としては，筋肉からの乳酸・ADP の放出が IGF-I やミオスタチンなどの筋内成長因子の発現と成長ホルモン分泌を促し，それらの相互作用が重要である．

筋力増強訓練の負荷は，筋肥大や筋力の増強を目的とする場合には，65% 1RM（1 repetition maximum：最大挙上負荷）以上の負荷強度を必要とする．しかし，実際に 1RM を測定することは困難であるので，10RM（10 回繰り返し持ち上げることができる最大の負荷量）を基準としたトレーニングを行う．例えば，Delome の漸増抵抗運動（progressive resistive exercise）がある．最初は 10RM の 50% の量を 10 回，75% の量で 10 回，最後に 10RM で 10 回，合計 30 回を行い，これを毎日一回 5 日間行う．超回復の原則にしたがい以後 2 日間は休息し，翌週新しい 10RM を基準とし

て再度負荷量を決定する．このように負荷量を段階的に向上していく事で筋力増強をはかる．その他，近年行われている方法としては，加圧トレーニングがある．インスリン抵抗性改善のためには，有酸素運動に加えて，低負荷，高頻度の筋力トレーニングであるレジスタンス運動併用の有効性が報告されている[25]．

5．栄養療法

栄養療法と運動療法はエネルギーのインプットとアウトプットの関係であり，どちらが欠けても治療として成立しない．特に筋減弱を防止するためには，運動とともに体蛋白合成に見合ったたんぱく質摂取量を確保することが重要である．わが国における中高年のたんぱく質摂取推奨量は60 g/日であるが，運動，とくに筋力増強運動を行う際には蛋白合成が活発となるためにたんぱく質必要量は増大する．Campbellらは，高齢者における筋力増強訓練時に，通常の2倍量のたんぱく質を摂取させた群では筋力増大効果が促進したことを報告している[26]．

6．車いすマラソンとアンチエイジング

1）車いすマラソンと体力

健常人を対象とした場合でも，運動習慣が身体能力低下を予防するという報告は数少ない．我々のグループは，脊髄損傷者対麻痺者を対象として，20年前の身体能力と現在の身体能力を比較する研究を行った．対象は，20年前に大分国際車いすマラソンに参加した男性7名（年齢43歳〜63歳）である．測定項目は，筋力（右手握力，上肢の押す力，引く力），最大酸素摂取量（VO_2 max）などである．

筋力は有意に低下していた．一方，VO_2 max は，マラソン参加を継続していた6名は維持もしくは増加していた．そのうち継続的に強度の練習をしていた2名は VO_2 max が著明に増加した．スポーツを全く行っていない1名は VO_2 max が53%も低下し，安静時心拍数が25回/分増加した．健常者では VO_2 max の低下の程度は，身体活動性に関わらず年齢が増加するとともに加速度的に衰える，との報告がある[27,28]．

しかし障害者を対象とした本研究の結果では，VO_2 max は年齢よりむしろスポーツ活動に関係しているようである．筋力は健常者では年齢と相関して低下するとされており，本研究の脊髄損傷者も同様であった．VO_2 max が健常者と異なる変化を示したのは，脊髄損傷者においては運動開始前の体力が低いため，運動効果が顕著に現れたからであると考えられた．積極的なスポーツ参加を行うことによって，20年経過しても心肺機能を維持向上できることがわかった．

2）myokineとアンチエイジング

Pedersonらは，運動負荷が免疫系・代謝系へ影響する機序として，骨格筋の収縮により産生されるサイトカインが重要な役割を果たしている結果を健常者において示している[29]．マクロファージ等から分泌され，液性免疫の中心的役割を担う interleukin（IL）-6 は，骨格筋の収縮によっても分泌されると報告されている．このように骨格筋から分泌されるサイトカインは myokine と呼ばれており，骨格筋は内分泌器官であると考えられている[30]．血中 IL-6 濃度の上昇によって，筋肉では糖の取り込みおよび脂質代謝が亢進し，肝臓では糖の産生が増加，脂肪組織では脂質代謝が亢進する（図5）．つまり，運動によって糖尿病や高脂血症が改善するメカニズムに IL-6 が重要な役割を果たしていることが分かってきており，健常者では運動負荷時の IL-6 上昇による代謝系への有益性が証明されつつある．このように運動時の IL-6 の上昇を通して代謝系が改善することがアンチエイジングになると考えられる．

我々は，脊髄損傷対麻痺者を対象とし，残存筋力が上肢および体幹しかない場合でも IL-6 が上昇するかどうか研究を行った．ハンドエルゴメーターを用いて上肢運動を最大酸素摂取量の60％の強度で2時間行ったところ，健常者と同等に血中 IL-6 濃度が有意に上昇することが判明した．次に車いすマラソンを対象とした研究を行った．車いすハーフマラソンは脊髄損傷者にとって愛好者レベルでも参加可能な競技である．対象は参加者のうち上位を狙うのではなく走る楽しみを主目的とする脊髄損傷対麻痺者6名とした．平均血中 IL-6 濃度は前日 1.75 ± 0.8 pg/ml，直後は 12.8 ± 6.2 pg/ml と有意な上昇を認め，2時間後に 5.2 ± 2.8 pg/ml まで回復した．しかし，インスリン抵抗性を増強する炎症性サイトカインである TNF-α の血中濃度は上昇しなかった．この研究によっ

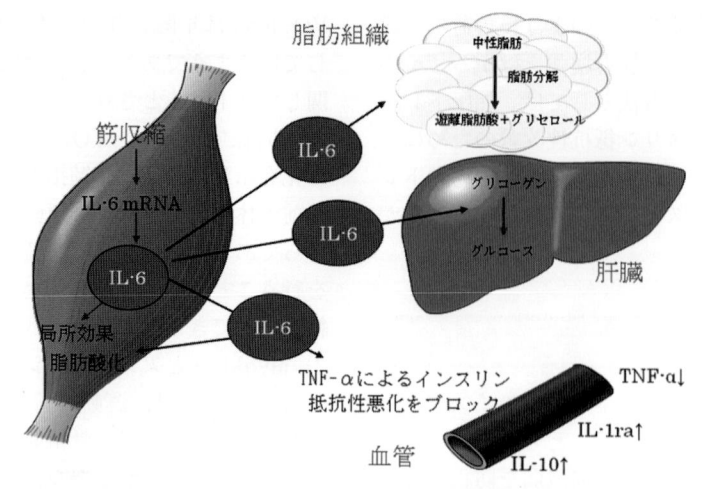

図5 筋肉から産生されたIL-6の動態（Petersen AM et al. J Appl Physiol. 2005から改変）

て，脊髄損傷対麻痺者でも，TNF-αが上昇することなくIL-6が十分に上昇することが判明した．脊髄損傷者においてもスポーツを通して活動性が向上することにより，IL-6の分泌が促され代謝系に好影響を及ぼすことが期待される．したがって脊髄損傷者には積極的なスポーツ参加が勧められる．車いすハーフマラソンは，競技を始めて数ヶ月といったレクリエーションとして行っているような競技者でも参加することができるので，脊髄損傷者が行うスポーツとして推奨できる．

7．まとめ

障害者にとってスポーツを含めた運動は，抗老化（アンチエイジング）として働く．しかし，現状では障害者の運動量は十分とはいえない．障害者は，身体能力低下のため，自発的に運動するという意欲がしばしば低下しがちであり，動機がなければ運動を行わないことが多い．バリアフリーが進んだ日常生活では，車いす生活者の消費カロリーは少なくなっていると考えられる．臨床的にも，脊髄損傷受傷と同時に糖尿病に陥る症例はしばしば経験する．運動習慣のない脊損者は生活習慣病の予備軍となっている．そのような障害者に運動の動機付けを行い，運動によるアンチエイジングを達成するためには，障害者と関わりを持つ機会が多いリハビリテーション医療従事者が重要である．しかし，現状では障害者への運動促進が全くといってよいほどされていない．運動療法という素晴らしい治療法を放棄してしまっているようにもみえる．まずは，われわれリハビリテーション医療従事者の意識改革が必須である．

これまでリハビリテーション医療従事者の視点は，個々の運動器疾患のみを治療することに向けられることが多かった．例えば，人工膝関節置換術後の患者は，膝可動域改善，膝周囲筋力増強，歩行改善を目的とし，目的を達成すれば終了であった．そうではなく，運動療法の知識を持ち，運動を通して「whole body」としての障害者の健康を改善することを意識して治療に取り組むべきである．障害者は生活習慣病の予備軍であることを知り，個々の運動器のみならず，高血圧，糖尿病，高脂血症などの生活習慣病の予防・改善なども常に視野に入れておく必要がある．運動療法を実施するためには，入院中の療法室，あるいは外来来院時のみのリハビリテーションで終わってはいけない．実際にリハビリスタッフが関われる時間は，障害者の生活全体の中でほんのわずかな時間である．これからのリハビリテーションにおいて障害者のアンチエイジングを達成するには，リハビリスタッフは，入院中の病室あるいは自宅での障害者の自主トレーニング指導，計画作成，実施状況の確認を行い，運動習慣をつけていってもらうことが必要である．つまり，障害者の運動療法指導者としての役割も期待されているのである．実際的には障害者のスポーツ参加をすすめていき，さらなるアンチエイジングを目指す事が最良の方策であると考える．

急速な少子高齢化社会に突入しつつある現在，われわれリハビリテーション医療従事者は，健康

長寿を望む国民の大きな期待に応えるように努力したい．

■文献

1) Yamasaki M, et al: Daily energy expenditure in active and inactive persons with spinal cord injury. J Hum Ergol 21: 131-139, 1992.
2) Bravo G, et al: Cardiovascular alterations after spinal cord injury: an overview. Curr Med Chem Cardiovasc Hematol Agents 2 :133-148, 2002.
3) Whiteneck GG, et al: Mortality, morbidity, and psychosocial outcomes of persons spinal cord injured more than 20 years ago. Paraplegia 30: 617-630, 1992.
4) Astrom J, et al: Physical activity in women sustaining fracture of the neck of the femur. J Bone Joint Surg Br 69: 381-383, 1987.
5) Iwashita S, Takeno Y, et al: Triaxial accelerometry to evaluate walking effciency in older subjects. Med Sci Sports Exerc 35: 1766-1772, 2003.
6) Nemoto K, GennoH, et al: Effects of high-intensity interval walking training on physical fitness and blood pressure in middle-aged and older people. Mayo Clinic Proceedings 82: 803-811, 2007.
7) 能勢 博, 根本賢一, 他：低恬動による要介護予防への総合的取り組み―松本市熟年体育大学の試み―「廃用性症候群を吟味する―無動・不動, 低活動, 臥床の影響の理解と予防」. Monthly Book Medical Rehabilitation 72: 55-62, 2006.
8) 市原靖子, 能勢 博, 他：インターバル速歩トレーニングの介護予防への応用. 理学療法学 34(2): 538, 2007
9) 半田秀一, 源野広和, 他：携帯型運動量計の水中歩行への応用と水中インターバル速歩トレーニングについて. 理学療法学 34(2): 327, 2007
10) Normand G. Boulé, et al: Effects of exercise on glycemic control and body mass in type 2 Diabetes Mellitus: A Meta-analysis of Controlled Clinical Trials. JAMA 286: 1218 -1227, 2001.
11) Petersen KF, et al: Mitochondrial dysfunction in the elderly. Possible role in insulin resistance. Science 300: 1140-1142, 2003.
12) Hanefeld M, et al: Acarbose slows progression of intima-media thickness of the carotid arteries in subjects with impaired glucose tolerance. Stroke 35: 1073-1078, 2004.
13) Langenfeld MR, et al: Pioglitazone decreases carotid intima-media thickness independently of glycemic control in patients with type 2 diabetes mellitus : results from a controlled randomized study. Circulation 111: 2525-2531, 2005.
14) Yoshiga C, et al: Serum lipoprotein cholesterols in older oarsmen. Eur J Apple Physiol 87: 228-232, 2002.
15) 村木里志, 山﨑昌廣：車いす生活者の運動生理に基づく運動指針. 障害者スポーツ科学 6: 3-14, 2008
16) Furusawa K, Tajima F, et al: Short-term attenuation of natural killer cell cytotoxic activity in wheelchair marathoners with paraplegia. Arch Phys Med Rehabil 79: 1116-1121, 1998.
17) Furusawa K, Tajima F, et al: Activation of natural killer cell function in recreational athletes with paraplegia during a wheelchair half-marathon race. Arch Phys Med Rehabil 84: 706-711, 2003.
18) 大野秀樹, 他：ストレスと運動適応. 酸化ストレス対処能と運動. 体育の科学 55: 385-388, 2005.
19) Lexell J, et al. What is the cause of the ageing atrophy? Total number, size and proportion of different fiber types studied in whole vastus lateralies muscle from 15-to 83-year-old men. J Nuetrol Sci 84: 275-94, l998.
20) 福永哲夫：生活フィットネスの性年齢別変化. 体力科学 52: 9-16, 2003.
21) Cornelissen vA, Fagard RII : Effect of resistance training on resting blood pressure: a meta-analysis of randomized controlled trials.J Hypertens 23: 251-259, 2005.
22) Kraemer WJ, Hakkinen K, Newton RU, et al: Effects of heavy-resistance training on hormonal response patterns in younger vs.older men. J Appl Physiol 87: 982-992, 1999.
23) Miyachi M, et al: Greater age-related reductions in central arterial compliance in resistance-trained men. Hypertension 41: 130-135, 2003.
24) Kawano H, et al: Resistance training and arterial compliance: keeping the benefits while minimizing the stiffening. J Hypertens 24: 1753-1759, 2006.
25) Brooks N: Strength training improves muscle quality and insulin sensitivity in Hispanic older adults with type2 diabetes.lnt J Med Sci 4(1): 19-27, 2006.
26) Campell WW, et al: Effects of resistance training and dietary protein intake on protein metabolism in older adults. Am J Physiol Endocrinol Metab 268 E: 1143-53, l995
27) Fleg JL, at al: Accelerated longitudinal decline of aerobic capacity in healthy older adults. Circulation 112: 674-682, 2005.
28) Stathokostas L, at al: Longitudinal changes in aerobic power in older men and women. J Appl Physiol 97: 781-789, 2004.
29) Pedersen BK, Steensberg A, Schjerling P: Muscle-derived interleukin-6: possible biological effects. J Physiol 536: 329-337, 2001.
30) Pedersen BK, et al: Searching for the exercise factor: is IL-6 a candidate? J Muscle Res Cell Motil 24: 113-119, 2003.

日本語索引

①五十音順に分類し，カタカナ，ひらがな〔清・濁・半濁音〕，漢字の順に配列した．②漢字は同一漢字をまとめ，頭初の文字の読みの単音，複音の順とし，さらにその中で画数の少ない文字の順に配列した〔例：加，回，外，肩，眼の順〕．

あ

- アイスパック 220
- アイヒホッフテスト 49
- アキレス腱炎 154
- アキレス腱断裂 152, 153
- アキレス腱断裂用短下肢装具 153
- アキレス腱付着部炎 154
- アスレチック・リハビリテーション 217
- アポトーシス 230, 236
- アミロイド 201
- アミロイド沈着 167, 200
- アメリカリウマチ学会 40
- アルツハイマー病 228
- アンチエイジング 227, 246, 249, 253, 263
- 悪性線維性組織球腫 186, 192
- 足→"そく"参照
- 脚あげ体操 260
- 圧挫症候群 125

い

- イリザロフ創外固定法 128
- インピンジメント徴候 46
- 医原性大腿骨頭壊死症 53
- 維持期リハビリテーション 214
- 異所性骨化 105
- 石黒法 148
- 一次性変形性股関節症 36
- 一次性上皮小体機能亢進症 199
- 一次性上皮小体副甲状腺機能亢進症 199
- 一過性神経伝導障害 156
- 一過性神経不動化 159

う

- ウォームギア 130
- 烏口腕筋 9
- 渦流浴 220
- 打抜き像 192

腕・運

- 腕落下テスト 46
- 運動器症候群 122, 217
- 運動器の抗老化 227
- 運動器の老化 239
- 運動器の10年 216, 227
- 運動器不安定症 122, 217
- 運動器リハビリテーション 214, 215, 218, 219, 254
- 運動単位 3
- 運動中枢 3
- 運動ニューロン 3
- 運動麻痺 105
- 運動療法 253

え

- 栄養療法 267
- 腋窩神経 5, 6, 157, 158, 162
- 腋窩神経麻痺 160
- 腋窩動脈 158
- 円回内筋 14, 164, 165
- 円回内筋症候群 165, 182
- 炎症性斜頸 70

お

- オスグット・シュラッター病 83
- 汚溝 86
- 欧州リウマチ学会 40
- 横隔神経 158
- 横手根靱帯 167
- 横足根関節 30
- 横突棘筋 10
- 横紋筋肉腫 186
- 横螺子髄内釘法 123
- 温熱療法 43

か

- カウザルギー 180
- カフェオレ斑 74, 184
- ガス壊疽 124
- ガングリオン 166, 169, 184
- 下肢静脈血栓症 92
- 下肢伸展挙上 221
- 下肢伸展挙上運動 260
- 下肢側定 206
- 下肢の装具 155
- 下垂手 162
- 下垂指 163
- 下垂足 176
- 下垂体小人症 199
- 下腿偽関節 184
- 下腿三頭筋 29
- 下殿神経 172
- 化膿性関節炎 85
- 化膿性脊椎炎 88
- 加圧トレーニング 231
- 加速期 131, 132, 133
- 加齢性筋減弱症 230, 231, 232
- 加齢性変化 253
- 可動域訓練 43
- 過外転症候群 56
- 過誤支配 223
- 過誤腫 184
- 過成長 106
- 過労性脛部痛 151
- 回外筋 17
- 回外筋症候群 162, 182
- 回外筋部 182
- 回旋筋 10
- 回旋変形 106
- 回内筋 164
- 回復期リハビリテーション 214
- 開運動連鎖 221
- 開排制限 71, 72
- 開放骨折 92
- 解剖学的嗅ぎたばこ窩 112
- 解離性大動脈瘤 196
- 外傷性頸部症候群 93
- 外傷性股関節脱臼 126
- 外傷性大腿骨頭壊死症 53
- 外側筋間中隔 162
- 外側楔状骨 30
- 外側前腕皮神経 157
- 外側足底神経

　　　　　……31, 32, 33, 34, 157, 177, 179
外側大腿皮神経……………157, 173
外反股………………………… 121
外反膝………………………… 39
外反肘………………105, 106, 169
外反母趾……………………… 54
外反母趾角…………………… 54
外腹斜筋……………………… 12
外閉鎖筋……………………… 25
踵歩行………………………… 65
鉤爪手変形…………………… 169
肩→"けん"参照
肩，肘保持装具……………… 147
肩こり………………………… 55
肩こり体操……………55, 219, 250
肩こり予防体操……………… 250
肩のストレッチ……………… 250
滑車上肘筋…………………… 169
褐色斑………………………… 200
滑膜骨軟骨腫症…………184, 185
滑膜切除術…………………… 41
滑膜肉腫…………………186, 187
鎌状赤血球症………………… 53
完全免荷歩行訓練…………… 224
嵌頓症状……………………… 82
間欠性跛行…………………… 254
間葉性側弯症………………… 74
感覚異常性大腿痛…………173, 183
感覚支配領域………………… 157
感覚野………………………… 3
関節可動域…………………… 204
関節可動域訓練…………219, 220
関節全置換術………………… 42
関節リウマチ………………… 40
環軸椎後方脱臼……………… 96
環軸椎前方亜脱臼…………… 42
環軸椎脱臼…………………… 95
環椎破裂骨折………………… 94
眼球陥没……………………… 159
眼瞼下垂……………………… 159
眼性斜頚……………………… 70
眼裂狭小……………………… 159
癌……………………………… 194

き

キーンベッグ病……………… 83
ギプス矯正…………………… 84
ぎっくり腰…………………… 62
基節骨……………………18, 30

亀背………………………… 90, 91
機能・形態障害……………… 214
機能解剖学…………………… 2
機能障害……………………… 218
機能的電気刺激療法………… 222
偽性神経腫…………………… 170
蟻走感………………………… 164
拮抗筋………………………… 2
逆行性輸送…………………… 159
弓状靱帯……………………… 169
急性化膿性骨髄炎…………… 86
急性期リハビリテーション…… 214
急性塑性変形………………… 106
急性灰白髄炎………………… 202
急性腰痛症…………………… 62
巨人症………………………… 199
距骨…………………………… 30
距骨頚部骨折………………… 129
距舟関節……………………… 84
距踵関節……………………… 84
距踵靱帯……………………… 140
協力筋………………………… 2
狭窄性腱鞘炎………………… 49
胸・腰椎圧迫骨折…………… 116
胸椎黄色靱帯骨化症………… 247
胸回旋筋……………………… 11
胸郭………………………… 4, 10
胸郭出口症候群…………56, 182
胸郭出口部…………………… 162
胸筋神経…………………… 6, 7
胸鎖乳突筋……………6, 70, 161
胸背神経……………………… 5
強直性脊椎炎………………… 67
局限性骨緻密症……………… 198
棘下筋…………………… 5, 163
棘筋…………………………… 10
棘上筋…………………… 5, 163
棘上筋腱完全断裂…………… 47
筋萎縮性側索硬化症………… 202
筋挫傷………………………… 142
筋疾患………………………… 196
筋性斜頚……………………… 70
筋線維………………………… 2
筋の収縮……………………… 2
筋皮神経……………………8, 9, 158
筋力維持・増強訓練………… 43
筋力増強訓練…………220, 266

く

クォンティフェロン検査……… 89
クラッシュ症候群…………… 92
クラビクルバンド…………… 99
グロームス腫瘍……………… 184
くも状指(趾)………………… 196
くる病………………………… 200
区画内圧……………………… 151
楔型足底挿板………………… 39
屈筋腱腱鞘炎………………… 50
屈筋支帯………15, 16, 164, 167, 177
車いすマラソン……………… 267

け

系統的筋疾患………………… 202
系統的脊髄変性疾患………… 202
経皮的髄核摘出術…………… 65
経皮的電気神経刺激療法…181, 223
脛骨神経………23, 29, 34, 172, 177
脛骨粗面………………… 26, 135
頚回旋筋……………………… 11
頚肩腕症候群………………… 61
頚神経………………………… 5
頚神経叢……………………… 6
頚長筋………………………… 11
頚椎カラー……………58, 61, 96
頚椎牽引……………………… 58
頚椎後縦靱帯骨化症………… 59
頚椎症…………………… 246, 248
頚椎症性神経根症……247, 248, 249
頚椎症性脊髄症……61, 247, 248, 249
頚椎前方固定術……………… 61
頚椎椎間板ヘルニア………… 58
頚椎椎弓形成術……………… 61
頚部脊柱管拡大術…………… 68
頚部捻挫……………………… 93
頚肋症候群…………………… 56
鶏歩…………………………… 176
結核性骨関節炎……………… 89
結核性脊椎炎……………… 90, 91
血管腫……………………184, 185
血栓症………………………… 92
血液透析…………………167, 168
月状骨…………………… 15, 18
月状骨内ガングリオン……… 149
肩外転装具…………………… 130
肩関節………………………… 4
肩関節窩後下方障害………… 48

索引 273

肩関節周囲炎 45
肩関節脱臼 100
肩関節反復性前方脱臼 101
肩挙上訓練 55
肩腱板損傷 46
肩甲下筋 8
肩甲下神経 6, 8, 158
肩甲挙筋 6
肩甲骨 4
肩甲上神経 5
肩甲上神経麻痺 163, 182
肩甲帯 4
肩甲背神経 6
肩鎖関節装具 130
肩鎖関節脱臼 102
肩上方関節唇損傷 146
肩峰下インピンジメント症候群 48
健康寿命 216, 227
嫌気性グラム陽性桿菌 124
腱移行術 156
腱移植術 163
腱弓 162
腱鞘巨細胞腫 191
腱鞘切開術 50
腱性マレット 148
腱板疎部 45
腱板損傷 161
腱板断裂 47
懸垂装具 98
原発性悪性骨腫瘍 192
原発性上皮小体機能亢進症 199
原発性上皮小体副甲状腺機能亢進症 199
原発性良性骨腫瘍 188
減圧性大腿骨頭壊死症 53
減圧病 53
減速期 131, 133

こ

コッキング期 131, 133
コンパートメント症候群 105, 150, 151
コンパートメント内圧測定 151
固定術 84
股関節結核 89
五十肩 45
巧緻運動障害 167, 169, 171, 182
広背筋 5

交叉指 111
抗加齢 246, 253
抗加齢医学 253
抗リウマチ薬 41
抗老化 246, 253, 263
咬筋のけいれん 124
後弓反張 124
後脛骨筋 29, 177
後骨間神経 163
後骨間神経麻痺 162, 182
後十字靱帯 27
後距腓靱帯 140
後脛腓靱帯 140
後天性脊柱管狭窄 66
後部脊髄損傷 97
後方引き出しテスト 137
高位脛骨骨切り術 39
高尿酸血症 44
高齢者の骨折 116
硬膜外腫瘍 195
硬膜外ブロック療法 65
硬膜内髄外腫瘍 195
絞扼性神経障害 156, 162, 164, 165, 167, 169, 172
腰みがき 257
骨壊死 83
骨格筋減少症 227
骨間筋 163, 169
骨枢 86
骨巨細胞腫 188
骨形成不全症 196, 197
骨系統疾患 196
骨減少症 227
骨再造形 108
骨腫瘍 188
骨腫瘍類似疾患 190
骨髄炎 86
骨髄腫 192
骨性斜頸 70
骨性マレット 148
骨線維肉腫 192
骨粗鬆症 125, 200, 227
骨端軟骨板 106
骨端軟骨板損傷 108
骨端離開 108, 131, 132
骨軟化症 200
骨軟骨腫 188
骨年齢評価 74
骨パジェット病 200

骨盤骨折 121

さ

サイトカイン 227
鎖骨 4
鎖骨下筋 7
鎖骨下筋神経 7
鎖骨下動脈 57
鎖骨骨折 99
鎖骨上神経 157
坐骨神経 23, 172, 174
坐骨神経麻痺 127
再接着 113
再造形 106
最長筋 10
猿手変形 164, 167
三角筋 5, 7, 160
三角骨 15, 18
三角靱帯 140
三角線維軟骨 109
三角線維軟骨複合体 109, 118
三関節固定術 84

し

シートベルト損傷 93
シャベル作業者骨折 96
ショイエルマン病 83
ショパール関節 30
支柱つき膝装具 155
四肢麻痺 97
四辺形間隙 160
四辺形間隙症候群 161, 182
示指・中指交差テスト 170
示指伸筋 17
指屈反射 60
指背腱膜 20
指腹書字訓練 224
趾神経 179
脂質代謝 265
脂肪腫 184
脂肪塞栓 92
脂肪塞栓症候群のGurdの診断基準 92
脂肪体徴候 104
脂肪肉腫 186
歯芽形成不全 196
歯突起骨折 94, 95
耳性斜頸 70

自家矯正	106	
自家矯正力	108	
自家牽引	251	
色素性絨毛結節性滑膜炎	191	
軸索再生	156	
軸索断裂	156, 159	
軸椎関節突起間骨折	96	
膝蓋支持のギプス	155	
膝蓋大腿関節症	39	
膝蓋跳動	38	
膝窩筋	29, 177	
膝関節筋	24	
社会的不利	214, 218	
斜角筋三角	57	
斜角筋症候群	56, 57	
尺骨	18	
尺骨茎状突起骨折	118	
尺骨神経 13-16, 19, 20, 157, 158, 162		
尺骨神経管	171, 182	
尺骨神経管症候群	182	
尺骨神経前方移動術	170	
尺骨神経麻痺	169	
尺骨神経麻痺用装具	147	
尺骨突き上げ症候群	109, 119	
尺骨頭ストレステスト	109	
尺骨動脈	15, 16	
尺骨の plus variant	109	
尺骨疲労骨折	127	
尺側手根屈筋	14	
尺側手根伸筋	17	
尺側偏位	42	
尺側偏位防止用装具	130	
若年性一側性上肢筋萎縮	202	
手関節	13	
手関節屈曲テスト	167	
手関節駆動式把持装具	98, 147	
手関節固定用装具	98, 130	
手関節伸展テスト	168	
手根管症候群	167, 182, 200	
手根管部	164, 182	
手根背屈変形	112	
手指巧緻運動障害	60	
手指側定	205	
手術後大腿骨頭壊死症	53	
手内在筋萎縮	170	
腫瘍類似病変	191	
舟状骨	15, 18, 30	
舟状骨骨折	112	
舟状骨の動脈供給	50	
周期性四肢麻痺	202	
終糸緊張症候群	81	
終末糖化産物	235	
習慣性斜頚	70	
就下性肺炎	121	
重症筋無力症	202	
熟年体育大学	264	
順行性輸送	159	
小円筋	6, 160	
小胸筋	7	
小胸筋胸壁間部	57	
小指外転筋	19	
小趾外転筋	31	
小指球筋	19, 169	
小指伸筋	16	
小指対立筋	19	
小殿筋	22	
小児骨髄炎	86	
小児骨折	106	
小菱形筋	6	
小菱形骨	18, 167	
小腰筋	22	
障害者の運動	263	
症候性側弯症	74	
症候性大腿骨頭壊死症	53	
掌側骨間筋	20	
掌側板	21	
踵骨	30	
踵骨骨端症	83	
踵骨慢性骨髄炎	87	
踵腓靱帯	140	
踵立方関節	84	
上肢側定	204	
上肢の装具	147	
上前腸骨棘と坐骨結節を結ぶ線	126	
上殿神経	22, 23, 172	
上腕	4	
上腕筋	9	
上腕骨外側顆骨折	106	
上腕骨外側上顆炎	144	
上腕骨顆上骨折	104, 166	
上腕骨滑車	13	
上腕骨近位骨端離開	132	
上腕骨近位端骨折	117	
上腕骨近位端骨折の Neer の分類	117	
上腕骨小頭	13	
上腕骨小頭傾斜角	105	
上腕三頭筋	9, 160, 162	
上腕二頭筋	8	
上腕二頭筋腱膜部	164	
上腕二頭筋長頭腱炎	145	
上腕二頭筋長頭腱断裂	144	
心奇形	196	
伸縮徴候	72	
神経移植術	156, 163	
神経外剥離術	181	
神経根症	58, 60, 61	
神経根伸張テスト	58	
神経根引き抜き損傷	158, 159	
神経根ブロック療法	65	
神経自家移植術	174	
神経周膜	159	
神経鞘腫	184, 195	
神経上膜	159	
神経上膜切開術	181	
神経性斜頚	70	
神経線維腫症	74	
神経束間剥離術	181	
神経断裂	156, 159	
神経内膜	159	
神経剥離術	156, 161, 181	
神経病性関節症	203	
神経ブロック療法	66	
神経縫合術	156, 163, 168	
深指屈筋	14, 167	
深指屈筋腱	21	
深腓骨神経	28, 31, 176	
深部感覚	3	
進行性筋ジストロフィー	202	
人工関節置換術	41	
人工股関節全置換術	37	
人工骨頭置換術	37	
人工膝関節置換術	39	
腎細胞癌の転移	194	
腎透析	168

す

スクワット	221
スコップ作業者骨折	96
ストレス X 線撮影	141
ストレッチテスト	150
ストレッチング 239, 241, 244, 251, 254, 256	
スピードテスト	145
スリガラス状骨透亮像	188
頭上方向牽引法	73
水泳肩	146

索引 275

水治療法 … 43
錐体外路 … 3
錐体路 … 2
錘外筋線維 … 3
髄核 … 64, 227
髄節神経支配 … 157
杉綾模様 … 186
砂時計腫 … 195

せ

セメントビーズ法 … 87
世界保健機構 … 214
正中神経 … 13-16, 19, 20, 157, 158, 162, 167
正中神経損傷 … 104, 118
正中神経麻痺 … 164
生活習慣病 … 44, 59
生物学的製剤 … 41
生命徴候 … 97
成長期脊椎分離症 … 134
成長痛 … 81
成長ホルモン過剰症 … 199
成長ホルモン分泌不全性低身長症 … 199
星状細胞腫 … 195
脆弱性骨折 … 125
脊索細胞 … 227
脊髄空洞症 … 63, 202
脊髄係留症候群 … 81
脊髄疾患 … 196
脊髄腫瘍 … 195
脊髄症 … 58, 60, 61
脊髄ショック … 97
脊髄神経後枝 … 10, 11
脊髄性小児麻痺 … 202
脊髄性進行性筋萎縮症 … 202
脊髄前角細胞 … 3
脊髄損傷 … 97, 98
脊髄損傷に用いられる装具 … 147
脊髄動静脈奇形 … 69
脊髄麻痺 … 90
脊髄癆 … 202
脊柱 … 10
脊柱回旋筋 … 11
脊柱起立筋 … 10
脊柱側弯症 … 74, 196
脊柱不撓性 … 90
脊椎カリエス … 90
脊椎後側方固定術 … 68

脊椎後方除圧術 … 68
脊椎骨折 … 94
脊椎固定術 … 68
脊椎腫瘍 … 194
脊椎すべり症 … 62
脊椎前方固定術 … 68
脊椎の退行変性 … 227
脊椎不安定症 … 227
石灰性腱炎 … 48
石灰沈着性腱板炎 … 48
石鹸泡状陰影 … 188
節後損傷 … 158
節前損傷 … 158
仙骨神経叢 … 22, 172
先天性筋緊張症 … 202
先天性筋性斜頸 … 70
先天性股関節脱臼 … 71
先天性脊柱管狭窄 … 66
浅指屈筋 … 14, 16, 164, 165, 167
浅指屈筋腱 … 21
浅腓骨神経 … 157, 176
潜在性二分脊椎 … 81
線維性骨異形成症 … 190
線維軟骨 … 227
線維肉腫 … 186
線維輪 … 64, 227
全身性関節弛緩症 … 198
前角細胞 … 3
前鋸筋 … 7, 161
前距腓靱帯 … 140
前脛骨筋 … 28, 176
前脛骨区画症候群 … 150
前脛腓靱帯 … 140
前骨間神経 … 164, 165
前骨間神経麻痺 … 166, 182
前斜角筋 … 158
前十字靱帯 … 27
前十字靱帯損傷 … 136
前脊髄動静脈症候群 … 69
前部脊髄損傷 … 97
前方引き出しテスト … 136, 137, 141
前立腺癌転移 … 194
前腕 … 13
漸増抵抗運動 … 266

そ

阻血性拘縮 … 150
双子筋 … 22
創外固定法 … 128

僧帽筋 … 5, 161
蒼白 … 105
総指伸筋 … 16
総指伸筋腱 … 20
総底側趾神経 … 179
総腓骨神経 … 23, 157, 172, 177
総腓骨神経絞扼障害 … 176, 183
足関節捻挫 … 140
足根管症候群 … 177, 183
足根管部 … 34, 183
足根中足関節 … 30
足舟状骨脱臼骨折 … 128
足底筋 … 29, 177
足底筋(腱)膜炎 … 139
足底方形筋 … 32
足底腱膜 … 32
足底腱膜炎 … 139
塞栓性大腿骨頭壊死症 … 53
続発性変形性股関節症 … 36

た

ターニケットテスト … 177
ターンバックル肘装具 … 130
ダッシュボード損傷 … 126
他動伸展時の疼痛増強 … 150
多骨性線維性骨異形成症 … 200
多椎の矯正・固定法 … 75
多発性外骨腫 … 189
多発性筋炎 … 202
多発性硬化症 … 202
多裂筋 … 10
代謝性骨疾患 … 200
代償性側弯 … 74
体幹キャスト … 116
体幹筋力強化訓練 … 254
体幹側定 … 208
体重免荷歩行トレーニングシステム … 224
退行性変化 … 253
帯状硬化像 … 52, 53
大円筋 … 6, 160
大規模多施設前向き無作為試験 … 258
大胸筋 … 6
大腰筋 … 22
大腿脛骨角 … 38
大腿骨壊死 … 81
大腿骨頚部骨折 … 120
大腿骨骨折 … 123

大腿骨骨頭への動脈 …… 81	中心後回 …… 3	
大腿骨頭 …… 25	中心性頚髄損傷 …… 63	**て**
大腿骨頭すべり症 …… 78, 79	中心性脊髄損傷 …… 97	テニスエルボーバンド …… 145
大腿骨頭壊死症 …… 52	中節骨 …… 30	テニス肘 …… 144
大腿四頭筋 …… 26, 38, 39	中足骨 …… 30	デスモイド …… 184, 185
大腿神経 …… 22, 24, 25, 26, 172	中殿筋 …… 23	デュベルネ骨折 …… 121
大腿神経麻痺 …… 172	虫様筋 …… 20, 33, 163	手→"しゅ"参照 …… 13
大腿内側皮膚溝 …… 72	肘関節 …… 13	手の屈筋腱損傷 …… 114
大殿筋 …… 23	肘関節屈曲テスト …… 170	底側骨間節 …… 33
大内転筋 …… 23	肘関節脱臼 …… 103	底側踵舟靱帯 …… 140
大脳皮質 …… 2	肘筋 …… 9, 162	転移性骨腫瘍 …… 194
大理石病 …… 196	肘頭 …… 13	転移性脊椎腫瘍 …… 194
大菱形筋 …… 6	肘頭部骨軟骨障害 …… 132	
大菱形骨 …… 18, 167	肘内障 …… 107	**と**
第1ケーラー病 …… 83	肘部管症候群 …… 169, 182	トレンデレンブルグ徴候 …… 78
第2ケーラー病 …… 83	肘保持装具 …… 147	ドゥケルバン病 …… 49
竹様脊柱 …… 67	長胸神経 …… 7, 158	ドーム状高位脛骨骨切り術 …… 39
玉ねぎ様骨膜反応 …… 192	長胸神経麻痺 …… 161	ドレーマン徴候 …… 78
単純性股関節炎 …… 80	長掌筋 …… 14	投球肩障害 …… 131, 146
単発性骨嚢腫 …… 190	長対立装具 …… 147	豆状骨 …… 18
短下肢装具 …… 155	長橈側手根伸筋 …… 17	凍結肩 …… 45
短趾屈筋 …… 32	長内転筋 …… 24	疼痛 …… 105
短趾伸筋 …… 31	長母指外転筋 …… 17	疼痛性側弯 …… 74
短小指屈筋 …… 19	長母指外転筋腱 …… 49	透析による骨・関節症 …… 200
短小趾屈筋 …… 32	長母指屈筋 …… 16, 164, 167	等尺性運動 …… 220
短掌筋 …… 19	長母指伸筋 …… 17	等尺性運動訓練 …… 43
短対立装具 …… 147	長母指伸筋腱断裂 …… 119	等尺性収縮 …… 2
短橈側手根伸筋 …… 17	長母趾屈筋 …… 29, 177	等尺性背筋強化訓練 …… 255
短内転筋 …… 24	長母趾伸筋 …… 28, 176	等尺性腹筋強化訓練 …… 254
短母指外転筋 …… 19	長趾屈筋 …… 29, 177	等速性運動 …… 221
短母指屈筋 …… 19	長趾伸筋 …… 28, 176	等張性運動 …… 221
短母指伸筋 …… 17, 49	重複神経障害 …… 170	等張性収縮 …… 2
短母趾屈筋 …… 32	腸骨筋 …… 22	糖代謝 …… 265
短母趾伸筋 …… 31	腸肋筋 …… 10	頭斜筋 …… 11
	沈下性肺炎 …… 121	頭直筋 …… 11
ち		橈骨 …… 18
地域リハビリテーション …… 215	**つ**	橈骨遠位端骨折 …… 118
治療的電気刺激 …… 222	ツベルクリン反応 …… 89	橈骨筋 …… 162
知覚異常 …… 105	津下式腱縫合法 …… 115	橈骨神経 …… 9, 13, 16, 17, 157, 158, 160, 162
知覚異常性大腿痛症 …… 183	突き指 …… 148	橈骨神経溝 …… 162
遅発性尺骨神経麻痺 …… 171	痛風 …… 44	橈骨神経深枝損傷 …… 162
遅発性神経麻痺 …… 182	対麻痺 …… 97	橈骨神経浅枝麻痺 …… 162
中間楔状骨 …… 30	椎間孔圧迫テスト …… 58	橈骨神経麻痺 …… 162
中根中足関節 …… 30	椎間板 …… 227	橈骨神経麻痺用装具 …… 147
中指伸展テスト …… 145	椎弓切除術 …… 68	橈骨動脈 …… 15, 16, 50
中手骨 …… 18	椎体圧迫骨折 …… 121	橈側手根屈筋 …… 14
中手骨頚部骨折 …… 110	槌指 …… 148	橈側手根伸筋 …… 162
中手骨骨幹部骨折 …… 110	爪先歩行 …… 65	橈側深指屈筋 …… 164
中手骨骨折 …… 110		

動脈瘤様骨囊腫 190
瞳孔縮小 159
特発性側弯症 74
特発性大腿骨頭壊死症 52
特発性変形性股関節症 36

な

内視鏡下髄核摘出術 65
内側三角靱帯 140
内側上顆炎 132
内側上顆切除術 170
内側足底神経 32-34, 157, 177, 179
内側楔状骨 30
内転筋管 175, 183
内軟骨腫 188, 189
内反ストレステスト 140, 141
内反型変形性膝関節症 39
内反股 121
内反足 84
内反膝 38, 39
内反肘 105, 169
内反肘変形 104
内腹斜筋 12
内分泌異常による骨疾患 199
内閉鎖筋 25
軟骨腫 188, 189
軟骨肉腫 192, 193
軟骨無形成症 196, 197
軟性コルセット 63
軟部悪性腫瘍 186
軟部腫瘍 184
軟部良性腫瘍 184

に

二関節筋 3, 220
二次性変形性股関節症 36
二次性上皮小体機能亢進症 199
二次性上皮小体副甲状腺機能亢進症 199
二頭筋長頭 45
二分靱帯 140
肉ばなれ 142
日常生活動作 223
乳癌の転移 194
尿酸-1-ナトリウム結晶 44
尿酸結晶 44
尿酸生成阻害薬 44
尿酸排泄薬 44

認知 223

ね

熱ショックタンパク質 235
粘液包炎 54

の

能力障害 214, 218

は

8字包帯 99
ハンター管症候群 175, 183
バケツ柄状断裂 139
バニリンマンデル酸 184
バランス訓練 222
パピーポジション 240, 242
パンチ骨折 110
ばね指 50
破壊性脊椎関節症 200
破傷風 124
破傷風菌 124
肺梗塞 92
背筋筋力強化訓練 255
背側骨間節 33
廃用症候群 215
薄筋 24
発育性股関節形成不全 71
発育性脊柱管狭窄 66
花むしろ様構築 186
反射性交感神経性ジストロフィー 180
反張膝 39
半月板 27
半月板損傷 137, 138, 139
半棘筋 10
瘢痕性斜頸 70

ひ

ヒッププロテクター 121
ヒラメ筋 177
皮下結節 40
皮膚筋炎 202
引きよせ締結法 129
非ステロイド性抗炎症薬 41, 61, 67
非骨化性線維腫 188, 189

疲労骨折 125
腓骨筋 28
腓腹筋 177
腓腹神経 157, 176
膝→"しつ"参照
膝体操 219
膝崩れ 138
肘→"ちゅう"参照
羊飼いの杖状変形 190
病巣清掃術 92, 114
平山病 202

ふ

フィンケルステインテスト 49
フォロースルー期 131, 132
ブシャール結節 51
ブラウン・セカール型損傷 97
プロテオグリカン代謝 227
不全骨折 106
付着部炎 67
腐骨 86
部分荷重歩行訓練 224
伏在神経 25, 157, 175
副神経 5, 6
副神経麻痺 161
腹横筋 12
腹筋筋力強化訓練 255, 256
腹直筋 12
腹部 10
複合性局所疼痛症候群 180
分節的安定性 256

へ

ヘイローベスト 94
ヘバーデン結節 51
ベネット骨折 111
ベネット障害 48
ペルテス病 76, 83
平滑筋肉腫 186, 187
閉運動連鎖 221
閉鎖神経 22, 24, 77, 157, 172
変形性関節症 36, 234
変形性頸椎症 60, 246, 248, 249
変形性股関節症 36, 37
変形性骨炎 200
変形性膝関節症 38, 137, 259
変形性腰椎症 63
変性腰椎側弯症 74

変性腰部脊柱管狭窄症 ……… 254
扁平足 ………………………… 153

ほ

ホルミシス …………………… 239
ボールエクササイズ …… 222, 223
ボクサー骨折 ………………… 110
歩行訓練 ……………………… 222
母指CM関節脱臼骨折 ……… 111
母指MCP関節ロッキング …… 149
母指への趾移植術 …………… 178
母指球筋 ……………… 16, 19, 164
母指球筋萎縮 ………………… 167
母指対立筋 …………… 15, 19, 164
母指内転筋 …………… 19, 169, 170
母指腱鞘炎用装具 …………… 130
母趾外転筋 …………………… 32
母趾内転筋 …………………… 32
方形回内筋 …………………… 14
方向錯誤 ……………………… 159
放射線照射後大腿骨頭壊死症 … 53
縫工筋 ………………………… 24

ま

マルゲーニュ骨折 …………… 121
魔女の一撃 …………………… 62
末節骨 ………………………… 18, 30
末端肥大症 …………………… 199
慢性化膿性骨髄炎 …………… 87
慢性期リハビリテーション … 214
慢性腰痛 ……………………… 253

み

ミオグロビン尿 ……………… 125
ミクログロブリン …………… 201
脈拍消失 ……………………… 105

む

ムコ多糖異常症 ……………… 196

め

メタボリックシンドローム
　　　　　　…… 44, 216, 217, 227
メタロプロテアーゼ ………… 235
メチシリン耐性黄色ブドウ球菌
　　　　　　……………………… 85
メディカルストレッチング … 241

も

モートン病 …………… 179, 183
モビライゼーション ………… 220

や

ヤーガソンテスト …………… 145
野球肩 ………………………… 146
野球肘 ………………………… 132

ゆ

有鉤骨 ………………… 15, 18, 167
有酸素運動 …………………… 266
有痛弧徴候 …………………… 46
有頭骨 ………………… 15, 18, 167
指の切断 ……………………… 113

よ

予防的リハビリテーション … 215
腰回旋筋 ……………………… 11
腰神経叢 ……………… 22, 172
腰仙神経叢 …………………… 172
腰椎椎間板ヘルニア ………… 64
腰椎破裂骨折 ………………… 146
腰椎分離症 …………………… 134
腰痛症 ………………………… 253
腰痛診療の「赤信号 red flags」 254
腰痛体操 ……………… 254, 256, 257
腰痛予防体操 ………… 62, 219
腰部安定化運動 ……… 256, 257
腰部脊柱管狭窄症 …………… 66
翼状肩甲骨 …………………… 161

ら

ラセーグ徴候 ………………… 66

り

リウマチ因子 ………………… 40
リウマトイド結節 …………… 40, 42
リスター結節 ………………… 119
リスフラン関節 ……………… 30
リハビリテーション医療 … 214, 215
リングメイト ………………… 147
リング固定法 ………………… 99
リンパ管腫 …………………… 185
梨状筋 ………………… 22, 183
梨状筋症候群 ………… 174, 183
離断性骨軟骨炎 … 82, 83, 132, 133
立方骨 ………………………… 30
両側習慣性膝蓋骨脱臼 ……… 198
輪状靱帯 ……………………… 107

る

ルーキー後方固定術 ………… 75
流柱膿瘍 ……………………… 90
流蝋骨症 ……………………… 198
涙滴徴候 ……………………… 166
類骨骨腫 ……………… 188, 189
類洞 …………………………… 86
類腱腫 ………………………… 184

れ

レジスタンス運動 …………… 231
レンジ創外固定法 …………… 128
冷膿瘍 ………………………… 90

ろ

ロコモーショントレーニング
　　　　　　……… 122, 217, 253
ロコモティブシンドローム
　　　　　　……………… 217, 253
ロッキング …………………… 138
肋間神経 ……………………… 12
肋間神経移行術 ……………… 159
肋骨骨折 ……………………… 95
肋骨疲労骨折 ………………… 127
肋鎖圧迫テスト ……………… 56
肋鎖間隙 ……………………… 57
肋鎖症候群 …………………… 56

わ

ワインドアップ期 …………… 131
若木骨折 ……………………… 106
鷲手変形 ……………… 169, 182
腕神経引き抜き損傷 ………… 158
腕神経叢損傷 ………… 99, 158

外国語索引

A

Achilles tendinitis ······ 154
Achilles tendon rupture ······ 152
achondroplasia ······ 196, 197
ACL ······ 27
ACL 損傷 ······ 136
ACR（American College of Rheumatology）······ 40, 41
acromegaly ······ 199
activities of daily living（ADL）······ 223
acute hematogeneous osteomyelitis ······ 86
acute low back pain ······ 62
acute plastic deformation ······ 106
acute pyogenic osteomyelitis ······ 86
Adamkiewicz 動脈 ······ 69
ADL（activities of daily living）······ 223
ADL 訓練 ······ 216, 224
Adson テスト ······ 56, 57
advanced glycation end products（AGEs）······ 235
AGEs（advanced glycation end products）······ 235
Albright 症候群 ······ 201
Allen テスト ······ 182
Allis 徴候 ······ 71, 72
Allman 分類 ······ 102
allodynia ······ 180
Alzheimer 病 ······ 228
American College of Rheumatology（ACR）······ 40, 41
amputation of finger ······ 113
amyotrophic lateral sclerosis 202
anatomical snuff box ······ 112
Anderson 分類 ······ 95
aneurysmal bone cyst ······ 190
ANF（avascular necrosis of the femoral head）······ 52
ankle sprain & ligament injury ······ 140
ankylosing spondylitis（AS）······ 67
anterior crucial ligament injury ······ 136
anterior drawer test ······ 136
anterior interosseous nerve palsy（syndrome）······ 166, 182
anterior spinal artery syndrome ······ 69
anti-aging ······ 227
anti-senescence ······ 227
Antoni A 型 ······ 184
Antoni B 型 ······ 184
ape hand ······ 164, 167
Apley compression test ······ 138
APL 腱 ······ 49
Aran-Duchenne 型 ······ 203
arcade of Frohse ······ 182
Argyll-Robertson 徴候陽性 ······ 203
arteriovenous malformation of the spinal cord（AVM）······ 69
AS（ankylosing spondylitis）······ 67
astrocytoma ······ 195
asymptomatic osteonecrosis of the femoral head ······ 53
athletic rehabilitation ······ 217
attention テスト ······ 56, 57
avascular necrosis of the femoral head（ANF）······ 52
AVM（arteriovenous malformation of the spinal cord）······ 69
axillary nerve paralysis ······ 160
axonotmesis ······ 156, 159, 161

B

Babinski 反射 ······ 60
balanced forearm orthosis ······ 147
ball-bearing feeder ······ 147
bamboo spine ······ 67
band 像 ······ 52, 53
Bankart lesion ······ 100
Barlow test ······ 71, 72
Barthel index ······ 218
baseball elbow ······ 132
baseball finger ······ 148
baseball shoulder ······ 131, 146

Bateman ······ 161
Baumann angle ······ 105
Baxter の踵部痛 ······ 178
Bence Jones 蛋白尿 ······ 193
benign nocturnal musculoskeletal pain ······ 81
Bennett 障害 ······ 48
Bennett 骨折 ······ 111
BFO ······ 98, 147
biologics ······ 41
Blount 病 ······ 83
bone tumor ······ 188
bony Bankart lesion ······ 100, 101
Boston 装具 ······ 75
Bouchard 結節 ······ 51
Brown-Séquard 型損傷 ······ 97
buddy splint ······ 130
buddy taping ······ 130
bunion ······ 54
Bunnell の埋没縫合 ······ 115
buttress plate ······ 129

C

café au lait spot ······ 74, 184, 200
calcific tendinitis ······ 48
Calvé 線 ······ 72
cannulated hip screw 法 ······ 123
Capener splint ······ 147
Capener 徴候 ······ 78, 79
carpal tunnel syndrome ······ 167, 182
carrying angle ······ 105
Catterall の分類 ······ 76
causalgia ······ 180
cellular senescence ······ 234
central cervial cord injury ······ 63
cervical disc herniation ······ 58
cervical rib syndrome ······ 56
cervical spondylosis ······ 60, 246
cervical spondylotic myelopathy（CSM）······ 247
cervical spondylotic radiculopathy（CSR）······ 247
cervical sprain ······ 93
chair テスト ······ 145

Chance 骨折 ············· 93
Charcot 関節 ············· 203
CHART(Craig Handicap Assesment and Reporting Technique) ············· 218
chondroma ············· 188
chondrosarcoma ············· 192
Chopart 関節 ············· 30
chronic osteomyelitis of the calcaneus ············· 87
chronic pyogenic osteomyelitis ············· 87
CIQ(Community Integration Questionnaire) ············· 218
CKC(closed kinetic chain) ····· 221
clawhand ············· 169
cloaca ············· 86
closed kinetic chain(CKC) ····· 221
Clostridium tetani ············· 124
clubfoot ············· 84
Cobb 角 ············· 74, 75
Codman 三角 ············· 192
Codman 体操 ············· 45
Codman テスト ············· 46
cold in hot 像 ············· 52, 53
Colles fracture ············· 118
Community Integration Questionnaire(CIQ) ········ 218
compartment syndrome 105, 150
complex regional pain syndrome ············· 119, 180
compression fracture of thoracic & lumbar spines ············· 116
compression hip screw system ············· 123
corrective cast ············· 84
costoclavicular syndrome ······ 56
coxa valga ············· 121
coxa vara ············· 121
Craig Handicap Assesment and Reporting Technique (CHART) ············· 218
cray-shoveler's fracture ········ 96
crest sign ············· 53
critical zone ············· 46
cross finger ············· 111
cross finger test ············· 170
CRPS ············· 119, 164
CRPS の診断基準 ············· 180
crush syndrome ············· 92, 125

Crutchfield 法 ············· 94
CSM(cervical spondylotic myelopathy) ············· 247
CSR(cervical spondylotic radiculopathy) ············· 247
cubital tunnel syndrome ······· 169, 182
Cushing 症候群 ············· 199

D

DAS28(desease activity score) ············· 41
DCP 法 ············· 129
de Quervain 病 ············· 49
débridement ············· 92, 114
Denis-Browne 副子 ············· 84
dens axis fracture ············· 94
dermatomyositis ············· 202
Desault 包帯固定法 ············· 99
desease activity score(DAS28) ············· 41
desmoid tumor ············· 184
developmental dysplasia of the hip ············· 71
dialysis osteoarthropathy ······· 200
digital subtraction angiography (DSA) ············· 56
disability ············· 214, 218
disease modifying anti-rheumatic drugs(DMARDs) ············· 41
DISI ············· 112
disorder of the Achilles tendon insertion ············· 154
DMARDs(disease modifying anti-rheumatic drugs) ········ 41
double lesion neuropathy ······· 170
double right sangel suture 法 ············· 115
Drehmann 徴候 ············· 78
drop arm テスト ············· 46
drop finger ············· 163
drop foot ············· 176
drop hand ············· 162
DSA(digital subtraction angiography) ············· 56
dumbbell-typed tumor ············· 195
Dupuytren contracture ············· 50
Duverney 骨折 ············· 121
dynamic compression plate 法 ············· 129
dystrophia musculorum progressiva ············· 202

E

Eaton テスト ············· 58
EBM(evidence-based medicine) ············· 217, 253, 254
Eden テスト ············· 57
Ehlers-Danlos 症候群 ············· 196
Eichhoff テスト ············· 49
elbow flexion test ············· 170
EMG biofeedback 療法 ············· 156, 159, 221
enchondroma ············· 188
Ender 釘 ············· 123
enemy territory ············· 114
Engen 型 ············· 147
enthesitis ············· 67
EPB 腱 ············· 49
epiphyseal plate injury ············· 108
episthotomus ············· 124
EPL ············· 119
Erb-Duchenne 型 ············· 158
EULAR ············· 40
evidence-based medicine(EBM) ············· 253
Ewing's sarcoma ············· 192, 193

F

fat embolism ············· 92
fat pad sign ············· 104
fatigue fracture ············· 125
femoral nech fracture ············· 120
femoral nerve stretch テスト ·· 65
femorotibial angle(FTA) ········ 38
FES(functional electrical stimulation) ············· 222
fibrillation potential ············· 170
fibrosarcoma ············· 186
fibrosarcoma of bone ············· 192
fibrous dysplasia ············· 190
fibular tunnel syndrome 176, 183
FIM(Functional Independence Measure) ············· 218
Finkelstein テスト ············· 49
flat foot ············· 153
flexibility ············· 239, 243

flick sign	167
FNS テスト	65
Fourmillement	164
Four-point kneeling	257
fracture dislocation of the tarsal navicular bone	128
fracture in the aged	116
fracture of metacarpal bone	110
fracture of scaphoid	112
fracture of the clavicle	99
fracture of the lateral condyle	106
fracture of the proximal humerus	117
Frohse's arcade	162
Froment 徴候	170, 182
frozen shoulder	45
FTA（femorotibial angle）	38
functional electrical stimulation（FES）	222
Functional Independence Measure（FIM）	218

G

Garden による大腿骨頚部骨折の分類	120
gas gangrene	124
Gaucher 病	53
genu recurvatum	39
genu valgum	39
genu varum	39
GH deficiency	199
giant cell tumor of bone	188
giant cell tumor of tendon sheath	191
gi〔g〕antism	199
giving way	138
golden hour	92
gouty arthritis	44
Grawitz の転移	194
greenstick fracture	106
growing pain	81
Gurd の診断基準	92
Gustilo の開放骨折	92
Guyon 管	169, 171, 182
Guyon 管症候群	171

H

hallux valgus	54
halovest（装具）	94, 96
handicap	214, 218
hangman fracture	96
heat shock protein（HSP）	227, 235
Heberden nodes	51
heel gait	65
hemangioma	184
Herbert screw	112
herring bone 型	186
Hexenschuβ	62
Hilgenreiner 線	72
Hill-Sachs lesion	100, 101
Hoffmann の創外固定法	128
Hoffmann 反射	60
hormesis	227, 239
Horner 症候群	159
hourglass tumor	195
HSP（heat shock protein）	227, 235
Hunter 管	175
Hunter canal syndrome	175, 183
Hurler 症候群	196
Hüter 三角	104
Hüter 線	104
hyperabduction syndrome	56

I

idiopathic osteonecrosis of the femoral head	52
IGF-1（insulin like growth factor-1）	231
IL-6（interleukin-6）	227
impairment	214, 218
impingement 徴候	46
injury to brachial plexus	158
injury to flexor tendon	114
insufficiency fracture	125
insulin like growth factor-1（IGF-1）	227, 231
interlacing suture 法	115
interleukin-6（IL-6）	227
involucrum	86

J

Jackson テスト	58
JALETS（Japan Low back pain Exercise Therapy Study）	258
Japan Low back pain Exercise Therapy Study（JALETS）	258
Japanese Knee Osteoarthritis Measure（JKOM）	259
Jefferson fracture（骨折）	94
jerk test	136
JKOM（Japanese Knee Osteoarthritis Measure）	259
jogger's foot	178, 183
juvenile unilateral muscular atrophy	202

K

Keller 法	54
Kienböck 病	83
Klumpke 型	158
knuckle bender	130
Köhler 病	83
König 病	83
Küntscher 髄内釘法	123

L

Lachman test	136
Langhans 型巨細胞	89
Lasègue 徴候	66
lateral epicondylitis of the humerus	144
leiomyosarcoma	186
lipoma	184
liposarcoma	186
Lisfranc 関節	30
Lister 結節	119
little leaguer's shoulder	131, 132
locking	82, 138
locomotive syndrome	122, 217
Love 法	68
lumbar disc herniation	64
lumbar spinal canal stenosis	66
lumbar spondylosis	63
lumbar stabilization exercises	256, 257

Luque 法 ... 75

M

Malgaigne 骨折 ... 121
malignant fibrous histiocytoma (MFH) ... 186, 192
mallet finger ... 148
Marfan 症候群 ... 196, 198
McBride 法 ... 54
McMurray test ... 138
median nerve paralysis ... 164
melorheostosis ... 198
meniscus injury ... 138
meralgia paresthetica ... 173, 183
metabolic syndrome ... 44, 59
metastatic carcinoma ... 194
metatarsal トンネル ... 179
Meyerding の grading 分類 ... 62
MFH (malignant fibrous histiocytoma) ... 186, 192
middle finger test ... 144
Milwaukee brace ... 75
Mink 分類 ... 139
misdirection ... 159, 223
mitchell 法 ... 54
MMP ... 235
Mohrenheim 窩 ... 100
Monteggia (脱臼) 骨折 ... 108, 162
Morley テスト ... 56
Morquio 病 ... 196, 197
Morton's disease ... 179, 183
motor neuron disease ... 196
motor point ... 159
MP 関節屈曲装具 ... 130
MRSA ... 85
multi segmental instrumentation ... 75
muscle strain ... 142
muscular torticollis ... 70
myasthenia gravis ... 202
myeloma ... 192
myelopathy ... 58, 60
myokine ... 267
myopathy ... 196
myostatin ... 231
myotonia congenita ... 202

N

N test ... 136
nerve sheath tumor ... 184
neurapraxia ... 156, 159, 161
neurilemmoma ... 184
neurofibroma ... 184
neurofibromatosis ... 184
neurolysis ... 181
neuropathy ... 196
neurotmesis ... 156, 159
nidus ... 188
no man's land ... 114
non-ossifying fibroma ... 188, 189
non-specific chronic neck pain ... 55
non-steroidal antiinflammatory drugs (NSAIDs) ... 41, 61, 67
notochordal 細胞 ... 227
NSAIDs (non-steroidal antiinflammatory drugs) ... 41, 61, 67

O

O 脚 (変形) ... 38, 39
OA (osteoarthritis) ... 36, 234
observation hip ... 80
OKC (open kinetic chain) ... 221
Ombrédanne 線 ... 72
onion peel appearance ... 192
open kinetic chain (OKC) ... 221
OPLL (ossification of posterior longitudinal ligament) ... 59
Ortolani (クリック) テスト ... 71, 72
Osborne 靭帯 (バンド) ... 169, 170
Osgood-Schlatter disease ... 81, 83, 135
ossification of posterior longitudinal ligament (OPLL) ... 59
osteitis deformans ... 200
osteoarthritis (OA) ... 36, 234
osteocartilaginous exostosis ... 188
osteochondritis dissecans ... 82, 83
osteochondroma ... 188
osteochondrosis ... 83
osteogenesis imperfecta ... 196
osteoid osteoma ... 188
osteomalacia ... 200
osteomyelitis ... 86
osteonecrosis ... 83
osteopetrosis ... 196
osteoporosis ... 200
osteosarcoma ... 192
overhead 牽引法 ... 73
overlapping finger ... 111

P

5P's ... 105, 150
6P's ... 150
pain ... 105
painful arc 徴候 ... 46
paleness ... 105
Papineau 法 ... 87
paralysis ... 105
paresthesia ... 105
passive stretching pain ... 150
Patrick テスト ... 36
Pavlik 法 ... 73
PCL ... 27
Penfield ... 2
perception ... 223
perfect O (test) ... 166, 168, 182
periarthritis of the shoulder ... 45
periodic paralysis ... 202
Perthes 病 ... 76, 83
Phalen test ... 167, 168, 182
pigmented villonodular synovitis (PVS) ... 191
PIP 関節拘縮矯正用 ... 130
piriformis syndrome ... 174, 183
pituitary dwarfism ... 199
plantar fasciitis ... 139
plastic deformation ... 107
platelet-derived growth factor ... 227
pogo-stick 型外転装具 ... 77
poliomyelitis anterior acuta ... 202
polymyositis ... 202
polyostotic fibrous dysplasia ... 200
ponator syndrome ... 182
posterior interosseous nerve syndrome ... 182
PRICES ... 143
primary hyperparathyroidism ... 199
progressive resistive exercise ... 266

pronator syndrome ……… 165
proprioceptive neuromuscular
　facilitation(PNF) ……… 221
PTB装具 ……… 224
PTBのギプス ……… 155
pulled elbow ……… 107
pulp writing テスト ……… 224
pulselessness ……… 105
Pulvertaft法 ……… 115
punched out lesion ……… 192
PVS(pigmented villonodular
　synovitis) ……… 191
pyogenic arthritis ……… 85
pyogenic spondylitis ……… 88

Q

QOL向上 ……… 216
quadrilateral space ……… 160
quadrilateral space syndrome
　……… 160, 161, 182

R

RA(rheumatoid arthritis) ……… 40
RA分類 ……… 40
radial nerve paralysis ……… 162
radiculomyelopathy ……… 60
radiculopathy ……… 58, 60
Rancho型 ……… 147
reflex sympathetic dystrophy
　(RSD) ……… 180
remodeling ……… 106, 108
reversed Phalen test ……… 168
rhabdomyosarcoma ……… 186
rheumatoid arthritis(RA) ……… 40
RICE ……… 110, 137, 141, 143
rickets ……… 200
Riemenbügel法 ……… 73
Risser sign ……… 74
ROM訓練 ……… 43
Romberg徴候 ……… 203
Roosテスト ……… 56, 57
root avulsion ……… 158
Roser-Nélaton線 ……… 71, 126
rotator cuff tear ……… 46
RSD(reflex sympathetic
　dystrophy) ……… 180

S

Salter-Harrisの分類 ……… 108
sarcopenia ……… 227
saturday night palsy ……… 162
Sayre絆創膏固定法 ……… 99
scalenus syndrome ……… 56
Scarpa三角 ……… 126
Scheuermann病 ……… 83
Schwannoma ……… 184
Schwann管 ……… 159
scoliosis ……… 74
secondary hyperparathyroidism
　……… 199
Seddonの分類 ……… 159
segmental stability ……… 256
segmental transport ……… 128
sensory reeducation ……… 224
sequestrum ……… 86
Sever病 ……… 83
SF36(Short Form 36) ……… 259
Shenton線 ……… 72
shepherd's crook deformity ……… 190
shin splint ……… 151
Short Form 36(SF36) ……… 259
Simmonds test ……… 152
sinusoid ……… 86
skeletal dysplasia ……… 196
SLAP lesion ……… 146
SLE(systemic lupus
　erythematosis) ……… 52
slipped capital femoral epiphysis
　……… 78
SLR(straight leg raising)テスト
　……… 64, 65, 221
Smith骨折 ……… 119
snapping finger ……… 50
soap bubble状陰影 ……… 188, 190
soft tissue tumor ……… 184
solitary bone cyst ……… 190
speedテスト ……… 145
spicula ……… 192
spinal cord injury ……… 97
spinal cord tumor ……… 195
spinal progressive muscular
　atrophy ……… 202
spine injury ……… 94
spondylolysis ……… 134
spondylosis deformans ……… 246
Spurling test ……… 58, 247

squeeze test ……… 179
stenosing tenosynovitis ……… 49
steppage gait ……… 176
Stimson法 ……… 101
storiform pattern ……… 186
straight leg raising(SLR)テスト
　……… 64, 65, 221
stretching ……… 239, 243
subacromial impingement
　syndrome ……… 48
successful aging ……… 228
Sunderlandの分類 ……… 159
supracondylar fracture ……… 104
suprascapular nerve palsy ……… 182
Swanson法 ……… 54
swimming shoulder ……… 146
synovial osteochondromatosis
　……… 184
synoviosarcoma ……… 186
syringomyelia ……… 63, 202
systemic lupus erythematosis
　(SLE) ……… 52
tabes dorsalis ……… 202
table topテスト ……… 50

T

Tachjian型外転装具 ……… 77
talar neck fracture ……… 129
tarsal tunnel syndrome ……… 177, 183
tear drop sign ……… 166
telescoping徴候 ……… 71, 72
tennis elbow ……… 144
TENS(transcutaneous electrical
　nerve stimulation) ……… 181, 223
Tensilonテスト ……… 203
tension-band法 ……… 129
TES(therapeutic electrical
　stimulation) ……… 222
tetanus ……… 124
TFC ……… 109
TFCC ……… 109, 118
TFCC injury ……… 109
TGF-$\beta 1$(transforming growth
　factor-$\beta 1$) ……… 227
therapeutic electrical stimulation
　(TES) ……… 222
Thomasテスト ……… 36
Thompson squeeze test ……… 152
Thomsen test ……… 144, 145

Thomsen 病 ･･･････････････････ 202
thoracic outlet syndrome(TOS)
　････････････････････････ 56, 182
tilting angle ･････････････････ 105
Tinel 徴候 ･･･････････ 156, 159,164
Tinel 様徴候
　････ 163-166, 168, 170, 171, 175
tip pinch ･･･････････････････ 170
TNF-α (tumor necrosis factor-
　α) ･････････････････････ 227, 231
toe gait ･････････････････････ 65
toe-to-thumb transfer ･･･････ 178
Toronto brace ･････････････････ 77
TOS (thoracic outlet syndrome)
　････････････････････････ 56, 182
Tossy 分類 ･････････････････ 102
transcutaneous electrical nerve
　stimulation (TENS) ･･････ 223
transforming growth factor-β1
　(TGF-β1) ･･････････････････ 227
transient synovitis ･･････････ 80
traumatic dislocation of the
　acromio-clavicular joint ･･･ 102
traumatic dislocation of the elbow
　････････････････････････････ 103
traumatic dislocation of the hip
　joint ･････････････････････ 126
traumatic dislocation of the
　shoulder ･････････････････ 100

Trendelenburg 徴候
　････････････････ 71, 76, 78, 79
Trethowan 徴候 ･･･････････ 78, 79
triangular fibrocartilage ･･････ 109
triangular fibrocartilage complex
　injury ･･･････････････････ 109
trigger finger ･････････････････ 50
triple arthrodesis ･････････････ 84
trismus ･･････････････････････ 124
tuberculoses bone and joint ･･･ 89
tuberculous spondylitis ･･････ 90
tumor necrosis factor-α (TNF-
　α) ･････････････････････ 227, 231

U

ulnar nerve paralysis ･･･････ 169
ulnar tunnel syndrome ･･･ 171, 182
ulnocarpal abutment syndrome
　････････････････････････････ 119
underarm brace ･･････････････ 75

V

Verdan ･････････････････････ 114
vital sign ･･･････････････････ 97
VMA ･････････････････････ 184
Volkmann 拘縮 103, 104, 105, 150
von Recklinghausen ･･････ 184

Vulpian-Bernhardt 型 ･････････ 203

W

waiter's tip position ･･････ 158, 159
Waller 変性 ･････････････････ 159
Wartenberg 反射 ･････････････ 60
Western Ontario McMaster
　Osteoarthritis Index
　(WOMAC) ･･････････････ 259
WHO (World Health
　Organization) ･･････････ 214
WOMAC (Western Ontario
　McMaster Osteoarthritis
　Index) ･････････････････ 259
World Health Organization
　(WHO) ･･･････････････････ 214
worm like appearance ･･･････ 69
Wright テスト ･･･････ 56, 57, 182

Y

Yergason テスト ･･･････････ 145

Z

Zone Ⅱ ･･･････････････････ 114

編集者略歴

平澤泰介（ひらさわ　やすすけ）

1963年3月：京都府立医科大学卒業，1969年12月：同左大学院卒業（医学博士）
1965年9月〜1967年4月：米国カリフォルニア大学（UCLA）整形外科留学 Research fellow
1972年1月〜7月：米国ハーバード大学留学（日本リウマチ協会派遣による）Clinical fellow
1980年9月〜1981年3月：西ドイツ・ヴュルツブルグ大学客員教授
1989年7月：京都府立医科大学教授
（第15回日本整形外科学会基礎学術集会会長，第24回日本肩関節学会会長，第43回日本手の外科学会会長）
（第3回日米手の外科学会合同学会会長，第2回日韓リハビリテーション医学合同カンファレンス会長）
現在：京都府立医科大学名誉教授
　　　明治国際医療大学教授，同左リハビリテーションセンター長
　　　朝日大学客員教授
　　　日本整形外科学会名誉会員，日本リハビリテーション医学会名誉会員
　　　日本末梢神経学会（前理事長）名誉会員
　　　京都府医療審議会会長

整形外科学 Update　運動器の疾患と外傷

2010年12月1日　第1版第1刷発行《検印省略》

編　集	平澤泰介　HIRASAWA, Yasusuke	
発行者	市井輝和	
発行所	株式会社金芳堂	
	〒606-8425 京都市左京区鹿ケ谷西寺ノ前町34番地	
	振替　01030-1-15605	
	電話　075-751-1111（代）	
	http://www.kinpodo-pub.co.jp	
印　刷	亜細亜印刷株式会社	
製　本	株式会社兼文堂	

© 平澤泰介，金芳堂，2010
落丁・乱丁本は直接小社へお送りください．お取替え致します．

Printed in Japan
ISBN978-4-7653-1460-2

JCOPY 〈（社）出版者著作権管理機構 委託出版物〉
本書の無断複写は著作権法上での例外を除き禁じられています．複写される
場合は，そのつど事前に，（社）出版者著作権管理機構（電話 03-3513-6969，
FAX 03-3513-6979，e-mail: info@jcopy.or.jp）の許諾を得てください．

リハビリテーション医療
Rehabilitation Medicine Update

編集　平澤泰介　京都府立医科大学名誉教授
　　　田島文博　和歌山県立医科大学教授

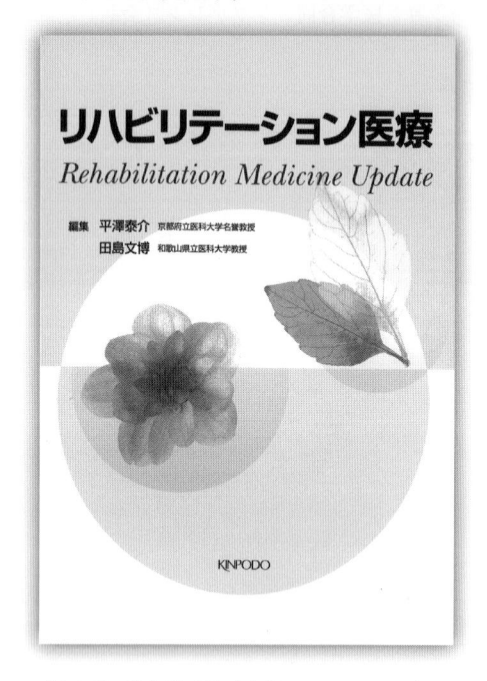

　21世紀に入って高齢社会が到来し，介護の重要性がクローズアップされ，介護予防の必要性も叫ばれるようになった．それとともにリハビリテーション医療をとりまく環境が大きく変わり，一般社会におけるリハビリテーション医療のニーズが急速に高まってきた．一方，科学技術の発展に伴って診断技術が向上するとともに，再生医療などの先端的な医療が大きく躍進して疾病治療の技術も高度に進歩した．

　また，IT情報技術によるコミュニケーション手段の導入により，リハビリテーション医療においても他の関連医学領域との緊密な交流が急務となり，さらには国際的な情報交換が不可欠となった．このような情勢のもと，本書はわが国におけるリハビリテーション医療の現状と問題点を，さらにその解決に向かうべき今後の展望についてまとめ，最近注目されているトピックスをコラムで紹介した．

　海外からも up date な治療法を紹介し，国際色豊かで充実した内容となっている．

定価 **8,610** 円（本体8,200円＋税）
B5判・460頁　ISBN978-4-7653-1297-4

●本書の内容

1. わが国における医療としてのリハビリテーション
2. 廃用とリハビリテーション
3. 関節可動域と筋力強化の実際
4. 中枢機能障害のリハビリテーション
5. 呼吸器のリハビリテーション
6. 循環器疾患のリハビリテーション
7. 嚥下障害のリハビリテーション
8. 褥創（瘡）の予防と治療
　　―開放性ウエットドレッシング療法について―
9. ミオパチーのリハビリテーション
10. ニューロパチーのリハビリテーション
11. 運動器のリハビリテーション
12. スポーツ外傷・障害とリハビリテーション
13. 障害者のスポーツ・レクリエーション
14. 自律神経障害とリハビリテーション
15. 生活習慣病のリハビリテーション
16. リハビリテーション看護
17. 理学療法とリハビリテーション
18. 作業療法とリハビリテーション
19. 言語療法とリハビリテーション
20. 装具とリハビリテーション
21. 義手，義足とリハビリテーション
22. 医師から見た義肢と装具の課題と展望
23. リハビリテーションで活用される検査法
24. 運動支援技術の進歩
25. 高齢者の在宅復帰と在宅リハビリテーション
26. 介護老人保健施設におけるリハビリテーション
27. 障害者の社会復帰の問題点と展望
28. リハビリテーション医療における医療ソーシャルワーカー

金芳堂